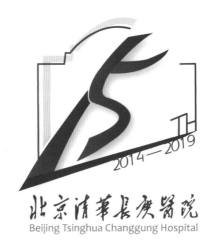

北京清華長庚醫院

Beijing Tsinghua Changgung Hospital

谨以此书向北京清华长庚医院建院 5 周年献礼！

清华长庚临床病例精粹

内科学分册

姜　泊　　徐沪济　　张　萍　　主编

清华大学出版社
北京

内 容 简 介

内科疾病常常是雾里看花、水中望月，大部分疾病没有临床病理的确诊，更多的需要医生深厚的临床功底和侦探家式的临床思维方能得到正确诊断。本书主要着眼于低年资住院医师、全科医师和基层内科医师，通过72个典型病例给读者呈现了内科疾病的临床诊断思维和治疗决策，并通过相关文献综述和点评讨论让读者了解内科病的诊治进展，开拓读者视野、促进读者临床思维水平的提高。

图书在版编目（CIP）数据

清华长庚临床病例精粹. 内科学分册 / 姜泊，徐沪济，张萍主编 . —北京：清华大学出版社，2019.11
ISBN 978-7-302-54025-0

Ⅰ.①清…　Ⅱ.①姜…②徐…③张…　Ⅲ.①临床医学－病案②内科学－病案　Ⅳ.①R4

中国版本图书馆 CIP 数据核字（2019）第 237200 号

责任编辑：李　　君
封面设计：何凤霞
责任校对：赵丽敏
责任印制：丛怀宇

出版发行：清华大学出版社
　　　　网　　　址：http://www.tup.com.cn　http://www.wqbook.com
　　　　地　　　址：北京清华大学学研大厦 A 座　　　邮　　编：100084
　　　　社 总 机：010-62770175　　　　　　邮　　购：010-62786544
　　　　投稿与读者服务：010-62776969, c-service@tup.tsinghua.edu.cn
　　　　质量反馈：010-62772015, zhiliang@tup.tsinghua.edu.cn
印 装 者：三河市龙大印装有限公司
经　　销：全国新华书店
开　　本：185mm×260mm　　印　张：21.25　　插　页：1　　字　数：493 千字
版　　次：2019 年 11 月第 1 版　　　　　　印　次：2019 年 11 月第 1 次印刷
定　　价：198.00 元

产品编号：084474-01

《清华长庚临床病例精粹》专家委员会名单

《清华长庚临床病例精粹——内科学分册》编者名单

主　　编　姜　泊　徐沪济　张　萍

副 主 编　（按姓氏笔画排序）

　　　　　牟向东　李月红　李昕权　肖建中

　　　　　何　榕　黄　缘　蒋　绚

编　　者　（按姓氏笔画排序）

　　　　　于　凡　于　卓　王　佳　王　炜

　　　　　王立万　王艳磊　王燕婴　孔令云

　　　　　吕佳璇　任渝棠　庄　震　刘　芳

　　　　　刘元伟　刘佳文　李恕军　李敏侠

　　　　　佘　飞　张　鸥　张会娟　金丽霞

　　　　　周博达　周智勇　宛莹华　赵文惠

　　　　　赵兰婷　赵景全　相马宁　郭　军

　　　　　唐红卫　黄月华　黄彦弘　曹沉香

　　　　　曾自强　温　雯　谢　颖　蔡存良

　　　　　缪国斌　薛亚军

General Preface

总序言

　　正值北京清华长庚医院 5 周年院庆之际,《清华长庚临床病例精粹》丛书第一辑问世。

　　作为借鉴台湾长庚纪念医院先进经验的大型综合性公立医院,北京清华长庚医院汇聚了一批杰出的海内外专家,整体医疗服务已达到国内一流水平,开业 5 年来形成具有清华长庚特色的诊疗疾病谱。作为国家住院医师规范化培训基地、国家专科医师规范化培训试点基地,北京清华长庚医院在为各类患者提供高效、优质、经济的诊疗服务的同时,积攒了大量临床教学病例和丰富的诊疗经验。为了帮助住院医师、青年主治医师更好地提升临床诊疗水平,培养科学严谨的临床诊疗思维能力,医院组织各科资深骨干师资遴选了典型的常见病、多发病病例,汇集成册,希望成为年轻医师手边的工具书。

　　《清华长庚临床病例精粹》丛书第一辑包括 7 个分册,分别收集了内科学、外科学、肝胆胰外科、妇产科学、神经病学、急重症暨感染病学、放射影像学的典型病例 300 余例。每一病例大致从病历摘要、临床决策、讨论与总结、专家点评、亮点精粹几大方面详细阐述,无不凝聚了全体编者的心血。

　　本丛书的编写、出版得到业界领导与专家的大力支持,在此表示衷心感谢。由于时间有限,本丛书中的内容及篇幅有待完善,希望对广大的医疗同仁有所裨益。

2019 年 11 月 8 日

于北京清华长庚医院

　　临床思维能力是每一名内科医生在成长过程中需要不断学习提高的，也是医学生内科学实习阶段训练的重点和难点。著名医学家张孝骞教授毕生勤勤恳恳、兢兢业业地从事临床工作，孜孜不倦、永不停步地进取，其永远是医生的楷模。他曾经说过，"临床医师在诊治每一名患者时都应当谨慎严肃，时刻警惕自己的判断和决策是否尽职、是否全面，正如古人所说的'如临深渊、如履薄冰'……"。认真记录自己诊治过的患者情况，有助于总结经验和提高临床思维能力。

　　本书汇集了北京清华长庚医院成立5周年以来内科各亚科诊治的精彩病例72例，以症状为导向进行了大量的疾病鉴别诊断，对培养医学生、低年资住院医师、全科医师和基层内科医师发散性思维和结合实例分析的能力非常有益；本分册涉及呼吸、循环、消化、肾脏、内分泌、血液和风湿免疫等各系统疾病的诊断、鉴别诊断和治疗，强调了循证医学方法，对疾病诊治及进展转归进行了文献复习，为临床诊治提供循证医学证据；部分病例附有专家点评和亮点精粹，以总结病例诊治的经验教训，提升临床诊治能力。

　　我们以培养医学生和年轻医生缜密的临床思维能力为目标，在北京清华长庚医院内科全体同仁的共同努力下完成了本书的编写工作。我们期待此书能够成为八年制医学生、内科专业硕士研究生、低年资住院医师、全科医师和基层内科医师临床实践有益的参考书。

主　编

2019 年 10 月 30 日

$\mathscr{C}$ontents 目录

第1章 呼吸系统疾病

病例 1 肺结核继发肺泡蛋白沉积症

一、病历摘要

患者男性，75岁，主因发热伴咳嗽、咳痰2周，于2017-03-22入院。患者入院前2周无明显诱因出现持续发热，体温38～39.9℃，伴咳嗽，少量黄、白黏痰，并出现进行性加重的喘憋，无畏寒、寒战、盗汗、胸痛，无尿频、尿急、尿痛、腹痛、腹泻。于外院查胸部CT提示：双上肺间质性改变伴渗出；血气分析提示Ⅰ型呼吸衰竭。诊断为"肺部感染、呼吸衰竭"，收住重症监护室，先后予莫西沙星、头孢他定、阿奇霉素、头孢噻肟舒巴坦等药物抗感染治疗10余天（具体用法、剂量不详），并予氨溴索化痰、雾化吸入支气管舒张剂等治疗，体温略下降，但咳嗽、咳痰、喘憋无好转，为进一步诊治来我院。

既往史："胃修补"术后40年（具体不详）。患"高脂血症、颈动脉粥样硬化并斑块形成"20年，间断服用"他汀"类药物治疗。前列腺肥大病史5年。2周前外院住院期间出现阵发性心房颤动。否认糖尿病、冠心病、脑血管病史；否认肝炎、梅毒、结核病史及其密切接触史，否认药物及食物过敏史；无吸烟史，偶饮酒。

入院体格检查：体温39℃，脉搏86次/分，呼吸20次/分，血压155/70mmHg，神清，颈静脉无怒张，双肺呼吸音粗，双肺均可闻及细湿啰音，心律齐，心率86次/分，腹软，无压痛，双下肢无水肿。

二、临床决策

入院后完善实验室检查：

血气分析：pH 7.46，二氧化碳分压31mmHg，氧分压54mmHg；降钙素原：0.37ng/mL；血常规：白细胞9.72×10⁹/L，中性粒细胞比例91.6%，血红蛋白120.00g/L，血小板154.00×10⁹/L；CRP131mg/L。肝、肾功能大致正常。结核杆菌特异性细胞免疫反应检测T-N/P-N 1.000（阳性）。血清肿瘤标志物SCCAg 2.3ng/mL↑，CA15-3 60.2U/mL↑，CEA 10.14ng/mL↑，CYFRA21-1 11.14ng/mL↑。ANA、ENA抗体谱、Anti-dsDNA、ANCA阴性。胸部CT（图1-1-1A，B）：双肺弥漫性斑片影，以右肺及左肺上叶为著，局部呈网格状改变；右肺内见散在点状钙化灶；右侧胸腔少量积液；肺血管走行自然，未见异常密度影。两肺门不大，结构清晰，气管、左右支气管及其大分支通畅。胸廓对称；纵隔内多发淋巴结影，部分内见钙化灶，部分肿大，大者短径约9mm；两侧肺门及两侧腋窝内未见

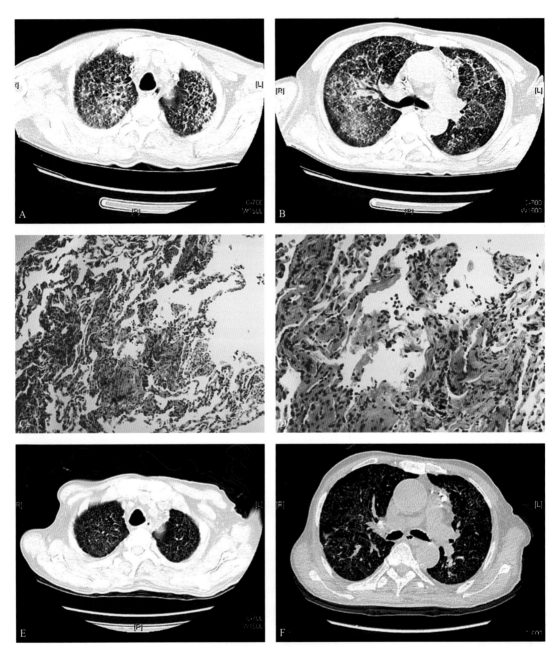

图 1-1-1　肺结核继发肺泡蛋白沉积症

A、B：患者入院时胸部 CT，双肺弥漫间质性纤维化伴磨玻璃影、高密度渗出，双上肺为著；C、D：抗结核治疗半月，复查胸部 CT 提示双肺间质性病变及渗出较前减轻；E、F：肺活检组织病理：部分肺泡扩张，肺泡上皮增生，肺泡腔内充满粉染云絮状蛋白样物并组织细胞聚集，肺泡道内可见纤维母细胞结节，部分肺泡萎缩塌陷呈裂隙样。间质纤维组织增生，肉芽肿形成，局灶炭沫沉积，散在少许淋巴细胞浸润。IHC：CD68（组织细胞＋）。特殊染色：抗酸：可见少许阳性杆菌、PAS（＋）。

明显肿大淋巴结。心影、大血管未见异常，两侧胸壁软组织未见异常。

入院诊断：①发热、咳嗽、喘憋原因待查：病毒性肺炎？细菌、真菌混合感染？其他特殊感染？② I 型呼吸衰竭；③心律失常：阵发性心房颤动；④高脂血症；⑤动脉粥样硬化。

入院后收入呼吸内科，予无创呼吸机辅助呼吸，但患者不能耐受，予储氧面罩吸氧，氧流量 10L/min，SpO$_2$ 维持在 95%～97%。予亚胺培南西司他汀联合左氧氟沙星、奥司他韦经验性抗感染，入院 24 小时出现喘憋加重、腹泻，收入重症监护室，行无创呼吸机辅助呼吸；考虑存在肠道菌群失调，予左氧氟沙星＋帕拉米韦抗感染治疗，并口服益生菌调节肠道菌群。住院期间痰培养回报：阴沟肠杆菌，对左氧氟沙星耐药，将抗生素更换为哌拉西林钠他唑巴坦钠联合阿奇霉素，停用抗病毒药物，患者体温峰值逐渐下降至 37.8℃左右。查甲型流感病毒抗原（influA）阴性，乙型流感病毒抗原（influB）阴性；2017-04 床旁支气管镜检查：双侧支气管黏膜充血，脆性大，易出血，于右下肺前、外基底段支气管行灌洗并行 TBLB 取活检。肺泡灌洗液（BALF）：淋巴细胞免疫表型：CD3＋95.1%，CD3-/CD19＋1%，CD3＋/CD4＋58.5%，CD3＋/CD8＋35.2%，CD（16＋56）＋2.6%，CD3＋/CD8＋ ratio 1.66%，淋巴细胞总数 98.7%。白细胞分类：巨噬细胞 58%，中性粒细胞 35%，淋巴细胞 7%。BALF 二代测序：流感病毒阴性，呼吸道合胞病毒阳性。肺泡灌洗液 β- 半乳甘露聚糖、β-1-3-D 葡聚糖阴性。肺泡灌洗液培养：产 ESBL 大肠埃希菌＋。将肺泡灌洗液送分枝杆菌培养。支气管镜活检病理回报（图 1-1-1C，D）：少许活检肺组织，局灶肺泡萎缩塌陷呈裂隙样，肺泡腔内少许组织细胞聚集，间质纤维组织增生，局灶炭沫沉积，散在少许淋巴细胞浸润。免疫组化：CD68-514H12（组织细胞＋），PAS（－）。

根据以上结果，更换抗生素为亚胺培南西司他汀＋利巴韦林治疗 10 天，患者体温峰值逐渐下降至 37.2℃左右，同时更换为高流量鼻塞吸氧，氧和指数 200mmHg，但活动后仍反复憋气，氧和指数无进一步改善，多次复查肺 CT 亦无改善。遂行 CT 引导下肺穿刺活检（2017-04-11），病理回报：送检少许肺组织，部分肺泡扩张，肺泡上皮增生，肺泡腔内充满粉染云絮状蛋白样物并组织细胞聚集，肺泡道内可见纤维母细胞结节，部分肺泡萎缩塌陷呈裂隙样。间质纤维组织增生，肉芽肿形成，局灶炭沫沉积，散在少许淋巴细胞浸润。IHC：CD68（组织细胞＋）。特殊染色：抗酸：可见少许阳性杆菌（2 条 /300 视野）、PAS（＋）。

依以上病理结果，考虑诊断肺结核、继发肺泡蛋白沉积症，转结核专科医院继续治疗。在该院住院期间仍持续发热，体温最高 38.5℃，伴喘憋、腹泻，连续五次痰找抗酸杆菌均为阴性，考虑不除外肺病真菌感染，予经验性使用伏立康唑抗真菌治疗、甲泼尼龙琥珀酸钠 40mg 静脉推注一天两次抑制炎症反应、保肝降酶、调节肠道菌群失调及静脉营养支持等对症治疗，痰检及血液化验未找到真菌感染证据。患者体温正常，喘憋有所好转，持续低流量吸氧（3L/min）脉氧饱和度 97%。转回我院呼吸内科继续治疗。

再次入科后经全科讨论仍考虑主要诊断肺结核，多次查痰检未找到真菌感染证据，治疗上予激素逐渐减量，维持伏立康唑抗真菌，并给予营养支持、补充电解质，维持内环境稳定。糖皮质激素减量后患者再次出现发热、喘憋加重。予异烟肼＋利福平试验性抗结核 1 周，患者症状改善。此时 BALF 分枝杆菌培养回报：阳性，支气管灌洗液结核 Xpert 检测：TB-DNA（＋）。由此，明确诊断为肺结核，予异烟肼片 0.3g 一天一次＋利福平胶囊 0.45g 一天一次＋盐酸乙胺丁醇片 0.75g 一天一次＋盐酸莫西沙星片 0.4g 一天一次四联抗结核化疗，糖皮质激素逐渐减量，患者发热、喘憋症状缓解，2017-05-15 复查胸部 CT（图 1-1-1E，F）：双肺渗出、实变及间质性病变明显吸收好转。患者出院，门诊随诊以调整抗结核方案。

三、讨论与总结

成人肺结核好发于双肺上叶后段及下叶背段，影像学表现可为斑点状、斑片状、条索状阴影、实变影及空洞等，呈多种形态改变。对于发生在好发部位、有典型影像学表现者较易诊断。呈急性呼吸衰竭、弥漫性间质性改变的不典型肺结核，则较为少见，临床诊断困难，容易误诊、漏诊。

本例患者发病初持续高热，胸部 X 线表现为双肺弥漫性病变，病灶以上、中肺为著，以弥漫性实变、纤维化伴片状磨玻璃样阴影、雪花状的高密度影为主，发病早期出现呼吸窘迫，多种抗生素抗感染虽表现出一定的效果，但病情反复，迁延不愈。病情短暂缓解可能与治疗方案含有碳青霉烯、喹诺酮类药物从而有一定抗结核活性有关。使用糖皮质激素后患者发热、喘憋症状得到缓解，但激素减量后症状再次加重，直至 BALF 培养及组织病理明确诊断结核感染、加用四联抗结核药物后患者症状才得到持续改善。这提示我们，短期的病情改善，并不能完全排除结核。患者一度使用抗真菌药物及糖皮质激素联用，症状缓解，考虑与激素减轻间质性炎症反应有关，多次痰检及病理、分子生物学检查均未找到真菌感染证据，且激素减量而保留抗真菌药物后患者病情加重，故可排除真菌感染。

继发肺泡蛋白沉积症（Secondary pulmonary alveolar proteinosis，sPAP）极为少见，日本学者报道 40 例 sPAP，其发生率约占 PAP 的 8.3%～10%。肺结核继发肺泡蛋白沉积最早于 1967 年见于文献报道。北京协和医院总结 9 例 sPAP，其中 4 例为肺结核继发，是仅次于血液疾病〔骨髓异常增生综合征（MDS）、慢性髓细胞白血病（CML）〕的第 2 位的原发病。结核继发 sPAP 患者生存明显好于血液系统疾病继发者，后者均两年内死亡。作者进而检索并分析文献报道的 164 例 sPAP，发病年龄在 45.0±14.8 岁，男女性别比例为 1.20∶1，其中继发于 MDS 和 CML 最常见，分别占 34.1% 和 15.2%。继发于感染性疾病者共 13 例（7.9%），主要为结核，此外还有肺结核分支杆菌、HIV 以及曲霉感染。继发于肺结核者预后较好，而继发于血液疾病者则中位生存仅 14.95 月。

结核继发出现肺泡蛋白沉积的机制可能与结核杆菌损害巨噬细胞功能有关。结核继发的肺泡蛋白沉积症预后较好，经抗结核治疗后肺泡蛋白沉积可减轻，一般不需肺灌洗治疗。北京协和医院的 4 例结核 sPAP，3 例抗结核治疗后肺泡蛋白沉积好转，1 例稳定。但由于本病少见，尚缺乏大宗病例研究。

四、专家点评

　　肺结核是慢性肉芽肿性感染性疾病，其特征为干酪样坏死、纤维化及钙化。90% 的肺结核沿支气管途径播散，胸部 CT 表现为支气管管壁增厚，沿支气管分布的小结节影，即小叶中心性结节，也可表现为多发性斑片影。但胸部 CT 表现可以多种多样，取决于患者的细胞免疫功能状态。

　　肺泡蛋白沉积症（PAP）发病率约万分之六点二，其中 90% 以上为自身免疫性 PAP（iPAP），以 PAS 染色阳性的脂蛋白样物质充填肺泡腔为特点。肺结核继发 PAP 少见，临床表现及体征缺乏特异性，弥漫性肺部病变可引发严重呼吸衰竭，如本例所示。结核引发 PAP 可能与结核杆菌损害巨噬细胞功能、导致脂蛋白清除障碍有关。sPAP 常出现双肺实变，还可见磨玻璃样结节、小叶间隔增厚等，但影像学表现无特异性诊断价值，诊断依靠支气管肺泡灌洗及肺组织病理活检。本例患者经抗结核治疗后肺部实变明显好转，提示 sPAP 可能无需行治疗性肺灌洗，且继发于结核感染的 sPAP，行肺灌洗有产生结核播散的风险。

　　结核继发 sPAP 需要与 iPAP 继发结核感染相鉴别。前者抗 GM-CSF 抗体呈阴性，后者呈阳性。此外，GM-CSF 替代治疗对 iPAP 有效，而对 sPAP 无效。本例患者因受条件所限未能行 GM-CSF 抗体检测，但因其既往无 PAP 病史，感染进展过程中出现肺部实变，病理提示肺泡内蛋白样物质充填，抗结核治疗后吸收好转，故符合 sPAP。

　　本例患者诊治过程还提示，当肺结核表现双肺弥漫性改变时，仅依据病史及影像学表现不易作出诊断，容易误诊及延误治疗。采用临床 - 影像 - 病理 - 分子生物学结合的评估模式，有助于增加诊断的准确性。此外，使用糖皮质激素对于急性间质性肺炎、呼吸窘迫有缓解作用，但在未明确诊断时，应慎重使用；在明确病理诊断后及时调整糖皮质激素的使用剂量及疗程。此类病变转归慢、易反复，需要注意加强治疗依从性，密切随访。

（蔡存良　郭　军　王立万　安宇林　宛莹华　牟向东）

（牟向东　点评）

参 考 文 献

柳毅，胡燕霞，梅同华，等. 肺间质样改变的痰菌阴性肺结核 11 例临床误诊分析［J］. 中华传染病杂志，2013，31（8）：496-498.

潘朝霞. 酷似间质性肺炎的肺结核病 36 例临床分析［J］. 中国医师杂志 2016，（z1）：78-79.

伍建林，沈晶，徐凯，等. 肺间质改变为主的继发性肺结核的 CT 诊断价值与疗效评价［J］. 中国防痨杂志，2012，34（4）：207-211.

许家华，胡彬. 肺间质改变为主的继发性肺结核的 CT 表现特点及其在抗结核治疗后疗效评价的价值［J］. 中外医疗，2014，14（33）：173-174.

HUANG X Y, YU C, XU X M, et al. Pulmonary alveolar proteinosis associated with tuberculosis and aspergilloma formation [J]. Chin Med J (Engl), 2012, 125(17):3191-3192.

LEE J Y, LEE K S, JUNG K J, et al. Pulmonary tuberculosis: CT and pathologic correlation [J]. J Comput Assist Tomogr, 2000, 24(5): 691-698.

MORINARI H L, TERASHI R, OKUBO S, et al. Remission of pulmonary alveolar proteinosis during antituberculous chemotherapy [J]. Eur J Respir Dis, 1987, 71(1):54-55.

RAMIREZ J. Pulmonary alveolar proteinosis. Treatment in a case complicated by tuberculosis [J]. Am Rev Respir Dis, 1967, 95 (3): 491-495.

ZHANG D, TIAN X, FENG R, et al. Secondary pulmonary alveolar proteinosis: a single-center retrospective study (a case series and literature review). BMC Pulm Med. 2018, 18 (1):15.

病例 2　肺梭形细胞癌快速进展

一、病历摘要

患者男性，72 岁，因"咳嗽咳痰发热 10 余天，憋喘 3 天"于 2017-11-06 入院。患者入院前 10 余天无明显诱因出现发热，最高体温 38.7℃，伴咳嗽、咳白痰，伴胸闷、头痛。自服头孢类抗生素、"感冒药"等效果不佳。至我院急诊，查血常规：白细胞（WBC）10.55×10⁹/L，中性粒细胞百分比 70.80%，C 反应蛋白（CRP）32mg/L，胸片（图 1-2-1）：双肺纹理略增多，右上肺细索条；考虑急性支气管炎，予阿奇霉素片 0.5g 一天一次，头孢克洛胶囊 0.25g 一天三次，口服抗炎、切诺化痰对症治疗后患者诉症状好转，未再发热，咳嗽咳痰较前明显减少，3 天后停药。入院 3 天前患者再次出现咳嗽、咳白痰，体温最高 37.2℃，伴胸痛，咳嗽剧烈时明显。活动耐量无明显改变。至我院急诊复查血常规：C 反应蛋白 37mg/L，WBC 7.88×10⁹/L，中性粒细胞百分率 NEUT% 66.70%，血气分析：血液酸碱值 pH 7.428，二氧化碳分压 PCO₂ 41.9mmHg，吸入气中的氧浓度分数 FIO₂ 0.21，氧分压 PO₂ 70.1mmHg，HCO₃⁻ 27.0mmol/L，胸部 CT（2017-11-05，图 1-2-2）提示右上肺尖段肺占位、纵隔淋巴结肿大；右侧胸腔积液；右肺肺炎。急诊以"肺炎、肺内占位"收入我院。既往高血压，曾口服硝苯地平控释片，已停药血压控制可。个人无特殊职业暴露，否认吸烟酗酒史及肿瘤家族病史。

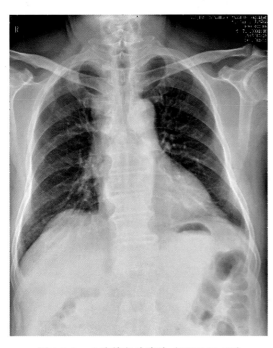

图 1-2-1　入院前急诊胸片（2017-10-25）

胸片可见此时无明显占位及胸腔积液表现

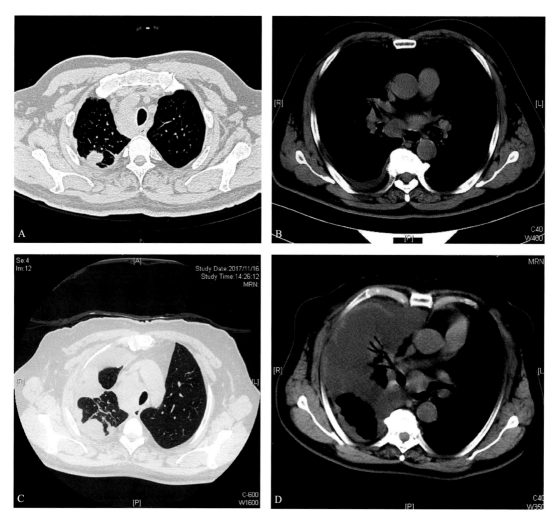

图 1-2-2　入院后胸部 CT

A、B：2017-11-05，可见右上肺占位及右侧少量胸腔积液；C、D：2017-11-16 复查，可见胸腔积液显著增多伴增长，
并有右肺中叶不张

入院体格检查：体温 36.9℃，脉搏 96 次 / 分，呼吸 20 次 / 分，血压 145/71mmHg。神清，精神可，双手未见杵状指，气管居中，双肺呼吸音粗，右下肺可闻及少量湿啰音，心律齐，心前区听诊未闻及病理性杂音，腹软，无压痛及反跳痛，双下肢未见明显水肿。

入院诊断：肺部感染；肺内占位待查；胸腔积液；高血压 1 级，高危。

二、临床决策

入院后予吸氧、抗感染及化痰等治疗，患者咳嗽、咳痰症状较前好转。完善肿瘤标志物 SCC 1.1ng/mL，CEA 3.30ng/mL，CYFRA 21-1 1.96ng/mL，NSE 18.25μg/L，pro-GRP 44.46pg/mL。2017-11-14 行支气管镜检查，提示隆突钝角变形、气道急慢性炎症，未见新生物；隆突黏膜活检未见肿瘤细胞。同日浅表淋巴结超声提示：双侧锁骨上窝多发肿大淋巴结（结构不清）——转移性 Ca 可能。2017-11-16 行 CT 引导下右肺上叶占位穿刺活检，同时复查胸部 CT（图 1-2-2）提示右肺上叶尖段结节，右侧胸腔积液伴右肺压迫性肺不张，较前进展，肺部改变、纵隔改变、左侧肾上腺结节，考虑转移性病变可能性大。2017-11-17 患者喘憋症状较前显著加重，当日予右侧胸腔穿刺置管引流症状有所好转。胸水为淡黄色渗出液，胸水 CEA 2.35ng/mL。后 CT 引导下穿刺病理（如图 1-2-3）回报：（右肺上叶占位）肿瘤细胞大部分为梭形，少量上皮样，弥漫片状分布，细胞中度异型性，核仁明显，可见核分裂像，局灶坏死，并见散在急慢性炎细胞浸润。免疫组化：AE1/AE3（＋）、Vimentin（＋）、CD34（血管＋）、CD31（血管＋）、Bcl-2（个别细胞＋）、CD99（散在＋）、SMA（－）、desmin（－）、ALK（－）、Calretinin（－）、MC（－）、CD68（散在＋）、TTF-1（＋）、P40（－）、P63（－）、CK5/6（－）、Ki-67（70%＋）。综上，结合病史，考虑为肺梭形细胞癌（Spindle cell carcinoma）。多次胸水病理回报未见肿瘤细胞。

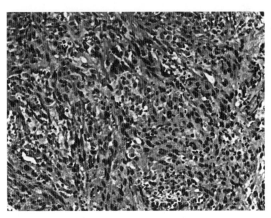

图 1-2-3　CT 引导下肺穿刺病理，提示肺梭形细胞癌

后完善全身影像学评估：2017-11-20 全腹部增强 CT：左侧肾上腺结节，转移？腺瘤？2017-11-22 头颅磁共振示：右侧小脑半球异常强化结节。2017-11-23 全身＋断层骨显像未见明显异常。肺癌方面综合诊断为肺梭形细胞癌（T3-4N2M1c，Ⅳ期），纵隔、锁骨上淋巴结转移，左肾上腺、胸膜、右小脑转移，恶性胸腔积液。后穿刺病理基因检测结果回报：ROS1 基因重排（＋）[TPM3-ROS1 基因融合]，ALK 重排（－）。经与家属沟通后，其拒绝化疗，要求靶向治疗。2017-12-06 起予口服克唑替尼 250mg 一天两次抗肿瘤，并联合胸腺五肽、白介素 -2、康莱特注射液等辅助治疗。2018-01-02 复查胸部 CT 提示右肺上叶尖段结节较前缩小，双肺多发微结节，右侧胸腔积液较前吸收；右侧胸膜肥厚考虑转移；右侧肺不张较前缓解，双肺炎症略有吸收（图 1-2-4）。纵隔及左肾上腺结节转移大致同前。后为进一步缓解患者右侧胸膜转移致右侧反复胸腔积液，2018-01-03 及 2018-01-25 分别予贝伐株单抗 200mg 胸腔内注射灌注化疗，后胸腔积液较前明显减少。2018-02-01 予拔除右侧胸腔置管。

感染方面自 2017-11-17 喘憋加重后患者咳嗽、咳痰逐渐较前加重，2017-12-04 再次发热，Tmax38.2°，血象持续升高，2017-12-05 血常规：CRP 165mg/L，WBC $31.50×10^9$/L，NEUT% 83.20%。考虑不除外类白细胞反应。入院先后予莫西沙星 0.4g 一天一次（2017-11-06～11-17）、亚胺培南西司他丁钠 1g 每 6 小时一次（2017-11-17～2017-12-02）、哌拉西林或他唑巴坦 4.5g 每 8 小时一次（2017-12-02～2018-12-16）静脉滴注抗感染。后患者体温平稳、咳嗽、咳痰、喘憋症状缓解，应用靶向药物后患者白细胞逐渐恢复正常范围，其间痰、血病原学无阳性结果。患者病情平稳于 2018-02-02 带药出院。

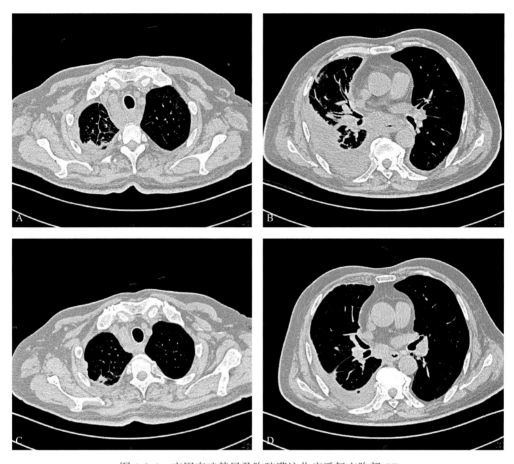

图 1-2-4 应用克唑替尼及胸腔灌注化疗后复查胸部 CT

A、B：两图摄于 2018-01-02，可见 C、D：胸腔仍有较多积液及肺内渗出实变影；C、D：两图摄于 2018-01-23，
可见右侧胸腔积液较前显著减少、肺内渗出较前吸收。

随访及后续治疗：

患者出院后持续服用克唑替尼 250mg 一天两次，2018-03-23 复查胸部 CT（如图 1-2-5）提示右上肺占位较前减小。2018-04-14 起维持每 3～4 周静脉输注贝伐珠单抗 500mg 治疗。例次复查胸部 CT 较前变化不明显。2018-09-07 复查胸部 CT（如图 1-2-6）提示纵隔淋巴结较前增大，较大者位于 R2 区，大小约 36mm×39mm；后于 2018-10-17 行 CT 引导下纵隔淋巴结穿刺活检，病理提示符合肺梭形细胞癌转移。考虑克唑替尼耐药，2018-10-21 起改为色瑞替尼 750mg 一天一次口服，并维持每 3～4 周静脉输注贝伐珠单抗 700mg 至今。后多次复查胸部 CT 未见纵隔淋巴结继续增大，其余病变较前相仿。2019-01-11 全腹部 CT 平扫：与 2017-11-20 前片对比：原左侧肾上腺占位，本次未见。余未见腹腔内可疑转移灶。

服克唑替尼期间出现恶心、呕吐、轻度腹泻、乏力等不适，予对症抑酸、止吐、止泻等治疗可缓解。2018-04-09 起出现眩晕、视物模糊、头痛、进食后喷射性呕吐等不适，2018-04-13 复查头颅核磁（如图 1-2-7）提示双侧小脑半球转移瘤较前增大。后收入院予降颅压、脱水、全脑放疗等治疗好转。后复查头颅核磁（2018-05-31，图 1-2-7）提示转移

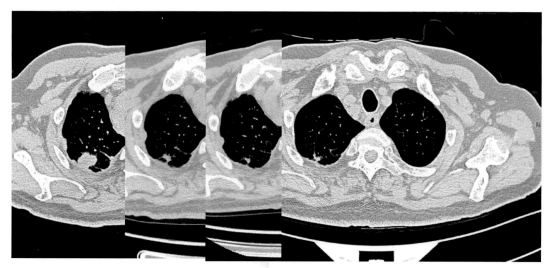

图 1-2-5　治疗随访复查 CT

可见启动肿瘤治疗后对比首次 CT 发现右上肺占位明显缩小，后随访基本稳定

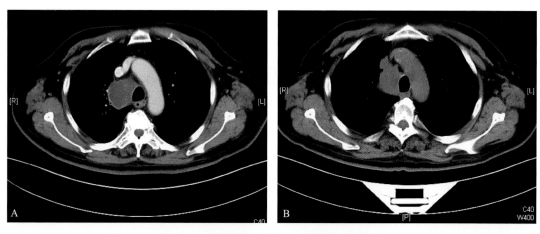

图 1-2-6　随访中发现纵隔淋巴增大，更换靶向药后稳定（A、B）

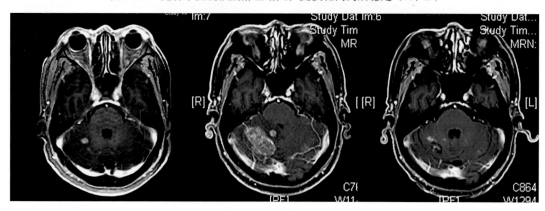

图 1-2-7　头颅 MRI

起始发现小脑转移灶，随访中出现颅内高压症状复查提示病变进展，后予全脑放疗后病灶吸收

瘤较前缩小。此外病程中还出现带状疱疹、肝功能异常、反复肺部感染等并发症，予相应治疗后好转。

病程期间患者一般情况可，PS 评分 0～2 分，病程中还曾外出旅游。治疗及评估过程具体见表 1-2-1。

表 1-2-1　患者肿瘤治疗及影响评估结果

时间	治疗			影像评估
2017-12				PD
2018-01		贝伐株单抗胸腔注射 Q2w		SD
2018-02				—
2018-03				PR
2018-04	克唑替尼		全脑放疗	PD
2018-05				PR
2018-07				SD
2018-08		贝伐株单抗静脉注射 Q3～4w		SD
2018-09				SD
2018-10				PD
2018-11				SD
2018-12	色瑞替尼			SD
2019-01				SD

注：PD-Progressive disease，疾病进展；SD-Stable disease，疾病稳定；PR-Partial response，部分缓解。

三、讨论与总结

肺梭形细胞癌是非小细胞肺癌中的罕见的肺癌类型。根据 2015 年 WHO 肺癌分类，肺梭形细胞癌是肉瘤样癌的 5 个亚型之一，其他 4 个亚型分别为多形性癌、巨细胞癌、癌肉瘤和肺母细胞瘤。肺肉瘤样癌为一组分化差、含有肉瘤或肉瘤样分化的非小细胞癌，病理组织中以巨型细胞及梭形细胞成分多见，根据成分不同形成亚型之间的光带谱，其中肺梭形细胞癌是一类只由恶性梭形细胞组成的癌。肉瘤样癌本身已十分罕见，发病率占肺部恶性肿瘤的 0.1%～0.4%。作为亚型的肺梭形细胞癌则更少，Yendamuri S. 等在 878810 例肺部恶性肿瘤的患者中仅仅发现 377 例（0.04%）梭形细胞癌患者。

肺肉瘤样癌的临床特点包括男性，吸烟史，年龄 50～60 岁多见，症状多为气短、咳嗽、咯血、胸痛等表现。肺梭形细胞癌作为亚型根据零星的案例报道基本符合上述临床特点。影像学表现上肺梭形细胞癌以周围型较多见，并好发于上肺，可表现为实性包块，密度不均，中间可有低密度影；易有胸膜侵犯。根据手术病理及尸检病理，CT 上显示的肿瘤内低密度影可能与瘤体内部的坏死、黏液化有关。在本病例中，患者为 72 岁男性，否认吸烟史，发病中存在气短、咳嗽、胸痛等不适，考虑原发灶在右上肺伴有胸膜转移，符合既往文献报道。但有所区别的是其原发灶体积较小，在 Kim 等报道的手术切除含有梭形细胞成分的 18 例肺肉瘤中，肺内原发灶平均直径可达到 4.3cm。同时该病例出现了迅速的胸膜、纵隔、锁骨上淋巴结，小脑的转移，这和该病理类型原发灶大小实难匹配。在外文个案中，Kida 等报道了一例 TNM 分期Ⅳ期梭形细胞癌的 74 岁老年男性患者，应用卡铂＋培美曲塞后，肿瘤仍快速进展 19 天后即死于呼吸衰竭。CT 表现为左下肺占位伴有大量胸水，其原发灶直径也有 8.5cm。所以对于该病患是否存在非单纯梭形细胞成分，比如合并腺癌或小细胞癌成分可以解释其进展及转移情况。因此在 2018 年 10 月患者纵隔淋巴结显著增大后，又对 R2 区增大淋巴结行进行 CT 引导下活检，病理考虑为单纯梭形细胞成分，暂时打消了这一猜想。

手术治疗是肺肉瘤样癌的首选方案，可辅助放化疗但效果不佳，该类型对比其他非小细胞肺癌，预后更差。肺肉瘤样癌总体中位生存期为 5～35 个月，5 年生存率仅有 23%～28%，即便很多早期肿瘤可手术切除，但 50% 的患者首次手术即发现 50% 纵隔淋巴结转移，78.3% 的患者术后评价更为晚期，术后易复发。目前在肺梭形细胞癌晚期的病例中，罕有化疗及放疗效果明显的报道。在部分个案中，患者经标准含铂方案化疗，生存期不足 6 个月。在本例患者中，患者以肺部感染起病，肿瘤进展迅速，很快出现了大量胸腔积液及远处转移，临床一般状况恶化迅速，初始无手术及化疗时机，此外结合患者病理类型与患者及家属沟通，其拒绝手术及化疗方案，在目前基因检测普及和靶向药时代的背景下，很快决定进行基因检测后发现患者 ROS1 基因重排（＋），后予克唑替尼及贝伐珠单抗治疗，取得了不错的效果。

目前缺乏大型针对肺肉瘤样癌的基因突变和靶向药物治疗评估的研究。在一项针对 98 例肺肉瘤样癌患者的研究中，分别检测出 25.6% 的 MET 突变及 16.3% 的 ALK 突变。Ikushima 等报道的一例 82 岁女性的晚期肺梭形细胞癌个案中，检测出了 EGFR19 外显子缺失突变，但应用吉非替尼 250mg 一天一次作为一线治疗后肺内病灶仍持续增大；因病情恶化服药 14 天后即停用，患者入院 89 天后离世。此外有文献发现有近 75% 的肺肉瘤患者存在 PD1 突变，但合并 PD1 突变可能提示更差的预后。不过在另一个个案里，对晚期肺梭形细胞瘤患者应用含铂方案化疗及联合 PD1 受体拮抗剂似乎取得不错的效果。

总之，肺梭形细胞癌是非小细胞癌中的罕见类型。其存在特征的临床及影像学特点，对化疗和放疗反应差，早期应以手术治疗为主，进展及晚期患者预后不佳。结合文献复习及该病例，靶向治疗或许提供了改变该类患者预后的新契机，但目前根据个案反应各异，有待更多的临床实证来指导其治疗。

（安宇林）

参 考 文 献

陈金良，黄崇标，李凯. 肺梭形细胞癌的临床分析 [J]. 山东医药，2012，52（44）：59-60.

邵志鹏，等. 15 例肺梭形细胞癌患者的临床特征及预后 [J]. 中华临床医师杂志（电子版），2018，12（2）：90-94.

IKUSHIMA H, et al. Lung spindle cell carcinoma harbouring a constitutively active epidermal growth factor receptor mutation [J]. Respirol Case Rep, 2019, 7 (2): e00395.

KIDA J, et al. An Autopsy Case of Rapidly Progressing Spindle Cell Carcinoma of the Lung Accompanied with Intratumor Hemorrhage [J]. Am J Case Rep, 2015, 16: 805-810.

KIM, T S, et al. CT findings of surgically resected pleomorphic carcinoma of the lung in 30 patients [J]. AJR Am J Roentgenol, 2005, 185 (1): 120-125.

MISUMIDA, N, et al. A case of rapidly progressing lung spindle cell carcinoma presenting as Pancoast syndrome [J]. Nihon Kokyuki Gakkai Zasshi, 2009, 47 (10): 865-869.

PELOSI G, et al. Synergistic Activation upon MET and ALK Coamplification Sustains Targeted Therapy in Sarcomatoid Carcinoma, a Deadly Subtype of Lung Cancer [J]. J Thorac Oncol, 2016, 11 (5): 718-728.

ROESEL C, et al. Sarcomatoid carcinoma of the lung: a rare histological subtype of non-small cell lung cancer with a poor prognosis even at earlier tumour stages [J]. Interact Cardiovasc Thorac Surg, 2017, 24 (3): 407-413.

SARDAR M, et al. Spindle Cell Carcinoma of the Lung/Pleura: An Incidental Finding [J]. Cureus, 2018, 10 (6): e2848.

TRAVIS W D, BURKE B E, A P, et al. WHO Classification of Tumours of the Lung, Pleura, Thymus, and Heart. 2015, Lyon: IARC Press.

TRAVIS W D. Sarcomatoid neoplasms of the lung and pleura [J]. Arch Pathol Lab Med, 2010, 134 (11): 1645-1658.

WEISSFERDT, A, et al. "Sarcomatoid" carcinomas of the lung: a clinicopathological study of 86 cases with a new perspective on tumor classification [J]. Hum Pathol, 2017, 63: 14-26.

YENDAMURI S, et al. Outcomes of sarcomatoid carcinoma of the lung: a Surveillance, Epidemiology, and End Results Database analysis [J]. Surgery, 2012, 152 (3): 397-402.

YVOREL V, et al. PD-L1 expression in pleomorphic, spindle cell and giant cell carcinoma of the lung is related to TTF-1, p40 expression and might indicate a worse prognosis [J]. PLoS One, 2017, 12 (7): e0180346.

病例 3　肺癌晚期菌血症患者感染性休克并出现骨髓抑制

一、病历摘要

患者男性，89 岁，主因"胸闷喘憋 7 个月余"于 2018-09-03 入院。

患者 7 个月余前出现喘憋，伴咳嗽、咳痰，咳嗽不剧烈，为阵咳，痰量不多，为白色黏痰，痰较易咳出，喘憋于轻度活动后出现，活动耐力明显下降。无发热、咯血，无胸痛、心悸，无黑矇、晕厥，无头痛、头晕，无恶心、呕吐，无腹痛、腹泻等不适。于我科住院治疗，查前列腺特性异抗原显著升高，胸部 CT 示双肺多发结节、双侧胸腔积液、胸廓多发骨质破坏。行左侧胸腔穿刺引流，胸水生化为渗出液，胸水 CA125＞1000.0U/mL↑，胸水细胞学检查未见肿瘤细胞。考虑恶性胸腔积液、原发性肺癌？前列腺癌？家属拒绝进一步行胸部增强 CT、支气管镜、肺穿刺活检、前列腺活检等检查，予抗感染及止咳、化痰、平喘治疗，复查胸腔超声示左侧胸腔积液明显减少，拔除胸引管后出院。出院后仍有间断胸闷喘憋，1 个月余前加重，伴咳嗽咳白痰、胸痛、腹痛，就诊于我院急诊，查胸片示：双侧胸腔积液，右侧较前增多，左侧较前减少，两肺渗出性改变可能。于我科住院治疗，给予右侧胸腔穿刺置管，抗感染、化痰、补液等治疗，胸腔积液较前减少遂拔除胸引管。入院后患者血压偏低，维持在 85/50mmHg 左右，后出现发热，体温达 38.5℃，伴寒战、血尿，给予急查血培养、尿培养、膀胱冲洗并更换尿管后未再出现血尿，血培养结果示头状葡萄球菌 MRS，尿培养结果示粪肠球菌 HLAR，考虑诊断为肺恶性肿瘤晚期、菌血症、感染性休克、泌尿系感染。既往史：冠心病、高血压 30 余年（具体不详），糖尿病 5 年，痛风 20 余年，骨质疏松 3 年，否认心律失常史、其他系统疾病史、传染病史、手术外伤史、输血史、药物及食物过敏史。入院体格检查：体温 37.8℃，脉搏 105 次 / 分，呼吸 23 次 / 分，血压 98/59mmHg。神清，恶病质，贫血貌，表情淡漠，全身皮肤黏膜苍白、干燥，左上肢 PICC 管留置状态，导尿管留置状态，左上肢可见暗红色皮下瘀斑，右下肺叩诊浊音，双肺呼吸音粗，右下肺呼吸音减弱，左肺可闻及少许湿啰音，心律齐，未闻及杂音，腹软无压痛，双下肢轻度水肿。辅助检查：肺 CT（2018-03-04，我院）：右肺门等密度影，双肺多发结节、微结节，双肺炎症，双侧胸腔积液，左侧大量胸腔积液，左肺膨胀不全，左颈部肿大淋巴结? 胸廓多发骨质破坏，转移可能。肿瘤标志物（2018-03-05，我院）：前列腺特异性总抗原＞100ng/mL，游离前列腺特异性抗原＞30ng/mL。胸片（2018-08-31，我院）：双侧胸腔积液，右侧较前增多，左侧较前减少，两肺渗出性改变可能，左肺门增大，心影增大。血培养结果（2018-10-02，我院）：头状葡萄球菌 MRS：庆大霉素【S】，环丙沙星【S】，左氧氟沙星【S】，莫西沙星【S】，利奈唑胺【S】，万古霉素【S】。尿病原学培养（2018-10-02，我院）：①粪肠球菌 HLAR 菌量：大于 100000CFU/mL，②真菌培养未生长，③无枝菌酸棒杆菌菌量：大于 100000CFU/mL。痰病原学培养（2018-10-04，我院）：热带念珠菌菌量，中量。

入院诊断：感染性休克，菌血症，泌尿系感染，严重混合肺部感染，肺恶性肿瘤，前列腺恶性肿瘤，恶性胸腔积液，冠状动脉粥样硬化性心脏病，窦性心律，心脏扩大，心功能 III 级（NYHA 分级），高血压，2 型糖尿病，高脂血症，痛风，骨质疏松。

二、临床决策

患者入院后查：尿素氮（急）8.8mmol/L↑，白细胞 1.80×10^9/L↓，红细胞 2.20×10^{12}/L↓，血红蛋白 65.00g/L↓，血小板 22.00×10^9/L↓，白蛋白（溴甲酚绿法，急）26.2g/L↓。血气分析（鼻导管吸氧 4L/min）：pH 7.467↑，二氧化碳分压 35.7mmHg，氧分压 76.6mmHg，碳酸氢根浓度 25.2mmol/L。便常规＋潜血（全自动粪便分析）：粪潜血（单克隆法）阳性。氨基末端 B 型利钠肽前体 5316pg/mL↑。患者白细胞、血红蛋白、血小板进行性下降，于 2018-10-18 给予输注悬浮红细胞 2U，于 10-20、10-21、10-25、10-26 输注单采血小板补充。患者体温控制不佳，每日间断发热，以下午及晚间为主，且间断发作心衰。抗生素给予太古霉素、哌拉西林钠他唑巴坦钠，每日仍间断发热，后将抗生素换为美罗培南 1g 每 8 小时一次联合万古霉素 1g 每 12 小时一次静脉点滴抗感染治疗，并减少静脉补液量，加用呋塞米利尿，禁食水，给予静脉营养，间断给予毛花苷丙静脉注射强心并加强利尿治疗改善心衰，多次输注悬浮红细胞及血小板对症支持，并使用重组人粒细胞刺激因子注射液及重组人白介素 -11 皮下注射，进行升白细胞及血小板治疗。患者体温仍控制不佳，偶发喘憋，病情逐渐加重，11-02 起解黑便，血压、血氧偏低，给予多巴胺及去甲肾上腺素静脉泵入升压，并给予高流量湿化吸氧维持血氧，艾司奥美拉唑静脉泵入抑酸保护胃黏膜，于 2018-11-03 再次给予输注悬浮红细胞 2U。升压药逐渐调至极量，患者生命体征仍维持不佳，神志逐渐昏迷，2018-11-05 患者血压、指脉氧及心率逐渐缓慢下降，心电监护示：心率 72 次 / 分，血氧 76%，呼吸 18 次 / 分，血压 51/24mmHg，深昏迷状态，双侧瞳孔散大，直径 9mm。对光反射消失。双肺未闻及明显呼吸音，心音极弱。后患者心率缓慢下降，心电示波未见明显波动，床旁行心电图检查呈直线，于 14:04 宣布临床死亡。

三、讨论与总结

感染性休克是一种临床综合征，特征为感染引起全身炎症。其主要进展过程为：感染→菌血症→脓毒症→感染性休克→多器官功能障碍综合征（MODS）。从脓毒症到感染性休克，疾病的严重程度连续增加，虽然脓毒症的死亡率范围较大且取决于所研究的群体，但估计值≥10%，发生休克时则≥40%。

多项临床研究已经证实肺癌晚期患者极易出现严重混合肺部感染，进而导致菌血症及感染性休克。本例患者为 89 岁老年男性，发现肺恶性肿瘤 7 月余，以胸腔积液为首发表现，治疗过程中未明确病理类型，未予放、化疗及免疫治疗。后病情逐渐进展，出现血压偏低，但此时患者无发热、寒战等表现，低血压原因一直不明，后患者出现发热，抽取血培养发现头状葡萄球菌，考虑为菌血症导致感染性休克，经过抗感染、补液等治疗患者体温仍无法控制，并出现血液系统骨髓抑制、三系减低。患者三系减低考虑原因为肺癌骨转移引起骨髓破坏或肿瘤自身所致或感染性休克所致。

肺癌骨转移是晚期肺癌患者的常见并发症，不仅是肺癌，在其他大多数晚期恶性肿瘤患者中，骨也是常见的转移部位。目前骨转移的总体发病率尚不清楚，但有研究证实，美国每年死于癌症的人中超过一半都被认为存在骨受累。约 20% 的 NSCLC 患者就诊时存在骨转移。放射影像学检查中的溶骨性改变比成骨性改变更为常见，最常受累的部位是椎体。SCLC 患者更常出现骨转移，发生率为 30%～40%。肺癌晚期患者可出现多种血液系统异常，如贫血，一项病例系列研究发现，未经治疗的肺癌患者中有 40% 的患者存在贫血。而 15% 的肺癌患者存在肿瘤相关性白细胞增多，考虑原因为粒细胞集落刺激因子产生过多所致，血小板增多常见，多达 14% 的肺癌患者在就诊时可能存在血小板增多。

而感染性休克患者白细胞多进行性升高，在感染性休克晚期发生 DIC 时红细胞、血红蛋白可进行性降低，此患者存在恶性肿瘤、高血压、糖尿病、痛风等多种基础病，三系出现减低，推测其可能原因为恶性肿瘤本身造成的骨髓抑制与感染性休克综合作用的结果。治疗上给予积极抗感染外，尚需补充血液成分。根据对感染性休克患者输注血液制品的多中心研究和指南，对血红蛋白水平≤70g/L 的患者就要考虑进行红细胞输注，优选的输血目标也是使血红蛋白浓度＞70g/L。

患者经过多种抗生素抗感染治疗、输注血制品、抗心衰等治疗病情无好转，最终死亡，总结患者病情，感染性休克一旦出现血流动力学不稳定，治疗就会较为棘手，特别是合并肺癌晚期的感染性休克，出现骨髓抑制可提示预后较差。对于恶性肿瘤晚期感染问题仍需积极探讨尽早明确诊断。对于感染性休克需积极探讨尽早寻找到病原学证据，尽早明确诊断的办法。另外对于终末期恶性肿瘤患者，应充分听取患者本人及家属意见，治疗上应兼顾寿命及生活质量，做好临终关怀工作。

四、专家点评

感染性休克是内科以及重症医学常见的临床重症疾病，不同病因的感染性休克都有着相似的病理生理过程。其中以革兰氏阴性菌感染引起的感染性休克多见。将近50%的患者最终会出现心肌抑制、DIC 及器官功能衰竭导致死亡。

此患者肺恶性肿瘤晚期，一般情况较差，且出现骨髓抑制，虽经过太古霉素、美罗培南、万古霉素等抗感染治疗后仍控制不佳，预后差，最终临床死亡，属于疾病自然转归。

对于恶性肿瘤晚期，早期监测血象、PCT，而不单纯依靠发热、咳嗽、咳痰等症状作为应用抗生素的标准，可能对于恶性肿瘤晚期患者感染的监测与控制具有一定的积极意义。

（高　博）

参 考 文 献

CARSON J L, GROSSMAN B J, KLEINMAN S, et al. Red blood cell transfusion: a clinical practice guideline from the AABB [J]. Ann Intern Med 2012, 157: 49.

COLEMAN R E, RUBENS R D. The clinical course of bone metastases from breast cancer [J]. Br J Cancer 1987, 55: 61.

ELIXHAUSER A, FRIEDMAN B, STRANGES E. Septicemia in U.S. Hospitals, 2009. Agency for Healthcare Research and Quality, Rockville, MD. http://www.hcup-us.ahrq.gov/reports/statbriefs/sb122.pdf (Accessed on February 15, 2013).

HAMILTON W, PETERS T J, ROUND A. What are the clinical features of lung cancer before the diagnosis is made? A population based case-control study [J]. Thorax 2005, 60: 1059.

KASUGA I, MAKINO S, KIYOKAWA H, et al. Tumor-related leukocytosis is linked with poor prognosis in patients with lung carcinoma [J]. Cancer 2001, 92: 2399.

KOSMIDIS P, KRZAKOWSKI M, ECAS Investigators. Anemia profiles in patients with lung cancer: what have we learned from the European Cancer Anaemia Survey (ECAS)? [J]. Lung Cancer 2005, 50: 401.

MUNDY G R. Metastasis to bone: causes, consequences and therapeutic opportunities [J]. Nat Rev Cancer 2002, 2: 584.

RETTER A, WYNCOLL D, PEARSE R, et al. Guidelines on the management of anaemia and red cell transfusion in adult critically ill patients [J]. Br J Haematol 2013, 160: 445.

SCHUMACHER T, BRINK I, Mix M, et al. FDG-PET imaging for the staging and follow-up of small cell lung cancer [J]. Eur J Nucl Med 2001, 28: 483.

SINGER M, DEUTSCHMAN C S, SEYMOUR C W, et al. The Third International Consensus Definitions for Sepsis and Septic Shock (Sepsis-3) [J]. JAMA 2016, 315: 801.

TOLOZA E M, HARPOLE L, MCCRORY D C. Noninvasive staging of non-small cell lung cancer: a review of the current evidence. Chest 2003, 123: 137S.

病例 4　华氏巨球蛋白血症导致双侧胸腔积液

一、病历摘要

患者男性，79 岁，汉族。主因"胸闷、憋气伴乏力 6 个月"于 2017-08-02 入院。2017-02 患者无明显诱因出现胸闷、憋气，伴乏力，活动耐力明显下降，无发热、盗汗，无胸痛、咯血，未重视；2017-07 就诊外院，查 WBC 2.78×10^9/L，PLT 31×10^9/L，HB 127g/L；颅脑 CT 示腔隙性脑梗死；胸部 CT：双侧胸腔积液，右侧为著；心脏超声：二尖瓣、三尖瓣少量反流，左室舒张功能降低，收缩功能正常（LVEF 51%），心包少量积液；行右侧胸腔穿刺术引流胸水，完善胸水相关检查：ADA 9U/L，总蛋白 30g/L，LDH 100U/L，白细胞 700 个 /μL，中性粒细胞 46%，淋巴细胞 54%；复查胸部 CT 示右侧胸腔积液消失，症状缓解后出院。入院 1 周前患者胸闷、憋喘症状再次加重来我院就诊，收入院进一步诊疗。患者自发病以来，精神尚可，食欲，大小便正常，近 1 年体重明显减轻 10kg。既往史、个人史、婚育史、家族史均无殊。查体：体温 36.5℃，脉搏 70 次 / 分，呼吸 18 次 / 分，血压 122/58mmHg。漏斗胸，未见瘢痕、静脉曲张，右侧呼吸运动减低，呼吸节律规则，腹式呼吸为主，双侧胸膜摩擦音阴性，左肺呼吸音粗，叩清音，右下肺呼吸音消失，叩浊音；心脏、腹部查体正常。双下肢轻度可凹陷性水肿。

入院诊断：胸腔积液原因待查；白细胞减少；血小板减少。

二、临床决策

入院后实验室及辅助检查：血常规：WBC 3.71×10^9/L，RBC 3.10×10^{12}/L↓，HB 119.00g/L↓，PLT 43.00×10^9/L↓，CRP＜1mg/L。血清生化：总蛋白 61.3g/L↓，白蛋白 32.6g/L↓，LDH 151U/L；肝功能、肾功能、凝血功能、尿、便常规、心脏损伤标志物、NT-proBNP 均未见明显异常。感染方面：术前感染八项、PCT、PPD 皮试、TB 抗体、TB-SPOT 均未见明显异常。肿瘤方面：神经元特异性烯醇化酶，胃泌素释放肽前体，鳞状细胞癌抗原，癌胚胎抗原，细胞角质蛋白 19 片段等均未见明显异常。免疫方面：ESR 72mm/h↓，IgG 6.78g/L↓，IgA 0.953g/L，IgM 14.871g/L↓，β2- 微球蛋白 3.38mg/L↓，铁蛋白 333.52μg/L↑；直接抗球蛋白实验阴性；抗核抗体：弱阳性，胞浆型 1∶80，抗链球菌溶血素 O、类风湿因子、抗 ENA 谱均为阴性。常规检查：心脏超声：少量心包积液，左室射血分数正常范围；腹部超声未见异常；双下肢静脉超声未见明确血栓。胸部增强 CT：双侧胸腔积液，双肺肺气肿、肺大疱（图 1-4-1A）。全腹部 CT：未见占位性病变。电子气管镜：右中叶支气管外侧管腔稍狭窄、碳末沉积。支气管肺泡灌洗液（BALF）：细菌、真菌涂片及培养、抗酸染色均阴性，BALF

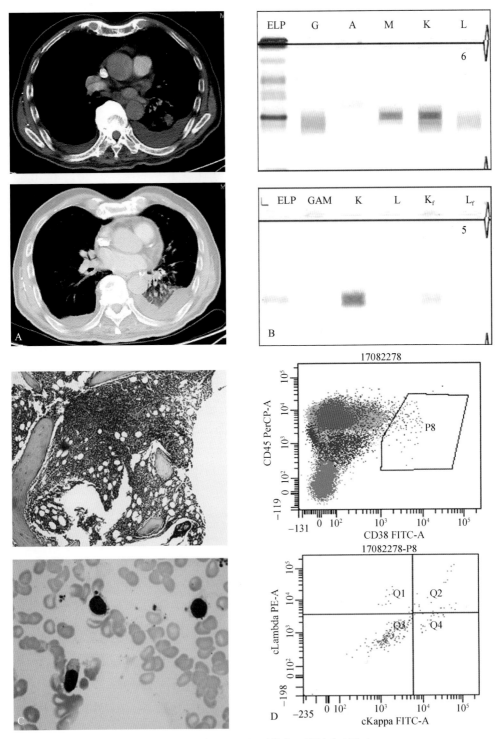

图 1-4-1　CT 检查、肌电图检查、骨髓病理检查

A：胸部 CT（右侧胸腔导管置管引流术后）示双侧胸腔积液伴少许心包积液；B：血清（上）尿（下）免疫固定蛋白
电泳示 IgM-KAP 型 M 蛋白；C：骨髓穿刺病理提示大量淋巴细胞弥漫性增生，骨髓细胞涂片示淋 - 浆细胞；D：骨髓
细胞流式细胞术提示表达 cKappa 单克隆 B 淋巴细胞

外送中日友好医院感染与临床微生物实验室：Gene Xpert MTB-DNA 检测阴性。胸腔积液：细菌、真菌、抗酸染色均阴性（3 次），胸水常规检查：外观混浊，黄色，比重 1.0241，Protein（Rivalta's）阴性，白细胞总数 459μL，多核细胞百分比 1.7%，单核细胞百分比 98.3%，有核细胞总数 463μL；胸水生化：ADA 7.6U/L，总蛋白 34.8g/L，LDH 126U/L；胸水细胞涂片：查见较多淋巴细胞，组织细胞，少许间皮细胞；未见肿瘤细胞。胸水细胞病理：胸水细胞蜡块：查见较多组织细胞及淋巴细胞，少许退变间皮细胞，未见明确肿瘤细胞；特殊染色：抗酸（－）。肌电图检查：神经传导速度 NCV：双下肢周围神经损害；SSR：四肢 SSR 异常。血尿免疫固定蛋白电泳：血尿蛋白电泳：均可见 IgM-KAP 型 M 蛋白（图 1-4-1B）。骨髓穿刺活检：骨髓细胞涂片：可见 1.5% 淋 - 浆细胞，符合巨球蛋白血症。骨髓活检：造血组织增生极度活跃，三系明显减少，尚可见，粒红比倒置，巨核系可见单个核及多核的巨核细胞，大量淋巴细胞弥漫性增生，以小淋巴细胞为主，可见少许浆细胞（图 1-4-1C，D）。免疫组化染色：CD235（红系＋）、MPO（粒系＋）、CD61（巨核系＋）、CD34（3%＋）、CD117（5%＋）、CD3（T 淋巴细胞＋）、CD20（大量 B 淋巴细胞＋）、CD138（散在＋）、CD5（少量＋）、CD23（散在＋）、Kappa（大片＋）、lambda（个别＋）、CD10（散在＋）、CYCLIN-D1（－），BCL-2（＋）、BCL-6（－）。特殊染色：网织（＋＋＋）、铁染色（＋）、PAS（－）；综上，B 细胞单克隆增生，小 B 细胞淋巴瘤。骨髓 MYD88 基因 L265P 突变检测：阳性。骨髓免疫分型：在 CD45/SSC 点图上设门，淋巴细胞约占有核细胞的 34.6%，其中 CD19＋的细胞约占有核细胞的 11.5%，表达 HLA-DR、CD19、CD20、CD22、Kappa、cKappa，部分细胞表达 CD23，少数细胞表达 FMC-7，考虑为异常单克隆 B 淋巴细胞。胸水免疫分型报告：未见明显异常免疫表型细胞。结合患者病史及辅助检查，考虑患者：华氏巨球蛋白血症诊断可成立。患者有症状性高黏滞血症，血细胞减少，胸腔积液，心包积液等，存在治疗指征，但患者高龄，危险评估为高危。建议给予硼替咪唑、环磷酰胺、地塞米松 BCD 化疗方案，患者家属要求保守治疗后出院。

三、讨论与总结

本例患者在初次就诊时合并白细胞及血小板的降低，提示血液系统受累；此外，该患者无发热、外周血白细胞及 CRP 均未升高，而 ESR 显著增快，提示异常高球蛋白血症。入院后复查血常规示血细胞三系降低、免疫球蛋白示 IgM 显著升高伴 IgG 降低，进一步完善血尿免疫固定电泳示均发现 IgM-KAP 型 M 蛋白，骨髓病理及免疫型均符合 WM 表现，临床表现及辅助检查不支持其他类型的淋巴瘤，同时满足四项条件，故诊断 WM 明确，MYD88 基因 L265P 突变阳性则进一步支持该诊断。

淋巴浆细胞淋巴瘤（lymphoplasmacytic lymphoma，LPL）是一种少见的惰性成熟 B 细胞淋巴瘤，在非霍奇金淋巴瘤中所占比例＜2%。该病是由小 B 淋巴细胞、浆细胞样淋巴细胞和浆细胞组成的淋巴瘤，常侵犯骨髓，也可侵犯淋巴结和脾脏。LPL 侵犯骨髓同时伴有血清单克隆性 IgM 丙种球蛋白时诊断为华氏巨球蛋白血症（Waldenström macroglobulinemia，WM），而 90%～95% 的 LPL 为 WM，仅小部分

LPL 患者分泌单克隆性 IgA、IgG 成分或不分泌单抗隆性免疫球蛋白。明确诊断 WM 需同时满足以下四项诊断标准：①血清中检测到单克隆性的 IgM（不论数量）；②骨髓中浆细胞样或浆细胞分化的小淋巴细胞呈小梁间隙侵犯（不论数量）；③免疫表型：CD19（＋），CD20（＋），slgM（＋），CD22（＋），CD25（＋），CD27（＋），FMC7（＋），CD5（＋/－），CD10（－），CD23（－），CD103（－）；④除外其他已知类型的淋巴。此外，MYD88 基因 L265P 突变在 WM 中的发生率高达 90% 以上，但其阳性检出率与检测方法和标本中肿瘤细胞的比例等有关，MYD88 基因 L265P 突变也可见于其他小 B 细胞淋巴瘤、弥漫大 B 细胞淋巴瘤等，故该基因突变是 WM 诊断及鉴别诊断的重要标志，但非特异性诊断指标。

WM 较少累及至肺部，文献报道仅约 3%；目前国内尚无报道该病以双侧胸腔积液为首发表现就诊。本患者则以双侧胸腔积液为首发表现而就诊。常见导致胸腔积液的主要病因可归纳为漏出性及渗出性，常见的漏出性胸腔积液原因包括：充血性心力衰竭、肝硬化、肾病综合征、低蛋白血症等；而渗出性导致胸腔积液常见原因包括：感染性疾病（如肺炎旁，结核）、恶性肿瘤、结缔组织疾病等病因导致的渗出性胸腔积液。

Light 标准为目前区分漏出液与渗出液的常用标准，具体：①胸腔积液总蛋白 / 血清总蛋白大于 0.5；②胸腔积液 LDH/ 血清 LDH 大于 0.6；③胸腔积液 LDH 含量大于 200U/L 或大于血清 LDH 正常值上限的 2/3；满足三条标准中的任何一条即诊断渗出性胸腔积液。Light 标准对于诊断渗出性有较好的敏感性（98%）及特异性相对较低（83%）。该患者胸腔积液以单核细胞为主，胸腔积液总蛋白 / 血清总蛋白为 0.57、胸腔积液 LDH/ 血清 LDH 为 0.83，符合 Light 标准中的第 1、2 项标准，符合渗出性胸腔积液。

该患者心脏超声、NT-proBNP 均为正常，无心功能不全、肝硬化、肾病综合征等相关临床表现及证据支持，故除外该类因素。病原学检查均为阴性，反复查胸水细胞沉渣抗酸染色均为阴性；支气管肺泡灌洗液病原学方面检查均为阴性，且患者 TB-SPOT、PPD 皮试、TB 抗体均阴性，故不支持常见病原学感染及结核性胸腔积液。虽患者为老年男性，但无长期吸烟史，血肿瘤标志物阴性，多次胸水细胞沉渣包埋未见肿瘤细胞，胸部增强、全腹部 CT 均未发现占位性病变，故不支持肿瘤因素。本患者无发热、皮疹、关节炎、肺间质性病变等表现，且筛查免疫方面指标均未见明显异常，故结缔组织病所导致胸腔积液可能性不大。

除胸腔积液表现外，该患者实验室检查突出异常表现为全血细胞减少、血 IgM 显著升高，提示血液系统受累；通过完善骨髓穿刺活检、血尿固定免疫蛋白电泳明确诊断华氏巨球蛋白血症。国外有文献报道该病可累及胸膜导致胸腔积液，而该患者胸腔积液检查暂不支持心力衰竭、肝硬化、肾病综合征、感染、肿瘤及结缔组织疾病，故考虑本患者淋 - 浆细胞浸润壁层胸膜，造成胸腔积液重吸收障碍导致胸腔积液。综合患者表现及辅助检查结果，考虑华氏巨球蛋白血症导致该患者胸腔积液可能性大。

由于该病为惰性疾病，单纯血清 IgM 升高及无症状的 WM 患者无需治疗。当出现高黏滞症状、周围神经病变、器官肿大、血细胞减少（Hb＜100g/L PLT＜100⁹/L）、髓外病变（尤其是中枢神经系统病变），或有证据表面疾病转化时则需治疗。而该患者有高黏滞症状，血细胞显著降低、胸腔积液、心包积液、周围神经受累，故有治疗指征，且回顾国外文献，该病合并胸腔积液时，经治疗原发病后胸腔积液可随着消失，故建议患者化疗，但患者及家属要求保守治疗后出院。

总之，在临床工作中若遇到胸腔积液患者出现全血细胞减少、IgM 显著改变时，各专科医师需警惕该类少见血液系统疾病。

（张明强 郭 军）

参 考 文 献

中国抗癌协会血液肿瘤专业委员会，中华医学会血液学分会白血病淋巴瘤学组，中国抗淋巴瘤联盟. 淋巴浆细胞淋巴瘤 / 华氏巨球蛋白血症诊断与治疗中国专家共识（2016 年版）[J]. 中华血液学杂志，2016，37：729-734. DOI: 10.3760/cma.j.issn.0253-2727.2016.09.001.

AMIN CJ, Rabinowitz I. An unusual reoccurrence of Waldenstrom's macroglobulinemia as pleural effusions that had a discordant response with treatment [J]. Clin Lab Haematol, 2005, 27: 200-202. DOI: 10.1111/j.1365-2257.2005.00666.x.

BURGESS LJ, MARITZ FJ, TALJAARD JJ. Comparative analysis of the biochemical parameters used to distinguish between pleural transudates and exudates [J]. Chest, 1995, 107: 1604-1609. DOI: http://dx.doi.org/10.1378/chest.107.6.1604.

CAPALBO S, DARGENIO M, DELIA M, et al. Durable complete remission after chemotherapy and rituximab in a case of Waldenstrom's macroglobulinemia with pleuropulmonary involvement [J]. Ann Hematol, 2005, 84: 625-626. DOI: 10.1007/s00277-005-1061-1.

GARCIA-SANZ R, MONTOTO S, TORREQUEBRADA A, et al. Spanish Group for the Study of Waldenstrom M, Pethema. Waldenstrom macroglobulinaemia: presenting features and outcome in a series with 217 cases [J]. Br J Haematol, 2001, 115: 575-582. DOI: 10.1046/j.1365-2141.2001.03144.x.

MANSOOR A, WAGNER RP, DEPALMA L. Waldenstrom macroglobulinemia presenting as a pleural effusion [J]. Arch Pathol Lab Med, 2000, 124: 891-893. DOI: 10.1043/0003-9985 (2000) 124〈0891: WMPAAP〉2.0.CO; 2.

MCGRATH EE, ANDERSON PB. Diagnosis of pleural effusion: a systematic approach [J]. Am J Crit Care 2011, 20: 119-127; quiz 128. DOI: 10.4037/ajcc2011685.

TREON SP, XU L, YANG G, et al. MYD88 L265P somatic mutation in Waldenstrom's macroglobulinemia [J]. N Engl J Med, 2012, 367: 826-833. DOI: 10.1056/NEJMoa1200710.

病例5 右下肺巨大占位伴发热

一、病历摘要

患者女性，23 岁，主因"间断发热伴咳嗽 1 月余"入院，1 个月前患者淋雨后出现发热，体温最高达 38℃，伴畏寒、寒战，伴咳嗽、咳痰，痰液呈黄色黏稠，无痰中带血、咯血，自服先锋霉素 3 天，仍间断发热，病情无好转。半个月前自觉上述症状加重，体温最高达 40℃，伴咳嗽、咳黄痰加重，就诊于当地医院，胸片提示"右下肺巨大占位"（图 1-5-1），诊断为"肺部感染"，予头孢唑肟静点 7 天后体温降至正常，但仍间断咳嗽、咳痰。10 天前于当地医院复查胸部 CT："右肺下叶肺脓肿形成"，改为左氧氟沙星 0.5g 一天一次抗感染 7 天，复查胸部 CT 较前无明显改善。故至我院呼吸内科进一步诊治。近 1 个月患者体重下降 2kg。既往体健，对青霉素、头孢类过敏。入院体格检查：T 36.5℃，P 74 次 / 分，R 18 次 / 分，BP 98/57mmHg。神清，双侧淋巴结未触及肿大。双肺呼吸音粗，右下肺呼吸音减低，双肺未闻及明显干湿性啰音。心律齐，各瓣膜区未闻及杂音，腹软，无压痛及反跳痛，双下肢不肿。实验室检查：白细胞 5.86×10⁹/L（3.5～9.5×10⁹/L），中性粒细胞 55.6%（40%～75%），淋巴细胞 29.4%（20%～50%），嗜酸性粒细胞 8.7%（0.4%～8.0%），CRP＜1mg/L（0～8mg/L）。呼吸道病原九项：流感病毒 A（1＋），肺炎衣原体（±），嗜肺军团菌（1＋）。曲霉菌 IgE 抗体及 IgG 抗体阳性。降钙素原检测：＜0.05ng/mL。肿瘤标志物：CA-199＞1200U/mL（＜37U/mL），CYFRA21-1 9.29ng/mL（＜3.3ng/mL），CA-125270U/mL（＜35U/mL）。

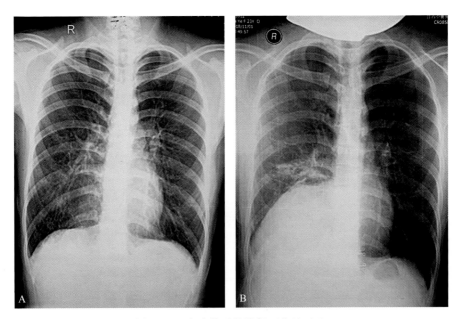

图 1-5-1　患病前后的胸部正位片对比

A：2016-02-04 正常胸片；B：2018-11-01 胸片

入院诊断：右肺下叶占位待查，肺脓肿可能性大。

二、临床决策

入院后予完善胸部增强 CT（如图 1-5-2），可见升主动脉发出一根异常血管供应右侧

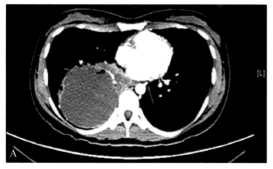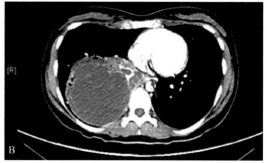

图 1-5-2 胸部增强 CT（A、B）

可见升主动脉发出异常血管供应肺组织

肺组织，局部右肺脓肿形成。

于局麻下行胸部 CT 引导下肺局部穿刺活检，抽出咖啡样脓液 600mL（如图 1-5-3）。脓液送超广谱病原微生物 mNGS：嗜肺军团菌阳性。脓液染色提示嗜酸性粒细胞较多，且胞质内部大量空泡的巨噬细胞（如图 1-5-4）。

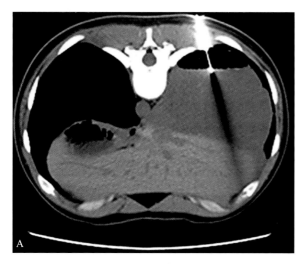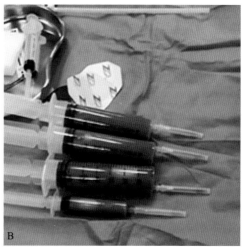

图 1-5-3 CT 引导下肺穿刺（A、B）

共抽出 600mL 咖啡样脓液

肺组织送病理活检（如图 1-5-4）：小块支气管黏膜组织，被覆假复层纤毛柱状上皮，间质内可见淋巴细胞、浆细胞及嗜酸性粒细胞浸润，小血管扩张。故确诊为肺隔离症（叶内型）、右肺脓肿（嗜肺军团菌感染）、曲霉菌过敏的嗜酸性粒细胞增多症。最终患者转入胸外科行右肺叶切除术，术后好转出院。

三、讨论与总结

肺隔离症（Pulmonary Sequestration，PS）是一种少见的先天性肺发育异常疾病，是

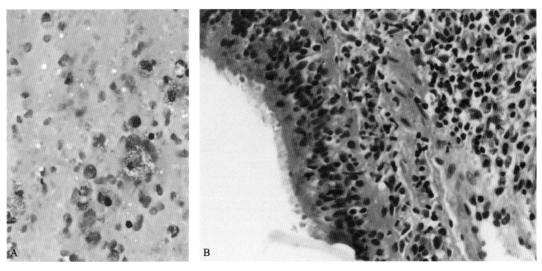

图 1-5-4　脓液瑞姬染色（A）及肺组织病理 HE 染色（B）

胚胎发育缺陷导致的血管异常，占先天性肺畸形疾病的 0.15%～6.40%。该病好发于青年男性，以 10～40 岁最为多见，病变多位于左下肺（70%～80%）。病灶可出现于胸腔内任一部位，亦可表现为腹腔肾上区的肿块，表现为异常的肺组织与正常的支气管、肺血管分离，肺组织由体循环供血。目前根据异常肺组织与正常肺组织的关系，分为叶内型（Intralobular sequestration，ILS）和叶外型（Extralobular sequetration，ELS）两种。叶内型肺组织位于脏层胸膜内，与正常肺组织相通，因而易合并感染，发病率更高；相对而言，叶外型肺组织有独立胸膜包裹，与正常肺组织完全独立不相通，临床上多无症状而发病比例少。虽然逆行主动脉造影是目前诊断肺隔离症的金标准，但由于胸部增强 CT 具有便捷、无创、易于观察周围组织关系等优点，成为临床上首选检查方式。北京大学人民医院的一项回顾性临床研究共采集 72 名肺隔离症患者，总结其胸部增强 CT 结果显示，多表现为软组织密度影、囊性变或气液平。对于本例患者，胸部增强 CT 可见主动脉背向发出一根血管向前供应右侧隔离肺，是肺隔离症确诊的主要依据，并且其隔离肺部位位于右侧和供应血管走行还是较为少见的。患者同时合并嗜肺军团菌感染的肺脓肿，考虑肺隔离症（叶内型）诊断明确。

　　同时，在此例患者中，我们意外发现，血清、脓液和肺组织中嗜酸性粒细胞比例均明显升高，且曲霉菌 IgE 和 IgG 抗体均为阳性，考虑该患者存在曲霉菌过敏的嗜酸性粒细胞增多。北京大学人民医院的回顾性临床研究显示，9.7% 肺隔离症患者均合并曲霉菌感染。并且，曲霉菌感染可能是肺隔离症患者合并 CA-199 升高的重要原因。自 1988 年至今，临床学者们相继发现肺隔离症可同时合并 CA-199、CEA 及 CA-125 等肿瘤标志物的增高。Dong J 曾报道一例肺隔离症伴 CA-199 明显升高的患者，在肺叶切除术后其 CA-199 水平显著下降，术后 10 个月降至完全正常。类似地，Morikawa 同样发现切除曲霉菌感染的隔离肺后，CA-199 水平降至正常。目前认为，隔离肺合并曲霉菌或其他不明病原的慢性感染时，可刺激支气管和肺泡上皮细胞分泌 CA-199 等肿瘤标志物，导致血清 CA-199 水平明显增高，可能是其主要发生机制。

四、专家点评

　　肺隔离症（PS）是一种少见的先天性肺血管疾病，属于良性疾病，但临床上容易漏诊或误诊。本例患者为青年女性，以右肺占位为首发表现，需考虑到肺隔离症的可能性，临床上完善胸部增强 CT 检查即可确诊肺隔离症。目前手术切除隔离肺仍然是该疾病的首选治疗方式。

　　目前临床上肺隔离症的误诊率的主要原因如下：①临床表现缺乏特异性，肺隔离症患者常表现为反复感染，不易与肺炎、肺脓肿或者支气管扩张等疾病相鉴别；②本病并未得到足够重视，除呼吸科和胸外科医生之外，其他科室的医生对本病了解较少，易忽略此诊断；③肺隔离症的 CT 表现多种多样，缺乏特异性，有的呈囊性变甚至存在气液平面，易误诊为肺脓肿、肺囊肿等；有的呈团块影，易误诊为肿瘤；有的表现为空洞，易误诊为结核。此外，有相当一部分患者症状反复加重、迁延不愈，发展为肺实变、机化、炎性假瘤等疾病，从而掩盖了原疾病的特点。因此，当临床上有患者肺下叶反复出现感染症状时，需警惕该疾病的可能。

　　这个病例，较平素肺隔离症患者的临床表现更为特殊。该患者同时合并肺部感染，表现为右下肺巨大肺脓肿，因而增加了漏诊隔离肺的可能性。但临床上仔细阅读胸部增强 CT 检查，仍会发现从主动脉发出的异常血管供应肺组织，因而最终得以确诊。此外，该患者同样存在血清中高水平的 CA-199，但并无肿瘤表现，术后复查 CA-199 明显下降。这个病例提示我们，CA-199 不仅存在于恶性肿瘤中，在某些良性疾病如肺隔离症中也可能存在。

　　总之，肺隔离症临床表现多样，且易合并肺部感染，对于反复高热伴感染的患者，应尤其警惕肺隔离症以及曲霉菌感染的可能。

（郭文佳　牟向东）

参 考 文 献

DONG J, CAI Y, CHEN R, et al. A Case Report and a Short Literature Review of Pulmonary Sequestration Showing Elevated Serum Levels of Carbohydrate Antigen 19-9 [J]. 2015, 82: 211.

KANG M, KHANDELWAL N, OJILI V, et al. Multidetector CT angiography in pulmonary sequestration [J]. J Comput Assist Tomogr, 2006, 30 (6): 926-932.

LI X, HE W, LI J, et al. Pulmonary sequestration associated with increased serum tumor markers and elevated standard uptake value level in PET/CT: A case report and literature review [J]. Medicine, 2018, 97: e11714.

MORIKAWA H, TANAKA T, HAMAJI M, et al. A case of aspergillosis associated with intralobar pulmonary sequestration [J]. Asian Cardiovasc Thorac Ann, 2011, 19: 66-68.

SUN X, XIAO Y. Pulmonary sequestration in adult patients: a retrospective study [J]. Eur J Cardiothorac Surg,

2015, 48: 279-282.

ZHANG N, ZENG Q, CHEN C, et al. Distribution, diagnosis, and treatment of pulmonary sequestration: Report of 208 cases [J]. J Pediatr Surg, 2018, Sep 7. pii: S0022-3468 (18) 30562-1.

病例6　命运扼住了我的咽喉

一、病历摘要

患者男性，23岁，主因"反复口腔溃疡21个月，胸闷、憋气13个月，加重3周"于2018-12-24入院。患者21个月（2017-03）前无明显诱因反复出现口腔溃疡，舌、口唇周多发白色溃疡，19个月前（2017-05）出现外阴发红，无明显皮疹，无光过敏、关节疼痛，曾反复就诊于多家医院，诊断为"扁平苔藓""白塞病"，服用羟氯喹及激素（具体剂量不详）无好转，17个月前（2017-07）行PET及腹部增强CT检查，提示盆腔肿物，诊断为Castleman病，副肿瘤性天疱疮，于北大医院行手术切除盆腔肿物，病理为透明血管型Castleman病，术后患者出现发热（具体不详），当时曾查桥粒芯抗体29.39RU/mL，鼠膀胱间接免疫荧光1∶160，应用抗感染治疗（具体药物及剂量不详）后患者症状缓解（图1-6-1）。术后予甲泼尼龙片16mg一天一次，沙利度胺1片一天两次服用至今。术后口腔溃疡逐渐好转。16月前（2017-08-04）查肺功能FEV1占预计值75.4%，FEV1/FVC% 86%，FENO 36ppb（呼出气25.7℃），肺部CT提示左下肺细支气管炎；肺功能FEV1占预计值54.4%，FEV1/FVC% 65%。考虑闭塞性细支气管炎，加用孟鲁司特钠颗粒10mg一天一次，噻托溴铵粉吸入剂18μg一天一次，沙美特罗替卡松粉吸入剂（50/250）1喷一天两次，阿奇霉素1片一天一次治疗；患者自觉无明显症状。14个月前（2017-10-20）复查肺功能FEV1占预计值55.9%，FEV1/FVC% 63%，改沙美特罗替卡松粉吸入剂为信必可都保（160μg/4.5μg）2喷一天两次，余治疗同前。13个月前（2017-11初）口腔溃疡完全好转，甲泼尼龙片改为8mg一天一次，余治疗同前。13个月前（11月中旬）患者感冒后出现发热、咳嗽、咳痰，当时停用吸入药物3天，当地医院输液治疗（具体不详）后好转，但患者出现憋气，查肺功能FEV1占预计值22%，FEV1/FVC% 36%，予丙种球蛋白20g一天一次治疗3天，患者症状无明显改善，此后活动耐力进行性下降，低于日常活动即出现喘憋。11个月前（2018-01）患者受凉后再次出现咳嗽、咳痰及呼吸困难，予抗感染治疗后好转，但喘憋进行性加重，日常出行需坐轮椅。9个月前（2018-03-08）查肺功能FEV1占预计值13.4%，FEV1/FVC% 38%。2个月前（2018-10初）患者服用中药2周后出现纳差、恶心、呕吐，无发热、咳嗽、咳痰等，觉呼吸困难，夜间不能平卧，住院治疗（具体不详）。2天后突发严重呼吸困难，血气提示呼吸衰竭（具体不详），予气管插管，查胸片示左侧气胸，行闭式胸腔引流，第3天拔除气管插管，第23天后拔除胸腔引流管。患者胸闷憋气较前好转。3周前（2018-12-04）复查肺功能FEV1% 13.2%，FEV1/FVC 25.25%。患者再次受凉，出现咽痛，头晕，伴呼吸困难，无发热，于当地医院急诊头孢类抗生素输液治疗3天，症状无好转，遂住院治疗。住院3天后出现发热（体温最高38.5℃），头晕，伴有咳嗽，偶

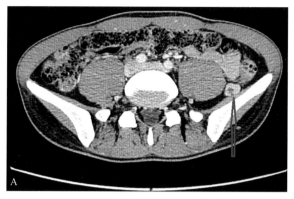
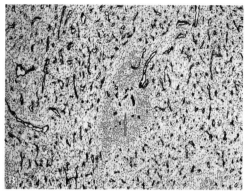

图 1-6-1　2017-07 腹部 CT 可见增大强化的淋巴结，组织病理可见血管壁玻璃样变性（A、B）

咳黄痰或白色泡沫痰，查痰培养示鲍曼不动杆菌感染，予头孢哌酮钠舒巴坦钠联合左氧氟沙星抗感染治疗 10 余天，同时予甲泼尼龙琥珀酸钠 40mg 一天两次静脉应用 1 周（2018-12-17～2018-12-23）患者症状无明显好转，12-21 复查血常规 WBC 19.20×10^9/L，Neu% 86.6%，NEUT# 16.60×10^9/L；今就诊于我院，急诊以"闭塞性细支气管炎"收入呼吸科病房。患者自起病来，饮食差，睡眠差，夜间不能平卧入睡，二便正常，体力活动明显受限，体重下降 15kg。既往史：无特殊。入院查体：体温 36.7℃，脉搏 99 次 / 分，呼吸 21 次 / 分，血压 138/87mmHg。神志清楚，言语缓慢，消瘦，一般情况差，双瞳等大等圆，对光反射灵敏，颈软，气管居中，颈部未闻及血流杂音，双肺呼吸音低，未闻及明显干湿性啰音，心律齐，心前区听诊未闻及病理性杂音，腹软，无压痛及反跳痛，双下肢未见水肿。辅助检查：胸片（2018-12-04，我院）：左侧气胸，右肺下叶肺气肿（图 1-6-2）？ FENO（2018-12-04，我院）：呼出 NO 浓度均值 20ppb，呼气 NO 流速 1039.9pl/s；血常规（2018-12-04，我院）：WBC 10.92×10^9/L，Neu% 53.90%，NEUT# 5.88×10^9/L；肺功能（2018-12-04，我院）：FEV1 0.60，FEV1 占预计值 % 13.2%，FEV1/FVC 25.25%；用药后 FEV1 0.58，FEV1% 占预计值百分比 12.7%，FEV1/FVC 24.03%，PEF 8.6；血气：pH 7.393，二氧化碳分压

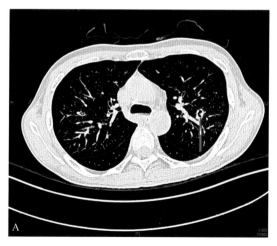
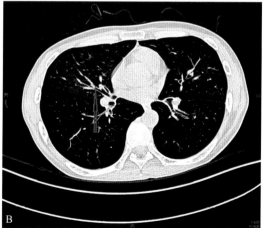

图 1-6-2　2018-12 胸部 CT 可见空洞形成，支气管壁增厚（A、B）

65.3mmHg↑，吸入氧浓度 0.40，氧分压 134.9mmHg↑，碳酸氢根浓度 38.8mmol/L↑，标准碱剩余 11.30mmol/L↑，标准碳酸氢根离子浓度 33.6mmol/L↑。

入院诊断：闭塞性细支气管炎；Ⅱ型呼吸衰竭；肺部感染；Castleman 病术后。

二、临床决策

患者以反复口腔溃疡起病，腹部增强 CT 示盆腔肿大的淋巴结，外科手术切除活检明确诊断为透明血管型 Castleman 病（CD）。术后予甲泼尼龙片 16mg 一天一次，沙利度胺 1 片一天两次服用至今。术后 1 月常规检查即发现患者肺功能下降，肺部 CT 提示左下肺细支气管炎，明确诊断闭塞性细支气管炎，积极给予调节免疫治疗、激素抗炎抑制免疫反应治疗、联合支气管扩张治疗过程中，患者情况急转直下，每月感冒后肺功能都有明显下降，13 个月的病程中患者活动耐量下降至不能自理（mMRC4 分），肺功能 FEV1 占预计值 12.7%～13.2%。入院后完善各项检查，复查 CT 未见肿大淋巴结。给予无创呼吸机辅助通气，根据血气结果逐渐下调呼吸机条件，间断使用经鼻高流量吸氧，患者血气二氧化碳分压下降至 54～60mmHg，吸入氧浓度 0.40，氧分压 75～90mmHg。入院后给予小剂量口服克拉霉素 250mg 一天一次调节免疫。行痰培养检查示鲍曼不动杆菌、烟曲霉，给予舒普深 3.0g 每 8 小时一次联合伏立康唑 200mg 每 12 小时一次抗感染治疗，并给予甲泼尼龙 40mg 静点序贯甲泼尼龙口服、丙种球蛋白 20mg 一天一次 6 天抑制免疫反应，联合化痰止咳、噻托溴铵干粉吸入等对症治疗；2 周后复查胸部 CT 可见左肺空洞及支气管扩张症。

三、讨论与总结

Castleman 病（Castleman Disease，CD）是一组临床和病理与淋巴瘤相似的少见的淋巴增殖性疾病，病因和发病机制未明，可能与病毒感染、血管增生和细胞因子调节异常相关。根据临床特点可分为局灶型（UCD）和多中心型（MCD），按照组织学特征分为透明血管型、浆细胞型和兼有二者特征的混合型。主要根据患者临床特征，结合病理，可明确诊断。治疗上，局灶型和多中心型有所不同，局灶型首选手术切除，一般预后良好，有手术禁忌症的可选择局部小剂量放射治疗、利妥昔单抗 ± 泼尼松 ± 环磷酰胺治疗。该患者明确诊断为局灶型 CD 合并副肿瘤天疱疮，顺利手术切除，术后副肿瘤天疱疮明显缓解，但是后期出现了严重的闭塞性细支气管炎。

闭塞性细支气管炎是指各种吸入性物质、感染、药物和肺移植或造血干细胞移植引起小气道损伤而产生的临床综合征。该临床综合征一般表现为呼吸困难、吸入性支气管扩张剂不能逆转的气流受限，以及胸片示肺部正常或过度充气。

闭塞性细支气管炎发病机制：我们对大多数细支气管炎的发病机制都知之甚少。细支气管上皮损伤可能是启动步骤。紧邻小气道的肺泡也常受累。修复过程可能让病变完全消退，也可能出现肉芽肿组织过度增生导致气道管腔狭窄或闭塞。部分病例的纤维化主要发生在黏膜下和细支气管周围，导致细支气管管腔外源性狭窄或闭塞。

闭塞性细支气管炎病因非常复杂，例如吸入氮氧化合物、氨、焊接烟尘或食品调味料烟雾（如双乙酰）；感染呼吸道合胞病毒、腺病毒或肺炎支原体（Mycoplasma pneumoniae）；以及使用白消安、金制剂或青霉胺。类风湿关节炎和其他风湿性疾病相关的肺部炎症也可导致闭塞性细支气管炎。此外，闭塞性细支气管炎是肺移植或造血干细胞移植后移植物抗宿主病（graft-versus-host disease，GVHD）的表现。极少数情况下，闭塞性细支气管炎也伴发于副肿瘤性天疱疮，有时在潜在肿瘤显现之前即出现。成人隐源性闭塞性细支气管炎也有报道，不过较少见。

患者临床特征为进行性呼吸困难，影像学选择高分辨率CT（HRCT）。HRCT通常示直径1～12mm的小叶中央和支气管周围结节，也可能示树芽征、磨玻璃影，极少数情况下可见支气管扩张和小叶间隔增厚。HRCT也可能示薄壁囊肿，尤其是合并淋巴细胞型间质性肺炎的患者。滤泡性细支气管炎的诊断靠肺活检，相关表现是细支气管壁可见伴有生发中心的淋巴滤泡增生。滤泡性细支气管炎有时是其他间质性肺疾病的次要特征，如NSIP和机化性肺炎。若发现细支气管周围肉芽肿，应评估结节病（紧实的肉芽肿）、肉芽肿性多血管炎（坏死性肉芽肿）或HP（不成熟的肉芽肿）的可能。

闭塞性细支气管炎药物治疗，根据病因不同，治疗不同，治疗反应也不尽相同。部分患者在尝试所有治疗后，病情仍会进展，最终出现呼吸衰竭。其他患者接受治疗也不一定会改善，但肺功能可稳定数年。因此，治疗时机往往取决于呼吸功能受损的程度和疾病进展的证据。若存在基础病变可能也会影响治疗决策。遗憾的是，闭塞性细支气管炎往往比较难治。对症治疗：使用吸入性支气管扩张剂和止咳药控制咳嗽，必要时吸氧以维持脉搏血氧饱和度>88%。停止暴露和停用致病药物。若患者正在使用可以引起闭塞性细支气管炎的药物，我们推荐停药，但有时不清楚真正的元凶到底是药物、还是药物针对的疾病。一些小型病例系列研究纳入了吸入食品调味料烟雾（如爆米花和其他食品中所用的双乙酰）的工人，停止暴露后部分工人的病情稳定，但其他人则出现进展。

大环内酯类抗生素，越来越多地用于闭塞性细支气管炎的长期治疗，如小剂量口服红霉素（200～600mg/d）或克拉霉素（250～500mg/d）。全身性糖皮质激素治疗可以尝试用于闭塞性细支气管炎的作用。长期全身性糖皮质激素治疗有多种不良反应，使用中需要监测、预防和治疗这些副作用。免疫抑制治疗，治疗结果不尽相同。TNF-α抑制剂依那西普和英夫利昔单抗或可治疗与类风湿关节炎和干燥综合征有关的闭塞性细支气管炎，不过研究结果相互矛盾。尚不清楚TNF-α抑制剂是否对其他类型的闭塞性细支气管炎有效。

Hassan报道了两例UCD合并副肿瘤天疱疮及闭塞性细支气管炎患者，顺利手术治疗后，给予丙种球蛋白及利妥昔单抗阻断免疫反应，吸入丙酸氟替卡松，口服阿奇霉素、孟鲁司特钠。其中1例对治疗反应良好，另1例则差强人意。本例患者同属于UCD合并副肿瘤天疱疮及闭塞性细支气管炎，治疗效果差，病情进展快，考虑可能对治疗无反应或者是疾病的自然病程。

（李　理　牟向东）

参 考 文 献

AERNI MR, VASSALLO R, MYERS JL, et al. Follicular bronchiolitis in surgical lung biopsies: clinical implications in 12 patients [J]. Respir Med, 2008, 102: 307.

ANDREW D, ZELENETZ. National Comprehensive Cancer Network, 2017, 26, 9.

ANTOINE LEGRAS, ANNE TALLET, AUDREY DIDELOT, et al. Clinical and molecular characteristics of unicentric mediastinal Castleman disease [J]. Journal of Thoracic Disease, 2018. Apr; 10 (4): 2079-2088.

COLBY, TV, MYERS, JL. The clinical and histologic spectrum of bronchiolitis obliterans including bronchiolitis obliterans organizing pneumonia (BOOP) [J]. Semin Respir Med, 1992, 13: 119.

CORTOT AB, COTTIN V, MIOSSEC P, et al. Improvement of refractory rheumatoid arthritis-associated constrictive bronchiolitis with etanercept [J]. Respir Med, 2005, 99: 511.

FRITS VAN RHEE, PETER VOORHEES, ANGELA DISPENZIERI, et al. International, Evidence-based Consensus Treatment Guidelines for Idiopathic Multicentric Castleman Disease [J]. Blood, 2018, 9 (4): 1-37.

HASSAN A, RAZA MD, BRANDON T, et al. Unicentric castleman disease complicated by paraneoplastic bronchiolitis obliterans and pemphigus [J]. Respiratory Medicine Case Reports, 2018, 25 (3): 129-132.

KREISS K. Occupational causes of constrictive bronchiolitis [J]. Curr Opin Allergy Clin Immunol, 2013, 13: 167.

LOCKEY JE, HILBERT TJ, LEVIN LP, et al. Airway obstruction related to diacetyl exposure at microwave popcorn production facilities [J]. Eur Respir J, 2009, 34: 63.

LYNCH DA. Imaging of small airways disease and chronic obstructive pulmonary disease [J]. Clin Chest Med, 2008, 29: 165.

MENDEZ BM, DAVIS CS, WEBER C, et al. Gastroesophageal reflux disease in lung transplant patients with cystic fibrosis [J]. Am J Surg, 2012, 204: e21.

PAPIRIS SA, MALAGARI K, MANALI ED, et al. Bronchiolitis: adopting a unifying definition and a comprehensive etiological classification [J]. Expert Rev Respir, Med, 2013, 7: 289.

病例 7　隐源性机化性肺炎自发缓解

一、病历摘要

　　患者男性，64 岁，因"干咳 16 天，加重伴活动后喘憋 9 天"于 2016-03-23 入院。患者 16 天前无诱因出现阵发性干嗽，闻及油烟味加重，夜间明显，无发热、咯血、胸闷、胸痛、乏力和盗汗，自行口服"消咳片"等中成药无好转，入院前 9 天患者干咳加重，伴活动后喘憋。就诊我院门诊，查血气（安静不吸氧状态）：pH 7.429，pCO_2 41.9mmHg，pO_2 64mmHg。胸部 CT：右肺散在实变及磨玻璃影，左肺下叶支气管扩张，伴少许炎症，予口服"乙酰半胱氨酸胶囊、桉柠蒎肠溶软胶囊"，夜间喘憋症状稍缓解。起病以来，无新发皮疹、关节肿痛、肌痛、肌无力、口腔溃疡、口干、眼干等，大小便无异常，体重无明显下降。既往：否认高血压、糖尿病、冠心病、哮喘、COPD 等慢性疾病史；40 年前曾在矿井下作业 2 年，有接触煤烟、粉尘史；否认胺碘酮、博莱霉素、甲氨蝶呤等药物服用史；否认吸烟史；否认鸟类接触史；家族史无特殊。

入院查体：T 36.5℃，P 87 次 / 分，R 18 次 / 分，BP 150/80mmHg，SPO$_2$ 98%（安静不吸氧状态），神志清楚，全身浅表淋巴结未及肿大，无杵状指，桶状胸，双肺呼吸音低，右肺底少许湿啰音，未闻及干鸣音，心率 87 次 / 分，律齐，各瓣膜未闻及杂音及额外心音，未闻及心包摩擦音。腹部查体无特殊。双下肢无水肿。

入院拟诊：弥漫性肺实质性疾病（DPLD）。

二、临床决策

入院后完善检查：血常规大致正常；CRP 13mg/L↑；ESR 35mm/h↑；呼吸道病原阴性（包括支原体、军团菌及呼吸道病毒 IgM）；结核干扰素释放试验阴性；G 试验、GM 试验阴性；多次痰细菌学涂片＋培养阴性；痰抗酸染色阴性 3 次；痰真菌涂片及培养阴性 3 次。ANCA、ANA、ENA 谱阴性。肿瘤标志物均正常范围。肺功能：轻度阻塞性通气功能障碍，FEV1/FVC：66.36%，FEV1/pred% 92.1%，小气道功能障碍，肺弥散功能正常。行电子支气管镜：镜下见右主支气管及其他各级支气管黏膜略充血，左下叶基底段各支气管可见少量脓性痰液。于右下叶后基底段行 TBLB，共 2 块送病理学检查。病理回报：可见部分肺泡间隔增宽，肺泡Ⅱ型上皮细胞增生，局部见新生的纤维母细胞，可疑机化。IHC：CK（＋）、AE1/AE3（＋）。行 CT 引导下肺穿刺（右下肺组织）病理：肺泡间隔增宽，Ⅱ型肺泡上皮增生，部分气道内可见成纤维细胞栓形成，间质少量淋巴、浆细胞及嗜酸性粒细胞浸润，组织细胞增生，局部见碳沫沉积，形态符合阻塞性细支气管炎 - 机化性肺炎改变。外院病理科会诊：符合机化性肺炎，建议结合临床及胸部 CT 区别特发性或继发性。

该患者在完善上述检查过程中干咳及喘憋症状逐渐缓解，04-13 行 CT 引导下肺穿刺活检时显示（与 03-15 胸部 CT 比较）（如图 1-7-1）右肺斑片实变影明显减轻。结合患者临床症状减轻，影像学明显改善，考虑患者已表现出自发缓解，未给予激素治疗，予以临床观察。3 月后门诊复查，患者干咳、喘憋症状完全消失，复查胸部 CT：

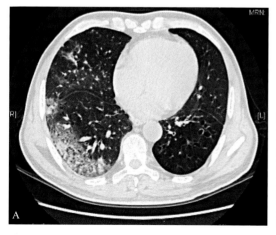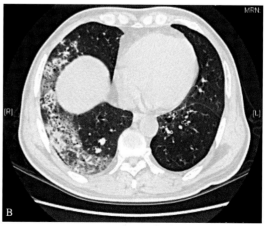

图 1-7-1　2016-03-15 胸部 CT 示：右下肺多发实变及磨玻璃影（A、B）

右肺斑片实变、磨玻璃影完全吸收。后随访近 12 个月，患者病情稳定，无复发迹象（图 1-7-2～图 1-7-6）。

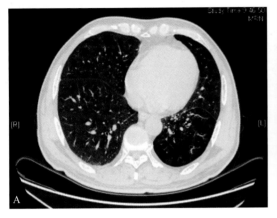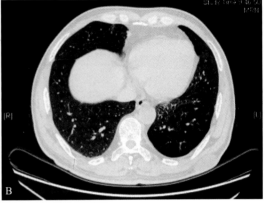

图 1-7-2   2016-06-21 胸部 CT 示右下肺多发实变及磨玻璃影完全吸收（A、B）

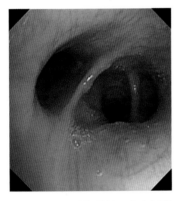

图 1-7-3   电子气管镜 - 右中间段
支气管管黏膜充血

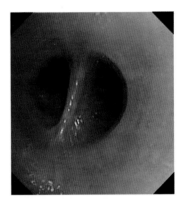

图 1-7-4   电子气管镜 - 右下叶基底
段支气管黏膜充血

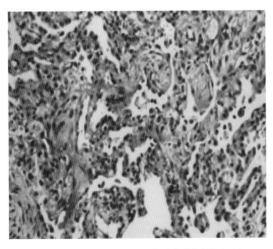

图 1-7-5   CT 引导下经皮肺穿刺活检病理

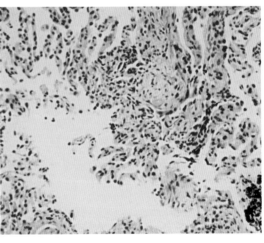

图 1-7-6   电子气管镜肺活检病理

三、讨论与总结

我们应用（自发或自行缓解）AND（隐源性机化性肺炎或机化性肺炎或闭塞性细支气管炎并机化性肺炎）"为检索词检索万方数据库及 CNKI 数字图书馆数据库，未发现符合条件文献；以 "［（spontaneous resolution）or（spontaneous remission）or（spontaneous regression）］AND［（cryptogenic organizing pneumonitis）or（organizing pneumonitis）or（Bronchiolitis obliterans organizing pneumonia）]" 为检索词检索 PubMed 至 2016-07 的相关文献，共检索出 15 篇相关文献，其中英文文献 8 篇，其他语言文献 7 篇。对 8 篇英文文献进行了分析，共获取 3 例机化性肺炎患者的临床资料。

病例 a：患者女性 58 岁，亚急性咳嗽，伴有发热、乏力、呼吸困难。胸片提示双肺间质改变。HRCT 提示双肺圆形磨玻璃影，周围可见结节影（反晕征）。支气管镜肺活检诊断机化性肺炎。支气管肺泡灌洗液（bronchoalveolar lavage fluid，BALF）微生物培养和病毒检测均为阴性。血清学检测自身免疫抗体均为阴性。排除了药物、肿瘤、自身免疫性疾病等其他继发因素，诊断隐源性机化性肺炎。该患者既往 1 型糖尿病病史。因此与患者沟通中患者拒绝激素治疗，临床症状逐渐缓解，2 个月后复查胸部 CT 影像学缓解。

病例 b：患儿女性 10 岁，主因 "发热、呼吸困难、乏力、体重下降 2 个月"，无咳嗽、咳痰、低热、盗汗。无近期外出旅游史，无过敏、哮喘、毒物或药物接触。阿莫西林治疗无效。查体无阳性体征。呼吸频率及血氧饱和度正常范围。CRP 1～3mg/L，ESR 81mm/h，WBC 10000/mm^3，Hct 35.6%，LDH 464IU，肝酶正常。ANA 阴性；结核菌素试验阳性；胸片提示双肺下叶多发高密度影，无胸腔积液。胸部 CT 示：双肺下叶为主的多发支气管血管周围的结节影，多发磨玻璃影和支气管充气征。该患儿行支气管镜肺泡灌洗，BALF 病原学检测显示结核杆菌及其他病原学均为阴性。因患儿使用抗生素无效，影像表现与微生物发现不符合，决定等待 BALF 的结果。在等待过程中临床症状逐渐缓解，复查胸部 CT 肺部阴影明显吸收。综合患儿临床、微生物检查及典型的影像学结果，诊断为隐源性机化性肺炎。

病例 c：患者女性 51 岁，主因 "进行性加重呼吸困难、咳嗽、咳痰 4 周"，口服抗生素治疗无效。6 周前因右侧乳腺癌行 15 次放疗，放疗剂量 40Gy。既往无呼吸道症状，近期无口服药物史。已戒烟。无鸟类接触史。查体：体温 38.3℃，SPO$_2$ 92%（安静不吸氧状态）。右肺呼吸音减低。CRP 54mg/L，WBC 14000/mm^3，余生化检查基本正常。胸片示右肺高密度影。胸部 CT 显示右肺上叶和下叶实变影，经支气管镜肺活检提示机化性肺炎。血液和痰液检查无细菌、真菌、病毒证据。支气管镜右肺上叶肺活检诊断机化性肺炎。患者因耐受不了激素（精神副作用），使用 1 次激素后便停用了。在随后的几周内患者病情自发缓解。

关于机化性肺炎，目前尚无随机对照的治疗性研究，因此治疗的决策以实践性指南、临床病例研究的观察结果及自身的临床经验为依据。初始治疗的决策和治疗方案的选择取决于患者就诊时的症状、肺功能受损情况、影像学的病变范围和疾病进展程度。目前隐源性机化性肺炎初始治疗推荐首选糖皮质激素，但最佳初始剂量尚未可知。英国胸科协会的指南建议，泼尼松初始剂量为 0.75～1.0mg/kg，4～8 周后开始减量，3～6 个月后若病情稳定或改善可减量至停药。对于激素治疗后无改善的患者，可以尝试给予细胞毒性药物如环磷酰胺。对于轻至中度疾病患者，未使用大环内脂类治疗的药物也可选择大环内酯类药物如克拉霉素。继发性机化性肺炎首先需要治疗原发疾病如 CTD、感染或脱离毒物，如症状不缓解，加用激素治疗。

有多篇文献指出机化性肺炎部分患者可以自发缓解，但因为大宗的关于机化性肺炎的临床数据较少，因此自发缓解率尚不清楚。查阅国内外文献，涉及自发缓解患者病例特点的报告较少，原因可能是目前临床经验性首选治疗是糖皮质激素且大部分病例激素反应好，临床医生一旦确定诊断，往往会较早使用激素；同时临床医师对机化性肺炎的危重病例关注更多，对有自发缓解倾向的患者关注不足。因此迄今为止，自发缓解的机化性肺炎患者的临床特征及长期预后情况并不清楚。

四、专家点评

机化性肺炎（organizing pneumonia OP）是一种弥漫性间质性肺疾病，病变累及细支气管远端、呼吸性细支气管、肺泡管和肺泡壁。与结缔组织疾病、药物、恶性肿瘤及其他间质性肺病有关的称为继发性机化性肺炎（secondary organizing pneumonia SOP）。除外了上述继发因素的机化性肺炎称为隐源性机化性肺炎（cryptogenic organizing pneumonia COP），是特发性间质性肺炎的一种。目前 OP 的发病率及患病率尚不完全清楚，在冰岛，对于 20 年国家资料进行回顾分析显示 OP 年发病率为 1.87/100000，其中 COP 和 SOP 发病率分别为 1.1/100000 和 0.87/100000。且有报道指出 OP 好发于中年人，50～60 岁是易发年龄。糖皮质激素是 COP 的标准治疗方案，糖皮质激素治疗无效时可应用细胞毒性药物。部分轻至中度患者大环内酯类药物治疗有效。有文献报道，OP 中的部分患者可自发缓解，但迄今为止，自发缓解的病例报道较少，因此该类患者临床特征尚不清楚。

（郭　军　张会娟　王立万　安宇林）

（牟向东　点评）

参 考 文 献

杨绿英，毛辉. 隐源性机化性肺炎的回顾性临床分析［J］. 中国呼吸与危重监护杂志，2012, 11 (5): 465-469.

ABI-KHALIL S. Spontaneous resolution of cryptogenic organizing pneumonia in pediatrics: A case report [J].

Arch Pediatr, 2016, 23 (5): 519-522.

AGUIAR M. Organising pneumonia-the experience of an outpatient clinic of a central hospital [J]. Rev Port Pneumol, 2010, 16 (3): 369-89.

American Thoracic Society/European Respiratory Society International Multidisciplinary Consensus Classification of the Idiopathic Interstitial Pneumonias. This joint statement of the American Thoracic Society (ATS), and the European Respiratory Society (ERS) was adopted by the ATS board of directors, June 2001 and by the ERS Executive Committee, June 2001. Am J Respir Crit Care Med, 2002, 165 (2): 277-304.

CAGNINA R E. REVERSED HALO SIGN. A Case of Cryptogenic Organizing Pneumonia with Spontaneous Resolution [J]. Am J Respir Crit Care Med, 2015, 192 (1): 109-110.

CORDIER J F. Cryptogenic organising pneumonia [J]. Eur Respir J, 2006, 28 (2): 422-446.

COTTIN V, CORDIER J F. Cryptogenic organizing pneumonia [J]. Semin Respir Crit Care Med, 2012, 33 (5): 462-475.

FAHIM A, CAMPBELL A P, HART S P. Bronchiolitis obliterans organising pneumonia: a consequence of breast radiotherapy [J]. BMJ Case Rep, 2012.

GUDMUNDSSON G, et al. Epidemiology of organising pneumonia in Iceland [J]. Thorax, 2006, 61 (9): 805-808.

PETITPIERRE N. Cryptogenic organizing pneumonia [J]. Rev Mal Respir, 2016.

病例 8　迷雾重重：双肺多发病变事出何因

一、病历摘要

患者男性，84 岁。主因"反复咳嗽、咳痰 6 周"于 2018-10-22 入院。患者 2 月前无明显诱因出现阵发性咳嗽咳痰，无明显昼夜节律，接触冷空气及"油烟、汽车尾气"等刺激性气体咳嗽无加重，痰多为白色泡沫样痰，少量淡黄色痰，量 5～30 口 / 日不等，无腥臭气味，无痰中带血，否认发热，伴有胸痛，为深吸气时右上胸部钝痛，咳嗽时胸痛可加剧，无胸闷气短，无喘鸣，无声音嘶哑，无日常活动受限，伴有乏力，上述症状持续 1 周无好转，遂于 2018-09-11 至我院呼吸科门诊就诊，完善胸部 CT 提示两肺可见多发散在斑片及条索影；两肺可见多发囊状透亮影。左肺上叶尖后段、右肺下叶可见多发结节状高密度影，较大者直径约 11mm，左侧肾上腺可疑高密度影，给予莫西沙星 0.4g 一天一次口服 1 周，患者咳嗽咳痰症状略有减轻，2018-09-19 再次就诊，给予"桉柠蒎肠溶软胶囊 1 粒一天三次，乙酰半胱氨酸胶囊 0.2mg 一天三次"治疗 2 周，患者诉痰量有减少。2018-10-10 患者因咳嗽咳痰伴有右下胸痛 3 天再次就诊，复查胸部 CT 提示（对比 2018-09-11 胸部 CT）（如图 1-8-1A）两肺可见多发散在斑片及条索影，范围较前增大；原左肺上叶尖后段、右肺下叶多发结节状高密度影，此次进展成片状高密度影，范围较前增大。右侧胸腔可见弧形水样密度影，新出现，为进一步明确诊断至北京协和医院就诊行 PETCT 检查提示右肺下叶胸膜下及右肺中叶代谢增高团片影（SUV 值 4.9）、左肺上叶胸膜下代谢增高影（SUV 值 4.2），部分伴钙化，性质待定，给予莫西沙星 0.4g 一天一次口服治疗 6 天后症状无明显改善，再次就诊，患者自起病以来，精神可，饮食欠佳，睡眠一般，大便正常，小便偶有尿频、尿急，体重近 2 年减轻约 5kg。既往史 5 月前患者于家中不慎摔伤头部，致轻微脑震荡，保守治疗后未遗留明显后遗症，前列腺增生病史 10 余年，高血压

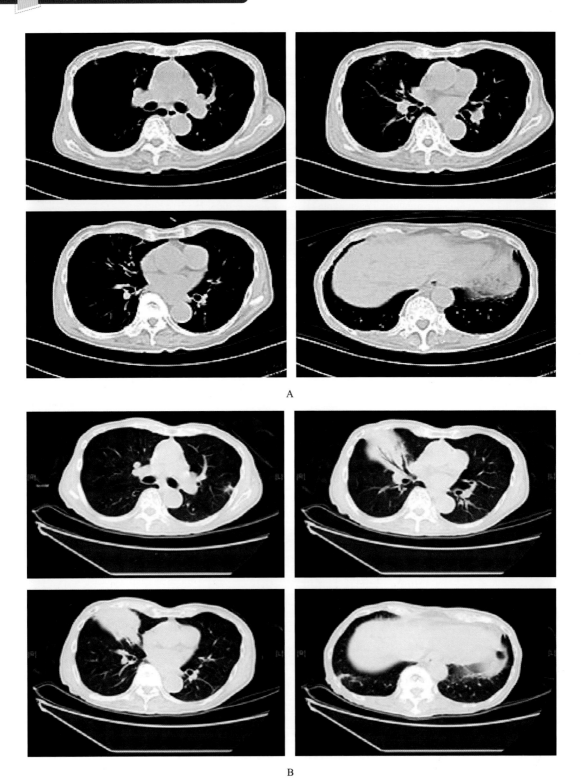

图 1-8-1　影像学变化

A：2018-09-11 胸部 CT；B：2018-10-10 胸部 CT；C：2018-11-08 胸部 CT

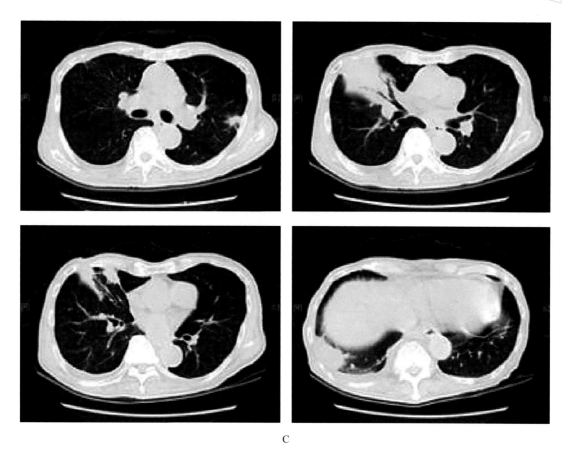

C

图 1-8-1 （续）

病史 20 余年。否认吸烟饮酒史。查体：消瘦体型，浅表淋巴结未触及肿大，胸骨无压痛，双侧呼吸动度均等，肋间隙正常，双侧触觉语颤对称，无胸膜摩擦感，无皮下捻发感。左肺叩诊清音，呼吸节律规整，双肺呼吸音粗，右下肺可闻及湿啰音。

入院诊断：肺部感染，双肺结节性质待查，高血压，前列腺增生。

二、临床决策

入院后进一步完善相关检查 CRP（B）37mg/L，WBC 6.49×10^9/L，RBC 3.01×10^{12}/L，HGB 98.00g/L，N% 75.20%，PCT 0.05ng/mL，ESR 96mm/h。给予左氧氟沙星沙星 0.5g 一天一次抗感染治疗 3 天后诉咳嗽咳痰症状有减轻，少量白色痰，无黄痰，2018-10-26 行电子支气管镜检查，镜下未见明显异常，灌洗液培养提示正常菌群。2018-11-02（如图 1-8-1B）完善胸部强化 CT 提示（与前片 2018-10-10）（如图 1-8-1C）比较：右肺中叶可见梭形团块影，增强扫描呈肿块样强化，强化不均匀，范围约 4.6cm×4.2cm×4.6cm。两肺可见多发散在斑片及条索影，部分病灶较前范围减小，原右侧胸腔弧形水样密度影，已吸收。建议经皮肺穿刺活检并组织培养以明确诊断，2018-11-08（如

图 1-8-2）行右肺中叶病灶穿刺活检，送检病理并组织培养。厌氧培养提示为中间普雷沃菌，病理提示穿刺组织中未见肺泡结构，间质纤维组织增生，局灶纤维母细胞及肌纤维母细胞增生，大量浆细胞，较多中性粒细胞、淋巴细胞及少许嗜酸性粒细胞浸润，泡沫样组织细胞聚集并胞浆内见 PAS＋及 D-PAS＋的球形物，局灶小脓肿形成，血管增生，静脉管腔及动脉管壁可见少许中性粒细胞浸润。考虑为炎症性病变，免疫组化：CD138（浆细胞＋）、κ（＋）、λ（＋）、CD3（部分 T 淋巴细胞＋）、CD20（部分 B 淋巴细胞＋）、SMA（＋）、CD34（血管＋）、ALK（－）、CD68（组织细胞＋）。给予甲硝唑口服出院。2019-01-24 复查胸部 CT 提示双肺病变明显吸收好转（如图 1-8-3）。

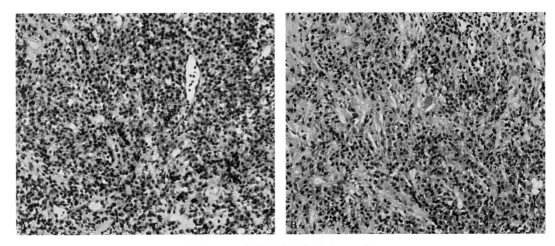

图 1-8-2　穿刺后病理表现（A、B）

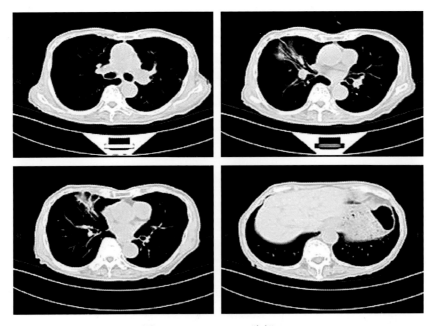

图 1-8-3　2019-01-24 胸部 CT

三、讨论与总结

普雷沃菌属（Prevotella Shanand Collins）是从拟杆菌属分出的新菌属，呈革兰阴性短球杆菌，至今已有 50 多种，包括洛氏普雷沃、产黑普雷沃、中间普雷沃、双路普雷沃等，中间普雷沃菌（Prevotella intermedia，属于条件致病菌，常定植于人口腔、消化道和生殖道黏膜处，当机体免疫功能下降，尤其是接受侵袭性操作或长期处于免疫抑制状态下，该菌内源性感染机会增加。与所有厌氧菌一样，普雷沃菌属分离鉴定比较困难，无论是标本采集、运送及培养鉴定均需要特殊的方法，另外，抗菌药物的使用也使很多细菌体外不能培养。普雷沃菌属于厌氧菌，一项抗生素对厌氧菌敏感性的研究发现，普雷沃菌对甲硝唑和克林霉素表现较好的敏感性常以甲硝唑为首选。另外有文献报道普雷沃菌属 83% 对青霉素耐药，65% 对环丙沙星耐药、11% 对克林霉素耐药，目前已有普雷沃菌属对甲硝唑耐药的报道。

患者胸部 CT 提示右肺中叶可见梭形团块影，增强扫描呈肿块样强化，强化不均匀，范围约 4.6cm×4.2cm×4.6cm，右下叶及左肺上叶胸膜下结节，两肺可见多发散在斑片及条索影。对于该患者病变位于肺边缘，靠近胸膜，沿支气管血管束分布，可以是机化性肺炎的特点。应用喹诺酮类药物治疗效果不佳，病变持续进展，且 PETCT 检查 PETCT 检查提示右肺下叶胸膜下及右肺中叶代谢增高团片影（SUV 值 4.9）、左肺上叶胸膜下代谢增高影（SUV 值 4.2），临床诊治过程中不能除外恶性病变，但病灶周围有渗出，临近胸膜增厚，叶间胸膜无小结节状增厚，无膨隆僵硬改变，肺癌诊断可置后考虑。经气管镜灌洗无阳性发现，经皮肺穿刺结果提示炎症改变，厌氧菌培养为中间普雷沃菌，仍需进一步鉴别有无肿瘤情况，建议治疗 1 月后复查胸部 CT，观察肺内病灶变化情况。

四、专家点评

胸部影像学具有异影同病、同病异影的特点，对于影像学表现复杂病例鉴别诊断比较困难，需要密切结合临床，该例患者双肺多发病变，此时治疗后胸部影像学观察病灶的动态变化，常可做出鉴别诊断，但抗感染治疗后效果不佳，进行性加重，PETCT 结果指向恶性病变，积极经皮肺组织穿刺活检获得病理学及病原学结果，准确性、敏感性、特异性高，并发症低，是诊断肺部疾病的有效手段，此方法值得临床推广。临床上，X 线胸片、胸部 CT 显示肺内多发结节时，应考虑以下疾病：①肺内转移瘤：最为常见，当无法明确原发性肿瘤时，应考虑多发结节型细支气管肺泡癌；②血源性肺内感染：表现为肺内多发棉团样结节状阴影，可伴有空洞，临床上有急性或亚急性感染的临床表现；③继发性或原发性肺血管炎：如类风湿肺内结节、Wegner 肉芽肿等，后者出现空洞，临床上有影像学方面的征象；④肺寄生虫病：表现为圆形阴影，密度低，有流行病学史和相应的实验室检查阳性结果；⑤淋巴增生性疾病或肺内淋巴瘤。肺部感染呈肺部多发结节的临床诊断主要根据临床表现，包括危险因素、症状、体征影像学和病原学证据，动态观察及时间因素不同对临床诊断具有重要的作用，疾病发展演变规律各异，追踪观察和对比既往影像学资料十分重要。需除外其他肺部疾病或系统性疾病的肺部表现，部分疾病需要病理证据方能确诊。

（赵景全　牟向东）

参 考 文 献

秦启程. 联合使用组织培养检查和病理检查诊断菌阴性肺结核的效果分析 [J]. 当代医药论丛，2015（22）：61-62.

尚玉立，马希涛，等. 经皮肺穿刺对获得难治性肺炎病原菌的价值 [J]. 中华结核和呼吸杂志，2011，34（10）：787-788.

孙铁英，陈起航. 肺部感染与肺部多发结节性病变 [J]. 中国实用内科杂志，2007，27（13）：1006-1009.

BROOK I. Aerobic and anaerobic bacteriology of intracranial abscesses [J]. Pediatr Neurol, 1992, 8: 210

MONTAYA J G, GIRALDO L F, EFRON B, et al. Infectious complications among 620 consecutive heart transplantation patients at Stanford University Medical Center [J]. Clin Infect D is, 2001, 33: 629 -640.

PARTEAC. LPSN-list of prokaryotic names with standing innomenclature [J]. Nucleic Acids Res, 2014, 42 (1): 613-616.

VELOOACM, VAN WINKELHOFFA J. Antibiotic susceptibility peofiles of anaerobic pathogens in the Netherlands [J]. Anaerobe, 2015, 31: 19-24.

ZHANG J D, CHEN D K. A case of provotella bivia infection in bloodstream [J]. Chin J Clin Lab Sci, 2013, 31 (10): 798-799.

病例 9　亚急性过敏性肺炎

一、病历摘要

　　患者女性，51 岁，主因"干咳伴活动后气短 2 个月余"于 2018-11-26 收入我院呼吸内科。患者入院前 2 个月无诱因出现刺激性干咳，多于接触异味、冷空气后加重，伴有轻度活动后气短，休息可缓解，间断有夜间平卧后症状加重，坐起后可逐渐缓解。病程中无胸闷、胸痛，无发热、咯血，无双下肢水肿。自行口服抗生素治疗（具体不详），症状无缓解。入院前 10 天（2018-11-15）就诊我院门诊，查血常规及过敏原 IgE 均正常范围；胸部 HRCT：双肺弥漫性透亮度减低，弥漫分布的微结节状高密度影，双肺多发无壁透亮影，最大者直径 10mm。予"氯雷他定、孟鲁司特钠、布地奈德福莫特罗粉吸入剂"等治疗，症状无好转（图 1-9-1）。患者起病以来，精神、饮食可，睡眠欠佳，二便正常，无皮疹、关节肿痛、光过敏、口腔溃疡等，体重无变化。既往慢性咽炎 10 年，无其他慢性疾病史；长期从事厨师工作、接触油烟；家里饲养鸽子 30 余年；无吸烟史；无家族遗传病史。入院查体：体温 36.5℃，HR 74 次 / 分，RR 18 次 / 分，BP 98/57mmHg。神清，精神可，口唇红润，浅表淋巴结未触及肿大，胸廓对称，呼吸频率及节律正常，无三凹征，双中下肺散在爆裂音，未闻及哮鸣音及湿啰音；心律齐，心前区听诊未闻及病理性杂音，腹软，无压痛及反跳痛，全身未见皮疹，无杵状指，双下肢无水肿。

入院诊断：弥漫性肺实质性疾病慢性咽炎。

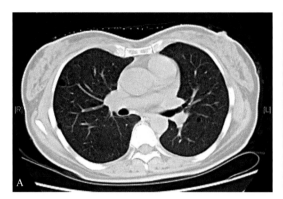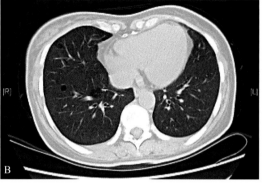

图 1-9-1 2018-11-15 胸部 HRCT 可见双肺弥漫性透亮度减低，多发微结节、无壁透亮影（A、B）

二、临床决策

入院后完善血气（静息状态不吸氧）：pH 7.41，PCO_2 36mmHg，PO_2 75mmHg，HCO_3^- 22mmol/L，SO_2 96%；血、尿、便常规、肝肾功能、电解质、凝血、感染四项均无明显异常；总 IgE、食物组过敏原 IgE 及吸入组过敏原 IgE 均正常范围；真菌 G/GM 试验、多次痰病原学均阴性；肿瘤标志物正常范围；自身免疫抗体：ANA、ENA、ANCA、抗 CCP、风湿三项、免疫球蛋白无异常；心脏超声、腹部超声无明显异常；肺功能：轻度限制性通气功能障碍（VCmax/pred 73.2%；FEV1：1.95L，FEV1/FVC 96.84%，占 pred 82.6%）；肺通气储备功能轻度下降（MVV/pred 76.6%）肺弥散功能中度下降（DLCO/pred 53%）肺残气量占肺总量百分比轻度升高（RV% TLC：124.5%）气道可逆试验阴性；呼出气一氧化氮测定：40ppb（混合型气道炎症）。完善电子气管镜检查，镜下所见：气管 - 支气管树无明显异常；BALF 送检细菌、真菌培养、抗酸染色均阴性；BALF 细胞学分类：吞噬细胞 21%，中性粒细胞 8%，淋巴细胞 69%，嗜酸性粒细胞 2%；BALF 淋巴细胞亚群分析：CD4/CD8 比值 8.64。TBLB 病理回报：（右下叶后基底段经支气管肺活检）呼吸性细支气管及少许肺组织，肺泡间隔增宽，间隔内见淋巴细胞浸润，Ⅱ 型肺泡上皮增生，部分肺泡塌陷，深切后可见多个小的非坏死性肉芽肿，肉芽肿与周围界限不清（图 1-9-2）。免疫组化：CK7（＋）、TTF-1（＋）、CD4（组织细胞及部分淋巴细胞＋）、CD8（部分淋巴细胞＋）、Ki67（2%＋）。特染：PAS（－）、抗酸染色（－）。综上，结合影像及临床，病变符合亚急性过敏性肺炎。

患者住院期间自觉活动后气短症状略缓解，但复查胸部 CT 较前无改善，因此科内

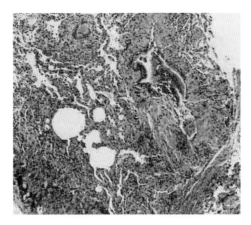

图 1-9-2　TBLB 组织病理：多核巨细胞肉芽肿，伴有散在淋巴细胞浸润

充分讨论后给予泼尼松 0.75mg/kg（泼尼松龙 40mg 一天一次）口服，并嘱患者更换居住环境，避免接触鸽子等鸟类（图 1-9-3）。出院后 1 月门诊随访，激素已逐渐减量至泼尼松 30mg 一天一次，自诉干咳、气短症状明显缓解，尚未复查胸部 HRCT，可进一步随访观察。

三、讨论与总结

过敏性肺炎（hypersensitivity pneumonitis，HP）也称外源性过敏性肺泡炎（extrinsic allergic alveolitis，EAA），是肺实质内发生的对吸入物

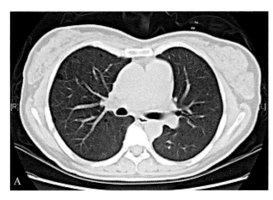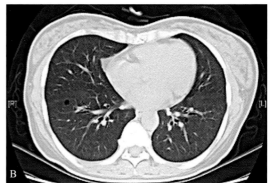

图 1-9-3　2018-12-04 较 2018-11-15 胸部 HRCT 无明显变化（A、B）

质（特别是有机抗原）的免疫反应，已记录的刺激因子很多，包括农业粉尘、生物气溶胶和某些反应性化学物质等。其中 HP 可由来源于鸽子、其他鸟和家禽的干燥、细小分散粉尘上的排泄物和蛋白质物质的暴露引起。HP 的发病机制复杂，主要涉及Ⅲ型及Ⅳ型变态反应。急性期以Ⅲ型变态反应——免疫复合物性炎症反应为主，随着病程的进展Ⅳ型变态反应——Th1 T 细胞介导的细胞免疫占据主导地位。炎症因子和趋化因子活化肺泡巨噬细胞，导致 CD8＋的 T 细胞进入肺实质、肉芽肿形成并促使肺纤维化。

临床上将过敏性肺炎分为 3 型：急性型、亚急性型、慢性型。①急性型为暴露于大量抗原物质，4～12h 出现咳嗽、呼吸困难，伴畏寒、发热、全身不适，症状或轻或重，脱离致敏原后 48 小时缓解。胸部 HRCT 主要表现为弥漫磨玻璃影或马赛克征，但是由于放射影像学不透光区具有瞬时性，所以 HRCT 亦可能呈正常。病理特征为急性支气管炎、呼吸性细支气管炎和肺泡中大量中性粒细胞浸润；②亚急性型为长期吸入少量抗原后发生，临床表现类似慢性支气管炎。胸部 HRCT 的典型表现包括弥漫性微结节、磨玻璃影、局部空气滞留或肺气肿以及轻度纤维化改变。HRCT 上小叶中心结节与磨玻璃影同时存在被认为是亚急性过敏性肺泡炎较特征的表现。病理组织表现为肺泡和间质有明显淋巴细胞

浸润，细支气管周围不典型肉芽肿，主要由上皮样吞噬细胞和淋巴细胞组成，部分可见多核巨细胞；部分病例表现为闭塞性细支气管；③慢性型为长期暴露于抗原下，发生不可逆的肺纤维化。胸部 HRCT 表现为小叶间隔增厚、网格影或伴蜂窝肺或牵拉性细支气管扩张。病理除有亚急性期表现外，主要表现为小叶中心性间质纤维化。

　　过敏性肺炎的诊断标准包括：①已知暴露于致病抗原：A．有相应的暴露史；B．针对环境的大气生物学或微生物调查证实存在某种刺激性抗原；C．血清中存在抗已识别的抗原的特异性 IgG 抗体。②具有相匹配的临床、放射影像学或生理学发现：A．伴或不伴全身症状的呼吸系统症状及体征，如体重减轻、咳嗽、气短、发热、哮鸣音、乏力和胸部查体检查发现爆裂音。上述症状如在抗原暴露后数小时内出现或加重，更具有意义；B．胸片或 HRCT 显示网状、结节状或磨玻璃样不透光区；C．肺功能可表现为限制性、阻塞性或混合形式通气功能障碍、一氧化碳肺弥散量（diffusing capacity for carbon monoxide，DLCO）降低。③BALF 显示淋巴细胞增多：A．常伴有 CD4/CD8 比值降低；B．淋巴细胞转化试验显示对抗原的特异性免疫应答呈阳性。④可疑过敏原激发试验呈阳性。⑤组织病理学检查显示相符的改变：A．松散的非干酪样肉芽肿；B．淋巴细胞浸润。确诊过敏性肺炎需满足：①符合标准 1、2 及 3 这类病例中大多数不需要经组织病理学检查来确诊；②符合标准 1、2 及 4 这类病例中大多数不需要采用 BAL 或组织病理学检查来确诊。

　　本例患者病程 2 个月，有明确鸽子接触史，临床表现为干咳、呼吸困难，肺功能提示为轻度限制性通气功能障碍，胸部 HRCT 可见多发小叶中心微结节影、磨玻璃影、圆形透亮影。TBLB 病理组织以多发的多核巨细胞肉芽肿为主，伴有散在淋巴细胞。综合临床、影像及病理结果，亚急性过敏性肺炎诊断明确。给予中等剂量糖皮质激素治疗后症状较快缓解，进一步印证诊断无误。该病例为过敏性肺炎比较典型病例，但是我们注意到患者 BALF 细胞学分类中 CD4/CD8 比值升高，与我们认识的 HP 的 CD4/CD8 比值下降这一结论不相符。如上所述，过敏性肺炎是 Ⅲ 型及 Ⅳ 型超敏反应的结果，因此在复杂的免疫反应过程中是否有可能在某一阶段出现 CD4/CD8 比值的升高呢？此点还需今后较多的病例来进一步明确。同时为提高该病的诊断准确性，实验室检验尤其细胞学分类需更加准确可靠。

　　过敏性肺炎的治疗，首先应尽快脱离致敏环境，对于症状较重患者，可给予糖皮质激素 0.5～1mg/kg，（理想体重），该剂量维持 1～2 周，然后 2～4 周逐渐减量至停药。对于已脱离抗原和全身性糖皮质激素治疗无效的慢性 HP 患者可使用免疫抑制剂：硫唑嘌呤或吗替麦考酚酯。难治性 HP 患者中有使用利妥昔单抗的报道，部分有效。HP 的大多数患者的肺功能几乎可完全恢复，某些病例在停止刺激性暴露后可能需要数年才能恢复。存在肺纤维化的患者较无纤维化患者预后更差。肺功能逐渐减退是预后不良的征象，特别是慢性 HP 患者。

四、专家点评

　　过敏性肺炎临床表现多样，且不典型，目前尚未被广泛认识和引起足够重视，临床诊断的过敏性肺炎远远低于实际的病例数，这种现象在我国尤为明显。因此，认识过敏性肺炎并在间质性肺疾病的诊断过程中及时鉴别出该病非常重要。过敏性肺炎诊断相对复杂且困难，因此在诊断和治疗中需要包括呼吸科、影像科、病理科等在内的多学科专家参与。

（张会娟　郭　军　牟向东）

参 考 文 献

班承钧，代华平，张曙，等. 外源性过敏性肺泡炎高分辨率 CT 特点及其诊断价值［J］. 中华医学杂志，2010（16）：1105-1108.

代华平，张洪玉. 外源性过敏性肺泡炎［J］. 中国临床医生，2002（1）：22-23.

刁小莉，金木兰，代华平，等. 慢性外源性过敏性肺泡炎七例病理诊断和临床分析［J］. 中华病理学杂志，2011（11）：732-735.

黎庶，金巨光，孙应实，等. 亚急性或慢性过敏性肺泡炎的高分辨率 CT 影像特征［J］. 中华放射学杂志，2002（10）：936-938.

孟凡青，樊祥山，章宜芬，等. 过敏性肺炎的临床病理学诊断［J］. 临床与实验病理学杂志，2011（3）：301-303.

BARRERA L, MENDOZA F, ZUNIGA J, et al. Functional diversity of T-cell subpopulations in subacute and chronic hypersensitivity pneumonitis [J]. Am J Respir Crit Care Med, 2008, 177 (1): 44-55.

LAFLAMME C, ISRAEL-ASSAYAG E. Cormier Y: Apoptosis of bronchoalveolar lavage lymphocytes in hypersensitivity pneumonitis [J]. Eur Respir J, 2003, 21 (2): 225-231.

SPAGNOLO P, ROSSI G, CAVAZZA A, et al. Hypersensitivity Pneumonitis: A Comprehensive Review [J]. J Investig Allergol Clin Immunol, 2015, 25 (4): 237-250, 250.

第2章 循环系统疾病

病例 1 不一样的心病

一、病历摘要

患者女性，47 岁，因"活动后胸闷、气短，下肢水肿 1 年"入院，1 年前频发心悸不适，伴气短、下肢水肿。体格检查：双肺清，肺底少量湿啰音。颈静脉充盈。心界扩大，右侧心音，心率 85 次 / 分，心律不齐，各瓣膜听诊区未及明显病理性杂音，双下肢轻度水肿。1 个月前动态心电图提示频发室早 34595 次 /24 小时（31%），非持续性室速。胸片和腹部 CT 提示右位心和内脏转位（如图 2-1-1）。心电图（如图 2-1-2）：窦律，频发室早。超声心动图：左室射血分数（LVEF）31%，左室扩大（左室舒张末期内径（LVEDD）59mm）。冠脉造影：未见明显冠脉狭窄。

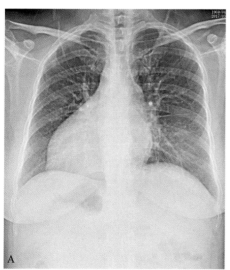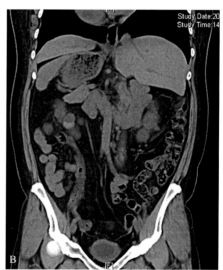

图 2-1-1 A：胸片显示心影位于右侧；B：CT 显示肝脏位于左侧

入院诊断：慢性心力衰竭，室早性心肌病？扩张性心肌病？心律失常 - 频发室早。

二、临床决策

该患者中年女性，慢性病程，反复气短水肿入院，颈静脉充盈，心界扩大，超声心动

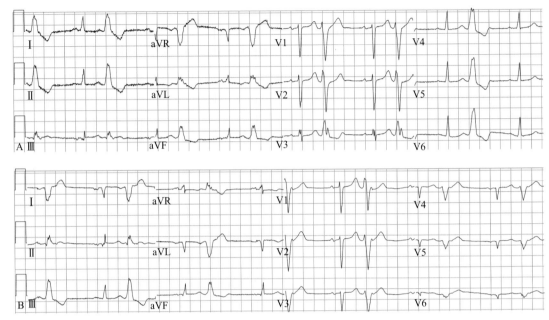

图 2-1-2　A：常规心电图；B：左右手反接后的心电图

图提示心脏扩大，射血分数 EF31%，心功能不全明确。患者室早负荷 31%，过高的室早负荷可以导致室早性心肌病，可以表现为心衰，这类心衰在室早消融后心功能可以恢复，借此可以和原发性心肌病引起的心衰鉴别。此外，原发性扩张性心肌病也可以导致心衰，室早，但往往是多形性室性早搏。目前患者心悸气短明显，心功能下降，室早负荷 31%，具有射频消融指征。该患者明确诊断需要术后随访心功能恢复情况，如果心功能恢复则支持室早性心肌病诊断，否则，则为扩张性心肌病。

　　完善术前准备后，择期行心内电生理检查及射频消融。在三维标测系统 Ensite Velocity 导航行右室流出道三维建模及激动标测，于右室流出道后间隔标测到最早心室激动（如图 2-1-3），提前体表 QRS44ms，起搏标测完全匹配，设置 43℃，30W，放电 5 秒

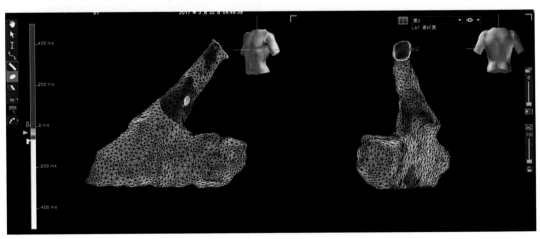

图 2-1-3　三维电解剖标测提示室早起源右室流出道后间隔

室早消失，巩固消融 120 秒，术后无室早及室速发作，手术成功。

三、讨论与总结

室早性心肌病是因为大量、频发室早，引起患者心脏扩大及心功能下降，从而导致的继发性心肌病。《EHRA/HRS/APHRS 室性心律失常专家共识》认为，绝大多数频发室早（>1000/24h）的患者不发生室早性心肌病，因此目前尚不能对频发室早是否引起心肌病进行精确预警。一项研究纳入 239 例频发室早患者，随访五六年，经超声心动图及 MRI 检查未发现患者发生心肌病，整体 LVEF 也未下降。共识还指出，仅少数患者室早负荷<10%时引发心肌病，多数患者室早负荷>15%～25% 时更有可能发生室早性心肌病，室早负荷>25% 时引发心肌病的概率明显增加。根治室早后，随访时室早性心肌病的心功能可以恢复。

右位心是罕见先天性异常，发生率 0.83/10000，其中的 1/3 合并内脏转位。右位心右室流出道室早消融报道较少，仅限于几例个案报道。这类先天性心脏病室早的导管消融因为解剖变异以及心电图定位的困难，极具挑战性。复杂的解剖及其导致的影像学改变给室早的标测和消融带来很大困难。这例病例提示在先进的三维系统导航下，右位心合并内脏转位时室早的消融是安全可行的。正常情况下，心电图上左束支阻滞图形，移行晚于 V3、V1、V2，小 r 或 QS 提示右室流出道室早。该病例的成功提示在右位心时心电图导联镜像翻转后室早心电图仍具有定位价值。另外，通过环形标测电极进行三维建模进一步提高了手术的安全性，加快了标测速度，大大降低了右位心室早消融难度。

（刘元伟）

参 考 文 献

BOHUN CM, POTTS JE, CASEY BM, et al. A population-based study of cardiac malformations and outcomes associated with dextrocardia [J]. Am J Cardiol, 2007; 100: 305-309.

YAMADA T, OSORIO J, MCELDERRY T, et al. (2010) . Successful catheter ablation of idiopathic premature ventricular contractions originating from the mid-lateral left ventricle in a patient with dextrocardia and situs solitus [J]. *Journal of Cardiovascular Electrophysiology,* 21 (11), 1302.

病例 2　柳暗花明又一村

一、病历摘要

患者男性，75 岁，主因"活动后胸闷、气短 7 年，再发加重 1 天"于 2018-08-17 入院。患者于 7 年前出现活动后胸闷、气短，于北京协和医院冠脉造影诊断为"冠心病、三支病变"，并行"冠脉搭桥术"，术后规律冠心病二级预防治疗。1 年前受凉后再发胸闷、气短，日常活动受限，就诊于我科；超声心动图：LVEDd 62mm、LVEF 39%（Simpson）、陈旧性心梗（室间隔中间段、心尖部）；动态心电图（Holter）：阵发性心房颤动伴长 RR 间歇，间歇二度Ⅱ型窦房传导阻滞；由于心电监护示"频发室性早搏、反复非持续性室速"，行双腔埋藏式心律转复除颤器（ICD）植入术（起搏器植入指征，缺血性心肌病，EF 39%）；同时因患者同时合并肾功能不全，未再复查冠状动脉造影。半年前、3 个月前分别因心衰急性加重入院治疗，药物治疗后好转，其后无夜间阵发性呼吸困难，但活动耐量减低，步行 200～300 米即有气短，休息后好转。1 天前无明显诱因夜间憋醒伴呼吸困难、咳嗽、咳少量白色泡沫痰，坐起后缓解，为进一步诊治入院。既往史：高血压病史 20 年，血压最高 180/130mmHg，平素血压控制可；高脂血症病史 6 年，阿托伐他汀 20mg 每晚一次治疗；慢性肾功能不全病史 6 年，血肌酐波动于 200～300umol/L；长期大量吸烟、饮酒史，7 年前戒烟、戒酒。入院查体：T 36.8℃，P 59 次 / 分，R 20 次 / 分，BP 106/55mmHg；颈静脉无充盈、怒张，肝颈静脉回流征阴性；双肺呼吸音清，未闻及明显干湿啰音；心律不齐，各瓣膜区未闻及异常心音及病理性杂音；腹软，无压痛、反跳痛、肌紧张，肝脾肋下未及；双下肢轻度水肿，局限于双踝，双侧足背动脉搏动正常对称。入院辅助检查：血常规及功能正常 21.791mL/（min/1.73m^2）；NT-ProBNP：18906pg/mL；cTnT 0.039ng/mL。心电图：心房扑动 4：1 传导伴间断起搏心律（VVI），ST-T 改变（如图 2-2-1）。

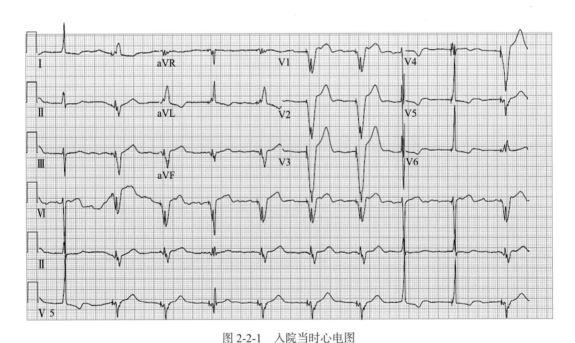

图 2-2-1　入院当时心电图

心房扑动 4：1 传导伴间断起搏心律（VVI），ST-T 改变

入院诊断：慢性心力衰竭急性加重；冠状动脉粥样硬化性心脏病，心房颤动，冠状动脉搭桥术后；ICD 术后；高血压病 3 级很高危；慢性肾功能不全。

入院当晚患者突发喘憋加重，端坐呼吸，伴咳粉红色泡沫样痰；当时心电监护示血压波动在 110～140/70～80mmHg，心率 60～80 次 / 分，双肺弥漫湿啰音，未闻及干啰音，腹部膨隆，无压痛，双下肢无明显水肿。心电图：心房颤动，起搏心律（VVI），ST-T 改变（如图 2-2-2）。经利尿、扩血管及无创呼吸机辅助呼吸后症状逐渐缓解。

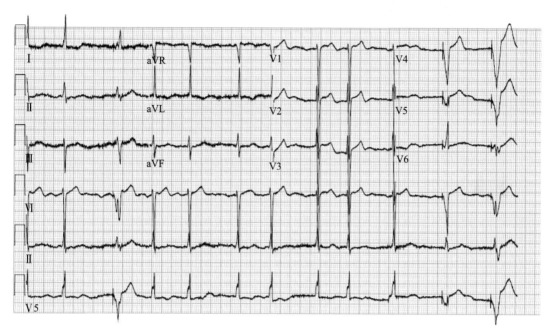

图 2-2-2　急性喘憋时心电图
心房颤动，起搏心律（VVI），ST-T 改变

二、临床决策

总结患者病例特点，老年男性，慢性病程、急性加重；活动后气短，反复因急性发作入院；基础疾病为缺血性心肌病、冠脉搭桥术后，合并阵发房颤、缓慢性心律失常、非持续性室速、ICD 术后，同时肾功能不全；入院查体水钠潴留症状不显著，但急性发作期间出现典型急性左心衰表现；辅助检查中 N 端前脑钠肽（NT-proBNP）升高、心电图提示房颤、起搏心律，考虑患者为"慢性心力衰竭急性加重、冠状动脉性心脏病、心房颤动、心界扩大、心功能Ⅳ级（NYHA）、冠状动脉搭桥术后；慢性肾功能衰竭"。

临床上针对慢性心衰急性加重除了容量负荷管理、缓解急性期症状、应用指南推荐的改善预后药物（β受体阻滞剂、ACEI/ARB、醛固酮受体拮抗剂）以及必要的器械治疗（ICD、CRT/D）之外，还应充分考虑诱发心衰加重的诱因并加以去除，否则患者仍将反复出现心衰的急性加重。

分析可能的诱因：①感染尤其呼吸道感染是心衰加重的常见诱因，患者有咳嗽、咳痰，但心衰引起肺水肿也可出现咳嗽、咳痰。结合之后的血常规、CRP 等炎症指标、胸片，我们考虑呼吸道感染包括上呼吸道及下呼吸道感染并非主要诱因。②急性缺血事件。该患者冠心病的诊断明确，且搭桥手术已有7年，桥血管出现粥样硬化、狭窄导致新的缺血事件是需要除外的。但患者这次发作无典型急性冠脉综合征表现，肌钙蛋白（cTnT）升高不显著，心电图缺乏缺血相关的动态改变，所以急性冠脉事件的可能性较小。③依从性不佳，饮水过多，药物应用不规范等临床上多见由于患者依从性不佳，非医嘱停用利尿剂等药物诱发心衰加重的病例，需要我们重视患者教育。另外，在调整β阻滞剂剂量过程中过快过量加药、利尿剂剂量调整不及时等医源性因素也要充分考虑，然而在这个患者并没有上述情形。

常见诱发心衰加重诱因在该患者身上没有出现，仿佛找不到一个明确诱因，但仔细分析病史，发现既往Holter提示阵发性房颤，心室率控制良好，当我们将患者ICD程控中的发作房颤、房扑事件的时间与患者因心衰加重入院的时间进行分析时，发现了一个巧合（如图2-2-3）。患者分别于2018-01-29因"喘憋加重2天"、2018-08-17因"喘憋加重1天"入院，发病时间与阵发性房颤发作时间几乎完全同步，这两次发作均无其他诱因；另外，患者在2018-05-02有另一次入院，但当时有明确诱因，即"因痛风发作停用利尿剂"。

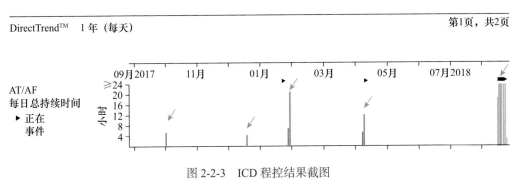

图2-2-3　ICD程控结果截图

箭头指示为阵发性心房颤动/心房扑动/房速发作的时间，具体分别为2017-10-01 17:08（持续时间：5小时38分32秒），2017-12-18 22:18（4小时40分4秒），2018-01-27 20:45（1分22秒）及20:48（1天4小时25分22秒），2018-04-08 22:09（18小时2分32秒），2018-08-16（程控当时正在持续中）。

房颤与心衰是否真的只是巧合？其实二者的伴发临床常见，二者存在相互诱发、促进的作用，其深层的病生理机制是多种途径的（如图2-2-4）。本患者的这种看似巧合的时间实际上正是二者互相促进的体现。阵发房颤的出现既可能是患者在某种诱因下水钠潴留增加，心房压增高，心衰加重的结果，也可能反过来由于房颤的发生导致舒张末期心房向心室补射血功能消失，心室前负荷减低，进而心输出量下降，心功能恶化；尤其在出现房颤伴有快速心室率的情况，更是对心功能雪上加霜。先有鸡还是先有蛋，难以鉴别，但二者"狼狈为奸"的天然关系让我们认识到这个"恶性循环"需要打破。

为了打破这个"恶性循环"针对房颤，我们考虑复律治疗，可考虑的手段包括电复律、药物复律以及射频消融治疗。电复律在房颤合并血流动力学紊乱时是首选。对于这个患者我们在利尿治疗后临床症状已有所控制，因此在充分抗凝基础上（患者一直长期口服

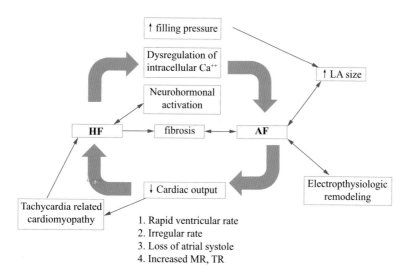

图 2-2-4　心力衰竭与心房颤动的相互作用机制

华法林），我们应用了药物转复。患者在给予静脉＋口服序贯胺碘酮后，转复窦性心律，症状得到了进一步控制。同时，我们对患者从饮食、运动、症状的自我监控管理等各方面进行了充分的教育，症状稳定后出院。在其后的随访中，患者维持了较好的活动耐量，未再有心衰加重、失代偿表现；已建议患者考虑射频消融治疗，患者仍在考虑中。

三、讨论与总结

慢性心力衰竭是临床常见的综合征，是任何损害心室充盈或射血能力的心脏结构性或功能性疾病发展的终末阶段，可以说是心脏病学最后的战场。尽管治疗技术在不断改进，心力衰竭的死亡率仍非常高，由于心衰反复不断加重带来的再入院增加和生活质量的下降仍不容忽视。欧洲心脏病学会（ESC）2016 年心衰指南指出，心衰治疗的目标在于改善患者的临床症状、功能状态及生活质量，预防再入院以及降低死亡率。基于上述目标，射血分数减低型心力衰竭（HFrEF，EF＜40%）的治疗是一个综合管理的过程，包括管理诱因和相关疾病、改善生活方式、优化药物治疗、必要时器械治疗、心脏康复以及感染预防等方面。其中对诱因和相关疾病（包括心律失常、房颤）的处理是不可或缺的一环。房颤与心衰的关系是相互促进和恶化的。由房颤造成的心衰发作（Incident HF）常有相对较好的预后，长期房颤心室率＞150 次／分可引起心动过速介导的心肌病，对房颤心室率的控制或复律治疗可使心衰得到有效治疗；而慢性心衰患者出现合并房颤的预后常较差，不仅因为在这些患者中房颤的发生是心衰较重的表现，而且房颤可进一步减低心功能；心衰合并房颤的患者比窦性心律的心衰患者预后更差。合并房颤的心衰的治疗，应考虑以下几个方面：去除心衰和房颤的共同病因，包括甲状腺功能异常、电解质紊乱、未控制的高血压、瓣膜疾病，以及诱因，包括感染、心肌缺血等；评估脑卒中风险及抗凝；评估及控制心室率等。在既往的研究中，房颤复律治疗的获益并不优于心室率控制的策略，但这些研究多基于药物复律，抗心律失常药物本身的副作用抵消了维持窦律带来的相应获益，而对射频消融治疗与心室率控制策略的对比研究尚证据不足。ESC 心衰指南指出，在优化药物治疗、心室率得到控制后，可考虑药物或电复律治疗（ⅡbB）及射频消融术（ⅡbB）。

（谢　颖　乔　宇）

参 考 文 献

ANTER E, JESSUP M, CALLANS DJ. Atrial fibrillation and heart failure: treatment considerations for a dual epidemic [J]. *Circulation*, 2009, 119 (18): 2516-2525.

CALVO. Impact of atrial fibrillation-induced tachycardiomyopathy in patients undergoing pulmonary vein isolation [J]. *Int J Cardiol*, 2013, 168 (4): 4093-4097.

PONIKOWSKI P, VOORS AA, ANKER SD, et al. 2016 ESC Guidelines for the Diagnosis and Treatment of Acute and Chronic Heart Failure [J]. *Rev Esp Cardiol (Engl Ed)*. 2016, 69 (12): 1167.

病例 3　多位点起搏间期的个体化优化新方法

一、病历摘要

患者男性，83 岁，主因"活动后气短 1 年余，加重 10 天"入院。患者 1 年前开始出现活动后胸闷、气短，下肢水肿，外院诊断为"冠心病、心力衰竭"，给予优化心衰、抗栓、冠心病药物治疗症状减轻。10 天前开始出现咳嗽、咳痰、活动后气短加重，不能平卧，下肢水肿加重，并出现端坐呼吸，夜间阵发性呼吸困难。既往高血压 10 余年，慢性阻塞性肺疾病 10 余年。入院查体：BP130/72mmHg，颈静脉充盈，双肺呼吸音粗，右下肺可闻及散在干湿啰音。心界左大，心率 66 次 / 分，心律齐，未闻杂音及心包摩擦音，腹软，肝脾肋下未触及，双下肢轻度水肿。辅助检查：超声心动图：LVEDD 58mm，二尖瓣反流（中 - 大量），室壁节段性运动异常（下壁），左室收缩明显不同步，左室射血分数（LVEF）29%。心电图（如图 2-3-1）：窦性心律，完全性左束支传导阻滞（CLBBB），QRS 172ms。胸片：右肺炎症，阻塞性炎症待除外，双侧胸腔积液。冠脉造影提示：LAD 远段局限性狭窄约 50%；NT-proBNP 3170pg/mL。

入院诊断：扩张性心肌病，完全性左束支传导阻滞，Ⅰ度房室传导阻滞，心功能Ⅲ级（NYHA），冠状动脉粥样硬化性心脏病，高血压 2 级，很高危，慢性阻塞性肺疾病。

二、临床决策

患者老年男性，慢性病程，多次活动后气短伴下肢水肿，超声心动图提示全心扩大，EF 降低。冠脉造影排除缺血性心肌病，考虑扩张性心肌病诊断明确。患者慢阻肺病史，需要鉴别肺心病。患者胸片未见明显肺动脉段突出，超声心动图全心扩大未见明显肺动脉高压，不支持肺源性心脏病诊断。根据 2013 年 ESC 器械置入指南，患者扩张性心肌病，心功能 III 级，完全性左束支传导阻滞，QRS＞150ms，左室射血分数 29%，具有心脏再同步化起搏及心脏复律除颤器（CRT-D）I 类指征。于 2017-02-27 行 CRT-D 置入术，手术成功，顺利将左室四极导线置入左室侧静脉（如图 2-3-1A）。设置 LV1（D1-P4）和 LV2（M3-RVcoil）左室双部位起搏。术后即刻默认设置为 LV1→LV2→RV 各领先 5ms（如图 2-3-1B）。术前心电图 QRS 间期（如图 2-3-1C）为 172ms，术后即刻心电图（如图 2-3-1D）QRS 间期缩短为 146ms。患者左束支传导阻滞，但是右束支仍有传导功能，为充分利用患者自身生理性传导，改善心脏同步化治疗，进行了 CRT-D 个体化优化，具体如下：首先设置较长 AV 间期，避免心室起搏，经程控仪打印心房、左室和右室腔内图（如图 2-3-2A），分别测量 A-RV（此例为 262ms）及 RV-LV 间期（此例 60ms）。分别调整 AV 间期（150～300ms）及 VV 间期（5～60ms），记录 12 导联心电图，心电图 QRS

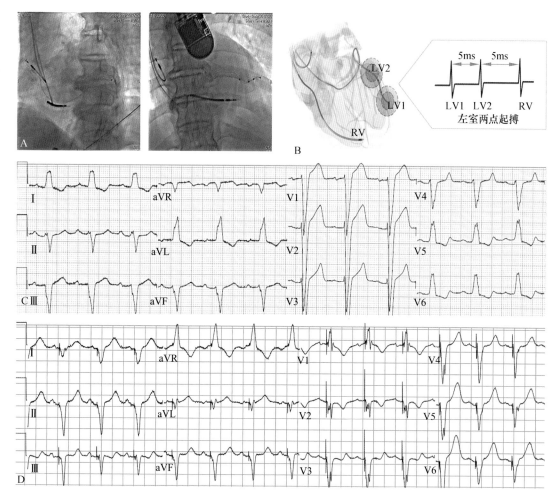

图 2-3-1　A：左室四极导线置入左室侧静脉；B：默认同步化起搏参数为左室内间期和左右室间间期均
　　　　　为 5ms；C：术前心电图 QRS 间期为 172ms，同步化起搏后心电图；D：QRS 间期缩短为 146ms

间期最小时的参数作为优化参考值，结果发现设置 PAV250ms，SAV225ms，LV1-LV2 间期 5ms，LV2-RV 间期 45ms 时 QRS（124ms）最窄（如图 2-3-2C）。随访 3 个月，患者心衰症状消失，复查超声心动图：LVEDD 54mm，二尖瓣反流（微量），左室射血分数（LVEF）51%；NT-proBNP 523pg/mL。

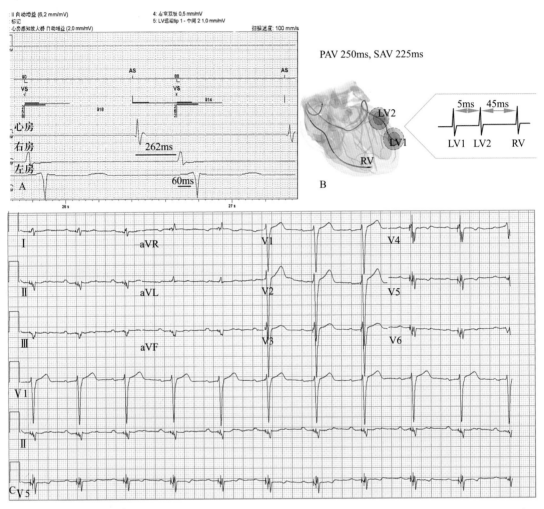

图 2-3-2　A：经腔内图测量心内传导时间，房室传导时间 262ms，右室 - 左室传导延迟 60ms；B：根据心电图及腔内图优化后设置的起搏间期；C：优化后的体表心电图

三、讨论与总结

心脏再同步治疗（CRT）已经被证明可以通过改善左右室不同步而减少发病率和死亡率，然而，即使严格符合指征的患者仍有高达 33% 患者对 CRT 治疗无反应。Fung 等研究发现 CLBBB 患者左室激动模式不是单一的，而是呈多样化，至少有两种明显不同的激动

模式，即Ⅰ型：缓慢传导由室间隔至左室侧壁；Ⅱ型：功能性传导阻滞线，引起"U"形激动，这种类型更易被左室起搏纠正，有良好的 CRT 反应。Mullens 等研究提示不恰当的 AV 间期是 CRT 低反应的主要因素之一，可以降低 10%～15% 心输出量，优化 AV 间期可以提高 45% 反应率。既往优化 AV 间期的做法需要超声心动图指导下进行，步骤烦琐，而且有研究发现超声优化的 AV 并不优于固定 AV 间期起搏。另外，非左束支阻滞、心肌瘢痕及过宽或窄的 QRS 都是引起 CRT 无反应的因素。

左室多位点起搏（MultipointTM Pacing，MPP）可以经过一根导线实现左室内双部位起搏，解决了传统 CRT 单位点左室起搏对左室内同步化不充分的局限性，可以纠正左室激动的电学和机械非同步化，提高了 CRT 治疗的反应率，其急性血流动力学和长期临床获益已经得到证实，治疗反应率最高可达 87%。但是，此时右心室的激动仍为单位点起搏，不但增加了右室起搏比例，而且放弃了房室结、右束支等生理性传导系的功能，不利于左右心室充分同步化。

CRT 患者多数是完全性左束支阻滞患者，但是其右束支往往具有传导功能，右束支下传激动右室是更加生理性的激动。Martin 等报道鼓励自身房室结及右束支下传联合左室同步化起搏（Adaptive CRT）可以减少 44% 右室起搏，提高 CRT 反应率达 12%。因此，我们尝试在右束支具有传导功能并植入 MPP 功能 CRT 的患者，增加鼓励右束支下传的策略（命名为 MPP Plus）优化 CRT 的参数，达到左右心室最大程度同步化改善患者心功能。在本例患者，我们首先通过程控仪及 CRT 测量了腔内房室传导时间及左右心室间的传导时间，根据这两个时间确定 AV 和 VV 优化范围，最终根据 QRS 间期确定最佳起搏参数，目的是形成右束支＋左室 MPP＋右室间隔起搏的多位点充分同步化起搏模式，这实际产生的是一种多位点同时激动的融合波。这种电学优化方法即利用了房室结及右束支生理性激动又结合了左室 MPP 功能，与 QuickOpt 及超声指导优化相比不但简单易行而且还能获得更窄的 QRS，获得更好的同步化程度。这个病例的成功提示 MPP Plus 方法可能是一种改善 CRT 反应率的简单、有效的方法。

（刘元伟）

参 考 文 献

BRISTOW MR, SAXON LA, BOEHMER J et al. Cardiac-resynchronization therapy with or without an implantable defibrillator in advanced chronic heart failure [J]. N Engl J Med, 2004, 350: 2140-2150.

ELLENBOGEN KA, GOLD MR, MEYER TE, et al. Primary results from the SmartDelay determined AV optimization: a comparison to other AV delay methods used in cardiac resynchronization therapy (SMART-AV) trial: a randomized trial comparing empirical, echocardiography-guided, and algorithmic atrioventricular delay programming in cardiac resynchronization therapy [J]. Circulation, 2010, 122: 2660-2668.

FUNG J W, YU C M, YIP G, et al. Variable left ventricular activation pattern in patients with heart failure and left bundle branch block [J]. Heart, 2004, 90: 17-19.

LEYVA F, NISAM S, AURICCHIO A. 20 years of cardiac resynchronization therapy [J]. J Am Coll Cardiol,

2014, 64: 1047-1058.

MARTIN DO, LEMKE B, BIRNIE D, et al. Investigation of a novel algorithm for synchronized left-ventricular pacing and ambulatory optimization of cardiac resynchronization therapy: results of the adaptive CRT trial [J]. Heart Rhythm, 2012, 9: 1807-1814.

MULLENS W, GRIMM RA, VERGA T, et al. Insights from a cardiac resynchronization optimization clinic as part of a heart failure disease management program [J]. J Am Coll Cardiol, 2009, 53: 765-773.

TOMASSONI G, BAKER J, 2nd, CORBISIERO R, et al. Rationale and design of a randomized trial to assess the safety and efficacy of MultiPoint Pacing (MPP) in cardiac resynchronization therapy: The MPP Trial. Ann Noninvasive Electrocardiol, 2017.

TOMASSONI, G, BAKER, J, Corbisiero, Raffaele, Love [J]. Sheppard, Robert & Worley, Seth & Varma, Niraj & Niazi, Imran. (2016). 102-103: Safety and efficacy of multipoint pacing in cardiac resynchronization therapy: The MultiPoint Pacing (MPP) IDE Study. EP Europace. 18. i84-i84.101093/europace/18.suppl_1.i84.

病例 4   超声心动图指导巨大左室患者 CRT 成功优化

一、病历摘要

患者男性，69 岁，主因"发作性上腹部疼痛 1 个月"就诊于我院，诊断为"胆石症、急性胆管炎"拟行外科手术治疗。患者 7 年前因"扩张型心肌病，心功能Ⅲ级"于外院行心脏再同步化治疗（cardiac resynchronization therapy，CRT），2 年前行 CRT 更换术。体格检查：血压 110/70mmHg，颈静脉无怒张，双肺呼吸音清，心界向左下扩大，心率 60 次 / 分，律齐，心尖部 4/6 级收缩期吹风样杂音，向左腋下传导，右上腹轻压痛，肝脾未及，双下肢无水肿。心电图：心脏三腔起搏心律（右心房双心室起搏 AP-VP 方式）。胸片：心影增大，心胸比例 0.64。超声心动图："扩张型心肌病，二尖瓣大量反流，左室射血分数 21.59%"。外科考虑患者左室射血分数显著减低，围术期风险较大，遂给予保守治疗缓解症状，拟心功能改善后择期手术而转入我科进一步治疗。入院诊断：扩张型心肌病，窦性心律，心脏扩大，心功能Ⅲ级，心脏同步化治疗术后；二尖瓣反流；胆石症；急性胆管炎。

二、临床决策

给予超声心动图指导下 CRT 优化。连接心电图，采用 GE VividE9 超声心动图仪常规经胸二维及 M 型超声心动图于标准切面测量左房内径（left atrial distance，LAD）及左室舒张末内径（left ventricular end-diastolic distance，LVEDD），应用 Simpson's 法测量左室舒张末容积（left ventricular end-diastolic volume，LVEDV）、左室收缩末容积（left ventricular end-systolic volume，LVESV）、左室射血分数（left ventricular ejection fraction，LVEF），应用多普勒超声心动图获取二尖瓣、主动脉瓣、肺动脉瓣血流频谱，分别测量

左室充盈时间（left ventricular filling time，LVFT）、主动脉射血前期（aortic pre-ejection interval，APEI）、肺动脉射血前期（pulmonary pre-ejection interval，PPEI）、主动脉血流速度时间积分（velocity time index，VTI），观察二尖瓣血流频谱 E 峰、A 峰形态及反流程度，并以 APEI 与 PPEI 的差值即心室间机械延迟（inter ventricular mechanical delay，IVMD）来评价左右心室同步性。采用全容积成像技术获取左心室 12 节段组织同步显像（tissue synchronization imaging，TSI），分析其同步性。应用 ST. JUDE MEDICAL 5596 起搏器程控仪优化起搏器参数。患者 CRT 工作模式为心房感知 - 心室起搏，房室间期（PAV）设为 170ms，在确保起搏夺获双室前提下，以 10ms 同步增加或递减优化房室间期（SAV）；同时根据 IVMD 以 5ms 同步增加或递减优化左室领先右室起搏的时间（LV-RV），使 LVFT/心动周期（心电图 RR 间期）＞40%、IVMD＜40ms，并且 E 峰与 A 峰尽量分离、二尖瓣反流程度减轻、VTI 及 LVEF 值最大化。患者每月随访一次并复查超声心动图，根据结果优化起搏器参数，所有图像均于起搏器参数调整 5 分钟之后采集。3 个月后患者左心房室腔内径较前明显减小，二尖瓣反流程度由重度减轻为中度，左室射血分数显著增加（表 2-4-1），TSI 提示左心室 12 节段中未发现重度延迟者，各节段运动同步性趋于一致，较优化前明显改善，表明 CRT 优化效果显著（如图 2-4-1）。实验室检查示 NT-ProBNP 显著下降（由 3401.41pg/mL 降至 2317.62pg/mL），转入外科成功行"胆囊切除术"。

表 2-4-1　CRT 优化前后起搏器参数及超声心动图结果

CRT	起搏器参数			超声心动图参数							
	PAV（ms）	SAV（ms）	LV-RV（ms）	LVFT/RR（%）	IVMD（ms）	VTI$_{AV}$（cm）	LAD（mm）	LVEDD（mm）	LVEDV（mL）	LVESV（mL）	LVEF（%）
优化前	170	120	45	43.60	41.75	19.78	56	105	610.69	478.83	21.59
第一次优化	170	140	40	46.37	44.98	24.93	56	105	540.79	399.24	26.18
第二次优化	170	130	45	59.52	38.06	25.12	53	101	518.65	356.52	31.26
第三次优化	170	140	55	68.51	27.68	24.72	44	96	485.89	313.16	35.55

PAV：心房心室均起搏情况下的房室间期；SAV：心房感知心室起搏情况下的房室间期；LV-RV：左室领先右室起搏的时间；LVFT：左室充盈时间；RR：心电图 RR 间期；IVMD：心室间机械延迟；VTI：主动脉瓣血流速度时间积分；LAD：左房内径；LVEDD：左室舒张末内径；LVEDV：左室舒张末容积；LVESV：左室收缩末容积；LVEF：左室射血分数。

三、讨论与总结

CRT 是目前治疗终末期心力衰竭患者的优选措施，通过同步化心房心室之间、左右心室之间以及心室内的机械运动，改善心脏泵血功能，提高患者运动耐量，降低死亡率。影响 CRT 疗效的因素很多，包括术前患者的合理筛选以及术中起搏电极的恰当植入，而起搏器参数的正确设置则是术后影响 CRT 疗效的决定性因素。由于 CRT 术后心室不断发生重构，因此需要相应地定期优化起搏器参数以最大限度保证 CRT 疗效。本例老年患者扩张型心肌病 CRT 术后 7 年，于我院初次就诊时 LVEF 21.59%，为外科手术高危患者，围术期死亡率极高。但患者上腹痛的症状反复发作，又心力衰竭加重，进一步增加了死亡风险，有明确的外科手术

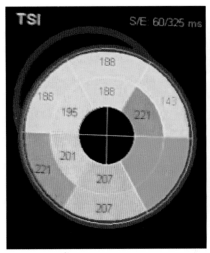
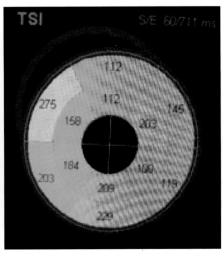

CRT 优化前   CRT 优化 3 个月后

图 2-4-1 TSI 12 节段牛眼图上绿色表示收缩达峰时间正常，黄 - 橙色表示轻 - 中度延迟。CRT 优化前左心室绝大部分节段达峰时间轻 - 中度延迟，收缩不同步，优化后各节段收缩达峰时间趋于一致，收缩同步性显著改善

指征。通过密切随访，在超声心动图指导下逐步进行起搏器参数优化，患者 LVEF 显著增加至 35.55%，得以成功外科手术治疗，大大降低了围术期风险，提高了生活质量。

四、专家点评

尽管超声心动图指导下的起搏器参数调整是 CRT 优化较为理想的方法，但目前仍缺乏统一标准。一方面超声心动图技术本身受图像质量、取样角度以及操作者的个人经验等因素的影响较大，需结合多种指标综合评价 CRT 疗效；另一方面优化 CRT 虽可依据 Ritter 公式，但流程过于繁琐，不适于临床应用，实际工作中临床大夫多依靠个人经验。未来需要更多的研究去探索包括最佳评价指标、起搏器优化频率等一系列问题，以确定标准化的 CRT 优化流程及评价方法。

五、亮点精粹

以往研究报道超声心动图指导下的 CRT 优化大多于术后 3 个月、6 个月和（或）1年进行，集中于观察其远期疗效，认为 CRT 的疗效需要 6 个月甚至 1 年的时间才能逐步显现，且左心室显著扩大、二尖瓣重度反流、LVEF 重度减低的患者 CRT 疗效较差。本例患者 CRT 术后 7 年再次在超声心动图指导下优化起搏器参数，且优化前左心室已扩大至 105mm，LVEF 仅 21.59%，同时合并重度二尖瓣反流，但随着增加随访及优化频率、将其调整为每月一次后，心脏同步性进一步改善、心脏做功显著增加，3 个月即可明显观察到 CRT 优化后的效果，包括心腔缩小、二尖瓣反流程度减轻及 LVEF 升高等。表明通过动态观察、及时调整起搏器参数、增加优化频率可尽快改善血流动力学，最大程度发挥 CRT 的疗效，使患者尽早获益。

（刘　芳　杨　靖）

参 考 文 献

CHUNG E S, LESON A R, TAVAZZI L, et a1. Results of the predictors of response to CRT (PROSPECT) trial [J]. Circulation, 2008, 117: 2608-2616.

FORNWALT BK, SPRAGUE WW, BEDELL P, et al. Agreement is poor among current criteria used to define response to cardiac resynchronization therapy [J]. Circulation, 2010, 121: 1985-1991.

FRANCISCO L, SEAH N, ANGELO A. 20 years of cardiac resynchronization therapy [J]. J Am Coll Cardiol, 2014, 64: 1047-1058.

GOLD MR, NIAZI I, GIUDICI M, et al. A prospective comparison of AV delay programming methods for hemodynamic optimization during cardiac resynchronization therapy [J]. J Cardiovasc Electrophysiol, 2007, 18: 490-496.

RITTER P, PADELETTI L, GILLIO-MEINA L, et al. Determination of the optimal atrioventricular delay in DDD pacing: comparison between echo and peak endocardial acceleration measurements [J]. Europace, 1999, 1: 126-130.

STEVENSON WG, HERNANDEZ AF, CARSON PE, et al. Indications for cardiac resynchronization therapy: 2011 update from the Heart Failure Society of America Guideline Committee [J]. J Card Fail, 2012, 18: 94-106.

病例 5　血透患者致命室颤，如何破解？

一、病历摘要

患者男性，64 岁，主因"阵发性胸痛 7 年，心肺复苏后 1 个月"于 2016-01-04 入院。患者 7 年前开始出现快走后胸部闷痛，休息 4～5 分钟可缓解，硝酸酯类药物治疗症状可好转。3 个月前睡眠中突发咽部紧缩感、大汗，持续 1 小时未缓解，就诊于外院，查血清心肌坏死标志物升高，诊断为"冠心病，急性非 ST 段抬高型心肌梗死"，就诊过程中心电监护示室性心动过速（室速），给予电复律后转为窦性心律。9 天后冠状动脉（冠脉）造影示三支病变，于右冠脉远段置入支架 1 枚，出院后规律药物治疗，无胸痛发作。术后 3 周患者于睡眠中再发胸闷、大汗、一过性意识丧失，外院就诊，心电图示窦性心律，Ⅱ、Ⅲ、aVF 导联病理性 Q 波，V3～V6 导联 ST 段压低，患者反复出现室速、心室颤动（室颤），给予多次电除颤及药物治疗后室速终止，经治患者血流动力学稳定后转入我院。既往史：高血压 18 年，口服比索洛尔 5mg 一天一次、硝苯地平控释片 30mg 一天两次、缬沙坦 80mg 一天一次，血压控制在 160/80～90mmHg。慢性肾功能不全 10 年，2 年前行左侧桡动脉 - 贵要静脉动静脉内瘘，开始规律血液透析治疗。高脂血症 4 年，口服阿托伐他汀 20mg 每晚一次。入院体格检查：体温 37.1℃，脉搏 62 次 / 分，呼吸 20 次 /

分，血压 173/72mmHg，神清，左侧动静脉内瘘处可触及震颤，左侧颈静脉充盈，双肺呼吸音清，心界不大，心率 62 次 /min，律齐，心尖部可闻及 2/6 级收缩期杂音，腹软，无压痛，双下肢不肿。辅助检查：血红蛋白 82g/L（130～175g/L），超敏肌钙蛋白 0.089μg/L（0-0.024μg/L）。超声心动图：左心房前后径 44mm，左心室舒张末期内径 61mm，左心室舒张功能减低，左心室射血分数（LVEF）51%。双上肢静脉超声：左侧腋静脉、锁骨下静脉流速明显高于右侧腋静脉和锁骨下静脉。

入院诊断：冠状动脉粥样硬化性心脏病，陈旧性心肌梗死；心律失常，室性心动过速，心室颤动；心肺复苏术后，心功能 Ⅱ 级（NYHA 分级）；慢性肾脏病 5 年，肾性贫血；高血压 3 级，极高危；高脂血症。

二、临床决策

患者中老年男性，既往高血压、高脂血症、慢性肾衰持续血透治疗，入院前 3 月曾发生急性心肌梗死，因此，陈旧性心肌梗死诊断明确。患者急性心肌梗死时曾行 PCI 治疗，术后 3 周反复出现室速、室颤等致命性心律失常，首先需要评估冠状动脉情况，必要时再次血运重建解决冠脉缺血。入院后予冠心病二级预防治疗，再次行冠脉造影示左主干尾部狭窄 30%～50%；前降支开口至中段狭窄 50%～85%，第一对角支开口至近段狭窄 70%～80%；回旋支近中段狭窄 50%～70%，远段次全闭塞，钝缘支近段狭窄 50%；右冠脉弥漫狭窄 50%～70%，原支架通畅，右心室支弥漫性狭窄 70%～80%；可见前降支向回旋支发出侧支，血流 1～2 级。先后 2 次对前降支和回旋支行 PCI，各置入 2 枚支架，实现完全血运重建。

同时，患者为心肌梗死后 3 周，经过优化药物治疗后仍反复出现持续性室速、室颤，属于心脏性猝死二级预防对象。依据 2015 年欧洲心脏病协会（ESC）室性心律失常管理及心脏性猝死预防指南：对于心脏性猝死的二级预防，已优化药物治疗，预期寿命＞1 年，LVEF 正常，心肌梗死 48h 后反复发生持续性室速的患者建议植入埋藏式心脏转复除颤器（implantable cardioverter defibrillator，ICD）（Ⅱ a，C）。与传统经静脉 ICD 相比，皮下 ICD（S-ICD）不需要经静脉途径植入，有效避免了经静脉器械相关并发症，感染风险下降，但是 S-ICD 不具备起搏功能。患者为长期持续血透患者，左上肢进行了动静脉造瘘，传统左侧经静脉 ICD 植入后期可能会出现锁骨下静脉狭窄甚至闭塞，影响动静脉瘘功能；同时，血透患者感染风险高；患者基础心率不慢，不需要起搏治疗。综合判断，患者有 ICD 植入指征，植入路径更适合 S-ICD。经体表心电图筛查，患者满足 S-ICD 植入条件。2017-03-22 在静 - 吸复合麻醉下行 S-ICD 植入术（如图 2-5-1），术中经除颤阈值测试，S-ICD 诊断并以 65J 除颤一次成功。设置室速区为 200 次 / 分，室颤区为 230 次 / 分。为减少术中出血，围手术期换用枸橼酸抗凝血液透析。术后患者恢复良好，维持冠心病二级预防治疗，比索洛尔加量至 10mg 一天一次，查 24h 动态心电图示平均心率 55 次 / 分，偶发多形性室性早搏（84 次）。1 周后复查 S-ICD 显示无室速事件，电极阻抗正常，患者出院。随访 6 个月，患者未发生室速 / 室颤事件，S-ICD 工作正常。

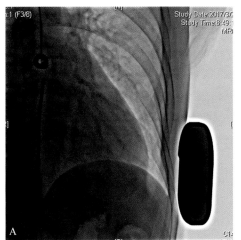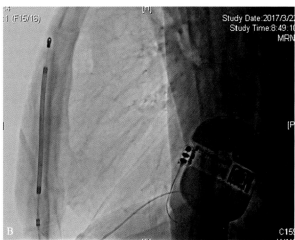

图 2-5-1　S-ICD 植入术后 X 线影像

A：正位；B：左侧位

三、讨论与总结

多项临床研究已经证实 ICD 对于心脏性猝死的二级和一级预防均获益显著。然而，既往研究发现血液透析的终末期肾病患者 ICD 植入并发症明显高于非血液透析患者，推测其原因可能为：①除了机械性阻塞，纤维组织亦可附着于电极及血管壁，加剧血管狭窄过程，有动静脉瘘的透析患者还可出现症状性静脉压升高，甚至造成动静脉瘘功能受损；②肾功能不全是发生起搏器相关感染的重要危险因素，囊袋感染和感染性心内膜炎的处理均十分棘手，回顾性研究和队列研究发现终末期肾病透析患者植入起搏器后，感染风险是普通人群的 5～10 倍，感染相关死亡率为普通人群的 4.3 倍。因此，对于终末期肾病维持血液透析的患者，应充分考虑 ICD 植入方式，最大限度减少远期并发症风险，保护其赖以生存的动静脉内瘘。

S-ICD 因其导线及脉冲发生器均位于皮下，除颤导线不直接接触心脏及相关静脉，可避免传统经静脉 ICD 的部分并发症，既往小规模研究已证明其有效性及安全性。IDE 研究入选了欧美地区 330 例患者，314 例成功植入 S-ICD，平均随访 11 个月，S-ICD 可有效转复危及生命的室性心律失常；随访 180 天，总并发症发生率为 7.9%，4 例患者因感染移除 S-ICD，未发生全身感染或感染性心内膜炎，未发生心律失常相关死亡。EFFORTLESS 研究纳入了欧洲、新西兰 42 家中心机构的患者，中期入选患者 472 例，平均随访 3 年，S-ICD 对室速 / 室颤事件的临床转复成功率为 100%，首次转复成功率为 88%，1 例患者死于室颤复发和严重心动过缓。随访 1 年不适当放电率为 7.0%，并发症发生率 6.0%；2.2% 的患者因感染而移除 S-ICD。这些研究结果表明 S-ICD 临床治疗效果不劣于经静脉 ICD，而全身感染或感染性心内膜炎的风险明显下降。

S-ICD 可给大多数心脏性猝死一级预防和二级预防患者提供有效解决方案，尤其是不能经静脉植入 ICD 导线者。强适应证包括年轻、一级预防、血管路径条件差、既往感染以及感染风险高的患者。近期亦有文章报道，长期血透患者植入 S-ICD 后确可避免中心静脉狭窄、减少感染风险。

总之，S-ICD 的问世无疑是 ICD 治疗的新里程碑，为医生和患者提供了一个全新的治疗平台，虽尚不可能完全替代目前已经很成熟的经静脉 ICD 系统，但是可作为其的有利补充，为年轻、血管路径条件差、感染风险高等患者提供新的选择。

四、专家点评

植入型心律转复除颤器（ICD）是预防心律失常性猝死的有效治疗手段，经静脉 ICD 是最早、最常用的类型。随着 ICD 技术的进步，不同类型具有 ICD 功能的器械相继问世，并在临床中得到合理应用，包括心脏再同步化除颤器（CRT-D）、全皮下 ICD 及可穿戴式 ICD，这些技术相互补充，给患者带来不同选择及更大获益。对这些新技术的优势及不足进行全面认识可以帮助我们在技术发展的适当时间窗内正确的选择适应证，避免新技术的使用不足或过度。

皮下 ICD 的主要优点是不需要经静脉途径植入，因此有效地避免了经静脉器械相关的并发症，包括穿刺静脉并发症、导线断裂及心肌穿孔等。其主要缺点包括没有抗心动过速超速起搏（ATP）功能、静脉不相关的合并症不降低、除颤需要能量大、体积及重量大等，目前主要用于没有合适的静脉途径或者经静脉途径感染、合并感染性心内膜炎及三尖瓣机械瓣膜的患者。

ATP 对单形性持续性室性心动过速（室速）效果好，而多数心室颤动（室颤）的发生都是先有室速，由室速转变为室颤，因此使用 ATP 可能大幅减少放电，不仅能减少痛苦，还能显著延长 ICD 使用寿命，皮下 ICD 没有此功能，是其短板之一。

清华长庚医院的这个病例，对慢性肾功能不全需要长期透析的心肌梗死后反复室速、室颤的患者植入皮下 ICD，指征明确，但由于一侧上肢静脉已经因为透析进行了动静脉造瘘，为保留对侧上肢静脉而植入皮下 ICD，这种选择具有合理性。当然，在静脉造瘘上肢的对侧使用常规经静脉路径植入 ICD 也是一种较好的选择，因为患者使用双侧上肢静脉进行透析的可能性不大，这样可以充分利用 ATP 的功能抑制室速，减少放电，延长 ICD 使用寿命。

总之，皮下 ICD 作为一种新技术值得在临床推广，但应注意严格掌握适应证，根据患者具体情况进行个体化选择尤其重要。

（何　榕　张　鸥）

（北京大学第一医院　吴　林　北京医院　杨杰孚　点评）

参 考 文 献

李延辉，Dykoski R，李剑明. 经静脉置入起搏/除颤导线引起的心脏血管慢性病理改变［J］. 中华心血管病杂志，2015，43（5）：423-427.

BARDY G H, SMITH W M, HOOD M A, et al. An entirely subcutaneous implantable cardioverter-defibrillator [J]. N Engl J Med, 2010, 363 (1): 36-44.

DHAMIJA R K, TAN H, PHILBIN E, et al. Subcutaneous implantable cardioverter defibrillator for dialysis patients: a strategy to reduce central vein stenoses and infections [J]. Am J Kidney Dis, 2015, 66 (1): 154-158.

GREENSPON A J, PRUTKIN J M, SOHAIL M R, et al. Timing of the most recent device procedure influences the clinical outcome of lead-associated endocarditis results of the MEDIC (multicenter electrophysiologic device infection cohort) [J]. J Am Coll Cardiol, 2012, 59 (7): 681-687.

KOMAN E, GUPTA A, SUBZPOSH F, et al. Outcomes of subcutaneous implantable cardioverter-defibrillator implantation in patients on hemodialysis [J]. J Interv Card Electrophysiol, 2016, 45 (2): 219-223.

LAMBIASE P D, BARR C, THEUNS D A, et al. Worldwide experience with a totally subcutaneous implantable defibrillator: early results from the EFFORTLESS S-ICD Registry [J]. Eur Heart J, 2014, 35 (25): 1657-1665.

MCLEOD C J, BOERSMA L, OKAMURA H, et al. The subcutaneous implantable cardioverter defibrillator: state-of-the-art review [J]. Eur Heart J, 2017, 38 (4): 247-257.

PRIORI S G, BLOMSTRÖM-LUNDQVIST C, MAZZANTI A, et al. 2015 ESC Guidelines for the management of patients with ventricular arrhythmias and the prevention of sudden cardiac Death. The Task Force for the Management of Patients with Ventricular Arrhythmias and the Prevention of Sudden Cardiac Death of the European Society of Cardiology [J]. G Ital Cardiol (Rome), 2016, 17 (2): 108-170.

WEISS R, KNIGHT B P, GOLD M R, et al. Safety and efficacy of a totally subcutaneous implantable-cardioverter defibrillator [J]. Circulation, 2013, 128 (9): 944-953.

病例 6　运动诱发胸痛及晕厥

一、病历摘要

患者女性，62 岁，主因"运动中反复胸痛、心悸 3 年，加重 2 周"收入院。患者 3 年前开始在运动中反复出现胸痛、心悸，休息 10 分钟后胸痛症状可缓解。2 周前症状加重，门诊就诊，行运动平板试验检查。在跑步机上按照变速斜率运动（Bruce 方案）进行测试，第 4 阶段完成时患者出现心悸、胸痛，同时心电图 V3～V6 ST 段显示轻微的水平下移，然后出现新发完全性左束支传导阻滞（CLBBB）如图 2-6-1。立即停止测试。患者取平卧位，予硝酸甘油 1mg 含服。患者胸痛症状加重，同时监护提示心率降至 39 次 / 分，心电图显示为交界性逸搏，血压降至 80/50mmHg，随后患者出现意识丧失，立即给予阿托品 0.5mg 静脉推注，10 秒钟后患者意识恢复，BP 升至 110/70mmHg，心率 55～60 次 / 分。收入院进一步检查治疗。既往发现肝脏血管瘤 40 余年，皮下脂肪瘤 40 余年，高血压 1 周，血压最高 164/92mmHg，口服苯磺酸氨氯地平片 5mg 一天一次治疗，未监测血压。有青霉素过敏史。查体：体温 36.7℃，脉搏 57 次 / 分，呼吸 19 次 / 分，血压 117/72mmHg，BMI：19.14。神清，精神可，双侧颈静脉无怒张，颈动脉未闻及血管杂音，双肺呼吸音清，未闻及干湿啰音，心律齐，心界不大，各瓣膜未及杂音，腹平坦，无压痛、反跳痛及肌紧张，双下肢无水肿。

入院诊断：胸痛、心悸待查、冠状动脉性心脏病（？）

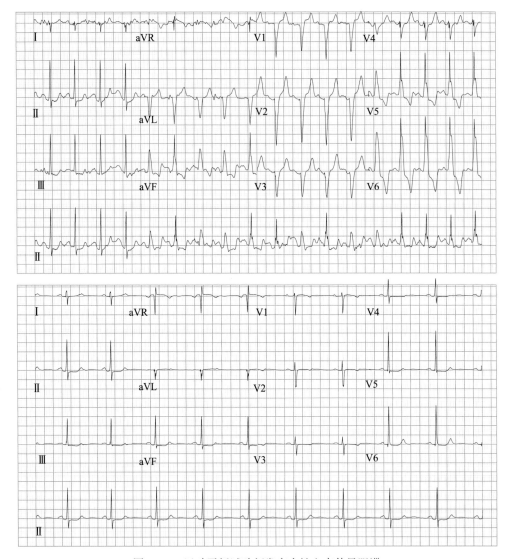

图 2-6-1　运动平板试验新发完全性左束传导阻滞

运动平板试验（TET）中，患者运动到 Bruce Ⅳ，心率升至 109 次 / 分，随后出现新发完全性左束支传导阻滞（CLBBB）

二、临床决策

　　患者常规检查未见特殊异常结果，心肌损伤标志物正常，超声心动图显示各房室内径正常，各室壁运动未见异常，有轻度主动脉瓣和二尖瓣反流，LVEF 65%，为排除缺血性心脏病，完成冠状动脉造影结果，未见动脉粥样硬化及狭窄病变（如图 2-6-2）。

　　随后我们应用异丙肾上腺素（ISO）完成超声心动负荷试验。注射 ISO 之后，患者心率从约 60 次 / 分增加到 121 次 / 分 随即出现 CLBBB，患者伴随胸痛、气短等不适，ISO 停止后，心率恢复，同时 CLBBB 恢复至正常心电图，胸痛症状缓解（如图 2-6-3）。患者心率增

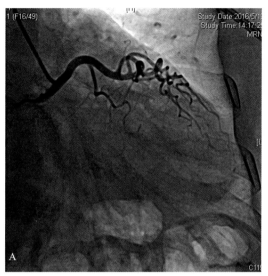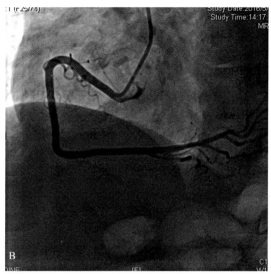

图 2-6-2　冠状动脉造影：右冠状优势，无动脉粥样硬化及狭窄病变（A、B）

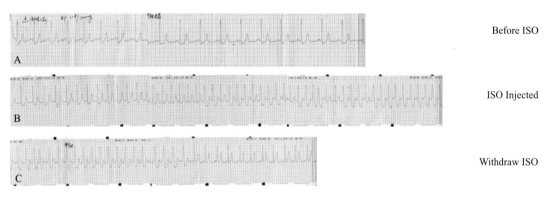

图 2-6-3　异丙肾上腺素负荷试验（A～C）

加到 121 次 / 分 CLBBB 复发时，超声心动图显示二尖瓣反流从轻度增加至中度，实时三维超声心动图提示，左心室壁（下壁、后壁、室间隔基底段）运动出现不同步（如图 2-6-4）。

　　进一步行动态心电图检查，无明显缓慢性心律失常表现。为进一步明确患者运动平板试验后出现晕厥的原因，随后完成直立倾斜实验（TTT），结果为阳性（混合型），患者在含服硝酸甘油 0.25mg 后约 8 分钟，出现心悸和黑矇，血压和心率同时下降，提示患者的晕厥原因为血管迷走性晕厥可能性大（如图 2-6-5）。

三、讨论与总结

　　运动中发生胸痛常常与冠心病有关，尤其是老年男性和女性。然而，作为一种非特异性症状，很多患者诉说胸痛可能有其他问题。

1. 频率依赖性左束支阻滞（RDLBBB）与胸痛原因

早在 1983 年，Dean A. Bramlet 和他的同事们在全球和北美区域注册频率依赖性左束

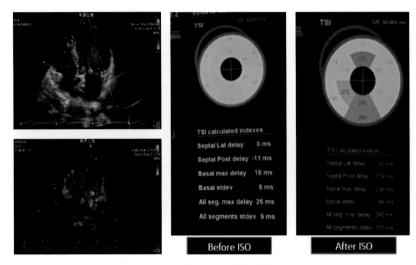

图 2-6-4　超声心动图药物负荷试验

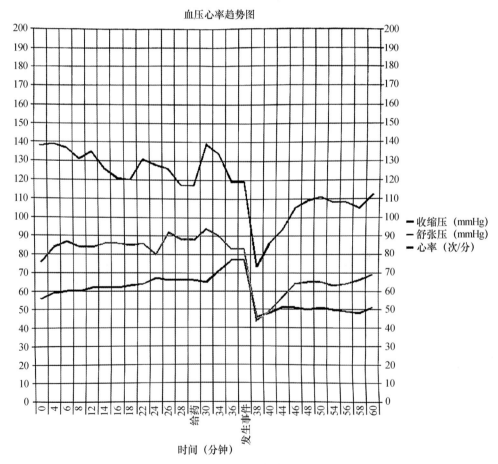

图 2-6-5　直立倾斜试验

患者舌下含服硝酸甘油 0.25mg 后约 8 分钟，出现心悸和黑矇，心率从 77 次 / 分降至
43 次 / 分，血压从 119/83mmHg 降至 73/44mmHg

支阻滞的影响（RDLBBB）对左心室功能影响的研究。RDLBBB 受试者，一旦心率增快 LBBB 发生后，LVEF 突然下降（61%～75% 降至 55%～69%），然而，对照组的患者则表现为 LVEF 进一步上升（54%～70% 升至 71%～85%）。所有的 RDLBBB 患者都有心室腔收缩不同步，主要位于室间隔中隔或下段。

　　至于我们这位患者，我们首先通过冠状动脉造影排除冠心病，并使用药物负荷试验证实为频率依赖性左束支阻滞。她在运动过程中心率上升的同时，氧气的需求也增加了。然而，一旦 CLBBB 发生，可导致左心室壁的收缩不同步，二尖瓣反流增加，LVEF 减少，导致氧供减少，氧供需失衡将最终导致胸痛的症状发生，类似心绞痛发作（如图 2-6-6）。

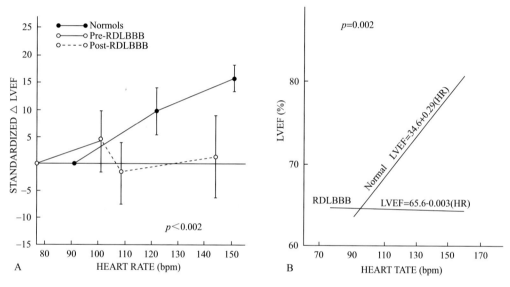

图 2-6-6　LVEF 在运动中的变化

　　A：正常受试者运动进一步提高 LVEF，RDLBBB 患者，LVEF 最初增加和随后 LBBB 发生 LVEF 开始下降；
　　B：线性回归方程显示 LVEF 的变化与心率关系，RDLBBB 组变化值基本上是零，明显不同于对照组（$p=0.002$）

2. 晕厥发生与舌下含服硝酸甘油相关

　　硝酸甘油（NTG）通常用于缓解心绞痛的症状，也广泛用于直立倾斜试验（HUTT）增加其诊断阳性率。硝酸甘油为脂溶性，很容易穿过细胞膜，抑制压力感受器对心率（HR）和动脉周围阻力在循环控制上的反馈调节，从而导致患者晕厥。直立倾斜证实了该患者的晕厥原因为血管迷走性晕厥可能性大，所以该患者出现晕厥原因非心源性，与 RDLBBB 也无直接相关性。

四、专家点评

　　临床诊疗需要全面思考和分析，及时回顾分析疾病的病因及转归，纠正不准确的临床思维，带来治疗策略的改善。

该病例出现运动试验阳性，且伴随胸闷症状，但结果分析并非常见临床冠脉急性缺血等疾病，随着窦性心率增快，超过临界心率时出现束支传导阻滞，心率减慢后恢复正常窦性心律的心律失常，称为快频率依赖性束支传导阻滞，临床中 RBBB 多见，而 LBBB 相对少见。然而新发 LBBB 可以出现在无症状的"健康人"，也可以见于心肌梗死、心力衰竭患者，不仅是传导系统疾病，而且可能是某些疾病的早期表现，心脏电活动不同步导致机械收缩不同步，可能导致心脏扩大。

该患者后续给予 β- 受体阻滞剂治疗后，控制患者心室率，减少快频率依赖性左束支传导阻滞的发生，症状得到有效改善，改善了患者生活质量，也改善了预后。

（薛亚军　周　杰）

参 考 文 献

BARSHESHET A, MOSS AJ, MCNITT S, et al. Long-term implications of cumulative right ventricular pacing among patients with an implantable cardioverter-defibrillator [J], Heart Rhythm, 2011, 8 (2): 212-218.

CORTIGIANI L, RIGO F, GHERARDI S, et al. Prognostic implication of Doppler echo cardiographic derived coronary flow reserve in patients with left bundle branch block [J], Eur Heart J, 2013, 34 (5): 364-373.

FUJII J, WANTANABE H, WATANABE T, et al. M-mode and cross-sectional echocardiographic study of the left ventricular wall motions in complete left bundle-branch block [J].Br Heart J, 1997, 42 (3): 255-260.

病例 7　产后晕厥——何为元凶？

一、病历摘要

患者女性，26 岁，患者主因"反复晕厥 1 年"于 2017-06-01 收入我院心脏内科。患者入院 1 年前（2016-06-08）妊娠分娩后 12 天卧床休息时无明显诱因突发意识丧失，伴有肢体抽搐，否认晕厥前心悸、胸闷、头晕、头痛、视物不清等不适，持续 3～5min 后症状自行缓解，意识恢复后无肢体活动障碍、言语不清、心悸等不适症状。次日就诊于当地医院，行头颅 CT 检查未见异常，住院期间再次出现 2 次意识丧失，伴有四肢抽搐、口吐白沫、牙关紧闭，否认大小便失禁，持续 2～3min 后好转。2016-06-09 转诊于首都医科大学宣武医院急诊，期间多次出现意识丧失伴肢体抽搐，症状持续 1～3min 后好转，血钾3.6mmol/L、心电图提示 QTUc 间期延长（如图 2-7-1）、心电监护提示尖端扭转型室性心动过速（Torsades de pointes，Tdp）、室颤（如图 2-7-2），予以心肺复苏、电除颤治疗、利多卡因持续泵入治疗后好转。现为进一步诊治由门诊拟"心室颤动"收入院。既往史：剖宫产术后，妊娠期高血压、高血糖、血小板减少。家族史：舅舅 20 岁以前有反复抽搐，诊断癫痫，42 岁猝死，疑似"脑干出血"；儿子 QT 间期延长，家系图及心电图如图 2-7-3。入院体格检查：体温 36.1℃，脉搏 68 次 / 分，呼吸 18 次 / 分，血压 101/64mmHg。神清，

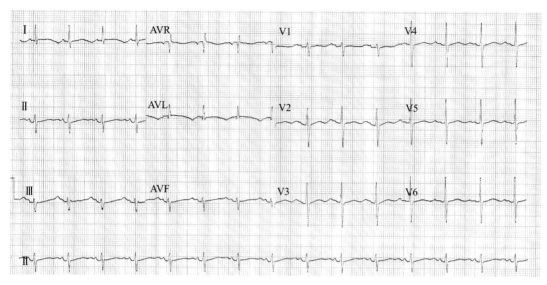

图 2-7-1 2016-06-08 23:00 宣武医院急诊（QTUc＝647ms，合并有低钾血症）

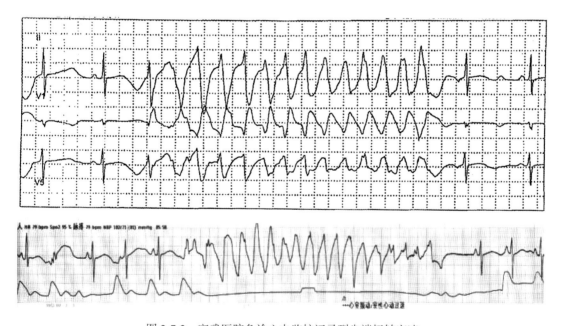

图 2-7-2 宣武医院急诊心电监护记录到尖端扭转室速

精神可，双肺呼吸音清，未闻及干湿啰音，心率 68 次 / 分，心律齐，心音有力，心脏各瓣膜听诊区未及病理性杂音、心包摩擦音，腹软，无压痛、反跳痛及肌紧张，肝脾未触及，双下肢无水肿。辅助检查：心电图（2017-06-01，入室）：窦性心动过缓，电轴轻度左偏，T 波改变，QT 间期延长（T Ⅰ Ⅱ Ⅲ aVF V2～V6 低平、倒置）；超声心动图（2017-06-01，我院）：二尖瓣少量反流、左室射血分数正常范围。

入院诊断：①心室颤动电除颤后；②长 QT 综合征；③剖宫产术后；④高脂血症。

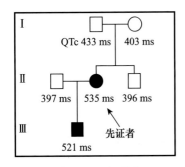

图 2-7-3　家系图

二、临床决策

诊断与分型：本患者为青年女性，反复晕厥 1 年，1 年前产后心情焦虑后出现晕厥，就诊宣武医院再次发作晕厥电击后复律，心电图示：QT 延长伴特定电磁波谱（TdP），予以静脉利多卡因及补钾后 Tdp 发作减少，长 QT 综合征诊断成立，而患者属于长 QT 综合征分型中的哪一型呢？分型不同治疗方案亦不相同。首先，仔细分析该患者的发病特点，在产后、焦虑应激状态下出现的意识丧失、室颤发作；其次，心电图可发现 QT 间期延长、伴有 T 波低平、切迹；再次，需对患者及家系成员进行基因检测，结果证实患者及其子均存在 KCNH2 基因突变：7 号外显子（第 316 位由纯合 G 变为 G/T 杂合）（如图 2-7-4），可诊断为 2 型长 QT 综合征（LQT-2）。

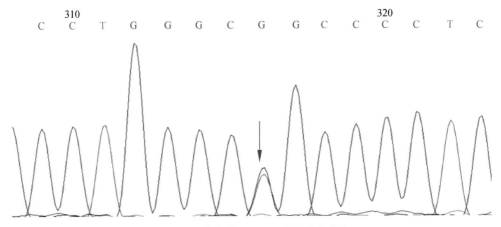

图 2-7-4　本患者 KCNH2 基因突变位点

药物治疗：诊断明确后予以口服药物治疗控制心律失常发生，2016-06-13 起口服盐酸普萘洛尔 10mg 一天三次、门冬氨酸钾镁 2 片一天三次口服，复查心电图提示 QT 间期延长，06-16 下午患者自觉心悸、头晕不适，心电图提示 QT 间期延长（如图 2-7-5B）、T 波电交替、频发室性早搏、R-onT、短阵 Tdp，予以静脉推注利多卡因 50mg、持续泵入后室早消失，次日起停用盐酸普萘洛尔、加用美西律 150mg 一天两次、逐渐加量至 150mg 一天三次口服。患者 QT 间期逐渐缩短（如图 2-7-5C），未再次出现心悸、意识丧失。

器械治疗：除优化药物治疗外，患者为猝死生还者，根据指南推荐，具有心脏性猝死（sudden cardiac death，SCD）二级预防 ICD（implantable cardioverter-defibrillator，ICD）植入适应证（Ia 类）。因患者为青年女性、遗传性心律失常、较少需要起搏功能，更适合创伤较小的皮下 ICD（Subcutaneous implantable cardioverter-defibrillator，S-ICD）植入。患者 BMI 偏高，经体表心电图筛查后形成评估报告，患者满足 S-ICD 植入条件。于 2017-06-05 静 - 吸复合麻醉后，X 线指引下进行 S-ICD 植入（如图 2-7-6，如图 2-7-7）。术后

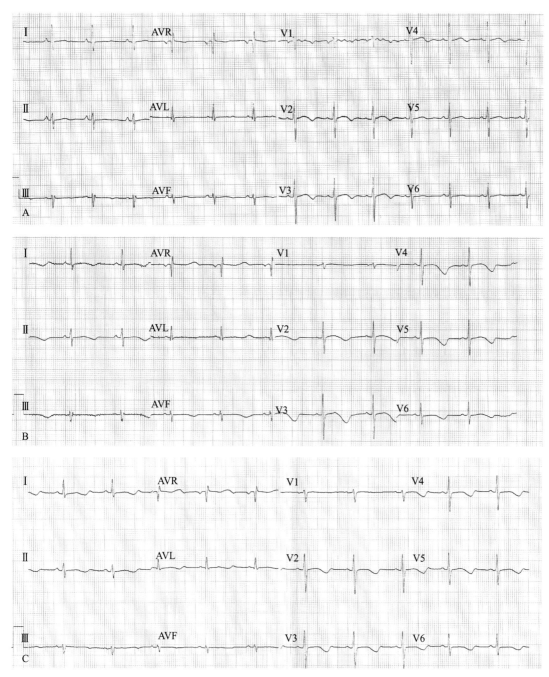

图 2-7-5　患者不同状态下的 QTc 对比

A：基线 QTc＝535ms；B：服用心得安后 QTc＝610ms；C：服用美西律后 QTc＝505ms

继续口服抗心律失常药物美西律 150mg 一天三次，补钾潘南金 0.5g 一天三次，维持血钾 4.0mmol/L 以上；术后心率 70～80 次 / 分，曾加用普萘洛尔 2.5mg 一天三次，1 周后 QTc 由 522ms 增加至 562ms 后停用。

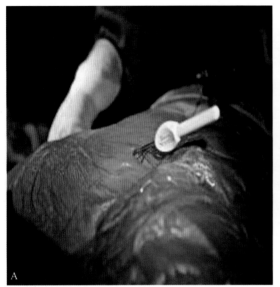
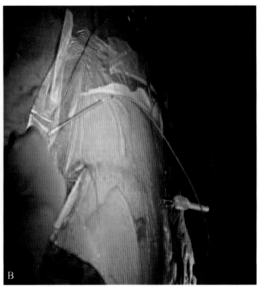

图 2-7-6　手术过程、经皮下隧道置入导线（A、B）

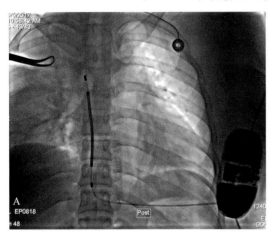
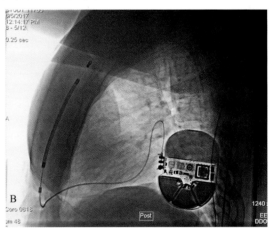

图 2-7-7　置入 S-ICD 后位置图（A、B）

　　出院后规律口服药物：美西律 150mg 一天三次、潘南金 0.5g 一天三次，患者未诉特殊不适，皮肤愈合好。术后 1 个月、3 个月随访，S-ICD 程控功能正常。

三、讨论与总结

　　先天性长 QT 间期综合征（LQTs）是一种易漏诊的罕见心脏离子通道病，该例患者在长达 1 年的孕前和孕期多次 ECG 检查显示明显的 QT 间期延长和 T 波异常，但未被识别或引起重视，反映出对该病认识或意识的不足。LQTS 患者在合并有基因突变的前提下，暴露于以下易感因素可产生临床表现：①低钾血症；②产褥期：激素水平改变引起 QT 间期延长，生理性应激以及与照顾新生儿相关的睡眠模式改变也可能促发了肾上腺素能介导的心脏事件增加。临床可在尖端扭转室速或室颤前记录到典型的 T 波电交替，表现为 QRS 波电轴的基线上下交替，这在长 QT 综合征患者中常见，反映极度心电不稳定性，早期识别、积极干预可预防恶性心律失常的发生。

本患者基因检测到 KCNH2 基因的 de novo 突变，C.1810G＞T（exon7）引起编码氨基酸改变 P.G604C、未见 OMIM 数据库报道。 KCNH2 基因也称作 human Ether-à-go-go-Related Gene（hERG），编码电压门控 K＋（Kv）通道 α-subunit Kv11.1，传导快激活延迟整流 K＋电流（IKr）功能缺失（loss of function，LOF）、KCNH2 突变可降低 IKr，其程度具突变特异性。该患者突变位于通道的 S5 孔区，心律失常事件显著增加。

本患者因高猝死风险需进行积极干预，2015 年 ESC 室性心律失常指南中提及长 QT 综合征患者危险分层级管理，抢救后的长 QT 综合征患者口服 β 受体阻滞剂的同时需行 ICD 植入（Ⅰa 类指证）。传统颈静脉 ICD（Transvenous implantable cardioverter-defibrillator，T-ICD）需跨过三尖瓣至右室进行血管内植入，存在感染、电极功能障碍，可引起不恰当放电、无效治疗等植入相关并发症。S-ICD 系统的主要优点为：①可对室性快速性心律失常的有效除颤治疗；②无血管损伤、无心腔内感染的风险；③保留外周静脉的通道；④避免静脉导线拔除的风险；⑤可按照解剖标志放置，植入时无需 X 线透视。McLeod C J 等研究认为，对于年轻、较少需要起搏功能、一级预防、较差外周血管、感染风险较高的患者，考虑行 S-ICD 植入。

目前多项 S-ICD 有效性及安全性的研究，包括 IDE 临床研究、EFFORTLESS 注册研究、PRAETORIAN 研究、UNTOUCHED 研究。其中① IDE 研究：入选 330 例患者，评价 S-ICD 系统治疗危及生命的室性心律失常的安全性和有效性，结果显示 21 例患者 38 次事件、100% 80J 转复或自发转复、92% 首次电击转复成功、S-ICD 系统 180 天无并发症率。② EFFORTLESS 注册研究：研究入选了 985 例植入 S-ICD 的患者，随访平均 3.1±1.5 年，30 天无 S-ICD 引起的并发症率为 99.7%，360 天为 98.0%；30 天无所有并发症率为 95.9%，360 天为 91.7%；无导线故障，无感染性心内膜炎；累计 11.7 的患者发生不适当电击，10.6% 的患者接受了适当电击，转复成功率 97.4%。

S-ICD 的诞生是 ICD 治疗的新里程碑，为医患提供了一个全新的治疗平台，但需要更的多中心和大样本的临床研究证据。

（杨 靖 张 萍）

参 考 文 献

PRIORI S G, BLOMSTRÖM-LUNDQVIST C, MAZZANTI A, et al. European heart journal, 2015, 36 (41): 2793-2867.

The subcutaneous implantable cardioverter defibrillator: state-of-the-art review [J]. European heart journal, 2015, 38 (4): 247-257.

病例 8　与"死神"擦肩而过的中年妇女

一、病历摘要

患者女性，63 岁，主因"阵发性胸痛 5 年，加重 5 小时"入院。患者 5 年前出现与活动无关的胸闷、心前区压榨样疼痛，范围拳头大小，伴背部放射痛，每次持续数分钟，曾诊为"冠心病"，药物治疗（具体不详）效果欠佳。3 年前曾因上述症状就诊于"305 医院"，运动平板试验阳性（不详），予阿司匹林 100mg 一天一次、氯吡格雷 75mg 一天一次、匹伐他汀、单硝酸异山梨酯等药物治疗，上述症状仍间断发作。5 小时前睡眠时再次出现胸闷、无胸痛，性质同前，伴恶心、大汗、有便意，自服阿司匹林后症状未缓解，伴黑矇、一过性意识丧失，10 余分钟后自行缓解，伴大量出汗，自觉全身乏力、头晕；呼叫 120，行 ECG 未见明显异常，入我院急诊。既往史：高血压多年，吸烟史多年，未戒烟。查体生命体征平稳，心肺查体未见明显异常。心电图未见明显异常、心脏损伤标志物正常。监测 3 小时后患者再次出现心前区压榨样疼痛，范围手掌大小，伴大汗，立即行心电图示Ⅱ、Ⅲ、aVF、V4～V6 导联 ST 段抬高（如图 2-8-1）。

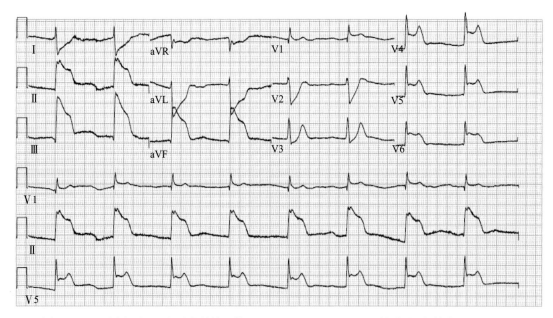

图 2-8-1　心电图.（8:53）示交界性心律，Ⅱ、Ⅲ、aVF、V4～V6 导联 ST 段抬高 0.2～0.7mV

随后发生呼吸心跳骤停，急行心肺复苏及气管插管、有创呼吸机辅助通气。患者反复出现室性心动过速（给予 120～150J 同步电复律 6 次，图 2-8-2）、心室颤动（200J 电除颤 2 次），并给予利多卡因 100mg 静推，胺碘酮 150mg 静推后患者恢复窦性心率，Ⅱ、Ⅲ、aVF、V4～V6 导联 ST 段未见抬高（见图 2-8-3），收入院。

入院诊断：冠状动脉粥样硬化性心脏病，急性下壁、侧壁心肌梗死，心室颤动，心肺

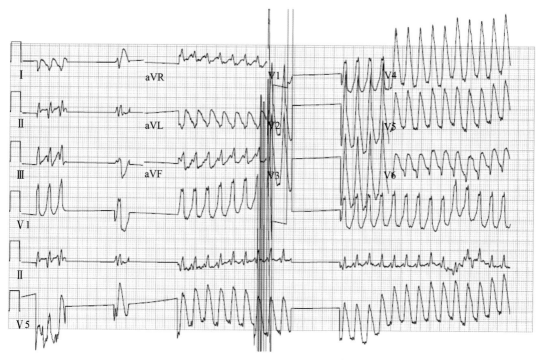

图 2-8-2 心电图（08:56）示室性心动过速

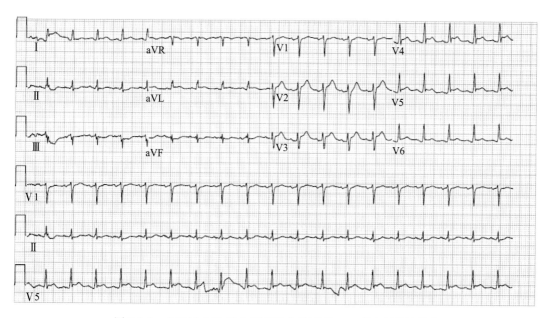

图 2-8-3 心电图（09:03）示窦性心动过速，ST 段未再继续抬高

复苏后，心功能Ⅳ级（Killip 分级）；高血压 3 级，很高危。

二、临床决策

患者急性 ST 段抬高型（下壁、侧壁）心肌梗死诊断明确，根据 2017 年 ESC（欧洲心脏病协会）ST 段抬高型心肌梗死（STEMI）诊疗指南和 2015 年中华医学会心血管分会《ST 段抬高型心肌梗死诊断和治疗指南》，对于发病小于 48 小时的 ST 段抬高型心肌梗死应尽快行再灌注治疗：急诊造影示左前降支（LAD）、左回旋支（LCX）弥漫性狭窄（如图 2-8-4）；予冠脉内推注硝酸甘油 200ug 后复查造影 LAD、LCX 未见明显动脉粥样硬化性狭窄，原狭窄明显缓解，LAD 中远段可见冠状动脉肌桥。右冠状动脉（RCA）未见动脉粥样硬化性狭窄（如图 2-8-5）。

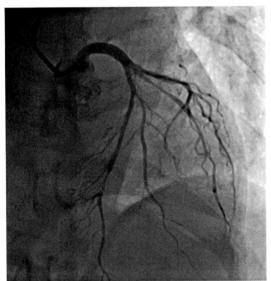
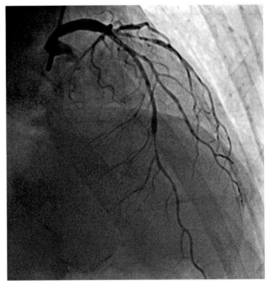

图 2-8-4   左冠状动脉造影提示 LAD、LCX 弥漫性狭窄

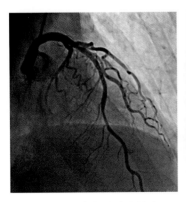
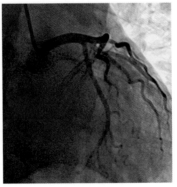
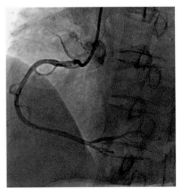

图 2-8-5   冠脉内予硝酸甘油 200μg 后，左、右冠状动脉未见明显动脉粥样硬化性狭窄，LAD 中远段可见冠状动脉肌桥

　　术前推测造成患者心肌梗死、猝死的"罪犯"冠状动脉血管为粗大的右冠状动脉或同时供应前壁和下壁的左前降支。但此患者的冠状动脉造影并未见显著的动脉粥样硬化性狭窄，其结果和我们术前的推测大相径庭。这是什么原因呢？

　　据 2018 年第四版全球心梗定义心肌梗死分为 5 型：① 1 型心肌梗死：即经典的心肌梗死，由冠状动脉粥样硬化斑块破裂或侵袭造成的心梗；② 2 型心肌梗死：继发性心肌梗死，由于供需失衡造成的心肌梗死，如严重的贫血、严重呼吸衰竭、快速心律失常、严重心动过缓、低血压或休克、冠脉痉挛、微血管病变等；③ 3 型心肌梗死：指疑似为新发的心电图缺血变化或新发 LBBB 或室颤致心源性死亡，由于已死亡，未来得及抽血或未及心脏损伤标志物升高或是尸检证实心梗。④ PCI 相关的心梗；⑤ CABG 相关的心梗。其中 1 型心肌梗死是我们通常所说的经典心肌梗死。本例患者既然没有发现心梗相关性动脉粥样硬化性血栓或严重狭窄，是否是由于斑块破裂后血栓自溶或是斑块侵蚀，又或者是自发夹层、冠状动脉痉挛等原因呢？而冠状动脉造影对冠脉斑块破裂、侵蚀、夹层存在其局限性，我们采取了腔内影像技术，以血管内超声除外上述可能（如图 2-8-6）。

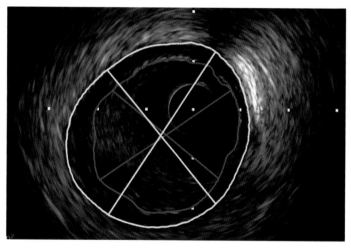

图 2-8-6　血管内超声未见明显冠脉内狭窄、夹层、斑块破裂

　　考虑患者冠状动脉痉挛，未行介入治、支架植入，予患者双联抗血小板、抗凝、地尔硫䓬 30mg 一天三次抗痉挛。因患者出现心搏骤停，并有明确证据提示心室颤动，而冠脉并没有可纠正的动脉粥样硬化性狭窄，建议患者行 ICD 治疗，但患者拒绝。此后患者未再出现胸闷胸痛，心电图未见 ST 段抬高，出院后规律门诊随诊，目前未再发胸闷胸痛症状。

三、讨论与述评

　　冠状动脉痉挛 1959 年首次由 Prinzmetal 等人提出，大约 9% 的 ACS 患者由冠脉痉挛所致，亚洲人的冠脉痉挛高于欧美人。冠状动脉痉挛常发生在心外膜动脉的局部节段，但有时累及相同（多灶性痉挛）或不同（多血管性痉挛）冠状动脉的两个或更多节段，也可弥漫性累及 1 根或多根冠状动脉分支。血管痉挛性心绞痛的特点是自发性心绞痛发作，并且心电图表现为一过性缺血性 ST 段改变。病因是痉挛引起短暂的、突然的、显著的心外膜冠状动脉管腔直径下降，导致一过性心肌缺血。冠脉痉挛可能造成稳定性心绞痛、不稳定性心绞痛甚至猝死。常发生于早晨而多并不是由运动、劳累引起。冠状动脉痉挛血管痉挛性心绞痛的诊断标准包括：①硝酸酯类治疗有效的心绞痛，通常发生在静息时且常常在夜间；②伴有一过性缺血性 ST 段改变，如一过性 ST 段抬高或压低；③血管造影显示冠脉痉挛收缩＞90%。必要时可进行激发试验来做出诊断。在激发试验期间，若激发刺激引起胸痛、一过性心电图改变以及冠脉痉挛性收缩超过 90%，则可确诊血管痉挛性心绞痛。但诱发试验常常诱发出严重的胸痛、心梗、心搏骤停，目前仅在少数经验丰富的中心应用。

冠状动脉血管平滑肌的高反应性被认为是血管痉挛性心绞痛发病机制的核心。痉挛可发生于正常或有病变的血管。尽管冠脉痉挛在其解剖分布区域通常是局灶性的，但多处痉挛和弥漫性痉挛也有报道。痉挛可发生在造影显示正常的冠脉血管，但更常发生在不同严重程度的动脉粥样硬化性斑块部位。冠状动脉肌桥也易引起冠状动脉痉挛。自主神经系统乙酰胆碱和醋甲胆碱可以诱发冠脉痉挛，这提示迷走神经和交感神经功能失衡在触发冠脉痉挛中的作用。血管痉挛性心绞痛的发作在半夜到清晨这段时间更频繁（此时迷走神经张力更高）。心率变异性研究显示，血管痉挛性心绞痛患者的迷走神经张力增加以及对交感神经刺激具有高反应性。有研究显示，手术去交感神经支配对药物难治性患者可能有效，这支持上述结果。

内皮功能紊乱、微血管病变、炎症、氧化应激、基因突变可能都是冠脉痉挛的机制。其诱发因素包括吸烟、寒冷、情绪、药物（如可卡因、普萘洛尔等）。此患者有长期吸烟史，并近期有某些藏药（很遗憾无法追溯），肌桥可能均为冠脉痉挛的诱发、参与因素。

冠脉痉挛的治疗：①生活方式：由于戒烟是可以去除血管痉挛性心绞痛的一个触发因素，并明显降低发作频率，因此至少在短期内，应该鼓励患者戒烟。②硝酸酯类药物：尽管发作可能自发终止，但舌下含服硝酸甘油可以有效缩短每次发作的持续时间。我们推荐患者在每次发作时舌下含服硝酸甘油，以减少症状和缺血的持续时间。长效硝酸酯类对于缓解症状同样有效，但会出现硝酸酯类耐受，使其成为不太理想的一线药物。现有证据未发现硝酸酯类药物能够改善冠脉痉挛患者远期临床获益。③钙通道阻滞剂（CCB）：这是冠脉痉挛性心绞痛的一线治疗药物，如硝苯地平、地尔硫草和维拉帕米。这些药物可以防止冠脉血管系统收缩、促进舒张，从而缓解症状。一项研究表明，CCB 的使用是血管痉挛性心绞痛患者无心肌梗死生存的一个独立预测因素。④他汀类药物：他汀类药物已显示能有效预防冠脉痉挛，可能是通过内皮一氧化氮或直接作用于血管平滑肌而发挥其疗效。⑤镁：镁缺乏可能在冠脉痉挛中发挥一定作用。⑥经皮冠状动脉介入治疗：经皮冠状动脉介入（percutaneous coronary intervention，PCI）治疗并不适合作为局灶性痉挛和轻微梗阻性疾病患者的常规治疗。然而，若存在显著的梗阻性冠状动脉疾病并被认为是局灶性痉挛的一个潜在诱因，则 PCI 可能有帮助。⑦非选择性 β 受体阻滞剂如普萘洛尔，能够加剧血管痉挛，应避免使用。此外，阿司匹林应该谨慎使用，并且小剂量使用，因为大剂量阿司匹林可抑制前列环素产生。然而，对于动脉粥样硬化性心血管疾病患者，我们给予阿司匹林 75～81mg/d。⑧对于有心搏骤停合并血管痉挛性心绞痛的患者，我们通常建议植入 ICD，因为往往难以证实冠脉痉挛先于心搏骤停发生还是心搏骤停的触发因素。对于在使用极量或亚极量 CCB 并有以下高风险特征的患者。

　　冠状动脉痉挛的诊断常常不那么容易，冠状动脉痉挛心绞痛或心肌梗死常是 CCB 的抗痉挛治疗而非冠脉梗阻性心绞痛的抗血小板治疗。因此我们应当认识到冠脉痉挛的重要性。

（张　鸥　薛亚军　缪国斌）

参 考 文 献

HUNG M J, et al. C-reactive protein for predicting prognosis and its gender-specific associations with diabetes mellitus and hypertension in the development of coronary artery spasm [J]. PLoS One, 2013, 8 (10): e77655.

HUNG M J, HU P, HUNG M Y. Coronary artery spasm: review and update [J]. Int J Med Sci, 2014, 11 (11): 1161-1171.

KAWANO H, et al. Endothelial function fluctuates with diurnal variation in the frequency of ischemic episodes in patients with variant angina [J]. J Am Coll Cardiol, 2002, 40 (2): 266-270.

MASERI A, et al. Coronary vasospasm as a possible cause of myocardial infarction. A conclusion derived from the study of "preinfarction" angina [J]. N Engl J Med, 1978, 299 (23): 1271-1277.

MYERBURG R J, et al. Life-threatening ventricular arrhythmias in patients with silent myocardial ischemia due to coronary-artery spasm [J]. N Engl J Med, 1992, 326 (22): 1451-1455.

NAKAGAWA H, et al. Coronary spasm preferentially occurs at branch points: an angiographic comparison with atherosclerotic plaque [J]. Circ Cardiovasc Interv, 2009, 2 (2): 97-104.

ONG P, et al. Coronary artery spasm as a frequent cause of acute coronary syndrome: The CASPAR (Coronary Artery Spasm in Patients With Acute Coronary Syndrome) Study [J]. J Am Coll Cardiol, 2008. 52, (7): 523-527.

PRINZMETAL M, et al. Angina pectoris. I. A variant form of angina pectoris; preliminary report [J]. Am J Med, 1959, 27: 375-388.

TAKAGI Y, et al. Clinical implications of provocation tests for coronary artery spasm: safety, arrhythmic complications, and prognostic impact: multicentre registry study of the Japanese Coronary Spasm Association [J]. Eur Heart J, 2013, 34 (4): 258-267.

YASUE H, et al. Coronary artery spasm--clinical features, diagnosis, pathogenesis, and treatment [J]. J Cardiol, 2008, 51 (1): 2-17.

YASUE H, KUGIYAMA K, Coronary spasm: clinical features and pathogenesis [J]. Intern Med, 1997, 36 (11): 760-765.

病例 9　离奇冠脉血栓，缘何而来？

一、病历摘要

患者男性，48 岁，主因"突发胸痛 2 小时"入院，疼痛呈压榨样，伴大汗，无放射痛，无心悸，无头晕、黑矇、意识丧失等症状。就诊于我院急诊，查心电图示 Ⅱ、Ⅲ、aVF、V7～V9 导联 ST 段弓背向上型抬高（如图 2-9-1）。

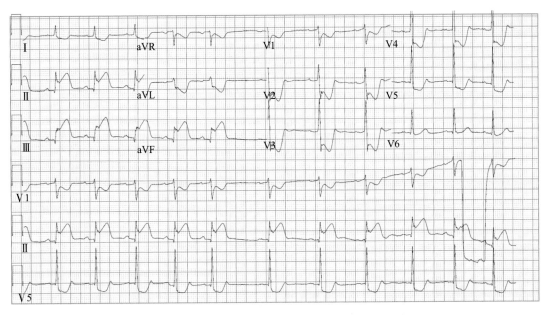

图 2-9-1　急诊心电图示 Ⅱ、Ⅲ、aVF 导联 ST 段抬高

既往：15 年前外院诊断为下肢静脉血栓，规律服用华法林，3 月前自行停药。否认高血压、糖尿病、高脂血症、吸烟史、冠心病家族史。入院查体：体温 37.1℃，脉搏 75 次 / 分，呼吸 19 次 / 分，血压 120/72mmHg，神清，无皮疹、蝶形红斑、龋齿等。双肺呼吸音清，未及明显干湿啰音。心界不大，心率 75 次 / 分，律齐，各瓣膜听诊区未及杂音，腹软，无压痛，双侧血压对称，双下肢不肿。查心脏损伤标志物不高。

入院诊断：冠状动脉粥样硬化性心脏病，急性下壁、后壁心肌梗死，窦性心律，心脏不大，心功能 Ⅰ 级（Killip 分级）；陈旧性下肢静脉血栓。

二、临床决策

患者急性 ST 段抬高型（下壁、后壁）心肌梗死诊断明确，根据 2017 年 ESC（欧洲心脏病协会）ST 段抬高型心肌梗死（STEMI）诊疗指南和 2015 年中华医学会心血管分会

《ST 段抬高型心肌梗死诊断和治疗指南》，STEMI 的治疗应包括：①一般治疗：包括心电、血氧、血压、心律监测、必要时呼吸支持和转复恶性心律失常、镇痛、保持大便通畅等治疗；②再灌注治疗及抗栓治疗：对于具有 PCI 能力的医院，应尽快行 PCI 治疗。遂予患者阿司匹林 300mg，氯吡格雷 600mg 口服后，急诊造影示 LAD、LCX 未见明显狭窄，RCA 中段瘤样扩张，远段 100% 闭塞，可见血栓影，前向血流 TIMI-0 级。予 RCA 内反复血栓抽吸出大量血栓及冠脉内替罗非班抗血小板等治疗后，前向血流部分恢复，未行支架植入（如图 2-9-2）。

术后安返病房。结合患者 15 年前（32 岁时）无明显诱因出现下肢静脉血栓并规律华法林抗凝治疗病史，近期停用华法林抗凝治疗后出现急性心肌梗死，而此患者相对年轻，

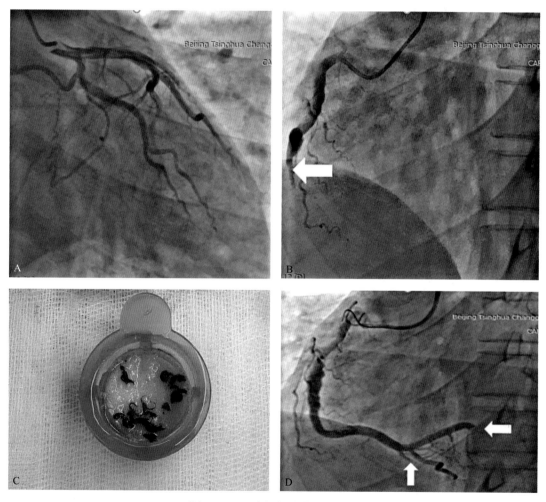

图 2-9-2　经皮冠状动脉动脉介入

A：急诊冠状动脉造影示 LAD、LCX 未见明显狭窄；B：RCA 中段瘤样扩张，远段 100% 闭塞，箭头指 RCA 远段闭塞，前向血流 TIMI-0 级，可见血栓影；C：反复冠脉内血栓抽吸的大量红色、白色血栓；
D：血栓抽吸后 PDA 及 PLA 远段仍可见血栓影。
LAD：左前降支，LCX：左回旋支，RCA：右冠状动脉，PDA：左后降支，PLA：左室后侧枝。

且既往并无高血压、糖尿病、高脂血症、家族史等冠心病危险因素，冠状动脉造影可见大量血栓，患者青年时无明显血栓诱因即发现下肢静脉血栓，3月前自行停用华法林即出现心肌梗死。为何此患者冠脉内及下肢静脉均易形成血栓？患者有无其他原因造成动、静脉系统血栓形成？

完善抗心磷脂抗体：ACL-IgG 阳性，ACL-IgM 阳性，抗 β2- 糖蛋白 I 抗体阳性，狼疮抗凝物阴性，查抗核抗体、抗 ds DNA 抗体阴性。结合冠脉内及下肢静脉血栓形成病史，考虑抗磷脂综合征诊断成立。复查双下肢静脉超声：左侧股浅静脉及腘静脉陈旧性血栓，部分再通。

术后予抗血小板、调脂等冠心病二级预防，并维持依诺肝素抗凝治疗至术后 10 天，复查冠状动脉造影示 RCA 远段冠脉前向血流较前恢复（如图 2-9-3），华法林抗凝联合阿司匹林、氯吡格雷双联抗血小板治疗出院。术后 3 个月门诊随访，患者无再发胸闷胸痛症状，无出血表现。

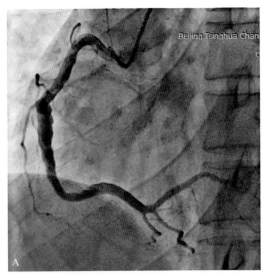
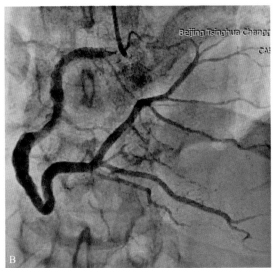

图 2-9-3　抗栓治疗 10 天后复查冠状动脉造影示 RCA 中段瘤样扩张，未见血栓影，前向血流 TIMI-3 级。（A、B）箭头处指与图 2-9-2 相比，RCA 远段冠脉前向血流恢复

三、讨论与总结

抗磷脂综合征（APS）是一种自身免疫性多系统疾病，特点是在持续存在抗磷脂抗体（aPL）的情况下，出现动脉、静脉或小血管血栓栓塞事件、病理妊娠。APS 定义为存在以下两大组成部分：血浆中存在至少 1 种被称为抗磷脂抗体（aPL）的自身抗体；出现以下至少一种临床特征：静脉或动脉血栓形成或妊娠并发症。

APS 既可作为原发疾病发生，也可在有基础全身性自身免疫疾病如系统性红斑狼疮的情况下发生。aPL 患者在总的人群比例是 1%～5%，但只有很少一部分发展成为 APS。

APS 相关临床表现的发病机制似乎缘于 aPL 对凝血途径产生的多种作用，包括这些抗体作用于蛋白 C、膜联蛋白 V、血小板、血清蛋白酶、Toll 样受体、组织因子以及通过受损的纤维蛋白溶解产生的促凝作用。aPL 可能通过一些信号传导途径来介导作用，例如磷脂酰肌醇 3- 激酶 /AKT 途径。除了增加血管血栓形成风险，aPL 还会增加血管张力，从而增加动脉粥样硬化、胎儿丢失和神经系统损伤的易感性。关于 aPL 的产生原因，最容易被接受的解释是其在易感个体偶然暴露于感染因子后出现或在风湿性疾病（如 SLE）的情况下出现。然而，造成这类易感性的情况还很不明确。目前关于 APS 发病机制认为，一旦存在 aPL，出现综合征全面发作还需要"二次打击"。可能产生这类"二次打击"的因素包括：吸烟、长期制动、妊娠期和产后期、使用口服避孕药、激素替代治疗、恶性肿瘤、肾病综合征、高血压和高脂血症。APS 发病机制的线索来源于体外实验和动物模型，其中许多研究提示，β2- 糖蛋白 - I（beta2-glycoprotein-I，β2-GP-I）抗体有重要作用。

APS 合并急性心肌梗死的发生率据文献报道达 2.8%，但这一数据可能因对 APS 的认识不足而低估。APS 的急性心肌梗死的机制被认为是冠脉内急性血栓形成需要抗凝治疗，并不需要支架植入。而我们常说的急性心肌梗死多为动脉粥样斑块破裂、血栓形成，需要抗血小板和支架植入治疗，因此两者的治疗方式和选择有着显著的不同，因此识别 APS 引起的 AMI 有重要意义。

Nazir 等人报道 APS 引起的心梗患者平均年龄为 41.1 岁，这显著低于典型心肌梗死的平均年龄（61~68 岁），且女性比例也较高（45% vs 26%~36%），约有 82% 的 APS 患者的首发症状为急性心肌梗死。本例患者的多项抗磷脂抗体阳性并有冠脉内、下肢静脉内血栓形成，在检验结果可信的前提下，患者抗磷脂综合征诊断明确，同时其急性心肌梗死诊断明确。因此其 APS 合并 AMI 诊断明确。鉴于其血栓形成机制及易反复血栓形成风险，应终身予华法林抗凝，并调整 INR 至 2.0~3.0。急性心肌梗死根据指南应双联抗血小板至少一年，因此此类患者面临着三联抗栓（抗凝＋双联抗血小板），风险或获益目前尚不得而知。至于新型口服抗凝剂如利伐沙班、阿哌沙班是否适用于此类患者也无相应的循证医学证据。

因此，对于较年轻发病的，无太多高血压、高脂血症等冠心病危险因素的急性心肌梗死患者我们不仅要考虑经典常见的冠状动脉粥样硬化斑块破裂、血栓形成，我们也应警惕抗磷脂综合征造成的急性心肌梗死，因为后者需要的是长期抗凝且常并不需要支架植入治疗。

（张 鸥 谢 颖 缪国斌）

参 考 文 献

ASHERSON R A, CERVERA R, DE GROOT P G, et al. Catastrophic Antiphospholipid Syndrome Registry Project Group. Catastrophic antiphospholipid syndrome: international consensus statement on classification criteria and treatment guidelines [J]. Lupus, 2003, 12: 530-534.

MANDELZWEIG L, BATTLER A, BOYKO V, et al. The second Euro Heart Survey on acute coronary syndromes: characteristics, treatment, and outcome of patients with ACS in Europe and the Mediterranean Basin in 2004 [J]. Eur Heart J, 2006, 27: 2285-2293.

MIYAKIS S, LOCKSHIN M D, ATSUMI T, et al. International consensus statement on an update of the classification criteria for definite antiphospholipid syndrome (APS) [J]. J Thromb Haemost, 2006, 4: 295-306.

MOHER D, SHAMSEER L, CLARKE M, et al. PRISMA-P Group. Preferred reporting items for systematic review and metaanalysis protocols (PRISMA-P) 2015 statement [J]. Syst Rev 2015, 4: 1.

SALIK N, NIRANJAN T, SAROJ L, et al. Acute myocardial infarction and antiphospholipid antibody syndrome: a systematic review [J]. Coronary Artery Disease 2017, epub.

STEG PG, GOLDBERG RJ, GORE JM, et al. GRACE Investigators. Baseline characteristics, management practices, and in-hospital outcomes of patients hospitalized with acute coronary syndromes in the Global Registry of Acute Coronary Events (GRACE) [J]. Am J Cardiol, 2002, 90: 358-363.

THYGESEN K, ALPERT J S, JAFFE A S, et al. Joint ESC/ACCF/AHA/WHF Task Force for the Universal Definition of Myocardial Infarction. Third universal definition of myocardial infarction [J]. Circulation 2012, 126: 2020-2035.

UTHMAN I, GODEAU B, TAHER A, et al. The hematologic manifestations of the antiphospholipid syndrome [J]. Blood Rev, 2008, 22: 187-194.

病例 10 青年男子"生死时速"9 小时

一、病历摘要

患者男性，35 岁，主因"突发心前区疼痛 9 小时"于 2017-05-20 由急救车送入急诊。患者入院前 9 小时前突发心前区压榨样疼痛，伴出汗、恶心、呕吐，呕吐为非喷射性，呕吐物为胃内容物，无下颌痛、肩背痛、腹痛、视物模糊、黑矇、晕厥等不适，疼痛持续无缓解，6 小时前于外院就诊，心电图示"多导联 ST 段显著压低（具体不详）"，外院即刻心肌酶检测未见异常，给予对症处理（止痛、止吐），1 小时前再次检测心肌酶显示：CK-MB 21.07ng/mL↑，TnI 2.37ng/mL↑"，患者胸闷症状不缓解伴血压下降（148/92mmHg 下降至 96/64mmHg），遂转入我院急诊。既往史：否认高血压、糖尿病、高脂血症病史；吸烟史 20 年，平均 20 支/日，否认酗酒病史，否认早发冠心病家族史。查体：BP 98/66mmHg（左），94/62mmHg（右），呼吸 20 次/分，脉搏 98 次/分；体重 85kg，身高 170cm；急性病容，高枕卧位，全身可见大汗，四肢湿冷，双肺可及少到中量湿啰音（未超过 50%），心界不大，心音低钝，心率 98 次/分，律齐，未及杂音。双下肢无水肿。急诊即刻心电图（如图 2-10-1、图 2-10-2 所示）：Ⅰ、Ⅱ、Ⅲ、aVL、aVF、V2～V6、V7～V9 导联 ST 段压低 0.05～0.25mV，aVR、V1 导联 ST 段抬高 0.05～0.1mV。

入院诊断：冠状动脉粥样硬化性心脏病，急性非 ST 段抬高性心肌梗死，心源性休克？

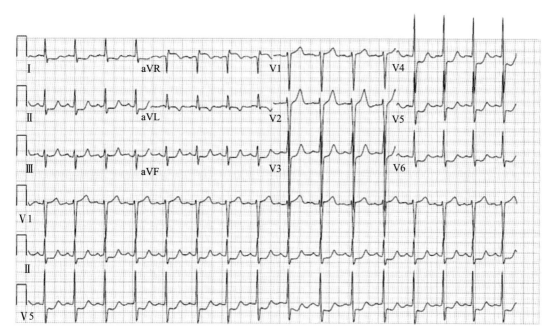

图 2-10-1 急诊心电图（18 导联）

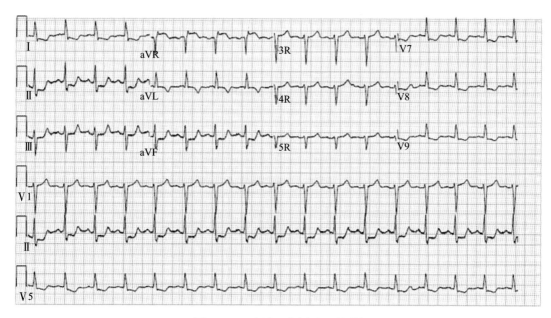

图 2-10-2 急诊心电图（18 导联）

二、临床决策

结合患者病例特点，既往无明显高血压病史，查体双侧肢体血压对称，首先基本排除主动脉夹层（床边胸片也未见明显纵隔增宽）。患者发病 9 小时，结合病史、查体、辅助检查，诊断"急性非 ST 段抬高性心肌梗死、心功能分级 Killip Ⅱ 级，结合心电图表现，考虑罪犯血管为"左主干病变"，且患者已经有心原性休克早期表现（患者血压偏低、四肢湿冷、心率偏快），易尽早开通"罪犯"血管。

予多巴胺每千克 2～3μg/min 血管活性药物维持血压并给予托拉塞米 20mg 静脉推注利尿，患者血压维持于 94～102/62～72mmHg，给予阿司匹林 300mg、氯吡格雷 600mg 嚼服，急行冠状动脉造影示：左主干（LM）体部以远 100% 闭塞；前降支（LAD）及回旋支（LCX）完全闭塞，前向血流 TIMI 0 级；右冠状动脉（RCA）远段 40%～50% 偏心性狭窄，前向血流 TIMI 3 级；可见 RCA 向 LAD 及 LCX 发出侧支，侧支血流 2～3 级。考虑梗死相关血管为 LM。（如图 2-10-3、图 2-10-4 所示）

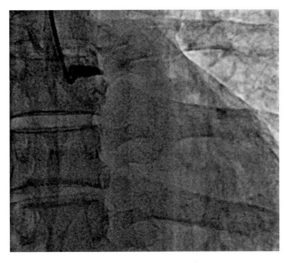
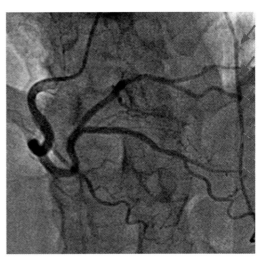

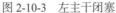

图 2-10-3　左主干闭塞　　　　　　图 2-10-4　右冠状动脉动脉侧枝循环

在主动脉球囊反搏（IABP）支持下行急诊介入治疗，指引导丝两根分别通过左主干体部闭塞病变到达前降支及回旋支远端，2.5mm×20mm 球囊位于左主干 - 前降支行缺血后适应技术开通闭塞血管，后用冠状动脉血管内超声显示回旋支开口无严重狭窄，前降支近段弥漫性 50% 狭窄，前降支开口 76% 狭窄，左主干体部可见斑块破裂伴血栓影，故于前降支近中段至左主干病变处序贯植入 3.5mm×26mm、4.0mm×26mm Resolute Integrity 唑他莫司药物洗脱支架 2 枚，分别以 3.5mm×15mm 及 4.5mm×12mm 球囊扩张，后再次行血管内超声显示支架贴壁良好，前降支开口直径 3.3mm×4.2mm，管腔面积 11.08mm^2，LM 病变最严重处直径 4.67mm×4.92mmmm，管腔面积 17.98mm^2，如图 2-10-5，图 2-10-6 所示。

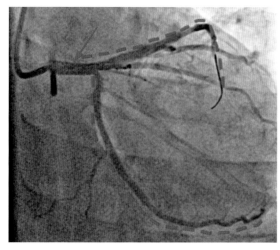
图 2-10-5　左冠状动脉造影（右肝位）

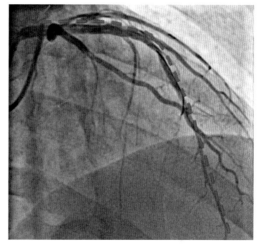
图 2-10-6　左冠状动脉造影（右头位）

　　术后患者安返心脏重症监护病房，在 IABP 及多巴胺每千克 4～6μg/min 支持下，血压维持于 96～130/66～78mmHg，心率在 96～106 次 / 分，双肺底可及少到中量湿啰音，急查床边心脏彩超显示：室间隔中间段至心尖段，左室前侧壁运动不协调，收缩幅度减低，左室舒张末期内径：47mm，左室收缩末期内径：38mm，左室射血分数（Simpson）：42%；患者于术后第三天逐渐减停血管活性药物并撤除 IABP，并予阿司匹林 100mg 一天一次、氯吡格雷 75mg 一天一次、瑞舒伐他汀钙 10mg 每晚一次、琥珀酸美托洛尔缓释片 47.5mg 一天一次、福辛普利 5mg 一天一次、托拉塞米 5mg 一天一次、螺内酯 20mg 一天一次治疗；术后第 10 天，患者无心绞痛症状及心衰症状，复查心电图 ST 段压低较前恢复（如图 2-10-7），心脏彩超示左室大小较前无明显变化，左室射血分数恢复至 50%，患者出

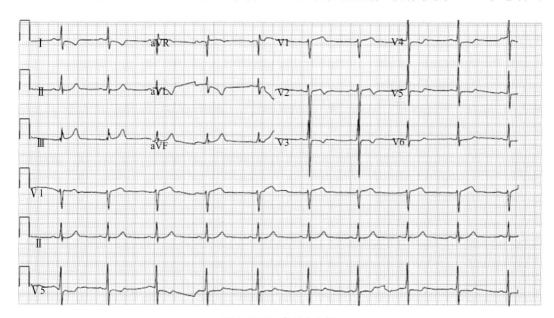
图 2-10-7　术后心电图

院，长期规律双联抗血小板、他汀调脂、美托洛尔、ACEI 等冠心病二级预防治疗。

三、讨论与总结

此患者为青年男性患者，既往体健，有 20 年吸烟病史，此次为急性发病，患者发病 6 小时就诊于外院，由于当地医院对疾病认识不足，至第二次行心脏损伤标志物检查阳性时才考虑急性心肌梗死，此时患者已经有心源性休克早期表现（血压偏低、四肢湿冷、肺部出现中量湿啰音），到达医院后及时给予血管活性药物治疗并很快通过急诊 PCI 开通闭塞左主干，患者康复出院。

此患者诊疗过程中值得我们学习的是：①典型的心绞痛症状＋典型的心电图改变，如果患者同时存在冠心病危险因素，一定要注意患者有无急性冠脉综合征，此患者虽然危险因素不多，但存在长期吸烟史，体重指数 29.4kg/m^2，有典型的心绞痛症状，心电图有多导联 ST 段压低，应首先明确有无急性冠脉综合征可能；②心电图包括 Ⅰ、Ⅱ、Ⅲ、aVL、aVF 及 V2～V6 导联在内广泛导联（≥6 个导联）ST 段压低＞0.1mV，aVR 和 V1（2 个导联）ST 段抬高＞0.1mV，ST 段抬高 aVR＞V1 导联，这种心电图的"6＋2"现象常常提示为左主干闭塞或次全闭塞病变；③对于典型心绞痛患者并伴有上述心电图变化的患者，应高度怀疑左主干闭塞病变的可能，医生接诊患者后要尽快按最严重的急性冠脉综合征处理，嘱患者静卧，开放静脉通路，积极运送患者到能行急诊 PCI 或 CABG 的医院进行诊疗，才有可能挽救患者的生命！

左主干闭塞出现 aVR 导联及 V1 导联 ST 段抬高的原因有两种解释：① aVR 及 V1 导联对应的位置为室间隔基底部，受到左右冠状动脉同时供血，不会轻易发生缺血，而在严重左主干病变时（完全闭塞或者次全闭塞），发生缺血产生了损伤向量，指向 aVR 及 V1 导联从而导致 ST 段抬高；②左回旋支急性闭塞通常产生后壁缺血，后壁缺血的电活动可能会抵消前壁（V1～V3 导联）缺血的电活动（对应性改变），使得左主干闭塞时 V1 导联 ST 段抬高程度低于左前降支闭塞时。有研究显示左主干闭塞的发生率为 0.04%～0.42%。Yamaji 发现，88% 左主干闭塞患者 aVR 导联 ST 段明显抬高，但仅有 43% 前降支近端病变也出现 aVR 导联 ST 段的抬高。aVR 导联 ST 段抬高幅度大于 V1 导联可作为左主干闭塞的一个指标。

总之，左主干闭塞或次全闭塞（或者有侧枝循环），具有很高的心源性休克及心搏骤停的发生率，是最严重的急性冠脉综合征。因而，对于怀疑有左主干闭塞心电图表现的患者，或者伴有心源性休克及心搏骤停同时伴有上述心电图改变的患者，积极行急诊 PCI 或 CABG 治疗，进行血运重建可能是唯一能够挽救生命的途径。

（缪国斌 薛亚军）

参 考 文 献

中华医学会心血管病学分会. 中华心血管病杂志编辑委员会. 急性 ST 段抬高型心肌梗死诊断和治疗指南

[J]. 中华心血管病杂志，2015，（43）：380-393.

COLLET C, CAPODANNO D, ONUMA Y, et al. Left main coronary artery disease: pathophysiology, diagnosis, and treatment [J]. Nat Rev Cardiol, 2018, 15 (6): 321-331.

HIGAMI H, TOYOFUKU M, MORIMOTO T, et al. AOI-LMCA Stenting Registry Investigators. Acute Coronary Syndrome With Unprotected Left Main Coronary Artery Culprit-An Observation From the AOI-LMCA Registry [J]. Circ J, 2018, 83 (1): 198-200.

The Task Force for the management of acute myocardial infarction in patients presenting with ST-segment elevation of the European Society of Cardiology (ESC) 2017 ESC Guidelines for themanagement of acute myocardial infarction in patients presenting with ST-segment elevation [J]. European Heart Journal, 2017, 00, 1-66.

病例 11 冠状支架断裂，如何处理？

一、病历摘要

患者女性，57 岁，因"阵发性心前区疼痛 4 年，加重 1 周"于 2017-10-17 入院。患者 4 年前因前壁心肌梗死于当地医院先后行前降支（LAD）近段置入支架 1 枚，右冠状动脉（RCA）置入支架 3 枚。术后服用阿司匹林、氯吡格雷、阿托伐他汀等药物。1 周前再次出现心前区疼痛症状。既往有糖尿病 21 年，高脂血症病史 4 年。2016-03 行左肾动脉支架置入术，2017-05 因糖尿病足趾坏死全麻下行行左足截趾术。查体：体温 36.1℃，脉搏 80 次 / 分，呼吸 20 次 / 分，血压 148/77mmHg，双肺呼吸音清，未闻及明显干湿性啰音；心界左大，心率 82 次 / 分，心律齐，各瓣膜区未闻及异常血管杂音，腹软，无压痛、反跳痛，肝脏、脾脏肋下未触及，双下肢膝关节以下可凹性水肿。辅助检查：心电图示窦性心律，陈旧性前壁心肌梗死，Ⅱ、Ⅲ、aVF 导联 T 波异常，考虑为下壁心肌缺血。经胸超声心动图显示：左房左房前后径 38mm，室间隔厚度 11mm，左室舒张末径 49mm，左室射血分数 60%，室间隔心尖段运动不协调，收缩幅度减低，各瓣膜形态及运动未见明显异常，主动脉、肺动脉内径正常范围，二尖瓣中量反流，主动脉瓣少量反流，肺动脉瓣少量反流。

入院诊断：冠状动脉粥样硬化性心脏病、不稳定性心绞痛、陈旧性前壁心肌梗死、冠脉支架置入术后；2 型糖尿病；混合型高脂血症；左肾动脉支架置入术后。

二、临床决策

入院复查冠状动脉造影示：RCA 近段、中段可见支架影，第二转折处可见支架断裂影像并支架内完全闭塞（如图 2-11-1A，C，D）；LAD 原支架通畅，回旋支（LCX）中段狭窄 50%～60%（如图 2-11-1B）。考虑患者右冠状动脉支架内再狭窄且合并支架断裂，如拟开通 RCA，可考虑利用准分子激光冠状动脉内斑块消蚀术（ELCA），在开通支架内闭塞血管上游通道的基础上，再通过旋磨导丝（Rota Wire）进一步完成原支架内冠状动脉旋磨术（RA），最终实现球囊扩张及支架置入。经过以上充分术前讨论与准备，为该患者进行了 RCA 介入治疗：选择 6F AL1.0 指引导管，首先尝试应用 Field XT 导丝，在微导管支撑下难以通过 RCA 中段闭塞点，随后换用 GAIA2 导丝通过闭塞病变（如图 2-11-2A），但微导管不能通过闭塞病变处（如图 2-11-2B），随即应用 1.4mm Spectranetics 准分子激光导管，采用能量 45mJ/mm²、频率 40Hz 消蚀支架内闭塞病变处 3 次（如图 2-11-2C），顺利交换 Rota Wire 至 RCA 远端，应用 RotaLink 1.25mm Burr（170000 转 / 分钟）完成旋

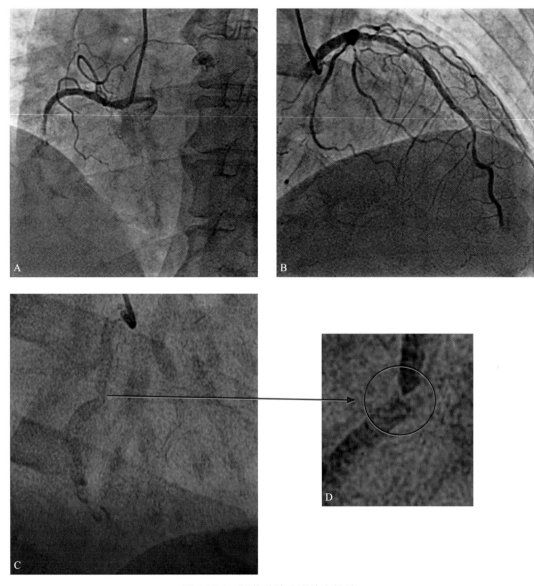

图 2-11-1　冠状动脉造影检查结果

A：RCA 中段完全闭塞；B：LAD 近段可见原支架通畅，LCX 中段弥漫狭窄 50%～60%；C、D：RCA 第二转折处可见支架断裂

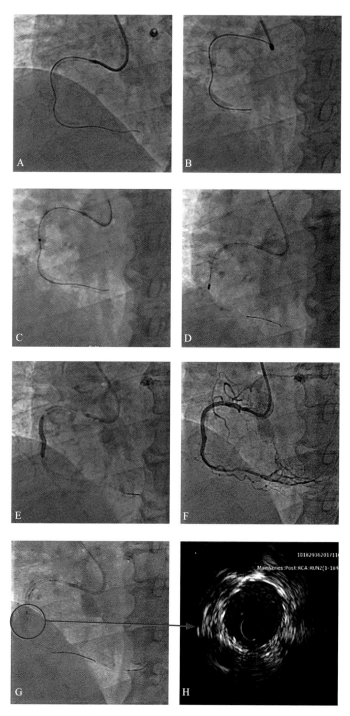

图 2-11-2　患者 RCA 介入治疗过程

A：导丝通过右冠状动脉（RCA）中段闭塞病变；B：微导管不能通过闭塞病变；C：应用 ELCA 消蚀支架内闭塞处；
D：RotaLink1.25mm Burr 完成旋磨；E：置入 2.75mm×24mm 药物洗脱支架；F：支架术后造影结果；G、H：IVUS
显示支架贴壁良好

磨 5 次（如图 2-11-2D），球囊扩张后，顺利于病变处置入 2.75mm×24mm 药物洗脱支架（如图 2-11-2E，F），IVUS 检查提示支架贴壁良好（如图 2-11-2G，H）。术后 3 天康复出院。

三、讨论与总结

近年，新一代 ELCA 用于支架内再狭窄的治疗，可清除支架内增生的内膜组织，在消融病变的同时拓宽了通道，使球囊更易于通过病变，有助于提高手术成功率，有可能降低复发率，并在临床应用中得到验证。对于有些慢性闭塞病变（CTO），包括支架内再狭窄后闭塞病变，往往导丝通过病变，但球囊或支架却无法通过，此时，使用 ELCA 有效的结合 RA 可提供更为安全有效的辅助治疗。ELCA 的关键优势在于替代经皮腔内斑块旋切术干预后，可交换标准的 0.014 英寸的导丝，很多存在钙化需要旋磨的病变主要限制不能应用专用 RotaWire 通过病变，ELCA 可以创建一个上游渠道允许 RotaWire 通过的通道并完成进一步手术治疗，此类 ELCA 结合 RA 的技术方法也被称为 RASER 技术。

四、专家点评

RASER 技术在我院这例特殊冠状动脉病变患者的成功应用，拓展了 ELCA 适应证，适合于日益增加的复杂性冠状动脉介入手术，这项技术可以通过短时间内培训得以掌握，随着病例数据的增加，手术经验的积累，RASER 这一技术的应用可以使那些难以使用常规冠状动脉介入手术进行治疗的患者受益。

（薛亚军　缪国斌）

（王伟民　点评）

参 考 文 献

DANIEL BM, SUNEEL T, PERCY PJ. How should I treat severe coronary artery calcification when it is not possible to dilate a balloon or deliver a RotaWire ™ ? [J]. EuroIntervention, 2011, 6: 779-783. DOI: 10.4234/EIJV932B30.

JOHN R, JEHANGIR N D, SUNEEL T, et al. Coronary Intervention with the Excimer Laser: Review of the Technology and Outcome Data [J]. Interventional Cardiology Review, 2016, 11 (1): 27-32. DOI: 10.15420/icr.2016:2:2.

JUAN PF, ALEX RH, DANIEL MK, et al. Beyond the balloon: excimer coronary laser atherectomy used alone or in combination with rotational atherectomy in the treatment of chronic total occlusions, non-crossable and non-expansible coronary lesions [J]. EuroIntervention, 2013, 9: 243-250. DOI: 10.4244/EIJV9I2A40.

LIU ML, ZHOU RX, JIM MH. Treatement of in-stent restenosis with excimer lasterangioplasty [J]. Chin J interventCardiol, 2000, 8: 75-77. DOI: 10.3969/j.issn.1004-8812.2000.02.008.

WU QM, WANG WM, LIU XZ. To evaluate the treatment of in-stent restenosis with rotational atherectomy [J]. Chin J interventCardiol, 2001, 9: 21-23. DOI: 10.3969/j.issn.1004-8812.2001.01.008.

病例 12　复杂高危患者介入治疗

一、病历摘要

患者男性，64 岁，主因"胸闷、气短 9 天"于 2018-11-15 收入院。患者 9 天前无明显诱因出现胸闷、气短，伴咳嗽、咳痰，症状持续存在，无明显胸痛、发热等不适。5 天前因上述症状加重就诊于我院急诊，查超敏肌钙蛋白 Ths-TNT 1.81ng/mL 升高、N 端前脑钠肽 NT-proBNP 27598.3ng/L 升高，心电图示：窦性心律，aVR 导联 ST 段抬高伴 Ⅰ、aVL、V4～V6 导联 ST 段压低；胸片示：双肺渗出改变，双侧少量胸腔积液。急诊诊断为肺部感染、急性非 ST 段抬高型心肌梗死、心力衰竭，给予化痰、抗感染、抗血小板及利尿等治疗后症状稍好转。既往高血压病史 20 年，目前应用氯沙坦钾控制血压，血压控制在 130/60mmHg 左右；糖尿病史 20 年，胰岛素及口服降糖药治疗，自诉空腹血糖 7mmol/L 左右；肾功能不全 3 年，血肌酐水平在 250～300umol/L；左下肢动脉闭塞 6 年，行截肢治疗，右髂动脉支架植入术后 6 年，左侧颈内动脉支架植入术后 2 年，平素口服"氯吡格雷、辛伐他汀、阿司匹林（停药 3 月）"治疗。查体：体温 36.5℃，脉搏 94 次 / 分，呼吸 16 次 / 分，血压 123/55mmHg，神清，双肺可闻及散在湿啰音，心率 94 次 / 分，律齐，各瓣膜听诊区未闻及杂音，无心包摩擦音，腹部查体无明显异常体征，左下肢缺如，右下肢不肿。辅助检查：患者入院时心电图可见 aVR 导联 ST 段抬高，Ⅰ、Ⅱ、aVL，V3～V6 导联 ST 段压低（如图 2-12-1），胸片可见心影增大，双肺渗出，双侧胸腔积液（如图 2-12-2）。

超声心动图：左室心尖部及室间隔节段性运动异常，二尖瓣少量反流，LVEF 30%，LVEDD 55mm。

实验室化验：hs-TnT（峰值）2.15ng/mL↑，NT-proBNP 33507pg/mL↑；PLT 183×10^9/L，HGB 107g/L↓，WBC 7.04×10^9/L；Cr 356μmol/L↑，eGFR15mL/min/1.73m^2↓。

入院诊断：①冠状动脉粥样硬化性心脏病、急性非 ST 段抬高型心肌梗死、窦性心律、心功能 Ⅲ 级（Killip 分级）；②肺部感染；③慢性肾脏病 4 期；④高血压 2 级，极高危组；⑤ 2 型糖尿病；⑥下肢动脉硬化闭塞症、左下肢截肢术后、右侧髂动脉支架术后；⑦左颈内动脉支架植入术后。

二、临床决策

诊断及鉴别诊断：患者中老年男性，亚急性病程。既往有高血压、糖尿病等多种冠心病危险因素，主要临床表现为胸闷伴呼吸困难，心电图表现为 aVR 导联 ST 段抬高，伴有多个导联 ST 段压低，心脏损伤标志物及 NT-proBNP 水平明显升高，故冠状动脉粥样硬化性心脏病、急性非 ST 段抬高型心肌梗死、心力衰竭诊断明确。从症状发作时心

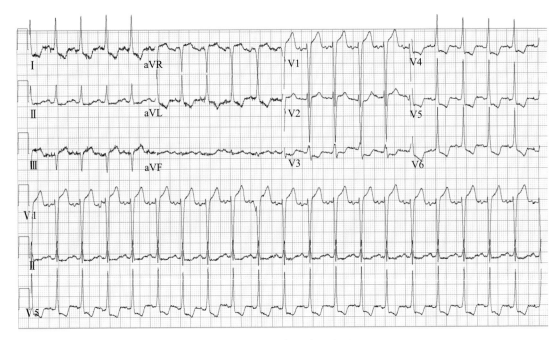

图 2-12-1　患者入院心电图

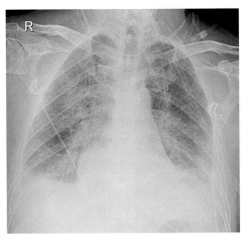

图 2-12-2　入院胸片

电图推测患者冠脉病变为左主干或者三支病变可能性大。

治疗决策：患者 GRACE 评分＞140 分，为高危组，根据我国 2016 年《非 ST 段抬高型急性冠脉综合征诊断和治疗指南》，建议在 24 小时内进行冠脉造影，必要时介入治疗。但患者合并心衰，既往慢性肾功能不全，一般情况较差，治疗上存在矛盾。经与患者家属充分沟通病情后，患者家属积极要求冠脉造影，必要时介入治疗。因此于 2018-11-27 由右侧桡动脉途径为患者进行冠脉造影，结果示：LM 体尾部重度钙化，狭窄 70%；LAD 近段、中段重度钙化伴弥漫狭窄 50%～95%，前向血流 TIMI-3 级；LCX 近中段斑块，远段节段性狭窄 90%，前向血流 TIMI-3 级；RCA 近段 60%～80% 弥漫狭窄，远段闭塞，前向血流 TIMI-0 级；可见 LCA 向 RCA 、RCA 自身侧支，侧支血流 1 级（如图 2-12-3 ）。

冠脉造影 SYNTAX 积分为 38 分，向患者家属建议冠脉搭桥，患者家属拒绝，要求介入治疗。

首先通过 99mTc-MIBI 心肌门控静息断层显像评估存活心肌，结果示左心室心尖、下壁心肌血流灌注受损；左心室收缩功能严重受损 LVEF 24%。患者左室前壁、下壁存活心

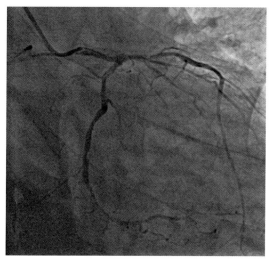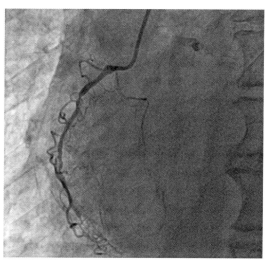

图 2-12-3　术前左、右冠脉造影

肌仍较多，故决定对 LM、LAD、RCA 行介入治疗。因患者肾功能不全，且 RCA 为 CTO 病变，故决定分两次行介入治疗，术前、术后充分水化，必要时血滤。首先于 2018-12-11 对 RCA 的 CTO 病变行介入治疗。在 6F JR4.0 指引导管指引下，在 Finecross 微导管支撑下送 Fielder XT 导丝成功通过 RCA 完全闭塞病变至远端，于 PDA-RCA 近段病变处序贯植入 2.25mm×30mm、2.5mm×38mm、3.0mm×38mm 药物洗脱支架（DES）（图 2-12-4）。

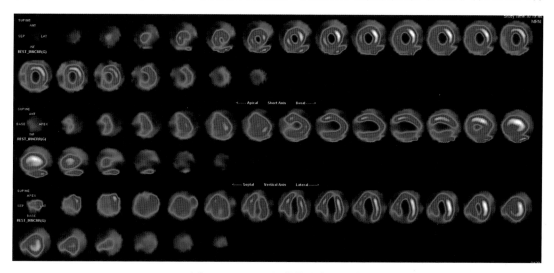

图 2-12-4　心肌门控静息断层显像

患者 LCA 病变累及 LM 及 LAD，钙化严重，且心功能差，为典型 CHIP（Complicated High Risk and Indicated Patients）患者，建议在主动脉内球囊反搏（IABP）或者体外膜肺（ECMO）支持下行 PCI。但患者左下肢截肢，右髂动脉支架植入术后，ECMO 治疗引起下肢缺血风险高，故决定在 IABP 支持下对 LCA 行介入治疗，术中通过 IVUS 指导支架植入，必要时行冠脉旋磨。

于 2018-12-18 由右桡动脉途径在 6F EBU3.5 指引导管下对 LCA 行介入治疗。术前穿刺右侧股动脉并置入 IABP，IVUS 导管难以通过 LAD 中段病变，2.75mm×15mm NC 球囊扩张 LAD 近段 -LM 病变，随后在 Guidezilla 辅助下于 LAD 中段 -LM 病变处序贯植入 2.75mm×30mm、3.5mm×30mm DES 支架，行 IVUS 检查，结果示：LAD 中段肌桥，LAD 近中段及 LM 支架贴壁良好，LAD 近中段 MLA 7.35mm^2，LM MLA 8.31mm^2，结束手术，拔除 IABP。术后随访，患者无胸闷、胸痛症状，肌酐水平与术前大致持平，尿量大致正常，不需要透析（图 2-12-5）。

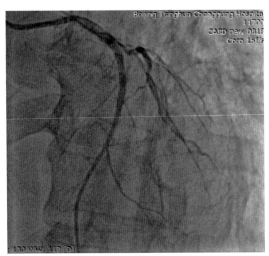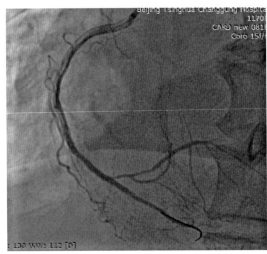

图 2-12-5　术后左、右冠脉造影

三、讨论与总结

该患者以心衰起病，LVEF 只有 30%，而冠脉造影为 CTO ＋严重的钙化无保护左主干＋三支病变，根据 2018 年《欧洲心脏病协会心肌血运重建指南》，在决定血运重建之前，应通过 SPECT 或者 PET 等检查评估存活心肌（Ⅱb 类推荐），以帮助预测患者能否从血运重建中获益。血运重建前应进行 SYNTAX 评分，患者 SYNTAX 评分为 38 分，指南推荐 CABG 术（Ⅰ类推荐）。但该患者因合并症多，患者家属拒绝 CABG，故我们为患者进行 PCI 治疗。该患者 SPECT 提示 RCA 供血区域存活心肌较多，故决定首先行 PCI 开通 RCA 的 CTO 病变（Ⅱa 类推荐），之后处理 LM/LAD 病变。指南推荐在无保护的左主干病变应用 IVUS 对病变进行评估（Ⅱa 类推荐）并对支架植入进行优化（Ⅱa 类推荐）。我们拟应用 IVUS 对患者左冠脉病变进行评估，但 IVUS 导管无法通过 LAD 中段病变。患者 LCX 开口无明显狭窄，属于 Medina 1-1-0 型分叉病变，我们根据指南应用单支架术式（Ⅰ类推荐）为对 LM-LAD 进行 Crossover，效果良好。Crossover（或 Provisional）是指仅对分叉病变的主支植入支架，不计划对边支植入支架，仅在边支闭塞或者血流严重受阻时对边支植入支架。

（周博达　王伟民）

参 考 文 献

中华医学会心血管病学分会，中华心血管病杂志编辑委员会. 非 ST 段抬高型急性冠状动脉综合征诊断和治疗指南（2016）［J］. 中华心血管病杂志，2017，45（5）：359-376.

NEUMANN FJ, SOUSA-UVA M, AHLSSON A, et al. 2018 ESC/EACTS Guidelines on myocardial revascularization [J]. *EuroIntervention,* 2019.

病例 13　高龄、多种合并症、左主干分叉病变如何治疗？

一、病历摘要

患者女性，76 岁，主因"发作性胸痛伴呼吸困难 7 个月，再发 1 天"于 2018-10-26 入院。患者 7 个月前休息时出现胸骨后针刺样疼痛，伴紧迫感，放射至背部。自行含服硝酸甘油和速效救心丸半小时后症状缓解。后因"心力衰竭，肺部感染"于我院普内科住院治疗期间曾诊断"急性非 ST 段抬高型心肌梗死"。因高龄、肺部感染、血小板减少、肾功能不全未行冠脉造影检查，规律服用硫酸氢氯吡格雷片 50mg 一天一次、匹伐他汀 1mg 每晚等药物治疗。1 天前再次出现心前区灼烧样疼痛，向后背部放射，伴出汗、恶心。疼痛程度较前加重，发作频率较前频繁，1 天内共发作 4 次，每次持续半小时以上。外院心电图提示 aVR 导联 ST 段抬高，Ⅰ、Ⅱ、aVF，V2～V6 导联 ST 段压低。我院急诊查 hs-TNT 0.088ng/mL↑，诊断为"急性非 ST 段抬高心肌梗死"，收入院治疗。既往系统性红斑狼疮 3 年，长期规律口服醋酸泼尼松 15mg 一天一次，雷公藤 20mg 一天两次，羟氯喹 0.2g 一天两次治疗，定期复查无异常；高血压 3 年，最高血压不详，间断口服卡托普利和美托洛尔缓释片，已停药 2 月；糖尿病 3 年，平素口服阿卡波糖 50mg 一天三次联合二甲双胍 0.5g 一天三次降糖治疗，因纳差已停药 1 月余；双下肢动脉粥样硬化斑块形成，双侧胫前动脉闭塞，颈动脉粥样硬化 1 年；血小板减少，最低 60×10⁹/L；慢性肾功能不全，eGFR 30mL/min/1.73m²，对阿司匹林过敏。查体：体温 37.1℃，脉搏 90 次 / 分，呼吸 18 次 / 分，血压 103/54mmHg，神清，双肺呼吸音清，未闻及干湿啰音，心率 90 次 / 分，律齐，各瓣膜听诊区未闻及杂音，无心包摩擦音，腹部查体无明显异常体征，双下肢不肿。辅助检查：患者胸痛发作时（如图 2-13-1）心电图可见 aVR 导联 ST 段抬高，Ⅰ、Ⅱ、aVF，V2～V6 导联 ST 段压低，症状缓解时心电图（如图 2-13-2）可见上述 ST 段改变恢复，入院时胸片提示心影增大，双肺纹理增多（如图 2-13-3）。

超声心动图：左房增大，未见室壁节段性运动异常，LVEF 62%，二尖瓣少量反流。实验室检查：CKMB（峰值）5.88ng/mL↑，hs-TnT（峰值）0.206ng/mL↑，NT-proBNP 1013pg/mL↑；PLT 183×10⁹/L，HGB 107g/L↓，WBC 7.04×10⁹/L；Cr 94.6μmol/L，eGFR 38mL/min/1.73m²。

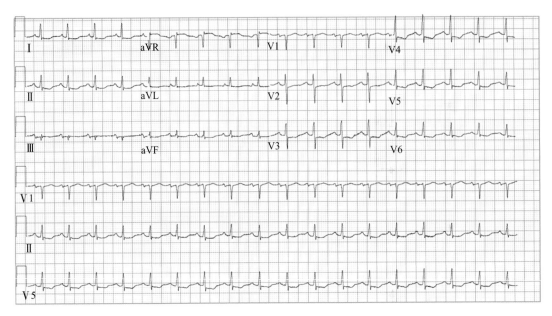

图 2-13-1　胸痛发作时心电图

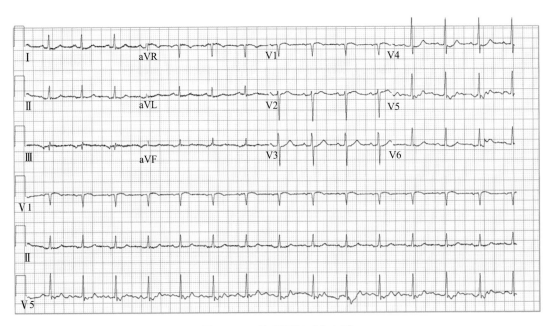

图 2-13-2　胸痛缓解时心电图

　　入院诊断：①冠状动脉粥样硬化性心脏病、急性非 ST 段抬高型心肌梗死、心脏不大、心律齐、心功能 I 级（Killip 分级）；②高血压（3 级，很高危）；③2 型糖尿病；④高脂血症；⑤系统性红斑狼疮。

二、临床决策

诊断及鉴别诊断：患者老年女性，慢性病程，急性加重。既往有高血压、糖尿病、高脂血症等多种冠心病危险因素，主要临床表现为反复发作缺血性胸痛症状伴呼吸困难，胸痛发作时心电图表现为 aVR 导联 ST 段抬高，伴有多个导联 ST 段压低，心脏损伤标志物水平明显升高，故冠状动脉粥样硬化性心脏病、急性非 ST 段抬高型心肌梗死诊断明确。从症状发作时心电图推测患者冠脉病变为左主干或者三支病变可能性大。

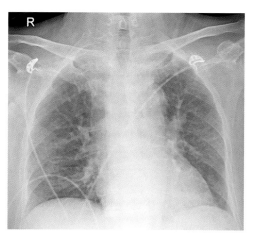

图 2-13-3　入院胸片

治疗决策：患者 GRACE 评分＞140 分，为高危组，根据我国 2016 年《非 ST 段抬高型急性冠脉综合征诊断和治疗指南》，建议在 24 小时内进行冠脉造影，必要时介入治疗。但患者为 76 岁老年女性，合并有多重慢性病，一般情况较差，既往血小板减少、慢性肾功能不全、对阿司匹林过敏，以上皆为介入治疗的相对禁忌证，治疗上存在矛盾。患者药物保守治疗效果不佳，再次发生急性心肌梗死，经与患者家属充分沟通病情后，患者家属积极要求冠脉造影，必要时介入治疗。因此于 2018-10-30 由右侧股动脉途径为患者进行冠脉造影，结果示：冠状动脉供血呈右冠脉优势型，左右冠脉走行区内可见钙化影，左右冠脉开口位置正常；LM 尾部至 LAD 开口弥漫性狭窄 70%～90%，LAD 中段弥漫性狭窄 50%～80%，LAD 中远段可见长约 15mm 肌桥，收缩期缩窄 50%，前向血流 TIMI-3 级；LCX 开口至中段弥漫性狭窄 70%～90%，前向血流 TIMI-3 级；RCA 中段弥漫性狭窄 80%，前向血流 TIMI-3 级（如图 2-13-4）。冠脉造影 SYNTAX 积分为 32 分，向患者家属建议冠脉搭桥，患者家属拒绝，要求介入治疗，因患者肾功能不全，故决定在 IVUS 指导下对 LM、LAD、LCX、RCA 行介入治疗，尽量减少造影剂用量。

首先干预 RCA，在 6F JR4.0 指引导管指引下于 RCA 中段病变处植入 3.0mm×22mm 药物洗脱支架（DES）1 枚。在 7F EBU3.5 指引导管指引下对 LCX-LM 病变行 IVUS 检查，结果示 LCX 近段 MLA 2.62mm^2，LM 尾部 MLA 3.12mm^2，故决定以 DK-Crush 术式对 LM、LAD、LCX 分叉病变行 PCI 治疗。首先对 LCX 中段至 LCX 开口病变处序贯植入 2.75mm×22mm、3.0mm×22mm DES，对 LM 及 LAD 预扩张后送 OptiCross 导管至 LAD 远端，对 LAD-LM 病变行 IVUS 检查，结果示 LAD 近段 MLA 2.19mm^2，LM 尾部 MLA 3.81mm^2，随后于 LAD 中段至 LM 尾部病变处序贯植入 2.5mm×30mm、3.0mm×26mm DES，于 LM-LAD 病变处植入 4.0mm×18mm DES，2.75mm×15mm NC 球囊置于 LCX 支架内，3.0mm×15mm NC 球囊置于 LM 支架内，以 12atm 完成 final kissing，并以 4.0mm×15mm NC 球囊对 LM 支架行 POT。复查 IVUS 示 LAD 及 LCX 内支架贴壁良好，

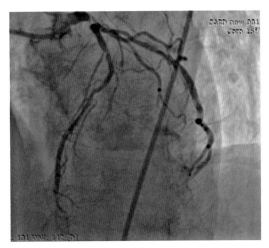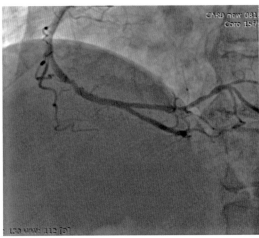

图 2-13-4 患者术前左、右冠脉造影结果

LM 尾部 MLA 12.15mm^2，LAD MLA 5.35mm^2，LCX MLA 4.65mm^2。手术过程顺利，术后给予阿司匹林＋氯吡格雷抗血小板，他汀降脂稳定斑块等冠心病二级预防药物治疗，随访 3 个月患者未再发作胸闷、胸痛症状（如图 2-13-5～图 2-13-7）。

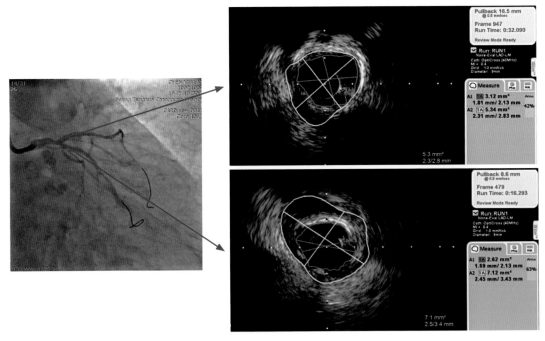

图 2-13-5 LCX 及 LM 的 IVUS 图像

三、讨论与总结

该患者冠脉造影为严重的无保护左主干＋三支病变，根据 2018 年《欧洲心脏病协

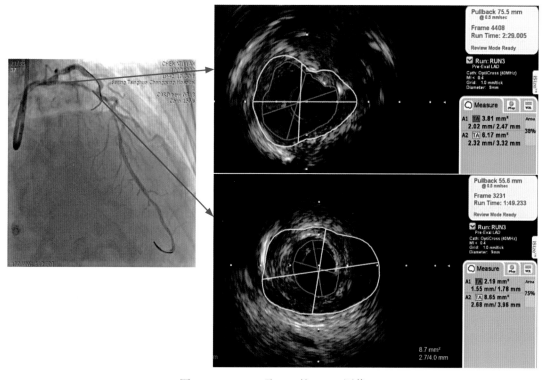

图 2-13-6　LAD 及 LM 的 IVUS 图像

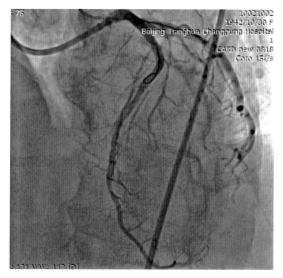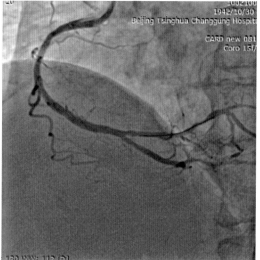

图 2-13-7　患者术后左、右冠脉造影

会心肌血运重建指南》，应进行 SYNTAX 评分，患者 SYNTAX 评分为 32 分，指南推荐 CABG 术（Ⅰ类推荐）。但该患者因高龄、合并症多，患者家属拒绝 CABG，故我们为患者进行 PCI 治疗，指南中为Ⅱa 类推荐。指南推荐在无保护的左主干病变应用 IVUS 对病变进行评估（Ⅱa 类推荐）并对支架植入进行优化（Ⅱa 类推荐）。我们应用 IVUS 对患

者左冠脉病变进行评估，结果提示 LCX 近段 MLA 2.62mm^2，LAD 近段 MLA 2.19mm^2，LM 尾部 MLA 3.81mm^2，属于 Medina 1-1-1 型真性分叉病变，我们根据指南应用 DK-Crush 术式（Ⅱb 类推荐）为患者进行完全血运重建，效果良好。DK-Crush 术式是我国学者首先提出的用于治疗分叉病变的双支架手术，共分成 7 步：分支置入支架，球囊挤压，第一次对吻扩张，主干置入支架，POT（近端优化），最终对吻扩张以及最终 POT。

（周博达　缪国斌）

参 考 文 献

中华医学会心血管病学分会，中华心血管病杂志编辑委员会. 非 ST 段抬高型急性冠状动脉综合征诊断和治疗指南（2016）［J］. 中华心血管病杂志，2017，45（5）：359-376.

NEUMANN FJ, SOUSA-UVA M, AHLSSON A, et al. 2018 ESC/EACTS Guidelines on myocardial revascularization [J]. *EuroIntervention*, 2019.

病例 14 "心碎"的老人

一、病历摘要

患者女性，86 岁，主因"咳嗽、咳痰伴发热 4 天，呼吸困难 1 天"入院。患者近 4 天前无诱因出现咳嗽、咳痰，咳少量白色黏痰，伴发热，体温最高 38.5℃，就诊于外院诊为"肺部感染"，予莫西沙星抗感染，退热、对症等治疗，发热好转。1 天前患者咳嗽、咳痰逐渐加重，并出现呼吸困难，可闻及痰鸣音，故来诊我院急诊。急诊查血气分析：pH 7.404，PCO$_2$ 43.7mmHg，PO$_2$ 52.6mmHg；床旁胸片示：双肺慢性支气管炎并感染可能性大，右下肺钙化灶；心电图示窦性心动过速，V2-V6 病理 Q 波，R 波递增不良，ST 段抬高 0.05～0.1mV；查心脏损伤标志物：hs-TnT 1.36ng/mL，CK-MB 14.81ng/mL，NT-proBNP 684.8pg/mL；考虑急性冠脉综合征、Ⅰ型呼吸衰竭，予无创呼吸机辅助呼吸，随后行急诊冠脉造影，提示"LAD 中段可见长约 20mm 肌桥形成、收缩期管腔缩窄 30%～40%；LCX 中段、远段偏心狭窄 30%～50%；RCA 未见明显狭窄"。为进一步诊治收入院。既往史：高血压 30 余年（最高血压 180/？mmHg，口服缬沙坦 80mg 一天一次，控制情况不详）。近 5 年来反复出现季节性喘憋、呼吸困难，未就诊。否认糖尿病、高脂血症。否认烟酒史。入院查体：T 36.6℃，P 136 次/分，R 21 次/分，BP 95/60mmHg。神志清，颈静脉无怒张，桶状胸，双肺呼吸音粗，可及痰鸣音及干啰音；心率 136 次/分，心律齐，各瓣膜听诊区未闻及病理性杂音；腹软，无压痛及反跳痛。双下肢无水肿。入院辅助检查：心脏损伤标志物组合：hs-TnT 1.36ng/mL，CK-MB 14.81ng/mL，NT-proBNP 684.8pg/mL；电解质 K 4.35mmol/L；血气 pH 7.404，PCO$_2$ 43.7mmHg，PO$_2$ 52.6mmHg，乳酸（血气）1.7mmol/L。

入院诊断：急性心肌梗死？Ⅰ型呼吸衰竭、慢性阻塞性肺疾病急性加重、高血压病 3

级很高危。

二、临床决策

本患者为老年女性，急性病程；近 4 天来出现咳嗽、发热等呼吸道感染症状，其后逐渐出现呼吸困难；既往有可疑的慢性支气管炎或慢性阻塞性肺疾病病史，以及长期高血压病史。如果仅从病史来看是一个单纯的慢性阻塞性肺疾病急性加重（AECOPD），患者的查体（桶状胸、入院后间断出现的哮鸣音）、血气分析及胸片也佐证了这一点；但患者来诊时心电图提示存在广泛导联（下壁、广泛前壁）ST 段抬高及前壁导联 R 波丢失（如图 2-14-1）并伴有心脏损伤标志物的升高，考虑需除外急性心肌梗死但急诊冠脉造影的结果却并未见血管狭窄或血栓夹层等病变。随即我们进行了超声心动检查，发现患者的心电图改变是有结构基础的，超声下可见到"左室心尖部变薄、圆隆、收缩幅度减低，室间隔及左室前壁中间段室壁节段性运动异常，左室射血分数（LVEF）仅 44%，少量心包积液"（如图 2-14-2）。同时随后对心电图的连续监测提示累及导联 T 波倒置的动态演变（如图 2-14-3），心肌酶的监测则提示出现逐步的下降趋势。心电图、心肌酶的动态演变及超声心动图的结果都提示心肌损害的存在，但这种存在却无法用冠脉缺血来解释，其背后的原因是什么呢？

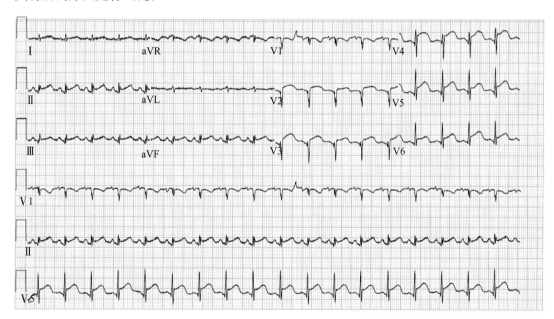

图 2-14-1　入院心电图，D1

窦性心动过速，前壁导联 R 波递增不良，广泛导联 ST 段改变

虽然少见于老年女性，但患者有发热、广泛导联心电图 ST 段弓背向下抬高、心肌酶升高，急性心肌心包炎是需要考虑的诊断，应进一步完善心脏核磁检查协助诊断，但因患者高龄、听力下降，且肺功能下降不能耐受镇静，故难以接受该检查。

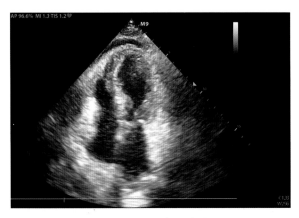

图 2-14-2　超声心动图

左室心尖部变薄、圆隆，"章鱼壶"样（左室呈现窄口宽底瓶样）改变，少量心包积液

另一个急需考虑的疾病是 Takotshbo 心肌病，又称应激性心肌病，这是一个临床表现上与急性心梗极为相似的疾病，常见于老年女性，有精神或躯体诱因下也叫"心碎综合征"。以左室心尖球囊样扩张（章鱼壶样）为典型超声下改变，可出现恶性心律失常、心源性休克、心功能不全等多种严重并发症，其左室功能障碍多在 1 月内恢复。本患者的临床表现（多见于老年女性，呼吸困难症状，心电图、心肌酶学动态演变、典型超声心动图下的"章鱼壶"样表现）均与此病相符（如图 2-14-2），但从她身上似乎没有任何情绪诱发因素，近期的最大应激就是 AECOPD。

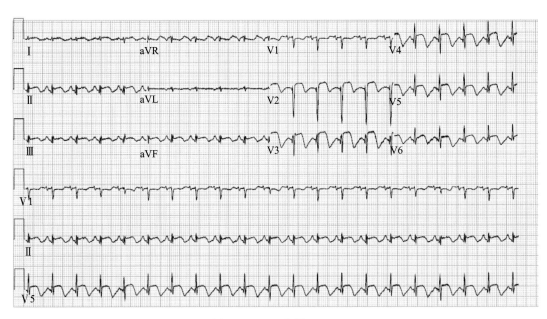

图 2-14-3　心电图 2，D2

窦性心动过速，前壁导联 R 波递增不良，广泛导联 ST 段改变，较前心电图出现 T 波倒置动态演变

接下来几天的连续演变中，心电图中抬高的 ST 段逐渐回落、倒置 T 波逐渐恢复，就连原本丢失的 V2、V3 导联 R 波再次出现图 2-14-4、图 2-14-5）；在入院后第 6 天、11 天复查的超声心动图也提示左室运动在逐渐好转，LVEF 分别为 59%、66%，室壁节段运动异常消失。发生在数天之内的这一系列的改变提示心肌损害迅速好转，这在心肌心包炎中是难以解释的，因而更支持应激性心肌病。在经过相应治疗后，患者 AECOPD 症状也得到有效控制，其后出院。

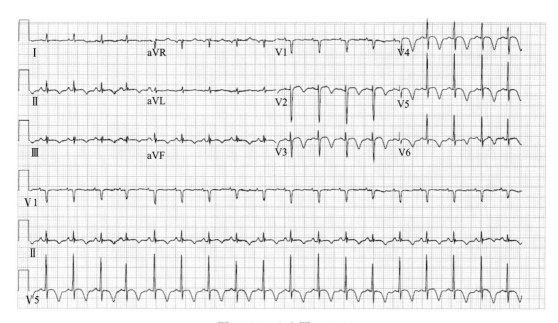

图 2-14-4　心电图 3，D6

窦性心动过速，前壁导联 R 波递增不良较前好转，ST 段回落，下壁、前壁导联 T 波倒置

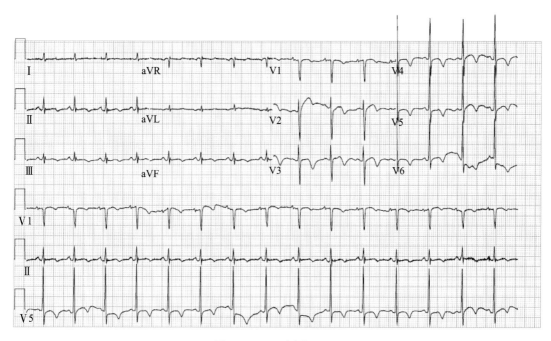

图 2-14-5　心电图 4，D8

窦性心律，前壁导联 R 波递增不良较前进一步好转，ST 段回落，下壁、前壁导联 T 波倒置较前好转

三、讨论与总结

应激性心肌病于 1990 年第一次在日本被提出，其后得到了广泛的认同。但其发病的具体机制仍不明，儿茶酚胺过多的发病学说仍有很多争议。既往曾认为应激性心肌病多有精神诱因，但近来的研究发现应激性心肌病仅约 27.7% 有精神诱因，36% 为躯体诱因，甚至有 28.5% 诱因不明。AECOPD 诱发应激性心肌病并不罕见，甚至有人提出了"气管源性应激性心肌病"，并指出由于其发病以呼吸困难、而非胸痛为主要表现，常难与单纯 AECOPD 鉴别；另外，在 AECOPD 中应用 β 受体激动剂可能是发病原因之一。另外，在以往的认识中，曾认为应激性心肌病多为良性，但当前研究发现，应激性心肌病并不像想象中预后良好，与急性冠脉综合征相比，其 LVEF 受损更明显，院内出现心源性休克（12.4% vs 10.5%，$P=0.39$）、死亡的比例（3.7% vs 5.3%，$P=0.26$）相当。且在应激性心肌病中，发病时 LVEF 值≤35% 是辨别高危患者的很好指标，有研究发现，发病时 LVEF≤35% 的患者急性期主要心血管事件（心源性死亡、急性心肌梗死、心衰及应激性心肌病再发）要高于 LVEF＞35% 患者，且在长期预后方面，LVEF≤35% 的患者也较差。对应激性心肌病的处理以治疗相应的恶性心律失常、心功能不全等并发症为主。

（谢　颖　刘　芳）

参 考 文 献

CITRO R, RADANO I, PARODI G. Long-term outcome in patients with Takotsubo syndrome presenting with severely reduced left ventricular ejection fraction [J]. *Eur J Heart Fail,* 2019, Epub 2019 Feb 04.

RAJWANI A, ADAM Z, HALL JA. Bronchogenic stress cardiomyopathy: a case series [J]. *Cardiology*, 2015, 130 (2): 106-111.

TEMPLIN C, GHADRI JR, DIEKMANN J. Clinical Features and Outcomes of Takotsubo (Stress) Cardiomyopathy [J]. *N Engl J Med.* 2015, 373 (10): 929-938.

病例 15　少年的"心"烦恼

一、病历摘要

患儿男，14 岁 4 个月，主因"间断活动后胸闷 3 年，加重 2 周"入院。3 年前着凉后发热 2～3 天，咽痛 10 余天。此后间断出现活动或情绪激动时胸闷、气短、心悸，持续时间 5～30 分钟，休息后缓解。1 年前当地医院就诊，心电图：窦性心律，房性早搏，V3～V5 导联 T 波倒置（如图 2-15-1）；超声心动图（见表 2-15-1）；心脏损伤标志物正常；

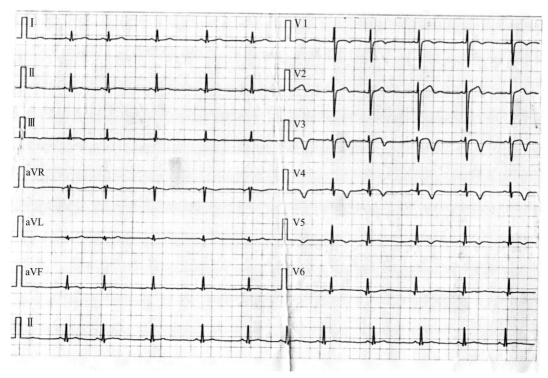

图 2-15-1　1 年前心电图

窦性心律，房性早搏，V3～V5 导联 T 波倒置

表 2-15-1　超声心动图结果

	LVEDd（mm）	LVEF	描述
2017-08-23	33	79%	
2018-10-08	44.3	65%	正常
2018-12-11	48	52	左室心尖部圆隆、变薄，局部心肌回声增强，矛盾运动

注：LVEDd，左室舒张末内径，13 岁儿童正常参考值 44.7±3.0mm；LVEF，左室射血分数

诊断"心肌炎"，予维生素、辅酶 Q10 口服。2 周前体育课跑步后（较平时多跑约 1000 米）再次出现胸闷、憋气、心悸、面色苍白，休息后缓解，无胸痛、黑矇、晕厥。再次就诊当地医院，行心电图：窦性心律，Ⅱ、Ⅲ、aVF、V3～V6 导联 Q 波形成，T 波倒置（如图 2-15-2）；超声心动图结果见表 2-15-1。冠脉 CTA 检查未见异常（如图 2-15-3）。转诊至我院。既往体健。个人史：孕 40 周剖宫产，出生体重 3Kg，新生儿期健康，喂养顺利，生长发育史正常。母亲妊娠期间无感染、发热史，产后半年出现心衰，产后 1 年（23 岁时）于家中猝死。母亲家族中多人在 30 岁前猝死，详见家系图（如图 2-15-4）。体格检查：体温 36.7℃，脉搏 89 次 / 分，呼吸 20 次 / 分，血压 112/65mmHg。神清，双肺未闻及干湿性啰音，心前区无异常隆起，心界左大，心率 89 次 / 分，心律齐，各瓣膜听诊区未闻及病理性杂音，腹软，肝脾肋下未触及，双下肢无水肿。辅助检查：甲状腺功能正常。高敏肌钙蛋白 T（hs-

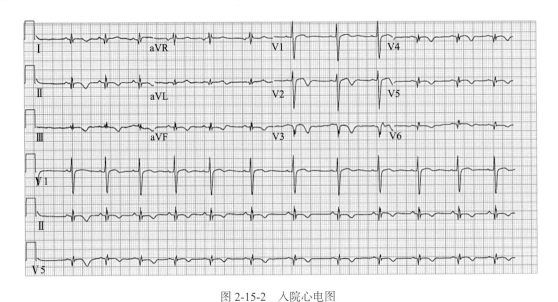

图 2-15-2   入院心电图

窦性心律，Ⅱ、Ⅲ、aVF、V3～V6 导联 Q 波形成，T 波倒置，较 1 年前心电图相比，
下壁及前壁导联 R 波丢失，Q 波形成。

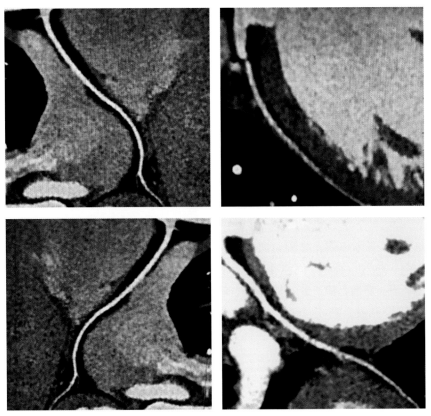

图 2-15-3   冠状动脉 CT 血管成像

冠状动脉血管走行、内径、官腔均正常，除外缺血性心肌病可能。

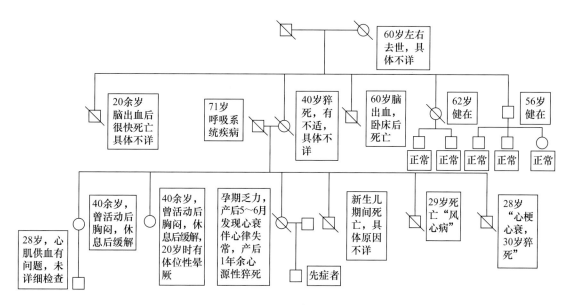

图 2-15-4　家系图

TNT）持续轻度升高 0.047～0.061ng/mL（我院正常参考值 0～0.024ng/mL）。超声心动图结果见表 2-15-1。心脏核磁共振成像（如图 2-15-5）：左心室轻度扩大，左室心尖部心肌明显变薄，心尖轻度膨隆；电影显像：左心室心尖部、邻近的左心室侧壁和侧下壁运动减弱；延迟显像：左心室心尖部、邻近的左心室侧壁和侧下壁（大致达乳头肌水平）明显延迟强化，提示纤维化。动态心电图：窦性心律，平均心率 73 次 / 分，频发室性早搏（室性早搏占总心搏数 3%），室性并行心律，T 波改变。T 波电交替（T wave alternation，TWA）：V3 导联 26uV，V4 导联 20uV，V5 导联 24uV。HRT：TO-6.11%，TS14.81ms/RR。

　　入院诊断：慢性心力衰竭 扩张型心肌病？ 心肌炎后心肌病？

二、临床决策

　　总结病例特点：① 14 岁患儿，慢性病程进行性加重；②进行性加重的活动耐量下降；③影像学检查提示心脏进行性扩大；④存在持续的心肌损伤；⑤强烈阳性的猝死家族史。患儿目前尚未出现临床心力衰竭症状和体征，仅表现活动耐量较同龄人下降，但影像学检查，从心电图、超声心动图到心脏磁共振检查，可以看到患儿在 3 年之内，尤其近 1 年迅速进展，正常的有活性的心肌组织被纤维化组织替代，并且这种损伤持续存在，心脏特异性较高的损伤标志物 hs-TNT 持续轻度升高。当然最引人注目的是患儿母系家族中出现的多人在 30 岁前猝死，这高度提示我们应考虑进展较快的累及心脏系统的某种遗传性疾病的可能。

　　寻找患儿的致病原因由其病例特点展开。患儿主要表现为活动耐量下降伴左室扩大，左室射血分数虽在正常范围，但 1 年内出现显著下降，我们首先想到的诊断是扩张型心肌病。根据 2008 年 ESC 有关心肌病分类立场申明，结合患儿病史，很容易排除高血压、缺

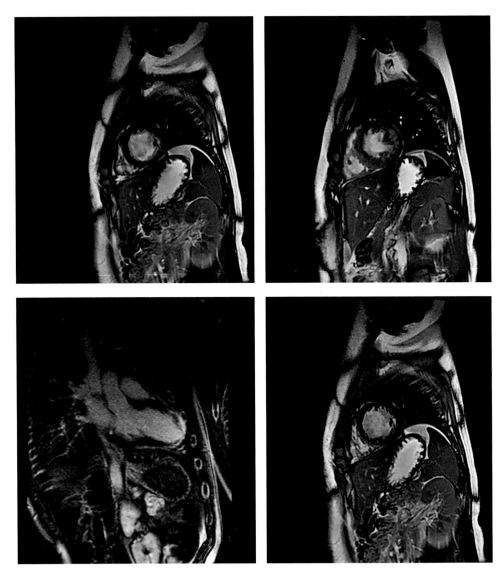

图 2-15-5　心脏核磁共振成像

左心室心尖部、邻近的左心室侧壁和侧下壁（大致达乳头肌水平）明显延迟强化

血性心脏病及瓣膜病等其他引起心脏扩大原因，考虑扩张型心肌病诊断成立。结合明确的猝死家族史，提示遗传因素参与的家族性扩张型心肌病（Family Dilated Cardiomyopathy，FDCM）可能性最大。患儿病情进展较一般的扩张型心肌病更为迅速，心电图 1 年时间下壁及前壁导联 R 波丢失明显，与心脏核磁共振成像检查发现的心肌广泛纤维化符合，明确准确的致病原因同时进行全面的猝死风险评估迫在眉睫。为此我们尽快将患儿的血液送检进行心肌病相关基因检查。

　　鉴别诊断患儿在基因检测结果证实之前（约 1 个月时间），关于扩张型心肌病病因还应考虑心肌炎后心肌病的可能。发病前的前驱感染史，入院前后检测 hs-TNT 的持续轻度升高，均提示存在持续心肌损伤。不同组织学类型心肌炎治疗有不同之处，如病毒性心肌炎需抗病毒治疗，而自身免疫性心肌炎需要免疫调节、免疫吸附甚至免疫抑制治疗等，因此我们考虑完成心内膜心肌活检指导治疗，但未能征得患儿家属同意。此外一些其他遗传代谢性疾病，如糖原贮积症也应考虑，但患儿无心脏外其他系统受累表现，未再进一步筛查。患儿来自我国东北地区，在黑龙江省克山县附近，应考虑克山病可能，但通过详细询问病史排除。

猝死风险评估是该类型患者治疗的重要方面。患儿为非缺血性心肌病，动态心电图可见频发室性早搏，传统的猝死风险评估指标 TWA 及 HRT 均正常，目前无心衰表现及射血分数显著下降，而 2016 年 ESC 急慢性心力衰竭指南指出，非缺血性心肌病，包括扩张型心肌病，植入 ICD 进行一级预防的指征为有症状的心力衰竭患者，心功能 NYHA 分级 Ⅱ - Ⅲ 级，LVEF≤35%（经过 3 个月优化药物治疗后），预期寿命超过 1 年。对该患儿而言，如果按照指南要求，出现心衰表现且射血分数低于 35% 才会被指南归为猝死风险高危患者，进而考虑植入 ICD 进行猝死风险预防。但从临床特征来分析，患儿携带致病基因，并且是已经外显的致病基因，心肌组织已经开始快速纤维化，家族中多人已极大可能因此于青壮年时猝死，指南建议的猝死风险评价对他而言可能存在不足之处。最终基因检测结果证实患儿为核纤层蛋白 Lamin A/C 基因突变。这类患者猝死风险极高，预后不良，建议尽早植入 ICD 以降低猝死风险。但交代病情及预后之后，患儿家长拒绝植入 ICD，目前予长期口服 ACEI 及 β 受体阻滞剂以期改善心室重构及阻断神经体液过度激活，改善远期预后，并进行密切随访。

三、讨论与总结

扩张型心肌病（dilated cardiomyopathy，DCM）是心力衰竭的常见原因，也是进行心脏移植患者最常见的诊断。DCM 以一侧或双侧心室的扩张伴收缩功能障碍为特征。根据病因可以大致分为两类，遗传性及非遗传性。大多数遗传性 DCM 的初始诊断可能都是特发性扩张型心肌病（idiopathic dilated cardiomyopathy，IDC），这提示我们对新诊断的特发性 DCM 病例应包括详细的家系评估，包括仔细询问 3~4 代家族史，并对一级亲属进行临床筛查，大多数患者还需进行遗传基因检测。如果 2 名或 2 名以上有密切血缘关系的家族成员被诊断为 IDC，即可诊断为 FDCM.FDCM 的患病率难以估计，主要是由于其发病年龄差异很大，并且对这些有风险的家庭成员做遗传性筛查一般在数年内进行，研究结束后才发病的成员未能纳入统计。有些研究对 FDC 家族中最初健康的亲属做再次筛查，证明了这一点。一份报告评估了某 FDC 大家族中 68 名最初健康的成员，相隔 6 年再次检查发现，2 名最初检查正常的成员现在已有 DCM 证据。另有 2 人分别发生了晚期心力衰竭和猝死。初次检查时，这 2 人均无症状，但分别有左心室增大（收缩力正常）和左束支阻滞。2011 年 HRS/EHRA 共识声明中的推荐：对于有早发性不明原因猝死家族史和（或）明显传导系统疾病的 DCM 患者，应做全面检测，包括基因检测。即使家族中没有其他明显疾病，也要行基因检测。遗传学信息有助于管理患者和评估亲属的患病风险。

扩张型心肌病可以表现为单基因常染色体显性遗传、X 性连锁遗传、常染色体隐性遗传和母系遗传方式。目前已经报道了 50 个以上致病基因，其中最常见的是肌联蛋白

TTN（Titin）和核纤层蛋白 Lamin A/C（LMNA）。LMNA 为常染色体显性遗传方式，常伴发房室传导阻滞和室性心律失常，该基因突变还与肢带型肌营养不良（Limb-Girdle myopathy）等疾病有关。Lamin A/C（也可称为 LMNA）是由 LMNA 基因编码的一种蛋白，属于核纤层蛋白家族。来自挪威的数据表明，家族性 DCM 中 LMNA 基因突变发生率为 6.2%。LMNA 突变的心肌病患者一般发病早，外显率高，需要心脏移植的比例高。LMNA 突变阳性的无症状年轻人群中频繁出现房室传导阻滞以及室性心动过速，提示应对这部分患者早期进行心脏检查。LMNA 基因突变携带者预后存在性别差异，男性突变携带者由于恶性室性心律失常以及终末期心力衰竭发生率更高，预后更差。

（赵兰婷　耿　雨）

参 考 文 献

CAFORIO AL, PANKUWEIT S, ARBUSTINI E, et al. Current state of knowledge on aetiology, diagnosis, management, and therapy of myocarditis: a position statement of the European Society of Cardiology Working Group on Myocardial and Pericardial Diseases [J]. *Eur Heart J*, 2013, 34 (33): 2636-2648, 2648a-2648d.

CRISPELL KA, HANSON EL, COATES K, et al. Periodic rescreening is indicated for family members at risk of developing familial dilated cardiomyopathy [J]. *Journal of the American College of Cardiology*, 2002, 39 (9): 1503-1507.

HASSELBERG NE, HALAND TF, SABERNIAK J, et al. Lamin A/C cardiomyopathy: young onset, high penetrance, and frequent need for heart transplantation [J]. *Eur Heart J*, 2018, 39 (10): 853-860.

PERRY ELLIOTT BA, ELOISA ARBUSTINI, ZOFIA BILINSKA, et al. Classification of the cardiomyopathies: a position statement from the european society of cardiology working group on myocardial and pericardial diseases [J]. *European Heart Journal*, 2008: 7.

PINTO YM, ELLIOTT PM, ARBUSTINI E, et al. Proposal for a revised definition of dilated cardiomyopathy, hypokinetic non-dilated cardiomyopathy, and its implications for clinical practice: a position statement of the ESC working group on myocardial and pericardial diseases [J]. *Eur Heart J*, 2016, 37 (23): 1850-1858.

PONIKOWSKI AAV, STEFAN D ANKER, HE'CTOR BUENO, et al. 2016 ESC Guidelines for the diagnosis and treatment of acute and chronic heart failure [J]. *European Journal of Heart Failure*, 2016: 85.

VAN RIJSINGEN IA, NANNENBERG EA, ARBUSTINI E, et al. Gender-specific differences in major cardiac events and mortality in lamin A/C mutation carriers [J]. *Eur J Heart Fail*, 2013, 15 (4): 376-384.

病例 16　胸痛背后的真相

一、病历摘要

患者男性，65 岁，主因"30 余年发作性意识丧失 3 次，胸痛 30 分钟"于 2018-11-26 急诊入院。患者于 30 年前无明显诱因出现心悸，随后出现意识丧失、呼之不应，伴面色苍白、冷汗，持续数秒钟后意识自行恢复。30 年间共发作 3 次。4 个月前外院检查后诊断"肥厚型非梗阻性心肌病"。入院前 30 分钟出现心前区针刺样疼痛，持续 5～10 分钟，休息后稍缓解。我院急诊心电图可见Ⅱ、Ⅲ、aVF，V4～V6 导联 ST 段压低（如图 2-16-1），化验 hs-TNT 0.039ng/mL↑，考虑为急性冠脉综合征。急诊完善冠脉造影检查：回旋支中段 50%～60% 局限性狭窄，OM1 50%～70% 局限性狭窄（如图 2-16-2 冠状动脉造影）。既往高血压 20 年；痛风病史 20 余年；1 年前及 5 个月前因左下肢无力于当地医院诊断"脑梗"，4 个月前外院颅脑动脉 CTA 未见明显狭窄。4 周前外院行前列腺部分切除术。家族史：父亲 60 岁时饮酒后猝死，具体原因不详。入院查体：体温 36.5℃，脉搏 81 次 / 分，呼吸 15 次 / 分，血压 121/69mmHg，神清语利，双肺呼吸音清，未闻及干湿性啰音，心律齐，各瓣膜区未闻及病理性杂音，腹软，无压痛反跳痛，四肢肌力Ⅴ级，肌张力正常，双下肢无可凹性水肿。辅助检查：超声心动图（如图 2-16-3）：肥厚型非梗阻性心肌病，二尖瓣大量反流，静息状态下及 Valsalva 动作后，左室流出到未探及异常高速血流信号，室间隔厚度 24mm，左室后壁厚度 12mm，左室舒末内径 54mm，二尖瓣前叶 SAM 征（－），左室射血分数：62%（Teich）。心脏磁共振成像（如图 2-16-4）：心脏电影成像：室间隔、左室前壁增厚，舒张末期较厚处厚约 22mm，心肌活性示增厚心肌内可见片状延迟强化；室壁无明显运动异常，心腔内未见明确充盈缺损。心肌灌注成像：左心室各壁未见明确心肌缺血和梗死征象。

入院诊断：冠状动脉粥样硬化性心脏病，急性非 ST 段抬高型心肌梗死，窦性心律，心脏不大，心功能Ⅰ级（Killip 分级）；肥厚型非梗阻性心肌病；高血压（2 级 极高危组）；陈旧性脑梗死；前列腺术后。

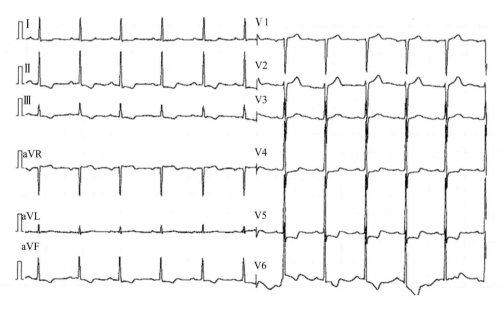

图 2-16-1　急诊心电图

窦性心律，aVR 导联 ST 段抬高 0.2mV，Ⅱ、Ⅲ、aVF 导联 ST 段压低 0.05mV，V4～V6 导联 ST 段压低 0.3mV

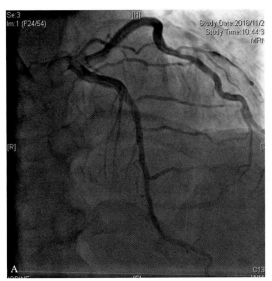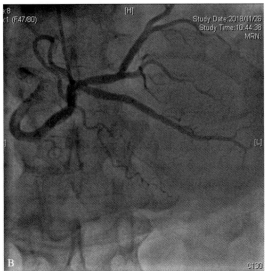

图 2-16-2   冠状动脉造影（A、B）

mLCX 50%～60% 局限性狭窄，OM1 50%～70% 局限性狭窄

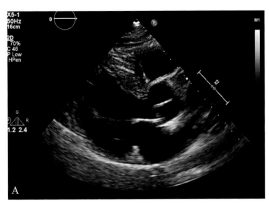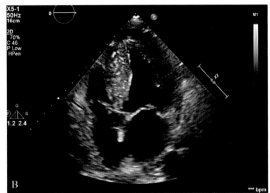

图 2-16-3   超声心动图（A、B）

二、临床决策

　　总结病例特点：老年男性，慢性病程，急性加重。临床表现反复晕厥，反复脑栓塞，急性胸痛。查体无特殊阳性发现。心电图可见 ST 段改变，心脏损伤标志物 hs-TNT 轻度升高，冠脉造影明确诊断为冠心病，超声心动图符合肥厚型非梗阻性心肌病诊断。

　　患者此次以急性胸痛就诊，结合心电图及心脏损伤标志物所见，首先应排除急性冠脉病变可能，尽快明确是否存在急性冠脉病变对患者的治疗决策非常重要，综合考虑权衡利弊急诊完善冠脉造影检查，急性血管闭塞病变可能除外，同时证实患者冠状动脉粥样硬化性心脏病诊断成立，需长期冠心病二级预防治疗。在解决了可能威胁患者生命安全的急性病变之后，患者既往病史曾发现心肌肥厚情况，肥厚型心肌病（hypertrophic

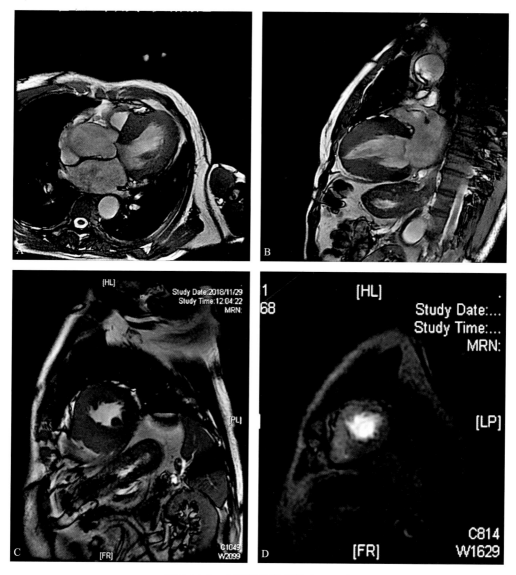

图 2-16-4　心脏磁共振成像（A～D）

cardiomyopathy，HCM）患者由于心肌氧供需失衡，亦可出现心绞痛症状。因此我们完善了超声心动图检查和心脏磁共振成像，证实患者确实为 HCM 患者。该患者并未出现静息及 Valsalva 动作后左室流出道压力阶差≥30mmHg，故而诊断为肥厚型非梗阻性心肌病。

　　诊断 HCM 必须与其他获得性原因导致的心肌肥大相鉴别，最常见的原因是高血压病和主动脉瓣狭窄。该患者虽有高血压病史，但长期规律服药，且并无其他靶器官损害证据，心肌肥厚的程度也显著超出一般高血压心肌肥厚程度，高血压引起心肌肥厚可能性不大。主动脉瓣狭窄可以通过超声心动图除外。

　　回顾患者病史，发现其在 30 年间有 3 次晕厥，其中不乏在运动中出现。此外患者提供病史包括两次脑梗死病史，但脑血管 CTA 检查并未发现严重血管狭窄改变，这提示我们高度注意患者有无心房颤动可能。患者的晕厥及反复脑梗病史均提示我们需高度关注患者心脏节律问题。为此我们完善了 24 小时动态心电图检查，结果：窦性心律，总心搏 73159 次，平均心率 56 次 / 分，最慢心室率 38 次 / 分，最快心室率 75 次 / 分，ST-T 改变（服用琥珀酸美托洛尔缓释片 23.75mg）。在服用小剂量 β 受体阻滞剂情况下，患者总心搏减少，最快心率仅 75 次 / 分（≤100 次 / 分），反应心脏变时性功能异常，但并未发现房颤。明确是否合并房颤对患者的治疗决策有重大影响，因为一旦记录到房颤发作应立即开始抗凝治疗。β 受体阻滞剂对 HCM 治疗非常重要，为一线药物治疗，应逐渐滴定致最大耐受剂量。但患者使用小剂量 β 受体阻滞剂情况下总心搏减少，且患者 5 年猝死风险评分属于高危（5 年猝死风险达 9.75%），有植入埋藏式心脏复律除颤器（ICD）治疗指征。综合考虑建议患者植入双腔 ICD，预防心脏性猝死；为 β 受体类药物的应用提供支持，改善患者预后；同时能够记录心腔内心电图，发现房颤等快速性心律失常，为后续治疗决策提供证据。反复与患者及家属沟通，患者及家属拒绝植入双腔 ICD。维持药物保守治疗，除冠心病二级预防治疗的阿司匹林及阿托伐他汀外，保留了小剂量琥珀酸美托洛尔缓释片（23.75mg 一天一次）。

三、讨论与总结

超声心动图上左室壁任何部位厚度≥15mm，无引起左室负荷增加的其他因素即可临床诊断 HCM；或者左室壁厚度≥13mm，合并有 HCM 有家族史者也可考虑 HCM 诊断。诊断 HCM 后还需要注意左室流出道压力阶差。传统意义上，超声测定的左室流出道瞬时峰值压力阶差≥30mmHg（静息状态或生理刺激情况下，如 Valsalva 动作、站立或运动等）则为梗阻性；而压力阶差≥50mmHg 时通常认为会导致血流动力学障碍。很多 HCM 患者没有症状，而有的患者会发生以下一种或多种症状：劳力性呼吸困难，乏力，不典型或心绞痛样胸痛，晕厥前兆或晕厥（尤其是用力时或之后），心悸，而端坐呼吸、阵发性夜间呼吸困难和水肿等严重心衰症状并不常见。所以该患者在超声心动图确诊 HCM 诊断后才考虑到将数十年前的晕厥与心肌病联系在一起。因为 15%～25% 的 HCM 患者报告至少有过一次晕厥发作。另有 20% 有过晕厥前兆。多种机制可导致心输出量不足和异常的外周血管反射，包括：房颤，传导异常和房室阻滞，左室流出道梗阻，血管迷走反射，运动时心肌缺血等。

高达 60% 的青少年与成人 HCM 患者的病因是心脏肌球蛋白基因突变引起的常染色体显性遗传疾病。5%～10% 的成人患者病因为其他遗传疾病，包括代谢和神经肌肉的遗传病、染色体异常和遗传综合征。还有一些患者的病因是类似遗传疾病的非遗传疾病，如心肌淀粉样变性。大多数 HCM 患者左心室肥厚不会进展，绝大多数患者有正常的寿命，年死亡率为 1%。HCM 的自然病程可以很长，呈良性进展，最高年龄超过 90 岁，75 岁以上的达到 23%。HCM 患者最终预后大体分为三类：带病生存，心衰，猝死，其中心源性猝死 51%，占到一半以上。所以 HCM 患者猝死风险管理非常重要。目前多数根据 2014 年 ESC 肥厚型心肌病诊断和治疗指南推荐，应用 HCM Risk-SCD 公式，根据患者年龄、最大左室壁厚度、左房大小、最大左室流出道压力阶差、猝死家族史、非持续性室速、不明原因晕厥以及运动中血压反应 7 个因素计算患者的 5 年猝死风险。5 年猝死风险 < 4% 为低危组，4% ~ 6% 为中危组，> 6% 为高危组。高危组建议植入 ICD，中危组考虑植入。2011 年美国 ACCF/AHA 肥厚型心肌病猝死风险评估中加入了左室心尖室壁瘤，终末期心衰，以及心脏核磁显示的 LGE（钆剂延迟强化显像，提示心肌纤维化）。ESC 指南认为这几个指标研究数据较少而并未采用。未来更多的研究数据的出现可能会改变目前的风险评估模式，帮助临床识别更多的高危患者，以期改善其预后。

四、亮点精粹

临床上急性胸痛是患者就诊心内科的主要原因，起病急骤，如不仔细询问病史及查体，很容易忽略隐藏在"胸痛"背后的真凶。这个病例就是一个典型的代表，患者更多的风险并不是来自于胸痛，而是肥厚的心肌本身及引起的心律失常。对临床常见的动态心电图的分析也不能仅仅局限于心率快慢或有无心律失常，还能获得心率储备、心率变时性、心率变异性、T 波电交替、窦性心律震荡等信息，忽略这些可能错失对患者病情判断的关键信息。

（赵兰婷　耿　雨）

参 考 文 献

ELLIOTT PM, ANASTASAKIS A, MICHAEL A, et al. 2014 ESC Guidelines on diagnosis and management of hypertrophic cardiomyopathy [J]. *European Heart Journal,* 2014.

GERSH BJ, MARON BJ, BONOW RO, et al. 2011 ACCF/AHA guideline for the diagnosis and treatment of hypertrophic cardiomyopathy: a report of the American College of Cardiology Foundation/American Heart Association Task Force on Practice Guidelines [J]. *Circulation,* 2011, 124 (24): e783-831.

病例 17　运动诱发的室性心动过速

一、病历摘要

患者男性，33 岁，主因"间断心悸 5 年，晕厥 1 次，心悸加重 3 天"入院。5 年前患者于踢足球时出现心悸、晕厥，约 5 秒钟后恢复意识，伴冷汗，无胸闷、胸痛、喘憋，无恶心、呕吐，无大小便失禁，无抽搐及口吐白沫，未予治疗。两年前患者于办公时出现心悸、头晕、恶心，伴全身乏力、双手麻木、面色苍白、出冷汗，休息 10 分钟后缓解，未予治疗。后心悸间断发作，常于运动、劳累及情绪激动时出现，休息后可缓解，1～2周发作一次，每次持续5～10分钟。1年前无明显诱因再次出现心悸，于外院就诊，Holter示："总心搏数92196次，室性期前收缩6914次，室性期前收缩二联律750次，"考虑"频发室性早搏"，予桂哌齐特80mg，三磷酸腺苷20mg及稳心颗粒、苦碟子治疗后略减轻。9月前患者再次间断出现心悸，伴胸闷、面色苍白，偶感乏力，每周发作一次，就诊于我院门诊，Holter示："窦性心律，总心搏数90934次，室性期前收缩4459次"，予比索洛尔2.5mg一天一次，服药一周后症状好转，自行停药，未再发生上述症状。3天前步行500米时出现心悸、胸闷，休息20分钟后稍缓解。4小时前患者走路时再发心悸，伴胸闷，持续1小时左右，故就诊于我院急诊，ECG示："多形室性早搏，短阵室性心动过速"，门诊以"阵发性室性心动过速"收入院。既往体健。否认相关家族史。查体示：双肺未闻啰音，心界正常，心率84次/分，心律齐，未闻杂音，双下肢无水肿。心电图：短阵室性心动过速，可见室性融合波（如图2-17-1）。

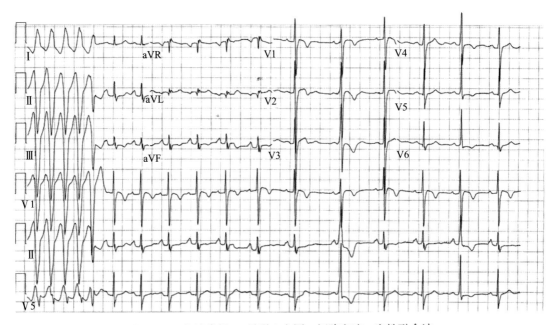

图 2-17-1   急诊常规12导联心电图：短阵室速，室性融合波

入院诊断：心律失常-室性心动过速。

二、临床决策

入院后完善辅助检查：心肌酶、NT-ProBNP、血钾及甲状腺功能正常。入院心电图及Fontaine导联心电图（如图2-17-2及图2-17-3）。动态心电图：窦性心律，频发多形室性早搏，短阵室性心动过速（6～12次/阵，共26阵，频率201～206次/分，集中出现于

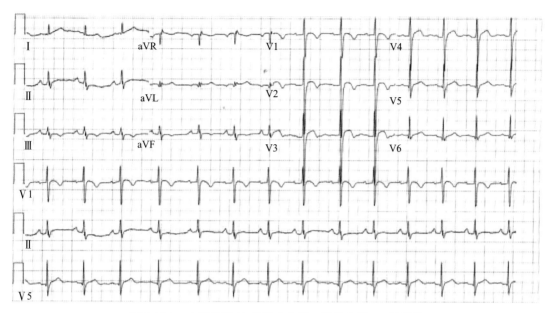

图 2-17-2　入院常规 12 导联心电图：窦性心律，T 波异常

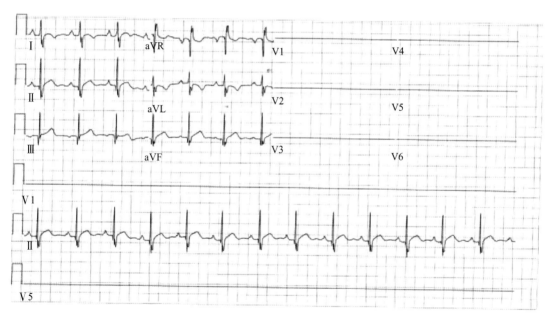

图 2-17-3　Fontine 导联心电图

16:00—19:00）（如图 2-17-4）。平板运动试验，运动过程中出现多形室早，运动恢复过程中出现阵发性室性心动过速，未见双向性室速（如图 2-17-5，图 2-17-6）。超声心动图：右室前后径增大（29mm），局部运动未见异常，LVEF：62%，LVESD 30mm，LVEDD 43mm，室间隔厚度 11mm（如图 2-17-7）。心脏 MRI：心肌灌注显像未见灌注缺损及延迟

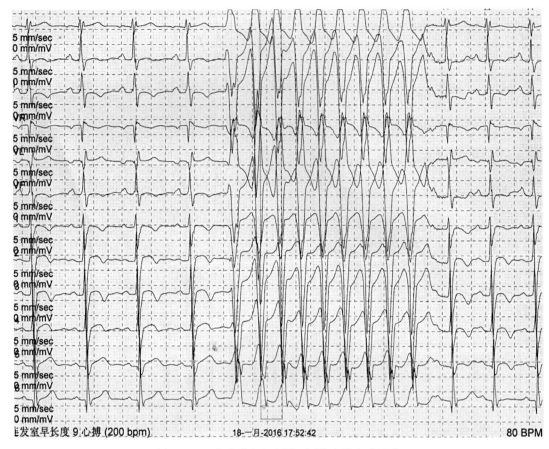

5 mm/sec 0 mm/mV

5 mm/sec 0 mm/mV

5 mm/sec 0 mm/mV

5 mm/sec 0 mm/mV

5 mm/sec 0 mm/mV

5 mm/sec 0 mm/mV

5 mm/sec 0 mm/mV

5 mm/sec 0 mm/mV

5 mm/sec 0 mm/mV

5 mm/sec 0 mm/mV

发室早长度 9 心搏 (200 bpm)　　　　18—一月-2016 17:52:42　　　　80 BPM

图 2-17-4　入院动态心电图：短阵室性心动过速

排空，右室心腔略增大，右室游离壁略变薄（如图 2-17-8）。

本例患者特点为青年男性，运动诱发室性心动过速。首先应考虑儿茶酚胺敏感性室性心动过速。此种心动过速往往具有以下特点：运动或情绪激动诱发，心电图特征为双向性、多形性室速；休息时无明显异常，运动试验可重复诱发 VT；心脏结构正常。但本患者窦性心律时，V1～V3 导联 T 波倒置；记录右心室除极心电信号的 Fontaine 导联（如图 2-17-3）可看到 QRS 波终末部分碎裂；依据图 2-17-4，图 2-17-6 心电图所示，患者室性心动过速成左束支阻滞图形，下壁导联呈负向，Ⅰ、aVL 导联成正向，考虑室性心动过速起源于右心室游离壁。超声心电图及心脏 MRI 均提示右室增大，MRI 还提示右室游离壁变薄。室速起源部位与心肌结构异常部位相符，因而考虑患者的室性心动过速为器质性心脏病 - 致心律失常性右室心肌病（ARVD）引起。因患者室性心动过速发作时，血流动力学不稳定，甚至出现晕厥，属于猝死高危患者。依据 2015 年《致心律失常性右室心肌病 / 发育不良治疗的国际专家组共识》，对于存在血流动力学不稳定的室性心动过速的 ARVD 患者应安装植入式心脏复律除颤器（ICD）（Ⅰ 类适应证），于 2016-02-01 成功为患者植入 ICD。

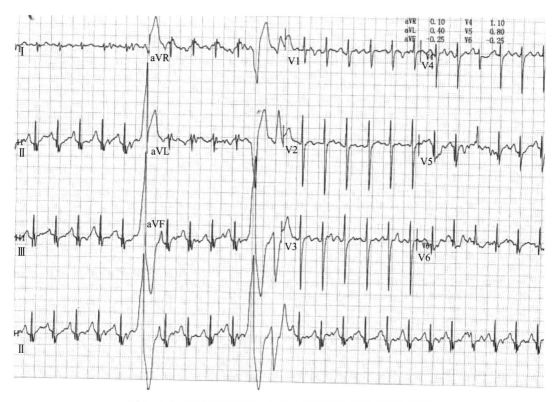

图 2-17-5　运动平板试验：从第 3 阶段开始出现多形性室早

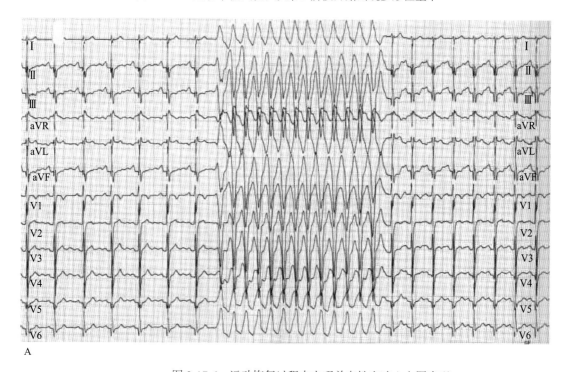

A

图 2-17-6　运动恢复过程中出现单向性室速心电图表现

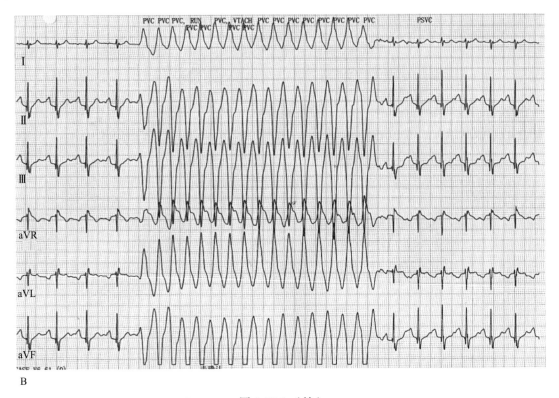

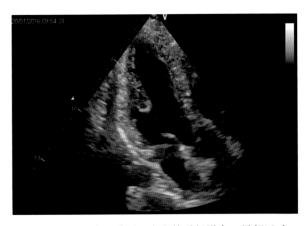

图 2-17-6 （续）

三、讨论与总结

图 2-17-7 超声心动图：右室前后径增大，局部运动未见异常

致心律失常性右室心肌病 / 发育不良（Arrhythmogenic right ventricular cardiomyopathy/dysplasia，ARVC/D）最早在 1936 年由罗马一位解剖学教授所记载。当时这例患者不明原因出现心悸、心衰及右心室扩大及室壁瘤形成，最终不幸发生猝死。随后，人们对该类疾病的研究逐渐加深，最终发现 ARVC/D 是由于正常的右室心肌组织被脂肪替代所导致的心肌结构及功能紊乱的一类疾病。

根据 2010 年最新修订指南，符合两项主要标准或者，一项主要标准及两项次要标准或者 4 项次要标准者即可确诊 ARVC。本案例中，该患者符合两项主要标准及一项次要标准，具体来说，该患者符合的主要标准有：①复极异常：V1～V3 导联 T 波倒置；②心律失常：非持续型室速，伴电轴方向向上（Ⅱ、Ⅲ、aVF、QRS 负向或不确定，aVL 正向）；符合的次要标准有：超声心动图提示右心室前后径增大，为 29mm。因此考虑 ARVC/D 诊

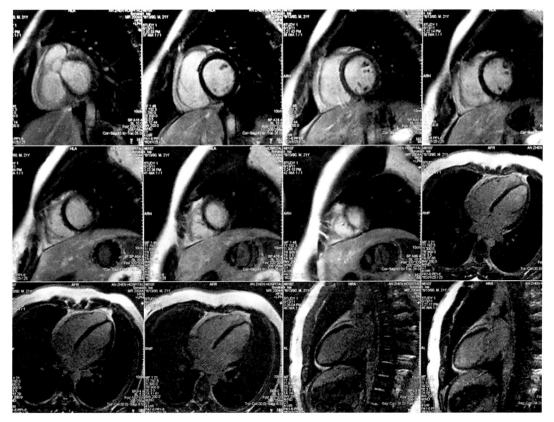

图 2-17-8　心脏 MRI：右室心腔略增大，右室游离壁略变薄

断明确。

事实上，直到 20 世纪 80 年代，人们才逐渐发现 ARVC/D 可能具有家族遗传性。研究发现，ARVC/D 一般呈常染色体显性遗传，超过 60% 的 ARVC/D 患者体内可检测到基因突变，以编码桥粒蛋白成分的基因突变最为常见。在机械负荷作用下，突变细胞黏着蛋白作用减弱，导致心肌细胞分离甚至死亡。同时，炎症反应相伴随，出现纤维脂肪替代性修复。目前已发现 16 种致病基因（如表 2-17-1），以 TGFβ-3、RYR2 最多见。

表 2-17-1　已发现的 ARVC/D 致病基因

基因型	致病基因	基因位点	年份
ARVC1	TGFB3	14q24.3	2005
ARVC2	RYR2	1q43	2001
ARVC3	不明	14q12-q22	1996
ARVC4	TTN	2q32.1-q32.3	2011
ARVC5	TMEM43	3p25.1	2008
ARVC6	不明	10p14-p12	2000
ARVC7	DES	2q35	2010
ARVC8	DSP	6p24.3	2002

续表

基因型	致病基因	基因位点	年份
ARVC9	PKP2	12p11	2004
ARVC10	DSG2	18q12.1	2006
ARVC11	DSC2	18q12.1	2006
ARVC12	JUP	17q21.2	2000
其他	PLN	6q22.1	2012
	LMNA	1q22	2012
	SCN5A	3p21	2008
	CTNNA3	10q22.2	2013

由于 ARVC/D 是运动中猝死的常见病因，除Ⅲ类抗心律失常及 β 受体阻滞剂等药物治疗外，ICD 治疗是预防 ARVC/D 猝死最主要手段。对于猝死高危人群，应植入 ICD 进行一级及二级预防。近期一项长期随访研究表明，植入 ICD 的 ARVC/D 患者死亡率低，预后较好。此项研究是迄今为止随访时间最长的，该研究共纳入 26 名植入 ICD 的 ARVC/D 确诊患者，平均随访长达 7.4 年，结果发现，仅 2 名患者死亡，其中 1 名因癌症去世。50% 患者在随访 1 年间获得有效的 ICD 治疗。类似地，目前最大的单中心序列研究显示，48% 患者在随访 1.3 年至 8.1 年年间获得有效 ICD 治疗，其中 19% 患者有效抑制室颤 / 室扑的发作。

对于青年人发生室速时应考虑到 ARVC/D 的可能性。对于反复发作室速的患者，以 ICD 植入联合抗心律失常药物为主要措施，长期预后较好。对于常规治疗下仍有反复室速发作者，射频消融术可降低室速的发作。

（佘　飞）

参 考 文 献

BASSO C. *Arrhythmogenic right ventricular cardiomyopathy* [J]. The Lancet, 2009, 373 (9671): 1289-1300.

BHONSALE A. *Incidence and predictors of implantable cardioverter-defibrillator therapy in patients with arrhythmogenic right ventricular dysplasia/cardiomyopathy undergoing implantable cardioverter-defibrillator implantation for primary prevention* [J]. J Am Coll Cardiol, 2011, 58 (14): 1485-1496.

MARTIN A. *High Arrhythmic Burden but Low Mortality during Long-term Follow-up in Arrhythmogenic Right Ventricular Cardiomyopathy* [J]. Heart Lung Circ, 2016, 25 (3): 275-281.

OHNO S, *The genetic background of arrhythmogenic right ventricular cardiomyopathy* [J]. Journal of Arrhythmia, 2016.

PHILIPS B. *Outcomes and ventricular tachycardia recurrence characteristics after epicardial ablation of ventricular tachycardia in arrhythmogenic right ventricular dysplasia/cardiomyopathy* [J]. Heart Rhythm, 2015, 12 (4): 716-725.

RUDER MA. *Arrhythmogenic right ventricular dysplasia in a family—American Journal of Cardiology* [J].

American Journal of Cardiology, 1985, 56 (12): 799-800.

SMITH W, C.C.G.W.G. Members of, *Guidelines for the diagnosis and management of arrhythmogenic right ventricular cardiomyopathy* [J]. Heart Lung Circ, 2011, 20 (12): 757-760.

病例 18　最可爱的人也有一颗海绵心

一、病历摘要

　　患者男，41 岁，主因"间断胸闷半年，加重伴心前区隐痛 1 个月"入院。患者半年前开始间断于情绪激动、酒后感胸闷，持续数分钟，休息可缓解，偶伴心悸，无胸痛、大汗，无黑矇、晕厥，未重视。1 个月前症状持续时间延长，约十几分钟可缓解。症状与进食、体位、咳嗽无明显关系，活动耐量无明显减低，可爬 6 层楼；夜间可平卧，无夜间阵发性呼吸困难。间断因上腹胀满感夜间憋醒，起床如厕后好转。9 天前行超声心动图提示左室扩大，左室射血分数减低（40%）。2 天前无明显诱因出现心前区隐痛，为持续疼痛，与活动、体位、呼吸、进食无明显关系。为明确诊治收入院。既往 10 年前诊断"甲亢"，口服药物（甲巯咪唑）治疗，甲亢复发 2 次，曾出现甲减，2 年前甲功恢复正常后停药。9 个月前复查甲功正常。入伍 10 年。吸烟 20 年，平均 20 支 / 日，戒烟 5 年，3 个月前复吸，5～6 支 / 天；间断饮酒 20 年，近两年平均 2～3 两 / 日，近半年未饮酒。否认早发心血管疾病史及猝死家族史。入院体检：体温 36.6℃，脉搏 98 次 / 分，呼吸 20 次 / 分，血压 120/70mmHg。神清，自主体位，颈静脉无怒张，双肺呼吸音清，未闻及干湿罗音；心界左大，心率 98 次 / 分，律齐，各瓣膜区未闻及杂音、额外心音、心包摩擦音。腹平软，无压痛、反跳痛，肝脾肋下未触及，肝 - 颈静脉回流征阴性，双下肢无水肿。入院诊断：心功能不全原因待查。

二、临床决策

　　患者中年男性，慢性病程，主要表现为胸闷，查体和超声心动图提示左室扩大，左心功能减低。入院后完善相关检查协助诊断与鉴别诊断。血常规及生化均正常 NT-ProBNP：136.0pg/mL，心肌损伤标志物阴性，甲状腺功能未见明显异常。胸片和心电图未见明显异常（如图 2-18-1）。动态心电图提示窦性心律，平均心率 88 次 / 分，最慢心率 58 次 / 分，最快心率 135 次 / 分，偶见房性早搏、偶发多形室性早搏。入院后进一步行心脏磁共振成像，提示左心室体积增大，各心室壁运动幅度减低，左室心尖部壁变薄，周围肌小梁增多紊乱（如图 2-18-2）。心肌灌注显示局部无明确缺血改变。各室壁未见明确缺血和异常延迟强化。遂复查超声心动图，提示左室心尖部肌小梁增多，结构松散，呈网状分布，以下后壁为著，非致密心肌厚度约 15mm，致密心肌厚度约 6mm，考虑符合心尖致密化不全（如图 2-18-3）。冠状动脉造影提示冠状动脉轻度粥样硬化改变。左心造影示各节段

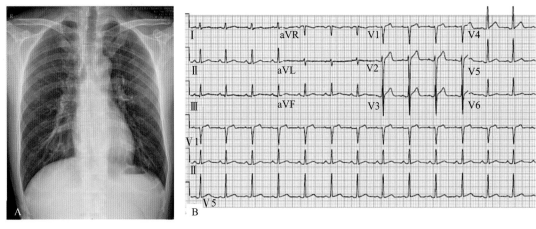

图 2-18-1 患者的胸片和心电图检查

A：心影未见明确增大，心电图；B：提示窦性心律，均未见明显异常。

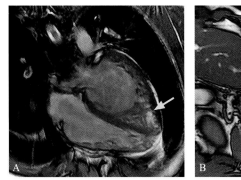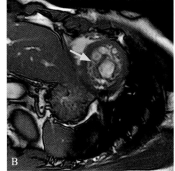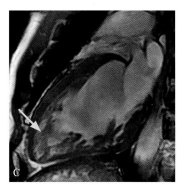

图 2-18-2 患者的心脏核磁

A：四腔心切面；B：左室短轴切面；C：矢状切面。箭头所指为致密化不全的心尖部位，隐窝内充满造影剂

室壁运动普遍减弱，左室游离壁、心尖部室壁变薄，左心腔明显扩大，未见二尖瓣反流，LVEFB：37%。综合以上检查，考虑患者左室致密化不全，心功能不全诊断明确，予以血管紧张素转换酶抑制剂、β 受体阻滞剂、醛固酮受体拮抗剂抑制心脏重塑治疗。患者一子筛查心电图及超声心动图未见明显异常。患者目前仍在随访中。

三、讨论与总结

该患者为中年男性，慢性病程，主要表现为胸闷，超声心动图提示左心增大、左心功能减低，化验提示肌钙蛋白及 BNP 水平未见明显异常，考虑慢性心力衰竭诊断成立。结合病史，病因需鉴别酒精性心肌病、甲亢性心肌病、缺血性心肌病、扩张型心肌病和心肌致密化不全。①患者既往有饮酒史，需警惕酒精性心肌病，但文献报道酒精性心肌病的诊断标准需每日酒精摄入量<80g，连续 5 年以上，且近 3 个月一直在饮酒，与该患者临床特点不符，不支持酒精性心肌病诊断；②该患者既往有甲状腺功能亢进和减退病史，需警

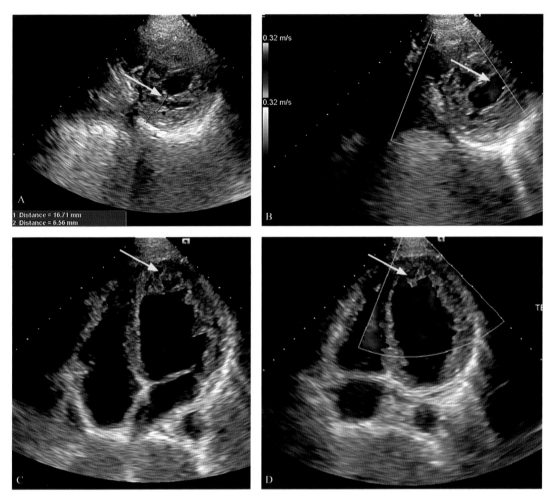

图 2-18-3 超声心动图

A：左室短轴心尖水平，肌小梁增多、粗大、排列紊乱构成非致密心肌，与外侧致密心肌厚度比值＞2；B：肌小梁间形
成深陷的隐窝，隐窝内的血流与心腔内血流相通；C：心尖四腔切面可见左室心尖部及侧壁中间段粗大的肌小梁突向左
心室，需与左室肥厚鉴别；D：彩色多普勒可见隐窝内的血流与心腔内血流相通，证实为肌小梁而非左室肥厚。

惕甲状腺功能异常性心肌病包括甲亢性心肌病和甲减性心肌病。但甲亢性心肌病所介导的
心肌病多是高输出量心衰，与房颤、持续心动过速、高血压有关，该患者病程中并无房
颤、高血压史；甲减也可导致心脏收缩功能受损，引起甲减性心肌病。但甲状腺功能异常
相关的心肌病均为可逆性心肌病，甲状腺功能恢复正常后心功能可恢复，该患者甲状腺功
能 2 年前即恢复正常，不支持甲状腺功能异常相关性心肌病；③扩张型心肌病超声表现为
左心室扩大、心功能减低，病因可为遗传性或获得性，需除外酒精性心肌病、缺血性心肌
病等常见的获得性病因。该患者超声心动图未提示节段性室壁运动异常，入院后行冠状动
脉造影提示冠状动脉病变与心肌病严重程度不符，不支持缺血性心肌病。但患者超声心动
图、心脏核磁和左心造影提示可能存在其他导致左心扩大、心功能减低的病因；④患者心
脏磁共振提示左心室增大，心尖部壁变薄，周围肌小梁增多紊乱，提示左室心尖致密化不

全可能，超声心动图初诊未见明显异常，但复查从左室短轴心尖切面和心尖四腔切面均可见心尖部肌小梁增多、粗大、排列紊乱，形成非致密心肌，其间形成深陷的隐窝，舒张末期非致密心肌：致密心肌厚度＞2mm，考虑左室心尖致密化不全诊断成立。

左室致密化不全（left ventricular noncompaction，LVNC）是胚胎发育初期心肌致密化过程受阻形成的先天性心肌病，非致密的心肌外观表现为特征性的"海绵样"，因此也称为"海绵状心肌""蜂窝状心肌"。该病最早由 Grant 于 1926 年描述。正常情况下，心脏在胚胎发育的前 6 周呈海绵状，从第六周开始致密化，顺序为从右心室到左心室，由心外膜至心内膜，从基底段至中间段，最后至心尖段，因此病变最常累及的部位在左室心尖和侧后壁，可孤立存在，也可与其他先天性心脏病并存。可散发，也可家族发病。各年龄层均可检出，男性多于女性。该病临床表现差异很大，可终生无症状而因意外检出，也可起病为严重心力衰竭，甚至猝死。尽管 LVNC 致密化不全的心肌常发生在心尖，但运动障碍可发生在整个心肌，因此 LVNC 可导致左室收缩功能不全和心力衰竭、附壁血栓和血栓栓塞事件、心律失常和猝死。LVNC 的诊断可依靠超声心动图、心脏磁共振成像和左心室造影。超声心动图是最常用的方法，主要诊断标准是：舒张末期内层非致密心肌与外层致密心肌比值＞2。2015 年柳叶刀杂志发表 LVNC 综述，根据合并的其他超声征象和心电异常将其分为 8 类：良性 LVNC、心律失常型 LVNC、扩张型 LVNC、肥厚型 LVNC、肥厚扩张型 LVNC、限制型 LVNC、右室／双室 LVNC、伴先天性心脏病的 LVNC。本例患者超声未见明确心室肥厚或其他先天性心脏病，而表现为心尖致密化不全合并左室扩大，因此为扩张型 LVNC。有文献报道该病有明显的家族遗传倾向，可以为常染色体显性遗传、X 连锁遗传或线粒体遗传，因此，对于现症患者检查时需仔细筛查其他可能的并存疾病，同时应建议患者直系亲属进行筛查。作为先天性原发性心肌病，LVNC 的治疗主要针对其并发症和合并症，改善症状、抑制心脏重塑、抗凝、起搏或射频消融治疗等。患者需定期复查评估心功能和心律失常等情况。

（孔令云　刘　芳）

参 考 文 献

TOWBIN J A, LORTS A, JEFFERIES J L. Left ventricular non-compaction cardiomyopathy. *Lancet* [J]. 2015, 386 (9995): 813-825.

病例 19　花季少女"心宽体胖"有玄机？

一、病历摘要

患儿女，12 岁，主因"体检发现心脏扩大两年"就诊。患儿两年前体检时发现心界扩大，但因无症状未进一步就诊明确诊断。半年前当地医院行超声心动图检查提示左心室显著增大（舒张末内径 60mm），射血分数 24%。开始服用血管紧张素转换酶抑制剂及β受体阻滞剂。两个月来间断无明显诱因出现心前区疼痛，持续数秒至 1 小时，无胸闷、心悸，活动耐力无明显下降，可爬 4 层楼，夜间可平卧，无夜间阵发性呼吸困难。患儿为顺产，5 岁时曾得手 - 足 - 口病。无相关家族遗传病史。体检患者生命体征平稳，身高 163cm，体重 69kg，BMI 26kg/m^2。口唇无紫绀，双肺呼吸音清，未闻及干湿啰音，主要阳性体征为心界左侧扩大，偶发早搏，双下肢无水肿。入院诊断：心脏扩大原因待查。

二、临床决策

患儿学龄期儿童，不明原因左室扩大，左心功能减低，需积极寻找其他可能导致左心扩大及功能减低的疾病，包括①左心前负荷增加的疾病，如重度瓣膜反流、室间隔和大动脉水平左向右分流；②原发性心肌病，如遗传性扩张型心肌病、心肌致密化不全，冠状动脉起源异常或瘘，获得性病因，如贫血、甲亢、结缔组织疾病；③左心后负荷增加的疾病，如主动脉瓣狭窄和重度高血压等。

完善相关检查：提示患者血红蛋白、肝功能、肾功能、血糖、血脂、甲状腺功能均未见明显异常。hs-cTnI（0.004ng/mL，参考范围 0～0.016ng/mL）和 NT-Pro BNP（301.8pg/mL，参考范围＜150pg/mL）均正常。微量元素检查亦未见明显异常。动态血压提示全天血压水平正常。体表心电图（如图 2-19-1A 和 B）提示窦性心律，频发室性早搏，ST-T 改变。24 小时动态心电图提示总心搏 104728 次，其中室性早搏 6915 次（6.6%）。进一步复查超声心动图（如图 2-19-1C 和 D）提示左室增大（舒张末内径 63mm），左室心尖变薄，局部持续向外膨出、运动幅度及增厚率减低，可见矛盾运动；未见异常肌束或纤维组织，未见其他先天性心脏病表现；射血分数 47%。行冠脉 CT 提示心外膜冠状动脉未见明确粥样硬化表现，冠状动脉起源、走形及终点未见明显异常。^{99m}Tc-SPECT 显示左室扩大，左室弥漫性灌注减低，以心尖部为著。心脏核磁提示左室扩大，心尖室壁瘤，未见延迟增强显像或纤维脂肪组织浸润。遗传代谢检查显示叶酸、维生素 B12 及线粒体代谢障碍。

考虑患者慢性左心功能不全，心尖部室壁瘤形成，给予利尿减轻心脏负荷、ACEI 及β受体阻滞剂、醛固酮受体拮抗剂抑制心肌重塑，及改善心肌代谢等治疗。患者仍在随访中。

三、讨论与总结

本例为少年患儿，慢性病程，主要表现为系统代谢障碍和心脏受累表现，包括心脏结构、功能和电生理异常。患儿心电图提示起源于左室心尖的室性早搏，与其左室心尖室壁瘤病变部位一致。LV 心尖持续向外膨出，符合室壁瘤表现，且根据室壁瘤的形态、运动特点可排除左室憩室、双腔左心室、心室疝等；病因上考虑为先天性，因

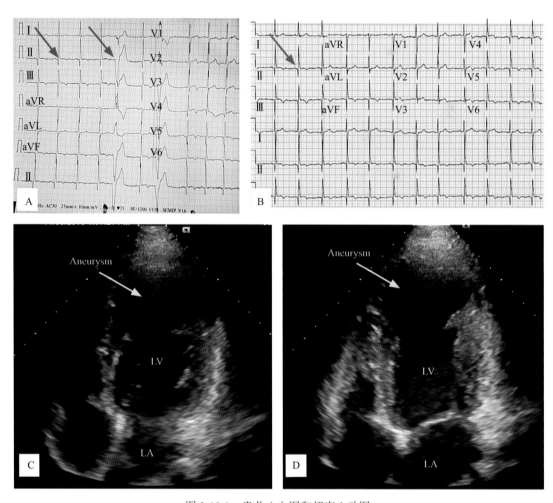

图 2-19-1　患儿心电图和超声心动图

A：4个月前心电图提示下壁导联 Q 波深倒，起源于左室心尖的室性早搏；B：抗心力衰竭治疗后室性早搏减少；
C：超声心动图舒张末期显示左室心尖变薄、圆隆、膨出；D：收缩末期室壁瘤更明显。

患儿无心血管病危险因素，其他辅助检查未见缺血性、感染性、炎症性疾病或先天性冠脉异常。

　　左室先天性室壁瘤，也称为特发性室壁瘤，发生于心脏发育早期。该病实际的发病率和患病率并不明确。报道最早的一例在孕中期发现。目前报道的先天性室壁瘤见于左室心尖、二尖瓣下、后壁、侧壁和下壁基底段。室壁瘤部位是恶性心律失常形成的基质，患者也可以恶性心律失常甚至猝死为首发表现；由于室壁瘤组织变薄、局部外膨、运动减低，亦为附壁血栓形成创造了条件；累及范围大者可导致心力衰竭。该病的诊断和鉴别诊断需要综合的心脏影像学检查评估。经胸超声心动图有助于评估心脏形态、功能和并存疾病，如心脏瓣膜病、心包疾病、右心系统疾病等。冠脉病变是最常见的导致获得性室壁瘤的病因，患儿行冠脉 CT 检查有助于排除先天或后天冠脉因素。心脏磁共振成像有助于了解心肌组织特征，而心肌核素检查有助理解心肌微循环、代谢水平和存活性。左室憩室在影像学上最需要鉴别的病变，尽管文献报道将两类疾病并称的并不少见。室壁瘤和憩室在心脏影像上均表现为左室局部变薄、持续向外膨出，室壁均与邻近组织连续，但室壁瘤的室壁运动消失或呈矛盾运动，因此室壁瘤收缩期变大，而憩室壁则可与邻近心肌同步运动，致憩室壁收缩期变小，舒张期变大。两者的鉴别非常重要，因文献报道室壁瘤的预后差于憩室。此外，室壁瘤的心电图表现也需与心肌梗死鉴别，需结合患者心血管病危险因素、心电图动态演变和冠脉 CT 评估结果。室壁瘤的预后取决于其大小、并发症和合并症。治疗需个体化，包括抗心律失常药物和器械治疗、抗心力衰竭症状和神经内分泌治疗及抗凝治疗等。

（孔令云　刘　芳）

参 考 文 献

AMADO J, MARQUES N, CANDEIAS R, et al. Congenital left ventricular apical aneurysm presenting as ventricular tachycardia [J]. *Rev Port Cardiol*, 2016, 35 (10): 545.e541-544.

HALPERN L, GARABEDIAN C, WORRALL NK. Congenital Ventricular Diverticulum or Aneurysm: A Difficult Diagnosis to Make [J]. *Case Rep Cardiol*, 2018, 2018: 5839432.

KONG L, LI Y, WU Y, et al. Isolated Congenital Muscular Diverticulum of the Left Ventricular Apex Complicated with Mural Thrombosis in an Adult [J]. *Echocardiography*, 2015, Oct; 32 (10): 1592-1593.

MALAKAN RAD E, AWAD S, HIJAZI ZM. Congenital left ventricular outpouchings: a systematic review of 839 cases and introduction of a novel classification after two centuries [J]. *Congenit Heart Dis*, 2014, 9 (6): 498-511.

PAUL M, SCHÄFERS M, GRUDE M, et al. Idiopathic left ventricular aneurysm and sudden cardiac death in young adults [J]. *Europace*, 2006, 8 (8): 607-612.

SHERMAN SJ, LEENHOUTS KH, UTTER GO, et al. Prenatal diagnosis of left ventricular aneurysm in the late second trimester: a case report [J]. *Ultrasound Obstet Gynecol*, 1996, 7 (6): 456-457.

病例 20　肌酶异常升高，是否甘草惹的祸？

一、病历摘要

患者男性，68 岁，主因"胸痛两年，乏力 1 周"入院，2 年前患者无明显诱因出现胸骨后闷痛，范围约巴掌大小，伴咽部放射痛和心悸，自服速效救心丸 10 分钟缓解，就诊于外院，诊断为"急性非 ST 段抬高性心肌梗死"，予药物治疗后好转出院。出院后规律口服阿司匹林、氯吡格雷（半年后停用）、琥珀酸美托洛尔、辛伐他汀，病情稳定。1 周前患者行走 30 米出现乏力、伴心悸，每次持续数小时，门诊以"急性冠脉综合征"收入院。既往高血压病两年余，血压最高达 185/90mmHg，服用厄贝沙坦氢氯噻嗪150mg/12.5mg一天一次、琥珀酸美托洛尔 25mg 一天一次，血压控制不佳。糖尿病两年余，口服二甲双胍 500mg 一天三次，未监测血糖。高脂血症病史 2 年余，口服辛伐他汀 20mg 每晚一次。脊髓灰质炎病史 60 年余，遗留右侧肢体不利。3 周前患者感冒后出现咳嗽、咳白痰，口服复方甘草片 4～5 片/天 203 周。吸烟 58 年，每天约 10～30 支，偶有饮酒。查体：T 36.1℃，BP 170/60mmHg，双肺呼吸音粗，未闻及干湿性啰音，心界不大，心率 91 次/分，律齐，各瓣膜听诊区未及杂音，无心包摩擦音。腹部查体未见明显异常。双上肢肌张力正常，肌力 5 级，双下肢肌张力减弱，左下肢肌力 2 级，右下肢肌力 1 级。辅助检查：心电图（如图 2-20-1）：窦性心律，心率 93 次/分，V1～V3 导联 T 波双向，可见 U 波，QTc 544ms。心肌酶：MYO 331.6μg/L（28～72μg/L），CK 598U/L（20～200U/L），CK-MB 6.93ug/L（0～6.22μg/L），Hs-cTnT 0.146μg/L（0～0.024μg/L）。血气分析：PH 7.504，PaO_2 91.8mmHg，$PaCO_2$ 45.1mmHg，HCO_3^- 33.2mmol/L，BE 11.2mmol/L。血钾：2.18mmol/L，血肌酐 164μmol/L。

入院诊断：冠心病，急性非 ST 段抬高型心肌梗死？陈旧性心肌梗死，窦性心律，心界不大，心功能 I 级（Killip 分级）；低钾血症；代谢性碱中毒；高血压 3 级很高危；高脂血症；2 型糖尿病；慢性肾脏病 3 期；脊髓灰质炎后遗症。

二、临床决策

患者老年男性，既往高血压、高脂血症、糖尿病、陈旧性心肌梗死病史，此次发病为乏力、心悸，入院心电图示 V1～V3 导联 T 波向，伴肌酸激酶、cTnT 升高，首先应考虑急性心肌梗死可能；但患者无典型胸闷、胸痛症状，入院当天查三次心电图未见明显动态变化（如图 2-20-1A～C），同时，CK-MB 低水平升高持续 9 天（如图 2-20-2C），非急性心肌梗死典型表现，不支持急性心梗诊断。分析患者病例特点，患者以下肢乏力为主诉，心肌酶升高，但是以 CK 及 MYO 水平明显增高为著，持续 9～10 天，心脏特异性 CK-MB 及 hs-cTnT 为低水平升高，考虑 CK、MYO 升高为肌肉来源，肌病可能性大。

进一步分析引起肌病的原因，患者口服他汀类药物，应考虑他汀副作用引起肌病可能。但是，患者服用他汀类药物已达两年，既往服药期间无乏力症状，曾复查心肌酶谱正常，与 1 周的急性病程不相符，考虑他汀引起肌病可能性小。同时患者甲状腺功能正常，未服用其他可引起肌病药物，排除甲状腺功能减退症及其他药物引起肌病可能。患者入院时新发低钾血症，血钾仅 2.18mmol/L，严重低钾血症可引起肌病、甚至横纹肌溶解可能，积极补钾治疗，血钾纠正后，CK 及 MYO 水平呈显著下降（如图 2-20-2），考虑低钾血症诱发肌病可能性最大。入院后予患者积极补钾、补液、继续降压、控制血糖、抗血小板等治疗，第 2 天患者血钾恢复正常，CK、MYO 逐渐下降，患者自觉乏力症状好转，查体示左下肢肌力 4 级，心电图 V1～V3 导联 T 波正常直立（如图 2-20-1D），U 波消失，QTc 间期较前明显恢复，最终好转出院。出院后随访 1 年，无上述症状再发，血钾始终正常。

三、讨论与总结

事实上，肌病病因众多，可分为先天性和获得性病因，其中以药物引起肌病为最常见

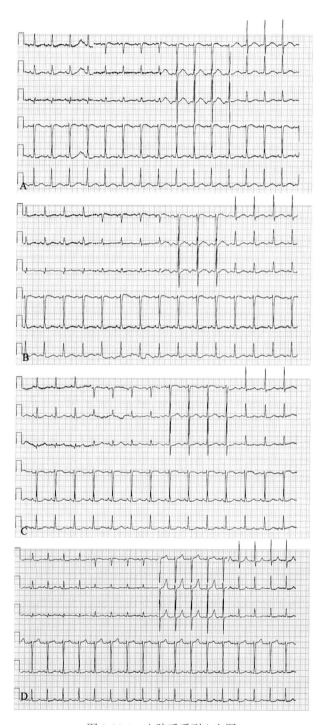

图 2-20-1　入院后系列心电图

A：入院当天第 1 份心电图：窦性心律，心率 93 次 / 分，V1～V3 导联 T 波双向，V2～V4 导联倒置 U 波，QTc ＝ 544ms；B：入院当天第 2 份心电图：心率 87 次 / 分，QTc ＝ 495ms。形态较前无动态演变；C：入院当天第 3 份心电图：心率 87 次 / 分，QTc ＝ 563ms。形态较前无动态演变；D：入院第 2 天血钾恢复至 4.3mmol/L 的心电图表现：窦性心律，心率 104 次 / 分，QTc ＝ 473ms；V1～V3 导联 T 波由双向变为直立，U 波消失。

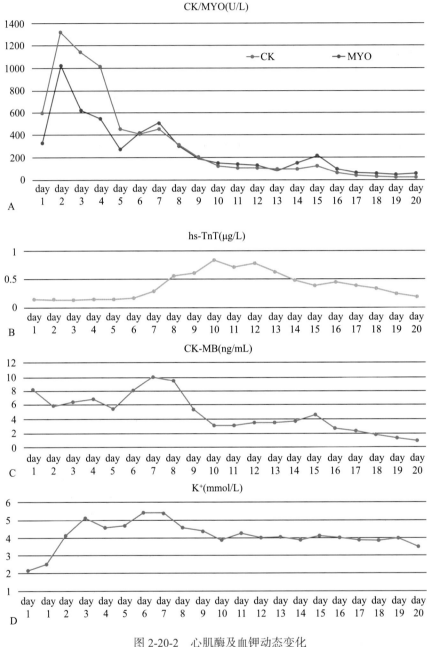

图 2-20-2　心肌酶及血钾动态变化

A：CK 及 MYO 的动态变化。CK：肌酸激酶；MYO：肌红蛋白；B：hs-cTnT 的动态变化。Hs-cTnT：高敏肌钙蛋白 T；C：CK-MB 的动态变化。CK-MB：肌酸激酶同工酶 MB；D：入院后监测血钾的变化趋势。

病因。而导致肌病的药物众多，诸多诱因尚未明确。对于诱因不明确的肌病患者，若未及时纠正诱因，可能会耽误患者的诊断及治疗，严重的横纹肌溶解甚至可导致死亡。

针对此病例，我们考虑他汀类药物及低钾血症导致肌病的可能。但是，该患者已服用他汀类药物达两年，既往服药期间无乏力症状，曾复查心肌酶谱正常，与 1 周的急性病程不相符。同时，每日 20mg 的剂量相对安全。近年一项大样本病例对照研究调查他汀类的药物副作用，平均随访 4 年时间，结果发现每年仅 0.0045% 服用辛伐他汀 20mg 每晚一次的患者会发展为肌病，且服药第 1 年出现的概率明显高于服用 1 年以上者。故我们排除他汀药物的影响，首先考虑低钾血症的因素。

值得一提的是，正常肌肉收缩时，细胞内钾会释放至细胞外，促进血管舒张并增加血流。在低钾血症状态下，当肌肉收缩时，血管不能相应舒张以提供足够的血流，最终导致肌肉缺血缺氧并坏死。并且，此时糖酵解酶活性受抑制，体内脂肪酸堆积。高浓度的脂肪酸会导致肌细胞的钠钾泵及 ATP 泵功能紊乱，细胞产能受阻，细胞膜分解后的细胞内钙离子释放至细胞外。而增高的血钙水平激活蛋白酶及磷脂酶刺激下游信号转导途径，分解肌纤维、骨架蛋白及膜蛋白，进一步加重肌细胞坏死。

另一方面，我们进一步挖掘低钾血症的原因。首先，该患者服用厄贝沙坦氢氯噻嗪片 150mg/12.5mg 每晚一次多年，其中的氢氯噻嗪作为噻嗪类利尿剂，可导致血钾流失过多。但有研究报道，由于厄贝沙坦本身存在一定的保钾作用，厄贝沙坦氢氯噻嗪致低钾血症的发生率仅 0.3%～0.6%。同时，患者服药多年，近期出现低钾血症，似不能解释为主要因素。其次，患者为高血压、低血钾，应除外原发内分泌疾病可能。患者化验检查发现皮质醇升高、节律异常，但患者无 Cushing 面容及体征，肾上腺 CT 扫描未见明显异常，抽血化验时间处于低钾血症当时，考虑低钾血症引起应激性皮质醇升高可能性大，如果能完善小剂量地塞米松试验可进一步明确；患者化验醛固酮水平明显升高，可引起低钾血症（表 2-20-1）；但患者肾上腺 CT 未见明显异常，低钾血症容易纠正，出院后停用补钾药物，血钾维持正常，不似肾上腺原发疾病所致醛固酮增多。那么，如何解释患者醛固酮水平的升高呢？最终我们发现了甘草的重要作用。甘草的主要成分是甘草酸。过量的甘草酸积聚在体内会抑制 11β 羟基类固醇脱氢酶的活性，阻止体内皮质醇转化为皮质酮。而且甘草酸可通过抑制 5β 还原酶减弱肝脏对醛固酮的正常代谢，导致假性醛固酮增多症（如图 2-20-3），最终可导致严重的低钾血症。目前认为 0.015～0.229mg/kg 甘草是相对安全的。然而，本患者入院前连续 3 周的甘草服用量达 7～9mg/kg/d（450～560mg/d）。因此，超量的甘草被认为是此例低钾血症的关键因素，而患者增高的醛固酮水平据此也可以解释。

表 2-20-1　患者体内激素水平

	抽取时间	浓度	参考范围
皮质醇系统			
皮质醇（nmol/L）	0am	454.1	
	8am	562.9	171～536
	4pm	837.2	64～327
[20]ACTH（nmol/L）	0am	14.1	
	8am	18.0	7.2～63.3
	4pm	24.0	7.2～63.3

续表

	抽取时间	浓度	参考范围
肾素 - 血管紧张素 - 醛固酮系统			
Renin（μg/L）		2.06	0.13～1.94
[#]AT I-W（μg/L）		2.93	
[↑]AT Ⅱ-W（μg/L）		82.85	23～75
醛固酮（ng/L）		322.05	30～170
血浆儿茶酚胺			
多巴胺（ng/L）		32.7	0～100
去甲肾上腺素（ng/L）		258.0	0～600
肾上腺素（ng/L）		22.7	0～100
24h 尿儿茶酚胺水平			
多巴胺（ng/L）		243.00μg/24h	0～600
去甲肾上腺素（ng/L）		42.00μg/24h	0～90
肾上腺素（ng/L）		2.00μg/24h	0～100
24h 尿量		2220mL/24h	

[20]ACTH：促肾上腺皮质激素；[#]AT I-W：血管紧张素受体 -I；[↑]AT Ⅱ-W：血管紧张素受体 -Ⅱ

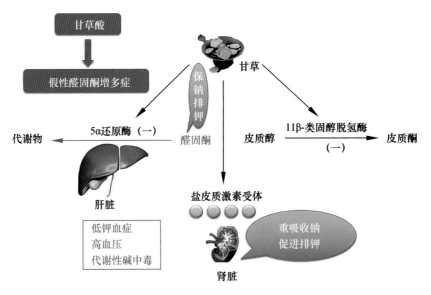

图 2-20-3　甘草导致假性醛固酮增多症的作用机制

四、亮点精粹

临床工作中，针对心肌酶谱异常增高的患者，除应首先排除急性心肌梗死之外，需结合患者临床表现，仔细分析肌酶升高特点，警惕肌病的可能。若确诊为肌病者，探寻并及时纠正诱因是肌病治疗的关键。对于服用甘草的患者，需注意警惕发生严重低钾血症及相关肌病可能性。

（何　榕　郭文佳）

注：本文英文版已被《J Geriatr Cardioc》杂志收录发表

参 考 文 献

FALHOLT K, FALHOLT W. Metabolism in ischemic muscles before and after treatment with glucose-insulin-potassium infusion [J]. Journal of Internal Medicine, 1984, 216 (S687): 77-83.

FRANKLIN S, LAPUERTA P, COX D, DONOVAN M. Initial combination therapy with irbesartan/hydrochlorothiazide for hypertension: an analysis of the relationship between baseline blood pressure and the need for combination therapy [J]. Journal of clinical hypertension (Greenwich, Conn), 2007, 9 (12 Suppl 5): 15-22.

HUANG QF, SHENG CS, LI Y, ET al. Efficacy and safety of a fixed combination of irbesartan/hydrochlorothiazide in Chinese patients with moderate to severe hypertension [J]. Drugs in R&D, 2013, 13 (2): 109-117.

ISBRUCKER RA, BURDOCK GA. Risk and safety assessment on the consumption of Licorice root (Glycyrrhiza sp.), its extract and powder as a food ingredient, with emphasis on the pharmacology and toxicology of glycyrrhizin [J]. Regul Toxicol Pharmacol, 2006, 46 (3): 167-192.

KNOCHEL JP, SCHLEIN EM. On the mechanism of rhabdomyolysis in potassium depletion. Journal of Clinical [J]. Investigation, 1972, 51 (7): 1750.

KRONBORG-WHITE S, ROSEVA-NIELSEN CN. Liquorice-Induced Hypokalaemia and Rhabdomyolysis [J]. Journal of Endocrinology and Metabolism, 2013, 3 (4-5): 124-125.

OMAR HR, KOMAROVA I, ELGHONEMI M, et al. Licorice abuse: time to send a warning message [J]. Therapeutic Advances in Endocrinology & Metabolism, 2012, 3 (4): 125.

PARKIN L, PAUL C, HERBISON GP. Simvastatin dose and risk of rhabdomyolysis: nested case-control study based on national health and drug dispensing data [J]. Int J Cardiol, 2014, 174 (1): 83-89.

PETERS S, KLEY RA. Toxic and Drug-Induced Myopathies. 2013, 335-348.

SHAPIRO ML, BALDEA A, LUCHETTE FA. Rhabdomyolysis in the intensive care unit [J]. Journal of intensive care medicine, 2012, 27 (6): 335-342.

第3章 消化系统疾病

病例1 少见类型结肠炎

一、病历摘要

患者女性，22岁，主因"反复腹泻、腹痛9年余，发现右腹壁包块5天"于2018-08-21入院。患者于2009年无诱因出现腹泻，3～4次/天，不成形稀便，间断排少量鲜血便；伴间断脐周钝痛；无发热、关节痛、皮疹等不适，未重视。2010年上述症状加重，腹泻增加至7～8次/天，黏液脓血便，伴里急后重，就诊儿童医院，肠镜病理："溃疡型结肠炎"，予柳氮磺嘧啶治疗，症状无明显缓解。此后多次因头晕、全身乏力就诊儿童医院，诊断"贫血"，予输血治疗。2014年无诱因出现发热，体温38.8℃，伴多个大关节对称性持续性肿痛，予甲泼尼龙静点（具体剂量及疗程不详）后过渡为甲泼尼龙32mg一天一次口服，逐渐减量至16mg一天一次维持半年，后逐渐减停，联合柳氮磺嘧啶治疗，患者腹痛、关节痛明显缓解，大便1次/天，成形黄色软便。2015年再次出现腹泻，7～8次/天，脓血便，伴脐周间断性疼痛，就诊北京中医医院，予口服中药及美沙拉嗪（具体不详）长期维持治疗，症状缓解，大便2次/天，无脓血便。2018-05复查肠镜提示"全结肠充血水肿，可见纵行凹槽样溃疡，纵行深溃疡，表面覆黄色苔，活检一块，病理回报不除外溃疡性结肠炎"。2018-08-16无诱因出现右背部包块，呈红肿热痛改变，伴发热，T_{max} 38.5℃；就诊于顺义医院，腹部CT提示结肠炎症性肠病，继发慢性穿孔，肠瘘形成，腹膜炎，右下腹膜后脓肿及右侧后腹壁脓肿形成。自发病以来，精神、睡眠、饮食差，小便通畅，近1月体重减轻1kg。既往史、个人史、月经婚育史、家族史无特殊。入院查体：体温37.2℃，脉搏124次/分，呼吸18次/分，血压102/56mmHg。身高155cm，体重45kg，BMI18.7，发育迟缓，体型偏瘦。贫血貌。腹软，右侧侧腹壁包块，质软，大小15cm，表面皮温高，伴红肿，有压痛，肠鸣音亢进，9次/分，有气过水声，血管无杂音。

入院诊断：溃疡性结肠炎？右腹壁脓肿；肠瘘；重度贫血。

二、临床决策

入院后完善常规检查血常规：WBC 6.16×10^9/L，NEUT 78.80%，LY 14.00%，RBC 3.16×10^{12}/L，HGB 61.00g/L，PLT 574.00$\times10^9$/L，CRP 66mg/L；生化：TP 52.2g/L，ALB 28.9g/L，便常规＋ob：褐色糊状便，WBC满视野，RBC 15～30/HPF，O.B.阳性；便难辨

梭菌培养、便难辨梭菌毒素 A/B（－）；ESR54mm/h；PPD：（＋＋）；痰抗酸染色 3 次：（－）；T-SPOT.TB：（＋）；结核抗体：（－）；血 EBV-DNA1.27×10^{5}copies。胸部 CT（如图 3-1-1）右上肺可见斑片影；腹部 CT（如图 3-1-2）可见结肠腹壁瘘。

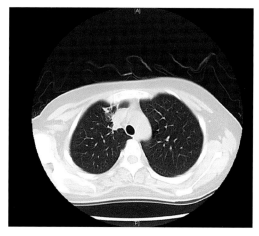
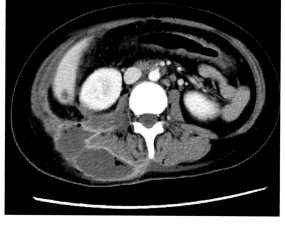

图 3-1-1　胸部 CT　　　　　　　　　图 3-1-2　腹部 CT

2018-08-25 脓肿切开引流置管术；引流液病原学及抗酸染色（－），后体温恢复正常。08-30 超细内镜肠镜（如图 3-1-3）示"回盲瓣变形，结肠挛缩明显，近端结肠病变较重，近端结肠多发炎性息肉形成，炎性息肉纵形分布，并可见充血糜烂性息肉，肛管狭窄"。给予扩肛治疗。

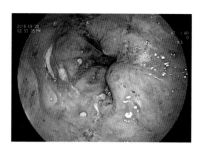
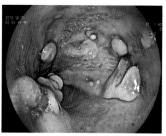
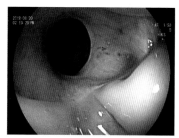

图 3-1-3　肠镜

调整诊断：未分类型结肠炎 克罗恩病可能性大 A2L2B2＋3 中度活动期；结肠腹壁瘘；腹壁脓肿；重度贫血；低蛋白血症

2018-10-22 腹腔镜辅助下右半结肠＋横结肠切除术，术中见升结肠萎缩、仅剩结肠肝曲，横结肠至结肠脾曲肠管僵硬、直径变小、弹性差，符合结肠炎表现。回盲部近端切除约 5cm 小肠、脾曲肛侧距横结肠左侧狭窄段为 5～8cm 离断结肠。术后病理示"结肠多发性浅表溃疡，伴瘘口形成，隐窝结构排列紊乱，黏膜下层纤维化，伴慢性炎细胞浸润"。术后给予治疗激素灌肠＋免疫抑制剂治疗，患者出院。随访两个月，恢复可。

三、讨论与总结

炎症性肠病（inflammatory bowel disease，IBD）是一种原因不清的慢性非特异性肠道炎症性疾病，包括溃疡型结肠炎（ulcerative colitis，UC）和克罗恩病（crohn's disease，CD）。当肠道病变不典型时，较难鉴别，可暂诊断为未分类型结肠炎，经长时间随访才能最终诊断。本病例女性，青少年起病，初期诊断溃疡型结肠，但随着病情的进展，患者在入院前 5 天出现腹腔脓肿、腹壁结肠瘘，入院后复查结肠镜可见纵行溃疡、结肠狭窄性病变，兼具了溃疡性结肠炎和克罗恩病的共同特征，后期诊断倾向为未分类型结肠炎，克罗恩病可能性大，后经手术切除标本病理证实克罗恩病诊断，重新调整治疗方案，给予免疫抑制剂治疗。

未分类型结肠炎（inflammatory bowel disease unclassified，IBDU）首次由 MORSON 在 1974 年提出，对于缺乏大体标本者，为方便临床工作，2005 年蒙特利尔世界胃肠病学大会的一个工作小组提出 IBDU 的概念，即通过临床、内镜及组织活检仍不能确诊为 U C 或 CD 的 IBD 病例。2012 年广州炎症性肠病诊断与治疗的共识意见首次将 IBDU 概念引入我国，即仅有结肠病变，但内镜及活检缺乏 UC 或 CD 的特征，或兼具二者的特征，临床可诊断为 IBDU。

在 IBD 中的另一个概念，未确定型结肠炎（indeterminate colitis，IC）的首次提出是在 1970 年，KENT 等对 222 例 IBD 患者进行了回顾性研究，发现其中有 14 例因"具有重叠特征和（或）证据不足以作出最终诊断"而被纳入 IC。2011-10，IC 被纳入最新版 ICD-10 分类中。2012 年广州炎症性肠病诊断与治疗的共识意见定义 IC 为结肠切除术后病理检查仍无法和 CD 的 IBD 患者。某种意义上可以理解为，IBDU 与 IC 分别为临床医师和病理医师对一种疾病的不同表述方式。

对于这个病例，患者误诊 UC 近 10 年，出现腹腔脓肿后经手术才真正确诊为 CD，如能早期识别，积极治疗，可能能够避免肠瘘、腹腔脓肿，甚至避免手术的发生。在今后临床工作中，我们对于自己的第一诊断应随着病情进展进行调整。

四、专家点评

IBDU 及 IC 均是不能明确诊断的结肠炎，区别在于是否取得手术标本病理；对于这种不能明确诊断的结肠炎，临床表现及并发症有其自身的特点，IBDU/IC 临床表现类似 UC，IC 多发生于 25～34 岁，中位年龄为 35 岁。总体来说，IC 患者较 UC 更年轻。临床表现方面，IC 可表现为腹痛、腹泻、黏液血便、体质量下降等，最常见的临床表现为黏液血便及腹泻。国内的一项研究表明，UC 广泛结肠受累发生率低于 IC（35%～38%），提示 IC 具有更广泛的病变范围和更严重的临床病程。而结肠炎的临床表现不仅与分型有关，也与肠道受累范围有关。比较肠镜下表现为直肠受累的 IC 及 UC，IC 腹痛发生率高于 UC，腹泻及体质量下降发生率低于 UC，而黏液血便发生率与 UC 无显著性差异。IC 的常见肠外表现包括口腔溃疡、关节损伤、结节红斑等，其肠外表现发生率明显高于 UC，大部分与疾病的活动相关，IC 与 CD 肠外较，无统计学意。内镜及组织病理学表现 IC 内镜下常表现为连续性病变（28/30，93.3%）。较 UC，IC 全结肠受累发生率更高。IC 组织病理标本中可见严重、广泛的溃疡与正常黏膜边界清晰，伴有肌细胞溶解、毛细血管扩张、裂隙形成。广泛溃疡区域在显微镜下可见多发、低伏的"V"形裂隙状溃疡，间排列少量炎症细胞。而 CD 样裂隙样溃疡较少，表现为完整黏膜中的匍形中断，其间浸润肉芽组织及炎性细胞。在疾病进展的任何阶段，结肠中的任何位置发现 CD 样肉芽肿均是 CD 的诊断证据。在治疗方面，总体来说，遵循 UC 的治疗原则。药物选择主要包括水杨酸类制剂、皮质类固醇、硫唑嘌呤或巯基嘌呤等。目前，有关英夫利昔单抗（inflaxm ab，IFX）治疗 IC 的研究日益增多。国外一项研究对 20 例难治性 1C 使用 IFX 治疗的患者进行回顾性分析发现，其中 16 例获得临床缓解，缓解率达 80%，提示 IFX 可用于治疗难治性 IC。手术方面，如前所述，完全结肠切除术和 IPAA 是严重 IC 患者治疗方式之一。转归，随着 IBD 患病率的增加及人们对其认知的日渐加深，IBD 分型对于研究疾病病因、家族遗传背景、疾病进展及指导治疗等均具有指导意义。IC 作为一种特殊的亚型越来越受到重视。在合并暴发性结肠炎、中毒性巨结肠、应用具有组织愈合作用的药物、未治疗的早期或儿童 UC、左半结肠炎合并盲肠或阑尾炎等情况时，IBD 易被诊断为 IC。有研究认为，IC 是临时性诊断，约 80% 的 IC 患者在 8 年内被重新诊断为 UC 或 CD。导致这种差异的原因推测与诊断标准不确定、对 IC 认识不足、病理学家在诊断时没有可供参考的统一标准等有关。起病时有发热症状，诊断时内镜下表现有节段型病变、合并肠外并发症、吸烟的 IC 在随诊过程中最终被诊断为 CD 的概率增加。因而，随诊对 IC 患者具有重要意义。随着随访时间的延长，确诊为 UC 或 CD 的病例数会逐年增加。但不可否认的是，仍有部分患者在长期随访中维持 IC 诊断，所以目前仍倾向于 IC 为 IBD 的一个新病理分型。

（王　佳）

参 考 文 献

刘继喜，孙钢，朱峰. 未确定型结肠炎的特征分析［J］. 胃肠病学和肝病学杂志，2006，15（4）：373-375. DOI: 10.3969/ j.issn.1006-5709.2006.04.012. LIU J X, SUN G, ZHU F. Analysis of the characteristics of indeterminate colitis [J] . Chin J Gastroenterol Hepatol, 2006, 15 (4): 373-375. DOI: 10. 3969/j.issn. 1006-5709. 2006.04.012.

中华医学会消化病学分会炎症性肠病学组. 炎症性肠病诊断与治疗的共识意见［J］. 中华消化杂志，2012，32（12）：796-13. DOI: 10.3760/cma.J.issn.0254-1432.2012.12.002.

FARMER M, PETRAS R E, HUT L E, et al. The importance of diagnostic accuracy in colonic inflammatory bowel disease [J] . Am JGastroenterol, 2000, 95 (11): 3184-3188.

GEBOES K, DE HERTOGH G. Indeterminate colitis [J] . Inflamm Bowel Dis, 2003, 9 (5): 324-331.

KENT T H, AMMON R K, DENBESTEN L. Differentiation of ulcerative colitis and regional enteritis of colon [J]. Arch Pathol, 1970, 89 (1): 20-29.

LANGNER C, MAGRO F, DRIESSEN A, et al. The histopathological approach to inflammatory bowel disease: a practice guide [J]. Virchows A rh, 2014, 464 (5): 511-527.

MEUCCI G, BORTOLI A, RICCIOLI F A, et al. Frequency and clinical evolution of indeterminate colitis: a retrospective multi-ccntre study in northern Italy. GSMI (Gruppo di Studio per le Malattie Infiammatorie Intestinal) [J] . Eur J Gastroenterol Hepatol, 1999, 11 (8): 909-913.

MITCHELL P J, RABAU M Y, HABOUBI N Y. Indeterminate colitis [J].Tech Coloproctol, 2007, 11 (2): 91-96.

MOUM B, VATN M H, EKBOM A, et al. Inci < dence of ulcerative colitis and indeterminate colitis in four counties of southeastern Norway, 1990-93. A prospective population-based study. The InflammatoryBowel South-Eastern Norway (IBSEN) StudyGroup of Gastroenterolgisls [J], Gastroenterol, 1996, 34: 362-366,

PAPADARIS R A, TREYZON L, ABREU M T, et al. Infliximab in the treatment of medically refractory indeterminate colitis [J]. Aliment Pharmacol Ther, 2003, 18 (7): 741-747.

PRICEA B. Overlap in the spectrum of non-specific inflammatory bowel disease-4 colitis indeterminate1 [J]. J Clin Patliol, 1978, 31 (6): 567-577.

WELLS A D, MCMILLAN I, PRICE A B, et al. Natural hist ○ r of indeterminate colitis [J] . B rJS u rg, 1991, 78 (2): 179-181.

YANTISS I R, FARRAYE F A, O' BRIEN M J, et al. Prognostic significance of superficial fissuring ulceration in patients with severe " indeterminate" colitis [J]. Am J Surg Pathol, 2006, 30 (2): 165-170.

病例 2 肝占位病变

一、病历摘要

患者女性，73 岁，主因"发现肝占位 18 年，发现胰腺占位 3 年"于 2018-12-10 入院。患者 18 年前因乏力、右上腹不适就诊外院，行 CT 检查提示肝多发类圆形占位，最大直径 6cm，位于 S6 段，动脉期明显强化，门脉期呈略低密度，延迟扫描病变密度减低明显，肿瘤标志物未见明显异常。考虑肿瘤可能性大，先后四次（2000—2001 年）行肝穿刺活检术，术后病理均未见肿瘤细胞，2001 年行 TACE 介入治疗后，复查影像学提示 S6 段病灶缩小至 3cm。后每年定期复查腹部 CT，肝脏多发占位较前无明显变化，定期查肝功能：碱性磷酸酶（ALP）、谷氨酰转肽酶（GGT）偶有轻度升高，甲胎蛋白（AFP），胆红素、谷丙转氨酶（ALT）、谷草转氨酶（AST）均未见明显异常。患者间断右上腹不适，无乏力、腹胀、纳差、皮肤黄染等。3 年前复查 CT 提示胰体部可见大小约 7mm×11mm 高密度影，动脉期强化程度类似血管，边界清楚。未予特殊治疗，继续定期复查。1 周前就诊我科门诊，查 ALP 184.0U/L↑，GGT 182.5U/L↑。以"肝占位，胰腺占位"收治入院。既往史：否认肝炎病史，对青霉素过敏；有家族高血压、糖尿病病史。查体：体温 36.9℃，脉搏 68 次 / 分，呼吸 18 次 / 分，血压 141/69mmHg。神清，精神可，全身淋巴结未及肿大，双肺呼吸音清，未闻及干湿啰音，心律齐，未闻及心脏杂音，腹平软，压痛（－），反跳痛（－），未及腹部包块，肝脾未触及，肠鸣音持续活跃，未闻及血管杂音，双下肢无凹陷性水肿。辅助检查：全腹部增强 CT（2000 年 肿瘤医院）：可见多发类圆形占位。全腹 CT（2017-11，本院）：胰体部占位，血管源性病变？神经内分泌肿瘤？肝脏多发富血供占位，建议 MR 进一步检查或与老片对比，胆囊底壁增厚，考虑胆囊腺肌症，双肾多发囊肿。胃镜（2018-04-11 我院）：反流性食管炎（LA-C）、慢性非萎缩性胃炎伴胆汁反流。肠镜（2018-04-11 我院）：结肠多发息肉。（如图 3-2-1）

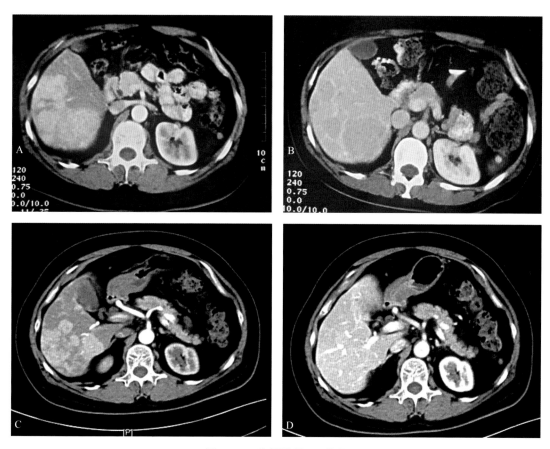

图 3-2-1　腹部增强 CT 检查

A：2000 年 CT 动脉期，S6 段占位明显强化；B：2000 年 CT 门脉期，S6 占位与肝脏等密度；C：2017 年 CT 动脉期，
S6 段占位缩小；D：2017 年 CT 门脉期，S6 段占位与肝实质等密度。

入院诊断：肝占位，胰腺占位。

二、临床决策

入院诊断及依据①良性肝占位性病变：患者增强 CT 表现为动脉期显著的强化，门脉期快速洗脱，符合肿瘤特征性表现。患者病程较长，首先考虑为良性肿瘤。予磁共振和病理活检明确诊断。②胰腺占位：3 年前体检发现，考虑良性肿瘤。③肝囊肿、肾囊肿、胆囊腺肌症；影像检查明确。④结肠息肉、胆汁反流、慢性萎缩性胃炎：胃镜检查明确。

鉴别诊断：肝脏良性肿瘤的鉴别：①血管瘤：一般无症状，血管瘤较大，压迫临近脏器时才出现相应症状，甲胎蛋白阴性。B 超为较强回声肿块，界限清楚，CT 增强显示向心性强化，MRI 有明显的灯泡征，可供鉴别。该患者外院 CT 及磁共振提示该病可能性不大。②肝腺瘤：肝腺瘤是少见的良性上皮性肝肿瘤，发生于其他方面表现正常的肝脏。主要见于年轻女性，右叶多见，与口服避孕药、妊娠、糖尿病等相关。CT 平扫图像中，肝腺瘤通常边界清楚，为低密度或为等密度。增强扫描可能表现为早期周围增强，随后在门静脉期向中心移动，这是腺瘤的特征。该患老年女性，影像学表现亦不支持，该诊断暂不考虑。③血管平滑肌脂肪瘤：该病通常好发于肾脏，在肝脏罕见，过去只在尸检时或开腹手术时偶尔发现。超声下显示为高回声结节。此肿瘤中由脂肪细胞、血管和平滑肌 3 种成分按不同比例构成，为黄褐色实质性界限清楚的良性肿瘤。患者影像学不支持，该诊断暂不考虑。④局灶性结节增生：多见于青年女性，影像学表现为边缘整齐的中心带瘢痕的低密度影，呈延迟强化，不同于肝血管瘤的是由周边向中央渐进性强化，也不具备快进快出的肝癌表现。其内部瘢痕并非由于肿物巨大导致中央坏死，其瘢痕的大小与肿物大小无关，可能性小。该患者无明显的中央瘢痕结构，影像表现为快进快出的肝癌病灶，不能确诊为局灶性结节性增生。

诊疗计划：本患者既往 CT 检查不能确诊肝内良性占位的性质，需完善磁共振、超声内镜及病理检查明确。

患者肝肾功能检验未见异常，肿瘤标志物无异常，复查碱性磷酸酶 158U/L↑，血清 γ-谷氨酰转肽酶 169U/L↑，便潜血弱阳性，患者无腹痛、腹胀、发热、腹泻等。予完善内镜及影像检查。

电子超声内镜（消化内科）：肝内可见多处低回声结节。肝内胆管未见明显扩张。胃内胰体尾部观察：体部临近脾动静脉可见大小约 8mm 低回声结节，内部回声均匀，边界略欠清晰，未见明显包膜，未见与主胰管沟通。胆囊观察不良。胆总管：未见扩张（胰段直径 7.7mm）。十二指肠乳头未见异常。［内镜诊断］：胰内低回声结节；肝脏多发低回声结节。

上腹部磁共振：肝脏实质内可见弥漫不规则肿块影，边界清楚，最大者位于 S4 段，大小约 5.3cm×3.7cm，在 T1WI 上呈等信号，在 T2WI 及 DWI 上呈稍高信号；增强扫描动脉期明显均匀强化，门脉期强化程度快速减低，门脉期及延迟期呈等或略高强化；各病灶内未见典型中央瘢痕结构。肝左外叶可见卵圆形水样信号影，无强化，大小约 7mm×4mm；胆囊内可见小囊状无强化区，腔内未见异常信号影；胰腺体部可见不规则小结节，平扫各序列上近似等信号，增强扫描各期明显强化，边界清楚，大小约 12mm×8mm。双肾可见多发类圆形水样信号影，无强化，较大者直径约 7mm。［影像学印象］：胰体部富血供占位，神经内分泌肿瘤可能性大；肝内多发占位，考虑转移可能性大，必要时穿刺活检明确诊断；肝左外叶（小）囊肿；胆囊腺肌症；双肾多发（小）囊肿。腹部超声：肝内可见多发低回声结节，边界不清，形态不规则，CDFI 未见血流信号。（如图 3-2-2）

病理检查：综上，未见肿瘤性病变，汇管区纤维组织未见明显增生、未见异常糖原沉积（PAS）、胆管基底膜未见增厚（D-PAS）（如图 3-2-3）。

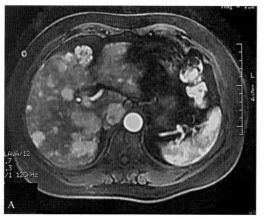
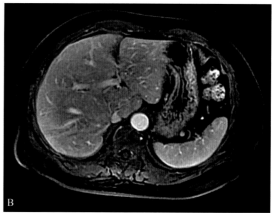

图 3-2-2　腹部磁共振检查

A：2015 年钆增强动脉图像示 S6 段肿物缩小，S4 段肿物增大；B：2018 年腹部磁共振门脉期间，肿物相对于肝实质呈等信号。

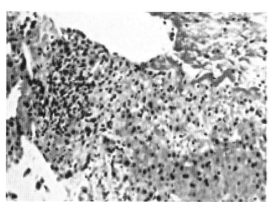
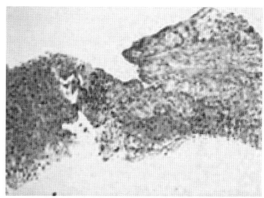

图 3-2-3　病理检查

小叶结构大致正常，部分肝细胞水样变，轻度大 - 小泡混合性脂肪变性，小片肝细胞纤维素样坏死伴急慢性炎细胞浸润，少量窦周炎，汇管区未见扩大，少量慢性炎细胞浸润，未见界面炎。

三、讨论与总结

综合影像及病理检查，考虑肝内良性病变为局灶性结节性增生可能性大。暂时不予特殊治疗，嘱患者定期复查，监测肿瘤变化。

肝脏局灶性结节增生（focal nodular hyperplasia，FNH）是由 Edmondson 在 1958 首先命名，是肝脏常见的良性肿瘤之一，主要见于中青年女性，大多呈单发。其病因及发病机制尚不明确，一般认为是肝脏局限性再生的一种表现。FNH 起源于肝细胞，是由肝细胞、胆管、血管和库普弗细胞等正常组织异常排列形成，无恶变倾向。但 FNH 肿物因其丰富的血供，易与肝细胞癌混淆。FNH 患者一般无特异性症状，部分可有腹痛、腹胀、纳差、恶心、呕吐等，FNH 偶见压迫症状如肝内胆汁淤积、转氨酶的升高，FNH 破裂出血可出现急腹症。

腹部 CT、磁共振检查是诊断 FNH 是主要手段。典型的 FNH 含有中央或偏心性的显微瘢痕，呈放射样分布，内含血管和胆管。FNH 平扫 CT 图像表现为均匀的稍低密度肿物，较大的病灶有明显的供血动脉和引流静脉，动脉期 CT 图像表现为显著均匀性强化。在静脉期可有假包膜强化。FHN 中央瘢痕在静脉期呈现强化。本患者 CT 可见明显的动脉期强化，但 2018 年 CT 影像随访未见特征性的中央瘢痕，及静脉期强化，是造成本病不能确诊的主要原因。

1/2～3/4 的 FNH 磁共振检查可出现中央瘢痕，T1WI 呈低信号，T2WI 呈稍高信号；超顺磁性氧化铁（Superparamagnetic iron oxide，SPIO）对比剂可用于 FNH 的定性诊断，主要基于病变内 Kupffer 细胞对 SPIO 的摄取。SPIO 增强磁共振显像与增强 CT 表现一致：动脉期病灶显著增强、门脉期等信号、延迟期中央瘢痕强化。MRI 检查对 FNH 具有较高的诊断价值，综合动脉期和延迟期图像特点，能够鉴别 FNH 与其他病变。

不典型 FNH 常表现为静脉期持续强化，周围包膜形成，病灶内瘢痕不强化，诊断上有一定难度，必要时可穿刺活检明确诊。Nguyen 等曾报道 168 例 FNH 特点，将 305 个肝脏局灶性结节分为经典型（80%）和非经典型（20%）；经典型 FNH 病灶大小不等，边界清楚且无包膜，常具有特征性的中央或偏心性星形瘢痕；非经典型包括为 3 个亚型：毛细胆管扩张型、混合性增生与腺瘤样型、伴细胞不典型性型；95.0% 的不典型病灶与 17.6% 的典型 FHN 标本无中央星状瘢痕；本病例无典型中央瘢痕结构，病理检查未见肿瘤细胞。

FNH 内瘢痕不典型时，需与肝细胞癌、肝内胆管细胞癌及肝腺瘤相鉴别。肝细胞癌强化方式为"快进快出"，伴有肝炎、肝硬化病史及甲胎蛋白增高。胆管细胞癌表现为延迟强化，并有远端胆管扩张征象。肝腺瘤影像特点为 T1WI 低信号，T2WI 高低信号混杂，增强后不均匀强化，门脉期可见包膜接条索状强化；多发生于生育期长期服用口服避孕药的女性，瘤体较大，有时可见包膜，特征表现为内部出血。本例患者病程较长，结合病史，可以除外肝癌及肝腺瘤。支持 FNH 特特点有：影像表现为动脉期强化明显，可见粗大的供养动脉，病史较长无并发症且 TACE 治疗有效。

治疗方面 FNH 是良性肿瘤，病灶可自行消退，诊断明确的无症状患者不需治疗，定期复查即可。对于肿瘤体积较大而出现压迫症状 FNH 和不能确诊的患者建议行肝部分切除术。本例患者病程中未见明显不适，但其影像学特征不典型，肝穿刺病理活检取材不佳，一直未明确诊断，患者接受 TACE 治疗，S6 段肿瘤逐渐缩小。研究报道 FNH 选择性动脉栓塞对缩小病灶、减轻症状有较好的效果。

FNH 并发症少见且无恶变倾向，一般不建议手术治疗。若根据影像学表现很难与其他肿瘤鉴别，可积极行肝穿刺活检明确诊断，取材是应包括纤维瘢痕，纤维瘢痕组织内存在具有诊断价值的胆管结构。部分患者肿瘤增多，或选择介入栓塞控制肿瘤增长，选择性肝动脉栓塞相对肝切除风险小。

四、专家点评

肝脏局灶性结节增生是一种临床少见且易误诊的肝脏良性病变，缺乏特异性的临床表现。目前病因不明，与其他肝脏肿瘤性病变鉴别困难，易误诊为肝细胞肝癌、肝腺瘤等，较少有并发症且无恶变倾向，因此一旦考虑本病，需密切随访，一般不考虑手术治疗。

本文介绍 1 例 FNH 长期影像随访特点，并阐述了典型 FNH 影像学表现，并指出 FNH 不典型表现：多发，无星状瘢痕或瘢痕不强化，包膜形成，病灶内出血坏死或脂肪浸润。不典型的表现给诊断带来一定困难，病理检查常难以取得中央瘢痕组织而无法确诊。穿刺活检用于评估某些类型的肝脏病变（如肝腺瘤和局灶性结节性增生）时，通常不具有诊断价值，且有出血风险，一般不推荐对疑似良性肿瘤的患者进行活检或针吸。另外，与非组织学诊断方法相比，肝穿刺活检的成本 - 效果存疑。

本文病例分析全面，要点突出，讨论条理分明，总结了该病的诊疗特点和目前前沿的处理方法，对临床具有一定的指导及借鉴意义。

（刘全哲）

五、亮点精粹

本研究对 FNH 进行系统性报道，对指导临床运用具有一定价值，需指出的是，在临床工作中，肝脏占位性病变需考虑该疾病的可能，特别需要指出的是对于没有肝病史、甲胎蛋白正常的患者，应该警惕该病，应结合病史、实验室检查、影像学检查，与其他疾病相鉴别。

参 考 文 献

DI CARLO I, URRICO G S, URSINO V, et al. Simultaneous occurrence of adenoma, focal nodular hyperplasia, and hemangioma of the liver: are they derived from a common origin? [J]. J Gastroenterol Hepatol, 2003, 18 (2): 227-230.

DIOGUARDI BURGIO M, RONOT M, SALVAGGIO G, et al. Imaging of Hepatic Focal Nodular Hyperplasia: Pictorial Review and Diagnostic Strategy [J]. Semin Ultrasound CT MR, 2016, 37 (6): 511-524.

GOMEZ GARCIA M P, CRUZ GONZALEZ I, PENA BARANDA B, et al. Treatment of symptomatic focal nodular hyperplasia by arterial embolization [J]. Cir Esp, 2014, 92 (2): 135-137.

HUSSAIN S M, TERKIVATAN T, ZONDERVAN P E, et al. Focal nodular hyperplasia: findings at state-of-the-art MR imaging, US, CT, and pathologic analysis [J]. Radiographics, 2004, 24 (1): 3-17; discussion 18-19.

MAMONE G, CARUSO S, CORTIS K, et al. Complete spontaneous regression of giant focal nodular hyperplasia of the liver: Magnetic resonance imaging evaluation with hepatobiliary contrast media [J]. World J Gastroenterol, 2016, 22 (47): 10461-10464.

NGUYEN B N, FLEJOU J F, TERRIS B, et al. Focal nodular hyperplasia of the liver: a comprehensive pathologic study of 305 lesions and recognition of new histologic forms [J]. Am J Surg Pathol, 1999, 23 (12): 1441-1454.

VILGRAIN V, UZAN F, BRANCATELLI G, et al. Prevalence of hepatic hemangioma in patients with focal nodular hyperplasia: MR imaging analysis [J]. Radiology, 2003, 229 (1): 75-79.

病例 3　质子泵抑制剂治疗无效的食管源性胸痛

一、病历摘要

　　主诉：发作性剧烈胸痛 2 年。病史：一名 64 岁老年男性因为发作性的剧烈胸痛两年至我院消化内科就诊。疼痛发作时位于胸骨后，伴随烧灼感。胸痛在每晚患者入睡后发生，持续 20 分钟后自行缓解。胸痛剧烈，VAS 评分 8～10 分。患者觉得有一种"濒死感"，舌下含服硝酸甘油并不能让胸痛缓解。他曾在外院心脏内科就诊，24 小时动态心电和冠脉造影均为发现异常。外院消化内科诊断为胃食管反流病，奥美拉唑 20mg 2 次 / 日，共 4 周的治疗，胸痛几乎没有改善。既往史、个人史和家族史无特殊。查体：生命体征平稳。心律齐，心脏瓣膜区未闻及杂音。双肺呼吸音清。腹软，未触及包块。双下肢无可凹陷性水肿。辅助检查：胃镜：食管黏膜光滑，血管纹理清晰，齿状线未见黏膜破损，胃和十二指肠黏膜大致正常。食管黏膜活检病理：未见嗜酸性粒细胞浸润。24 小时食管 pH 联合阻抗监测：远端食管未见异常酸暴露，总反流次数正常，胸痛与反流事件无关。高分辨食管测压：在吞咽常温水时，患者食管体部存在高幅度蠕动收缩（食管体部峰压＞180mmHg，平均远端收缩积分：5125mmHg×cm×s），下食管括约肌松弛无影响；在吞咽热水（50℃）时，食管体部高幅度蠕动收缩显著减弱（平均远端收缩积分降低至 3264mmHg×cm×s）（如图 3-3-1）。

　　入院诊断：胸痛原因待查胡桃夹食管可能性大。

二、临床决策

（一）诊断：胡桃夹食管

（二）鉴别诊断

　　患者反复发作剧烈烧灼样胸痛，外院心脏内科经过包含动态心电和冠脉造影等检查已排查心源性胸痛。烧灼样胸痛并不是呼吸系统比如气胸或胸膜炎疼痛的特征，因此胸痛原因考虑为食管源性胸痛，具体鉴别如下：

　　1. 胃食管反流病

　　胃食管反流病是非心源性胸痛常见原因。一部分患者胃镜检查能发现反流性食管炎，没有反流性食管炎的患者被称为非糜烂性胃食管反流病。胃食管反流病能够造成烧灼样胸痛，但也会伴随反流等症状，24h 食管反流检测能够发现远端食管异常酸暴露，质子泵抑制剂治疗通常有效。该患者的临床表现与此不符合。

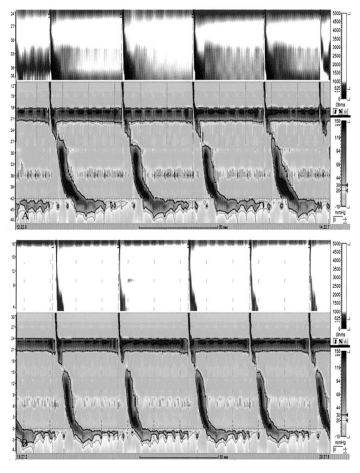

图 3-3-1　该患者的高分辨食管测压 - 腔内阻抗检测图

A：吞咽常温水（5mL）时，食管体部存在高幅度蠕动收缩，平均远端收缩积分
5125mmHg×cm×s，食团传输时间＝4.5s；B：吞咽热水（5mL 50℃）后，食管体部高幅度
蠕动收缩被抑制，平均远端收缩积分＝3262mmHg×cm×s，食团传输时间＝3.6s。

2．反流高敏感

反流高敏感是功能性食管疾病的一种，患者表现为烧心症状，24 小时食管反流监测
食管远端无异常酸暴露，但症状与反流相关，部分反流高敏感患者对质子泵抑制剂治疗无
效。该患者 24 小时食管反流监测症状与反流事件无关，不支持该诊断。

3．痉挛性食管疾病

胡桃夹食管是食管痉挛性疾病中一种，此外还有贲门失弛缓症、弥漫性食管痉挛和
Jackhammer 食管等。贲门失弛缓症患者除了胸痛外，还常伴有吞咽困难和反食，高分
辨食管测压提示食管下段括约肌不松弛和食管体部蠕动缺失，该患者高分辨食管测压不
是贲门失弛缓症表现。弥漫性食管痉挛中高分食管测压可以发现食管体部呈期前收缩，
Jackhammer 食管体部呈高幅度蠕动收缩（DCI＞8000mmHg×cm×s）。该患者高分辨食管
测压与此均不符。

（三）治疗决策

在该患者高分辨食管测压中可以发现热水能缓解食管痉挛，因此建议患者尝试1周的饮热水治疗，具体方案为在发作胸痛时饮用一杯50℃热水。1周后复诊，患者报告在饮热水后数秒钟内严重胸痛可以迅速缓解，但是并不能预防胸痛发作。与患者沟通后，患者同意开始脑肠神经调节剂艾司西酞普兰10mg 1次/日的治疗，同时保持饮热水治疗。4周后复诊，患者报告偶尔发生的轻微的胸痛（VAS 1～2分），在饮热水后迅速缓解。

三、讨论与总结

胡桃夹食管是一种食管动力障碍性疾病，主要特点是食管体部存在高度幅度蠕动收缩，下食管括约肌松弛不受影响（Gothenburg标准＞180mmHg或平均远端收缩积分＞5000mmHg×cm×s）。胡桃夹食管的主要症状为吞咽困难和胸痛，严重影响患者的生活质量。胡桃夹食管的胸痛可能会非常严重，类似于心绞痛，是非心源性胸痛重要的鉴别诊断。主流的治疗方法为平滑肌松弛剂，比如硝酸甘油，但对于此例患者无效。近年发展起来的经口内镜肌切开术（POEM）对于难治性胡桃夹食管有效，但其为侵入性治疗方法对内镜技术有较高要求限制了其临床应用。饮热水治疗在食管动力障碍性疾病有效，高分辨食管测压发现其具有松弛平滑肌的作用。热饮水治疗作用迅速，但是并不持久。在更新的芝加哥第3版食管动力异常分类中，胡桃夹食管并非主要食管动力障碍性疾病，按照最新的罗马Ⅳ诊断标准，该病例可被诊断为功能性烧心。因此我们增加了脑肠神经调节剂，一种选择性五羟色胺再摄取抑制剂（抗抑郁药的一种）作为持续的镇痛治疗。五羟色胺再摄取抑制剂联合饮热水治疗最终在此例患者中得到满意的疗效。因此饮热水治疗对食管动力障碍性疾病是一种快速起效和十分方便的治疗方式，需要随机对照研究来进一步验证其疗效。

四、专家点评

功能性烧心是功能性食管疾病中一种，根据罗马Ⅳ诊断标准，主要临床表现为胸骨后烧灼感，质子泵抑制剂（PPI）治疗无效，临床上能够排除嗜酸性粒细胞食管炎和主要食管动力障碍性疾病即可诊断。胡桃夹食管是食管痉挛性动力障碍性疾病中的一种，主要表现为食管体部存在高幅度痉挛性的蠕动收缩（＞180mmHg）。但根据食管动力障碍性疾病芝加哥第3版食管动力异常分类标准，胡桃夹食管未被放在主要食管动力障碍性疾病中，而是与无症状人群存在重叠。因此本例患者按照更新食管动力障碍性疾病诊断标准和罗马Ⅳ功能性胃肠病诊断，符合功能性烧心。

饮热水治疗对于痉挛性食管动力障碍性疾病存在一定疗效。既往有研究证实饮热水治疗可以在贲门失弛缓症患者中，降低下食管括约肌张力，抑制食管体部的同步收缩，增加食管传输，对于其症状之一的疼痛也有一定的疗效，机制可能在于热温能够缓解平滑肌痉挛。此例患者中，饮热水治疗存在快速的止痛作用可能与此有关。

　　此例患者使用了艾司西酞普兰治疗，取得了较好的疗效。艾司西酞普兰是一种五羟色胺再摄取抑制剂，是新型抗抑郁药，小剂量的使用，作为"脑 - 肠神经调节剂"，能够在外周和中枢调节食管的感觉信号处理，达到治疗功能性食管疾病的作用。由于该患者存在显著的内脏疼痛，如果使用五羟色胺 - 去甲肾上腺素再摄取抑制剂如度洛西丁或三环类抗抑郁药如阿米替林，可能会有更好的效果。

（任渝棠）

（姜　泊　点评）

参 考 文 献

AZIZ Q, FASS R, GYAWALI CP, et al. Functional Esophageal Disorders [J]. Gastroenterology 2016, 150 (6): 1368-1379.

BREDENOORD AJ, FOX M, KAHRILAS PJ, et al. Chicago Classification criteria of esophageal motility disorders defined in high resolution esophageal esophageal pressure topography (EPT) [J]. Neurogastroenterol Motil 2012, 24 (Suppl. 1): 57-65.

KAHRILAS PJ, BREDENOORD AJ, FOX M, et al. The Chicago Classification of esophageal motility disorders, v3.0 [J]. Neurogastroenterol Motil 2015, 27 (2): 160-174

KRISTENSEN H, BJERREGAARD NC, RASK P, et al. Peroral endoscopic myotomy (POEM) for nutcracker esophagus. Three cases with 12 months follow-up [J]. Scand J Gastroenterol 2014, 49 (11): 1285-1289

PILHALL M, BÖRJESSON M, ROLNY P, et al. Diagnosis of nutcracker esophagus, segmental or diffuse hypertensive patterns, and clinical characteristics [J]. Dig Dis Sci 2002, 47 (6): 1381-1388.

REN Y, KE M, FANG X, et al. Response of esophagus to high and low temperatures in patients with achalasia [J]. J Neurogastroenterol Motil 2012, 18 (4): 391-398

TRIADAFILOPOULOS G, TSANG HP, SEGALL GM. Hot water swallows improve symptoms and accelerate esophageal clearance in esophageal motility disorders [J]. J Clin Gastroenterol 1998, 26 (4): 239-244.

病例 4　慢性胰腺炎急性发作少见病因

一、病历摘要

　　患者男性，79 岁，主因间断腹痛 3 年，加重 3 天入院。患者 3 年以来腹痛间断发作，多次就诊于外院，诊断为慢性胰腺炎，未进一步诊治。3 天前进少量油腻食物后上腹痛持续性加重，伴腰背部放射痛、排便排气障碍；当地医院：尿 AMY 959U/L，腹部 CT：单纯水肿性胰腺炎；既往史：高血压、糖尿病史 10 年，胆囊切除术后 2 年，前列腺癌、脑梗塞病史半年；自 2007 年起出现情绪不稳定、行为明显异常、认知能力下降（原因不明），否认肝病史，无特殊用药史。余无特殊记载。个人史：无疫区疫水接触史，不饮酒。查体：体温 36.7℃，血压 135/85mmHg，皮肤巩膜无黄染，全身表浅淋巴结未触及肿大；腹膨隆，左中腹压痛（＋），无反跳痛，肝脾肋下未及，Murphy 征（－），肝区、脾区叩痛（－），肠鸣音减弱。

入院诊断：慢性胰腺炎。

二、临床决策

问题 1：慢性胰腺炎如何诊断？

慢性胰腺炎（Chronic Pancreatitis，CP）是以胰腺慢性炎症、纤维化、萎缩、钙化为特征，最终导致胰腺内外分泌功能不足的疾病。其是多因素相互作用导致的疾病，仅一种危险因素很难引起。临床症状常呈慢性过程，间歇加重，主要表现为腹痛、腹泻、营养不良等。当临床表现提示 CP 时，可通过影像技术获得胰腺有无钙化、纤维化、结石、胰管扩张及胰腺萎缩等形态资料，收集 CP 的证据，并进一步了解胰腺内外分泌功能，排除胰腺肿瘤。腹部 B 超可显示钙化、胰腺萎缩或明显胰管扩张，但肠道内气体可能妨碍对胰腺的观察。腹部 CT 是 CP 疑似患者首选检查，可以显示胰腺内钙化、实质萎缩、轮廓异常、胰管扩张或变形等慢性胰腺炎特征，还能发现慢性胰腺炎并发的假性囊肿、血栓、假性动脉瘤等，其诊断典型的 CP 灵敏度为 74%～90%。

该患者：血钙 2.9mmol/L，血磷 0.71mmol/L，血常规、肝功、肾功均正常，腹部增强 CT：胰腺体尾部后方低密度病变，考虑胰腺假性囊肿；肝、双肾囊肿，左肾点状高密度影，考虑结石（如图 3-4-1A、B）。MRCP：胰腺显示不清，胰管囊性病变（见图 3-4-2A、B）。

急性胰腺炎常规处理后，腹痛逐渐缓解，但患者血钙进行性增高，最高 3.77mmol/L（2.1～2.8mmol/L）（追问病史，患者 2007 年起即发现血钙高、血磷低，具体不详）。

问题 2：患者出现不明原因高钙低磷血症，且合并肾结石，是否存在代谢障碍性疾病——甲状旁腺功能亢进症？

原发性甲状旁腺功能亢进症（PHPT）是累及多系统的内分泌疾病，其发病率较低，约为 1/1000，男女比例为 1：2～1：3，发病率随年龄增高而增加. 其是由于甲状旁腺本身病变引起甲状旁腺激素 PTH 合成、分泌过多，通过其对骨肾作用，致血钙升高，磷降低。其病理生理基础是 PTH 合成和分泌过多，一方面使骨钙溶解释放入血，引起高钙血症。另外 PTH 在肾脏可促进 25-（OH）D3 转化为活性更高的 1，25-（OH）2D3，后者可促进肠道对钙的吸收，进一步加重高钙血症。同时肾小管对无机磷再吸收减少，尿磷排出增多，血磷降低。

PHPT 的诊断主要包括定位和定性两大方面：①定性诊断：如患者有反复发作的尿路结石、骨痛及顽固性溃疡、胰腺炎，且实验室检查有高血钙（＞2.75mmoL/L）、高尿钙、低血磷，诊断基本上可确定，进一步确诊还须依靠血清 PTH 检测（＞10pmoL/L）。对早期无明显症状患者 PTH 增高同时伴有高钙血症是重要诊断依据；②定位诊断可对病变腺体进行鉴别和精确定位，主要包括颈部超声、CT 及放射性核素扫描99m-TcMIBI，其中 99m-TcMIBI 对于甲状旁腺腺瘤定位诊断起到了越来越重要的作

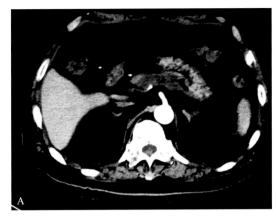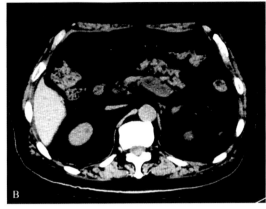

图 3-4-1　腹部 CT

A、B：入院后腹部增强 CT 提示：胰腺体尾部后方低密度病变，考虑胰腺假性囊肿；肝、双肾囊肿，左肾点状高密度影，考虑结石。

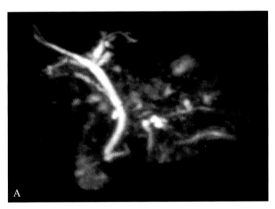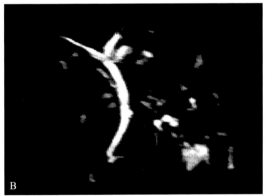

图 3-4-2　腹部 CT

A、B：入院后，慢性胆管炎（胆管无扩张、胆管表面欠光滑）；胰腺显示不清，胰管囊性病变；少量胸、腹水；肝脏、双肾多发囊性病变。

用，有报道显示其灵敏性高达 100%，特异性高达 95.65%，其是外科术前定位诊断的首选方法。有症状或有并发症的原发性甲旁亢患者，外科手术治疗时唯一有确切效果措施。

　　该患者进一步查全段甲状旁腺激素（PTH）503pg/mL（10～60pg/mL），甲状旁腺核素扫描：甲状腺右叶下级区代谢异常活跃灶，考虑功能亢进的甲状旁腺瘤可能性大。诊断：原发性甲状旁腺功能亢进症（甲状旁腺腺瘤可能性大）。外院行手术治疗，术中见甲状腺右叶后下方囊实性肿物，2.0cm×1.5cm，术后病理证实为甲状旁腺腺瘤。

　　问题 3：慢性胰腺炎、肾结石及精神行为异常是否可以用一元论解释——甲状旁腺功能亢进症？

　　PHPT 发病率较低、起病隐匿、症状多样并缺乏特异性，临床上误诊率较高，相关文献报道高达 40.7%～88.3%。临床表现有消化系统如：恶心、呕吐、腹胀、便秘及顽固性溃疡或反复发作的胰腺炎；泌尿系统：多尿、夜尿，肾结石，严重者可致肾功能不全；骨骼系统：骨痛、骨骼畸形，晚期可出现病理性骨折；血钙超过 3mmol/L 时，患者可出现精神症状如烦躁、幻觉、情绪不稳定、认知行为异常。

PHPT 致消化系统病变与高钙血症关系密切，其机制主要为：①高血钙可使神经肌肉兴奋性降低，胃肠道平滑肌张力下降、蠕动缓慢，临床上主要表现为食欲不振、腹胀、纳差、便秘等；②高血钙可刺激胃黏膜 G 细胞分泌胃泌素，使胃酸分泌增多，最终发生胃、十二指肠溃疡；③高血钙在胰腺促进胰液分泌，使胰蛋白酶原激活，导致胰腺自身消化引起胰腺炎发生，另外钙离子在胰腺长期沉积可使胰管钙化或形成胰管内结石，可导致慢性胰腺炎急性发作。

该患者慢性胰腺炎、肾结石及精神、认知行为异常考虑均由 PHPT 引起，行甲状旁腺腺瘤切除术，术后胰腺炎未再发作，精神行为、认知能力逐渐恢复正常，血钙、血磷、PTH 渐趋正常。

三、讨论与总结

临床上以消化系统为主要表现的 PHPT 并不少见，且易误诊为消化系统疾病，究其原因有两点：①由于 PTPH 症状不典型，早期仅表现为乏力、纳差、腹胀等，以消化系统为首要表现者，胃镜可发现溃疡性病变或者胰酶增高的症状都可被解释为消化系统疾病；② PHPT 发病率低，临床医生对本病缺乏认识，且部分医生只注重本科室疾病的检查并予以对症处理，忽视了进一步的检查。为提高本病的认识，降低其误诊为消化系统疾病概率，我们应该做到以下两点：①不明原因顽固性便秘、食欲不振、腹胀、恶心、呕吐，常规治疗后无效者，应想到本病的可能，进一步完善血钙检测；②对于久治不愈或反复发作的溃疡排除恶变、幽门螺杆菌感染、NSAID 药物史引起外，需注意血钙变化，尤其伴有高钙血症及低磷血症患者应常规检查 PTH 有利于疾病诊断及治疗；③原因不清的复发性胰腺炎应常规监测血钙、血磷，并完善 PTH 及相关必要检查，明确诊断。

（李恕军）

参 考 文 献

胡亚，廖泉，牛哲禹，等. 原发性甲状旁腺功能亢进伴发胰腺炎的临床诊治特点［J］. 中华内分泌外科杂志，2016，10（1）：33-36.

张福海，贾强，谭健，等. 99mTc-MIBI SPECT/ CT 诊断原发性甲状旁腺功能亢进症［J］. 中国医学影像技术 2009，25（6）：1096-1098.

张敬柱，柯路，李刚，等. 甲状旁腺功能亢进并发胰腺炎五例临床特征分析［J］. 中华胰腺病杂志，2017，17（2）：122-124.

张敬柱，邵加庆，顾军，等. 甲状旁腺功能亢进并发急性胰腺炎的诊断及处理［J］. 医学研究生学报，2018，31（5）：521-523.

DOTZEN RATH CM, KAETSCH AK, PFINGSTEN H, et al. Neurop sychiatric and Cognitive changes after surgery for primary hyperparathyroidism [J] . World J Surg, 2006, 30: 680-685.

MELTON LJ. The epidemiology of primary hyperparathyroidism in North America [J] . J Bone Miner Res, 2002, 17 (Supp l 2): 12-17.

病例5 结肠肿物的鉴别

一、病历摘要

患者女性，53岁，因"腹痛2月，发现结肠肿物10天"入院。患者2018-07无明显诱因出现腹部隐痛，部位不固定，为持续性，程度不重，偶向背部放射，与进食、排便、体位无明显相关，伴腹胀、反酸，大便干结，排便1次/3～4日，为棕色干硬便，无恶心、呕吐、黑便、便血、排便习惯，无发热、乏力、纳差、皮肤黄染，无心悸、胸闷、头晕、头痛，无皮疹、关节肿痛等。于2018-08起反复就诊我院及朝阳医院门诊，查肿瘤标志物、腹部B超未见明显异常，先后予PPI、促动力、调整肠道菌群等治疗，症状较前无明显好转，并逐渐加重。2018-09患者因症状加重就诊于我院门诊，行电子肠镜检查（2018-09-06），发现结肠肝曲可见巨大肿物形成，环2/3周，长约5cm，中央伴坏死溃疡；降结肠可见一处孤立溃疡，纵形，中央覆白苔，钳取活检病理未回，门诊予乳果糖通便治疗后腹痛症状明显缓解。为求进一步治疗收入院。患者自发病来，饮食睡眠一般，小便正常，大便如上述，体重无明显改变。既往史：便秘20年，排便1次/3～4日，大便干硬，排便费力，未予特殊治疗。否认高血压、糖尿病、冠心病等慢性疾病，否认"肝炎、结核"等传染病史及密切接触史，否认外伤手术史，否认输血史，否认食物及药物过敏史。个人史、婚育史无特殊。父亲患"脑出血"去世，否认其他家族性遗传病史。入院查体：体温36.8℃，脉搏80次/分，呼吸20次/分，血压104/53mmHg。心肺查体无特殊，腹软，无腹壁静脉曲张，全腹无明显压痛反跳痛，腹部未及包块，麦氏点无压痛反跳痛，肝脾不大，Murphy征阴性，叩诊鼓音，移动性浊音阴性，肠鸣音偏弱。实验室检查：胃镜（2018-09-05，我院）：慢性非萎缩性胃炎，未见糜烂、溃疡等。肿瘤标志物（2018-09-04朝阳医院）：癌抗原CA-199、癌胚胎抗原、甲胎蛋白、卵巢癌肿瘤标志物（CA-125）、胃癌、消化道癌肿瘤标志物（CA-724）均未见异常。腹部B超（2018-09-04朝阳医院）：肝胆胰脾B超未见明显异常。

入院诊断：结肠肿物，便秘，慢性非萎缩性胃炎。

二、临床决策

总结该病例特点：患者中年女性，亚急性病程，表现为持续性腹痛，部位不固定，程度不重，通便治疗可缓解。肠镜检查发现升结肠肿物形成，肿物中央伴坏死溃疡，降结肠可见孤立溃疡形成。从上述病例特点分析，应鉴别如下疾病：①肿瘤性疾病，包括结肠癌及淋巴瘤；②肠结核；③克罗恩病；④特殊病原体感染等。

　　入院后完善常规检查，血常规、肝肾功能未见明显异常，红细胞沉降率、C反应蛋白正常，肿瘤标志物正常，免疫球蛋白正常，自身免疫相关抗体：抗核抗体（SSA）弱阳性，余抗可溶性抗原（ENA）、抗核抗体（ANA）、抗中性粒细胞胞浆抗体（ANCA）均阴性，TB-SPOT阴性，EB病毒的抗体检测（EBV）、抗巨细胞病毒抗体（CMV）IgM抗体阴性。肠镜病理回报：肝曲肿物处黏膜组织急慢性炎，部分上皮糜烂，肉芽增生，伴炎性纤维素性渗出，部分黏膜内腺体萎缩，细小，间质玻璃样变，综上，考虑缺血性结肠炎伴溃疡形成；降结肠溃疡处黏膜组织急慢性炎，部分腺体萎缩，细小，间质玻璃样变，可见炎性纤维素性渗出，考虑缺血性结肠炎。（如图3-5-1～图3-5-4）

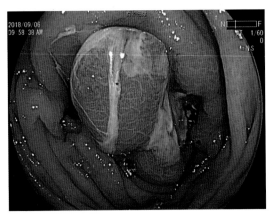

图3-5-1　肠镜：升结肠肿物

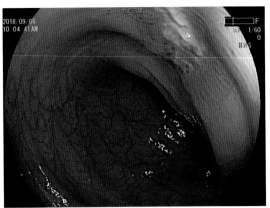

图3-5-2　降结肠溃疡

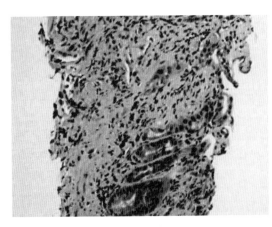

图3-5-3　病理

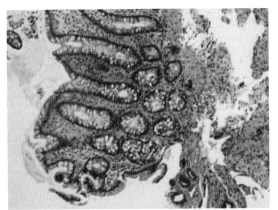

图3-5-4　病理

　　由于肿物病理怀疑缺血性肠病，故进一步追问病史，患者否认高血压、糖尿病、冠心病、心功能不全、房颤、脑血管病变、特殊用药史等病史，完善了腹部CTA，结果为：腹部血管走行自然，管腔未见明显异常狭窄及扩张；结肠肝曲可见肠壁不均匀增厚，黏膜面欠光整，强化欠均匀，周围脂肪间隙略模糊；余腹部脏器未见明显异常，未见明确肿大淋巴结及积液征象。椎动脉、颈动脉、上肢动脉超声均未见明显异常。

因病理、CT 检查不提示恶性疾病，且无感染证据，入院后按缺血性肠病治疗，给予患者补液、通便治疗，2018-09-26 复查肠镜：于升结肠近肝曲处可见红色溃疡瘢痕，周围皱襞集中，黏膜软，未见腺管异常，钳取活检，反复观察降结肠黏膜未见明显异常。（如图 3-5-5～图 3-5-8）病理回报：慢性炎改变，少许淋巴细胞、浆细胞及嗜酸性粒细胞浸润。患者症状缓解出院，出院诊断：缺血性肠病。

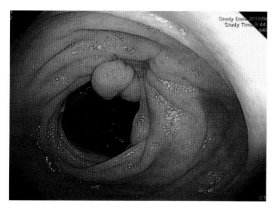

图 3-5-5　肠镜

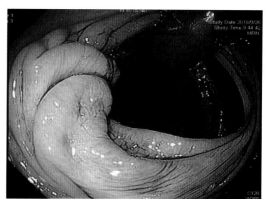

图 3-5-6　肠镜

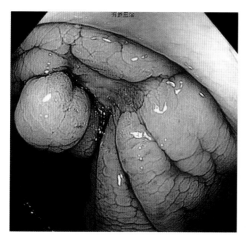

图 3-5-7　肠镜

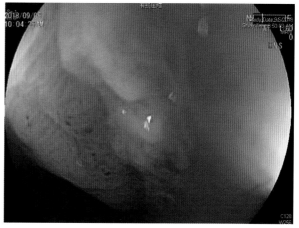

图 3-5-8　肠镜

该患者疾病病程较短，且未经特殊治疗后自行好转，故考虑最后诊断为缺血性肠病。由于病程短，可除外肿瘤性疾病、结核等感染性疾病。克罗恩病在某些患者中也可表现为反复发作、愈合，但病程应较该患者为长，且愈合后溃疡多呈增殖性表现，可见假息肉等，与该患者内镜表现不符。为进一步排除自身免疫相关疾病，如血管炎、克罗恩病等，本病例可密切随诊，必要时可考虑进一步行小肠 CTE 或胶囊内镜，明确有无小肠的累及。

三、讨论与总结

缺血性肠病是因小肠、结肠血供不足或回流受阻致肠壁缺氧损伤引起的急性或慢性炎症性病变，严重者可致不同程度的组织坏死。大部分因肠管动脉血供不足引起，也有部分是因静脉回流障碍引起，误诊率较高。根据病因分为：①血管病变：动脉粥样硬化症、肠系膜上动脉压迫症、房颤患者栓子脱落、多种病因所致的血管炎及血管畸形等，如结节性多动脉炎、系统性红斑狼疮、白塞病、淀粉样变、放射性血管炎等；②血流量不足：内脏血流减少，如心功能不全、心律失常、休克、严重腹泻等；③高凝状态：可致血流缓慢或静脉血栓形成，如真红细胞增多、血小板增多，长期口服避孕药、严重感染、DIC 等疾病，门脉高压导致肠系膜静脉回流不畅，静脉血栓形成；④肠管疾病：由于肠管蠕动功能减退，肠腔内粪块嵌塞，致肠腔压力增加，肠壁血供减少，最终导致肠壁局限缺血、坏死；肠粘连、扭转可继发引起结肠供血不足。也有文献报道缺血性肠病，尤其是中青年患者起病可能与腹部手术史、剧烈运动、情绪激动有关。

缺血性肠病根据病程可分为急性肠系膜缺血、慢性肠系膜缺血和缺血性结肠炎，急性肠系膜缺血病情凶险，主要由动脉栓塞、动脉血栓形成、肠系膜静脉血栓形成及非梗阻性因素引起；慢性肠系膜缺血起病隐匿，95% 以上与动脉粥样硬化性疾病有关；缺血性结肠炎最为常见，多由体循环或肠系膜血管的功能或解剖异常所致。

特征表现是腹痛，常为餐后腹痛，其他的表现可有便血、肠梗阻等，腹部体征常不明显，可有病变处压痛。最常好发部位是结肠脾曲及乙降结肠，病变可局灶分布或节段分布。肠镜下的表现多样，有时较难鉴别，最常见的表现为黏膜充血、水肿、点片状糜烂及溃疡形成，病变肠段与正常肠段分界清晰。大部分 2～3 周内黏膜可基本恢复。肠系膜血管造影和 CTA 常用来评估血管情况，但实际临床中却很少发现异常，因多数病患为一过性血管闭塞，就诊时血供已恢复，偶可见小血管狭窄，而大动脉栓塞，如血栓形成、栓子脱落的患者影像学检查可有阳性发现。

结合该患者临床表现，为持续腹部隐痛，病程两个月，说明起病相对隐匿，没有急性血管栓塞，分析其病因可能为长期便秘导致的肠道粪块嵌顿、肠腔压力增加，从而导致缺血，因此通便治疗后症状明显好转，但也尚需除外肠道血管本身的畸形和血管炎等，血管病变有时仅靠影像学难以诊断，需进一步随诊。该患者肠镜表现为肿物形成，为很少见的缺血性肠病的内镜表现，易误诊为肿瘤性病变，为初次诊断带来一定的困扰。但缺血性肠病病程较短，在去除诱因后可自愈，故经过内镜随诊可最终明确诊断。

四、亮点精粹

本病例的诊断难点，第一，没有明确的缺血性肠病的病因。本病患者的病史中并无高血压、糖尿病、动脉粥样硬化、房颤等血栓形成的高危因素，亦无高凝状态，起病前无腹泻、感染、休克等诱因，临床表现与实验室检查均不提示系统性结缔组织病或血管炎，既往无腹部手术史，无相关药物史。综上，该患者首先很难诊断为缺血性肠病。病史中，该患者有长期便秘，伴排便困难，长期便秘可能导致肠腔压力增加，肠壁血供减少，造成缺血，但此类患者通常有血管基础疾病，如动脉粥样硬化、动脉炎、动脉畸形等，长期便秘在此基础上可进一步诱发缺血。该患者必要时可以进一步完善血管造影检查，排除相关的血管疾病。

第二，该患者肠镜下表现为肿物形成，与缺血性肠病的肠镜下常见表现不符，为十分少见的情况，易与肿瘤类疾病混淆。查阅文献也有缺血性肠病表现为肿物形成的个案报导，因缺血坏死肿物中央伴溃疡形成，去除诱因、补液后复查肠镜好转，病程 2 周左右。

（刘佳文）

参 考 文 献

写作组缺血性肠病诊治中国专家建议，中华医学会老年医学分会，中华老年医学杂志编辑委员会. 老年人缺血性肠病诊治中国专家建议（2011）［J］. 中华老年医学杂志，2011，30（1）：1-6.

中青年缺血性肠病患者临床特点分析，中华医学杂志，2012，6，92 卷 22 期.

BRANDT LJ, FEUERSTADT P, LONGSTRETH GF, et a1. ACG clinical guideline: epidemiology, risk factors, patterns of presentation, diagnosis, and management of colon ischemia (CI) [J]. Am J Gastroenterol, 2015, 110 (1): 18-44.

BRANDT LJ, FEUERSTADT P, LONGSTRETH GF, et al. ACG clinical guideline: epidemiology, risk factors, patterns of presentation, diagnosis, and management of colon ischemia (CI) [J]. Am J Gastroenterol, 2015, 110 (1): 18-45.

FOTIOS FOUSEKIS, et al. Rectal ischemia causes mass formation, masquerading as rectal cancer [J]. Oxf Med Case Reports. 2018, 2018 (9): omy068.

MOSLI M, PARFITT J, GREGOR J. Retrospective analysis of disease association and outcome in histologically confirmed ischemic colitis [J]. J Dig Dis, 2013, 14 (5): 238-243.

病例 6　便血、腹痛、乙状结肠肿物

一、病历摘要

患者女性，27 岁，主因间断血便 3 月，腹痛 2 周入院。患者于入院 3 月前无明显诱因排鲜红色黏液血便，量约 40g/d，持续 4～5 天后可自行停止，先后共发作 3 次。2 周前上述症状再次出现，伴腹痛，为持续性绞痛，阵发性加重，与排便无关。伴发热，体温最高 39℃。当地医院结肠镜检查提示乙状结肠距离肛门 30～20cm 处黏膜充血、水肿，可见条形糜烂，局部肠腔稍狭窄，考虑为缺血性肠炎。给予对症治疗无缓解。既往体健。月经史：月经规律，无痛经史，孕 1 产 0（自然流产 1 次）。查体：T 38.5℃，P 100 次 / 分，R 23 次 / 分，血压 120/80mmHg，心肺（－），腹软，稍凹陷，下腹部压痛，无反跳痛及肌紧张，余无异常体征。

入院诊断：便血、腹痛原因待查，缺血性结肠炎可能性大

二、临床决策

1. 缺血性肠炎如何鉴别

缺血性结肠炎（ischemic colitis，IC）是一组因结肠血供不足或回流受阻导致结肠壁缺氧损伤所引起的急性或慢性炎症性病变，病变局限在黏膜层和黏膜下层。IC多发生于有高血压病、糖尿病和高脂血症等基础疾病的老年人，是下消化道出血的原因之一。IC发病部位以脾曲、降结肠最为好发，因供应左半结肠血供的肠系膜下动脉，其与腹主动脉的角度更平直，管腔更细，故左半结肠多为高发区。临床表现差异大，轻者表现为急性剧烈腹痛、血便、腹泻、腹胀，重者可发生肠坏疽、穿孔，甚至肠狭窄及中毒性休克。IC的诊断主要依据临床症状、实验室检查、影像学、内镜及病理等。IC患者发病时血液处于高凝状态，纤维蛋白原、纤维蛋白肽A（FPA）、血小板P-选择系（GMP-140）、D-二聚体水平升高。结肠镜检查是确诊IC的重要手段，结肠镜下病变与黏膜之间界限清晰，急性期表现为黏膜不同程度的充血、水肿、血管网消失，严重水肿者皱襞增厚如肿块，称假瘤征。慢性期（为发病2周以上）表现为慢性炎性反应改变，血管网消失，黏膜呈颗粒状，少数可见瘢痕及狭窄。

该患者入院后辅助检查：血常规：WBC 11.37×10^9/L；CA-125：86.9U/mL；血沉 91mm/h；CRP 38.5mg/L，纤维蛋白原、FPA、GMP-140、D-二聚体正常范围内。结肠镜检查示距肛门24～14cm乙状结肠大片黏膜充血水肿，表面糜烂、溃疡形成（如图3-6-1），病理乙状结肠黏膜组织炎症、糜烂、坏死、炎性肉芽组织形成。妇科超声提示子宫腺肌症，右侧附件区囊性包块。盆腔CT示子宫颈部饱满，右侧附件区囊实性肿物，与相邻结肠壁分界不清，结肠壁增厚（如图3-6-2）。追问病史，患者3次便血均于月经前5天左右出现，月经后缓解。故排除缺血性肠炎。

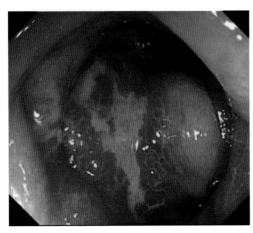

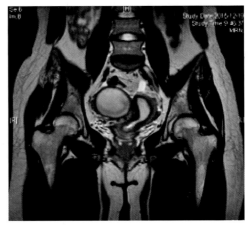

图 3-6-1 肠镜 　　　　　　　　　　　　　图 3-6-2 盆腔 CT

考虑诊断：①消化道出血、肠道子宫内膜异位症；②右侧附件占位；③子宫腺肌症。

2. 什么是肠道子宫内膜异位症

子宫内膜异位症指子宫内膜腺体和间质出现在子宫内膜以外的部位，累及肠道的发病率为该病 5%。以直乙状结肠多见，占 50%～90%。异位组织可发生于肠壁各层，以浆膜层及固有肌层为主，全层浸润少见。肠道子宫内膜异位症常与深部浸润型子宫内膜异位症同时存在，临床表现为周期性的便血、大便次数增多、排便痛等，与月经周期吻合，因便血首发症状就诊于消化内科的患者比较罕见。肠道子宫内膜异位症的术前诊断率仅 10%。术中发现异位的子宫内膜腺体和（或）间质，可做出明确诊断。

妇科考虑右侧附件占位，给予醋酸戈舍瑞林缓释植入剂治疗 3 月，复查结肠镜检查示乙状结肠黏膜光滑，直肠隆起性病变，病理提示炎性渗出、退变坏死物质伴炎性肉芽组织（如图 3-6-3）。行手术治疗，术中盆腔广泛粘连，呈半封闭状态，右侧卵巢囊性增大约 5cm×5cm，右侧宫角可见异位结节，约 1cm×1cm，与周围分界不清，双侧输卵管及卵巢表面、乙状结肠表面可见粘连。切除乙状结肠处内膜异位结节，可见巧克力样液体流出，异位结节穿透乙状结肠全层，周围可见脓性渗出。可见子宫骶韧带处内膜异位结节，约 2cm×2cm，与肠管粘连紧密，阔韧带后叶及乙状结肠浆膜面均可见内膜异位病灶侵润。分离右侧卵巢囊肿过程中囊肿破裂，见大量黄色浓稠样液体及少量巧克力样液体流出（如图 3-6-4）。直肠隆起性病变术中未处理。病理诊断：子宫内膜异位囊肿（如图 3-6-5）。

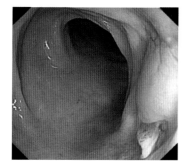 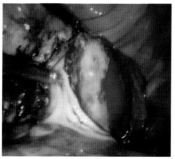 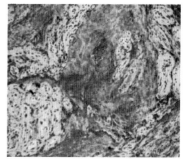

图 3-6-3　肠镜　　　　　图 3-6-4　术中　　　　　图 3-6-5　病理

最后诊断：①子宫内膜异位症；②右侧卵巢子宫内膜异位囊肿；③右侧输卵管卵巢囊肿；④乙状结肠子宫内膜异位结节伴化脓性炎；⑤盆腔深部子宫内膜异位结节；⑥慢性盆腔炎性疾病后遗症；⑦子宫腺肌症。术后继续给予醋酸戈舍瑞林缓释植入剂治疗。

3. 肠道子宫内膜异位症术后应该注意什么

目前临床上常使用的药物有：孕激素、达那唑及促性腺激素释放激素激动剂（GnRH-a）。该患者给予醋酸戈舍瑞林缓释植入剂治疗，乙状结肠溃疡及糜烂愈合，考虑药物治疗有效。有报道表明，异位在肠道的子宫内膜有癌变可能。由于子宫内膜异位症是一种易复发，有侵袭性的良性疾病，虽然恶变率较低，但是术后需继续药物治疗，密切随访，预防癌变。

三、讨论与总结

肠道子宫内膜异位症内镜下肠黏膜表现与缺血性肠炎较难鉴别，但缺血性肠病好发于有冠心病及高血压等基础疾病的老年人。育龄期女性，出现与月经周期吻合的腹痛、便血症状，要考虑肠道子宫内膜异位症可能。对临床怀疑肠道子宫内膜异位的，病理应行免疫组化 CK7、CD10、ER、PR 检测。详细的病史采集十分重要，根据该患者术中所见和结肠镜改变，属于肠道全层浸润病变，直肠隆起性病考虑内膜异位结节可能性大，今后需要密切随访，预防癌变发生。

（李恕军）

参 考 文 献

赵玉洁，陆秋艳，汤茂春，等. 乙状结肠子宫内膜异位症伴狭窄［J］. 中华消化杂志，2017，37（4）：275-277.

Gonzalez-Pezzat I, Soto-Perez-De-Celis E, Garcia-Lascurain JL. Bowel endome- triosis as an unusual cause of rectal bleeding [J].Am Surg, 2011, 77 (2): 239-241.

LATTRULO S, et al. Intestinal Endometriosis: role of laprocopy in diagnosis and treatment [J]. Int Surg, 2009, 94 (4): 2 63.

PISANU A, DEPLANO D, ANGIONIS, et al. Rectal perforation from endometriosis in pregnancy: case report and literature review [J]. World J Gastroenterol, 2010, 16: 648-651.

WEI JIANG, et al. Endometriosis involving the mucosa of the intestinal tract: a clinicopatholo gic study of 15 cases [J]. Modern pathology, 2013, 26: 1270.

病例 7　腹痛原因待查

一、病历摘要

患者女性，66 岁，主因"左下腹痛 1 周，加重伴头晕 2 天。"于 2018-08-17 入院。患者 1 周前服用不明来源中药后出现左下腹痛，为持续性疼痛，程度剧烈，疼痛评分为 8～9 分，放射至腰背部，对症止痛治疗可稍缓解，进食后加重，伴恶心、乏力、食欲减退、排气排便停止，无寒战发热、低热盗汗、排黑便、黏液脓血便，无尿频尿急尿痛，无皮疹、关节痛、口腔溃疡。患者症状持续不缓解，遂就诊我院，腹部超声提示腹腔内肠管扩张明显，肠镜检查未见明显异常，予对症治疗后患者症状无明显改善。2 天前，患者腹痛程度较前加重，性质同前，并伴头晕、心慌、巩膜黄染，无胸闷气促、下肢水肿，为行进一步诊治就诊我院，起病以来，患者精神、食欲、睡眠差，未解大便，小便正常，体重较起病前减轻 5kg。既往史：高血脂 5 年，未予特殊治疗，高血压 10 余年，服安博诺、倍他乐克治疗，血压控制在（110～120）/80mmHg。月经史：已绝经，既往月经规律，无阴道分泌物异常及出血。入院查体：神清，巩膜轻度黄染，皮肤及睑结膜稍苍白。甲状腺无肿大，全身浅表淋巴结无肿大。双肺叩诊呈清音，未闻干湿啰音，心律齐，各瓣膜未闻及杂音。腹部平坦，无包块、腹壁静脉曲张，腹壁柔软，左下腹轻度压痛，无反跳痛及肌紧张，肝脾肋下未及，肝区无叩痛，移动性浊音阴性。双肾无叩击痛、输尿管走形区无压痛。听诊肠鸣音减弱，为 1～2 次 / 分。未闻及腹部血管杂音。脊柱及四肢活动正常，无关节红肿、压痛，双侧下肢无凹陷性水肿。

入院诊断：入院诊断：腹痛查因；黄疸；贫血；高血压 3 级，极高危；高脂血症。

二、临床决策

入院后完善辅助检查血常规：白细胞 $5.74×10^9$/L，血红蛋白 87.00g/L↓；肝功能：谷丙转氨酶 152.3U/L，谷草转氨酶 121.2U/L，总胆红素 33.9μmol/L；胰酶二项：淀粉酶（急）102.7U/L，脂肪酶 124.6U/L；网织红细胞百分比 1.64%，胞浆型 1：160，血铅测定：铅 442μg/L，红细胞涂片提示：嗜碱性点彩红细胞（如图 3-7-1）。抗核抗体阳性，C 反应蛋白、肾功能、红细胞沉降率、免疫球蛋白、感染四项、尿常规、ENA 谱、抗中性粒细胞胞浆抗体均未见明显异常，甲肝、戊肝、巨细胞病毒、单纯疱疹病毒 IgM 均阴性。腹部 B 超：脂肪肝，胆囊多发息肉样病，MRCP 未见明显异常，腹部 CT 提示子宫多发肌瘤。入院后予螯合血铅、护肝、降酶、补液、止痛等治疗，患者血铅水平较前下降，腹痛、乏力纳差症状较前明显好转。

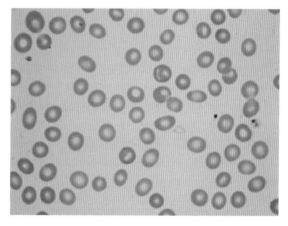

图 3-7-1　血细胞涂片

三、讨论与总结

本例患者为老年女性，起病前有不明来源中药服药史，以下腹痛、黄疸、贫血为主要临床表现，辅助检查提示血红蛋白下降、肝功能异常，肠镜及影像学未见明显异常。血涂片提示嗜碱性点彩红细胞，进一步检查提示血铅水平升高，经过螯合剂去铅治疗后症状显著缓解，考虑本例患者腹痛原因为急性铅中毒。

铅中毒患者暴露源主要有油漆、化妆品、中草药及职业接触（铅尘），经过呼吸道或消化道吸收进入血液系统，其中 99% 与红细胞结合，1% 为游离状态，游离状态的铅离子在循环中与包括肾，脑，肝脏、骨髓等组织器官进行交换，最后通过肾脏排出，其半衰期约 30 天。

铅作为一种有毒金属可以通过多种生化机制影响组织器官的功能，包括结合蛋白质巯基，如 δ-酮戊酸脱水酶和铁络合酶，造成贫血；抑制嘧啶核苷酸酶导致 rRNA 沉积于红细胞，形成嗜碱性点彩虹细胞；影响线粒体呼吸链，表现为神经毒性；影响染色体端粒，提高肿瘤风险；影响细胞膜功能，造成红细胞破坏，溶血，肾脏毒性；促进血管内皮细胞生成氧自由基，造成高血压。

急性铅中毒主要临床表现较为多样，包括消化系统症状：腹部绞痛、便秘、肝功能异常、厌食；运动系统：关节痛、肌痛，神经系统：头痛、注意力下降、易激、乏力、睡眠障碍、定向力障碍；血液系统：贫血、铅线、嗜碱性点彩虹细胞；泌尿系统：肾损害（Fanconi 综合征）。本例患者的临床症状均包含了上述多个系统，符合铅中毒临床表现。

治疗方面，根据血铅浓度不同，具有不同管理方案：血铅<400μg/L，患者症状很可能并非铅中毒，筛查其他原因，血铅 50～290μg/L：减少铅暴露，血铅 400～790μg/L：无症状患者减少铅暴露，有症状患者可给予络合剂治疗，血铅>800μg/L：无论症状，给予络合剂治疗。

（于旭彤）

参 考 文 献

Committee on Potential Health Risks from Recurrent Lead Exposure of DODF-RP, Committee on T, Board on Environmental S, Toxicology, Division on E, Life S, et al. Potential Health Risks to DOD Firing-Range Personnel from Recurrent Lead Exposure. Washington (DC): National Academies Press (US) Copyright 2013 by the National Academy of Sciences. All rights reserved. 2012.

CULLEN MR, ROBINS JM, ESKENAZI B. Adult inorganic lead intoxication: presentation of 31 new cases and a review of recent advances in the literature [J]. Medicine, 1983, 62: 221-247.

FRIEDMAN LS, SIMMONS LH, GOLDMAN RH, SOHANI AR. Case records of the Massachusetts General Hospital. Case 12-2014. A 59-year-old man with fatigue, abdominal pain, anemia, and abnormal liver function [J]. The New England journal of medicine, 2014, 370: 1542-1550.

KOSNETT MJ, WEDEEN RP, ROTHENBERG SJ, HIPKINS KL, MATERNA BL, SCHWARTZ BS, et al. Recommendations for medical management of adult lead exposure [J]. Environmental health perspectives, 2007, 115: 463-471.

病例 8   酒精掩盖的真相

一、病历摘要

患者男性，59 岁，退休工人，因"反复腹胀 20 年，双下肢水肿半年，加重 1 周"入院。患者 20 年前出现腹胀，于外院就诊发现肝功能异常、乙肝表面抗原及丙肝抗体阴性，当时外院诊断酒精性肝硬化，仅予护肝对症治疗，症状缓解。半年前腹围再次增大，伴双下肢水肿，腹部超声示"肝硬化、门脉高压、脾大、腹腔积液"，予利尿治疗症状稍缓解。

1 周前腹胀加重，伴少尿，为进一步诊治收入我院。既往 2 型糖尿病 20 年，眼干、口干、反复口腔溃疡及牙龈炎 5 年。大量饮酒 30 年，折合酒精约 200g/d，戒酒 3 个月。入院查体：体温 36.9℃，脉搏 78 次 / 分，呼吸 19 次 / 分，血压 139/65mmHg；神清，精神可，肝病面容，皮肤巩膜黄染，可见肝掌，胸前区散在蜘蛛痣；左上牙龈红肿，有触痛，无溢脓；心律齐，各瓣膜区未闻及杂音；双肺呼吸音清，未闻及啰音；腹部膨隆，明显脐疝，直径约 5cm，可见 5 条蚯蚓状腹壁曲张静脉以脐为中心向四周伸展；腹软，全腹无压痛、反跳痛及肌紧张，未及包块，肝脾触诊不满意，Murphy 氏征阴性；叩诊移动性浊音阳性，肝区无叩击痛；肠鸣音 4 次 / 分；双下肢轻度可凹陷性水肿。

入院诊断：酒精性肝硬化失代偿期、门脉高压、腹水、脾大。

二、临床决策

患者入院检查回报：血常规未见三系减低；凝血项无明显异常；生化示碱性磷酸酶（alkaline phosphatase，ALP）183.9U/L、γ 谷氨酰转肽酶（γ-glutamyl transpeptidase，GGT）156.3U/L、白蛋白 34.1g/L、胆碱酯酶 2604U/L、免疫球蛋白 G 22.41g/L，谷丙转氨酶（alanine transaminase，ALT）、谷草转氨酶（aspartate transaminase，AST）、胆红素及肌酐正常；腹水常规及生化提示为漏出液，培养未见致病菌；上腹部核磁示肝硬化、脾大、门脉高压、腹水，肝内外胆管无扩张。

分析患者病情具有以下特点：①中年男性，慢性病程，反复发作 20 年；②无乙肝、丙肝病毒感染及胆道梗阻；③伴眼干、口干、口腔溃疡等可疑自身免疫性疾病表现；④肝功能异常以 ALP、GGT 升高为主，伴血清白蛋白下降、免疫球蛋白增高；⑤腹水为漏出液；⑥大量饮酒 30 年。故诊断需考虑是单纯酒精性肝硬化，抑或存在其他致病因素，如自身免疫性肝病。

后患者完善自身免疫性肝病抗体谱示：抗核抗体（antinuclear antibodies，ANA）阳性，颗粒型 1∶160，核点型 1∶320，胞浆颗粒型 1∶160；抗线粒体抗体（anti-mitochondrial antibody，AMA）M2 型 弱阳性；抗 SP100 抗体 阳性。其中，为 AMA-M2、抗 SP100 抗体均提示原发性胆汁性胆管炎（primary biliary cholangitis，PBC）可能。为明确是否为 PBC 合并酒精性肝损害，遂行肝组织活检，结果证实为 PBC，已进展为肝硬化阶段。按熊去氧胆酸 15mg/（kg·d）计算，实际予 900mg/d 治疗。2 周后患者腹水减少，体重下降 5kg。1 个月后门诊复查碱性磷酸酶 133.0U/L，γ- 谷氨酰转肽酶 80.9U/L。现患者门诊随访 1 年，未因大量腹水或其他肝硬化并发症住院，无肝脏恶性肿瘤。

三、讨论与总结

PBC 是一种以慢性进行性胆汁淤积为特点的自身免疫性肝病，多见于中老年女性，常表现为乏力、皮肤瘙痒和黄疸，发病机制可能与遗传、环境等因素有关。病理特点为进行性、非化脓性、破坏性肝内小胆管炎，有的可进展至肝硬化。

85%～90% 的 PBC 患者起病于 40～60 岁，男女比例约 1：9，起病隐匿、缓慢。PBC 患者家庭成员患病率为 4%～6%，主要累及一级女性亲属，最常见于姐妹和母女。早期常有乏力和皮肤瘙痒，亦可有黄疸、骨质疏松、脂溶性维生素缺乏等表现。随病情进展可出现腹水、消化道出血、肝性脑病等肝硬化并发症。此外，PBC 可合并多种自身免疫性疾病，如干燥综合征、自身免疫性甲状腺疾病、类风湿关节炎等，故患者常伴有相关肝外表现。

实验室检查多有血清胆红素中度增高，以直接胆红素增高为主，反映了胆管损伤的严重程度；ALP 及 GGT 在黄疸及其他症状出现前多已增高，比正常高出 2～6 倍；血清白蛋白水平在早期常无变化，晚期减少，球蛋白增加，白、球比例下降甚至倒置；ALT 和 AST 可为正常或轻中度升高；凝血酶原时间延长；血清胆固醇常增高，肝衰竭时降低。PBC 的免疫学检查具有以下特点：① 95% 以上患者 AMA 阳性，特异性可达 98%，其中以 AMA-M2 亚型最具特异性；②约 50% 患者 ANA 呈阳性，其中抗 Sp100、抗 Gp210、抗 P62、抗核板素 B 受体对诊断具有特异性，特别是 AMA 呈阴性时；③血清免疫球蛋白增加，特别是 IgM。影像学检查常用于排查其他肝胆疾病，如腹部超声可用于排除肝胆系统的肿瘤和结石，CT 和 MRI 有助于鉴别肝外胆道阻塞、肝内淋巴瘤和转移性肿瘤，MRCP 或 ERCP 在 PBC 患者常提示肝内外胆管正常，可以排除原发性硬化性胆管炎等其他胆道疾病。

对于 AMA 阴性者或者不明原因转氨酶升高的患者，常需行肝组织活检，既有助于疾病诊断及鉴别诊断，又有利于治疗方案制定及预后评估。PBC 常以慢性进行性非化脓性、以小胆管破坏为主的胆管炎或肉芽肿性胆管炎为主要病理表现，可见周围淋巴细胞、浆细胞和嗜酸性细胞浸润，肝实质碎屑状坏死、慢性胆汁淤积、肝纤维化。进展至肝硬化时，肝小叶结构破坏，汇管区纤维间隔延伸、相互连接，纤维组织向小叶内伸展分割形成假小叶和大小不等的再生结节，肝细胞呈局灶性坏死。

诊断上，PBC 可分为以下类型：① AMA 阳性型：为最常见类型；② AMA 阴性型：在我国占 15%～40%，其临床表现、自然病程、病理学特征及对 UDCA 的应答均与 AMA 阳性型无统计学差异，肝组织活检有助于诊断；③ PBC-AIH 重叠综合征：是指一个患者同时具有 PBC 和自身免疫性肝炎（autoimmune hepatitis，AIH）的主要特征，两种疾病三项诊断标准中的各两项同时或者相继出现即可诊断（PBC：① ALP≥2×ULN 或 GGT≥5×ULN；② AMA 或 AMA-M2 阳性；③肝活组织检查显示汇管区胆管损伤。AIH：① ALT≥5×ULN；② IgG≥2×ULN 或 SMA 阳性；③肝活组织检查显示中重度淋巴细胞浆细胞界面炎）。分期上，PBC 主要分为 4 期：①临床前期：仅有 AMA 阳性，余为阴性；②无症状期：肝功能异常，但无临床症状；③症状期：肝功能异常，伴有乏力、皮肤瘙痒、黄疸等表现；④失代偿期：常以胆红素进行性升高为特点，亦可出现消化道出血、腹水、肝性脑病等并发症。

治疗上，熊去氧胆酸（ursodeoxycholic acids，UDCA）是目前较安全有效的首选治疗药物，推荐剂量为 13～15mg/（kg·d），宜长期服用，偶有腹泻、胃肠道不适、体重增加、皮疹和瘙痒加重等不良反应。对 UDCA 生物化学应答者，经过 UDCA 治疗 1 年后 ALP 及 AST≤1.5×ULN，总胆红素恢复正常。对 UDCA 应答欠佳者，可选用奥贝胆酸或根据病情需要酌情选用布地奈德、贝特类药物等。其他治疗包括改善瘙痒、乏力、补充脂溶性维生素等对症治疗。

PBC 预后迥异，有症状者平均生存期为 10～15 年。预后不佳因素包括：老年、血清总胆红素进行性升高、肝脏合成功能下降、组织学改变持续进展。UDCA 治疗可显著改善 PBC 的预后。

四、专家点评

该患者 20 年前已发现肝硬化，但因长期大量饮酒史、无嗜肝病毒感染，外院诊断酒精性肝硬化，未再考虑自身免疫性肝病，致诊断治疗不及时，延误最佳治疗时机。在中华医学会 2018 年版《酒精性肝病防治指南》中指出，考虑酒精性肝病时需要排除嗜肝病毒现症感染、药物和中毒性肝损伤、自身免疫性肝病等其他肝脏疾病。

除了酒精性肝病外，该患者肝硬化的原因还需与自身免疫性肝炎、药物性肝内胆汁淤积、原发性硬化性胆管炎、肝内外胆管阻塞引起的继发性胆汁性肝硬化等疾病相鉴别：①自身免疫性肝炎：是自身免疫反应介导的慢性肝实质炎症，以 ALT 及 AST 升高为主，多有 ANA、SMA、抗 SLA/LP、抗 LKM-1、抗 LC-1 等自身抗体阳性。肝组织学常表现为界面性肝炎、淋巴浆细胞浸润、肝细胞玫瑰花环样改变、淋巴细胞穿入现象和小叶中央坏死。②胆汁淤积型药物性肝损伤：有使用化学药物、生物制剂、传统中草药等明确诱因，去除诱发因素病情可缓解。自身免疫抗体多为阴性，肝组织学表现无特异性，亦可出现 PBC 样胆管损伤模式。诊断需排除其他肝病，再通过因果关系评估来确定与可疑药物的相关程度。③原发性硬化性胆管炎：以特发性肝内外胆管炎症和纤维化导致多灶性胆管狭窄为特征，多发于中年男性，以 ALP 及 GGT 升高为主，肝组织学表现为胆道纤维化改变。影像学表现为胆管不规则、多发局部狭窄和扩张，胆道弥漫性狭窄伴正常扩张段形成串珠样改变。

临床病变多样、复杂，不能一叶障目，仅因为某个明显因素（饮酒 30 年）而干扰诊疗思路，而应规范、系统、有针对性的完善病因筛查，实现疾病早期诊断、早期治疗，改善患者长期预后。

（王静月　黄　缘）

参 考 文 献

葛均波，徐永健，梅长林，等. 内科学，第 8 版［M］. 北京：人民卫生出版社，2013，419-428.
中华医学会肝病学分会，中华医学会消化病学分会，中华医学会感染病学分会等. 原发性胆汁性肝硬化（又名原发性胆汁性胆管炎）诊断和治疗共识（2015）［J］. 中华肝脏病杂志，2016，24（1）：5-13.
中华医学会肝病学分会，中华医学会消化病学分会，中华医学会感染病学分会等. 原发性硬化性胆管炎诊断和治疗专家共识（2015）［J］. 中华肝脏病杂志，2016，24（1）：14-22.

中华医学会肝病学分会，中华医学会消化病学分会，中华医学会感染病学分会等. 自身免疫性肝炎诊断和治疗共识（2015）［J］. 中华肝脏病杂志，2016，24（1）：23-35.

中华医学会肝病学分会药物性肝病学组. 药物性肝损伤诊治指南［J］. 中华肝脏病杂志，2015，23（11）：810-820.

European Association for the Study of the Liver. EASL Clinical Practice Guidelines: The diagnosis and management of patients with primary biliary cholangitis [J]. J Hepatol, 2017, 67 (1): 145-172.

病例 9 反复肝功能异常的病因

一、病历摘要

患者男性，68 岁，因"间断恶心、乏力 14 个月，皮肤黄染 2 个月"入院。14 个月前间断性服用中成药十余天后出现恶心、乏力。至当地医院查肝功能谷丙转氨酶（glutamic-pyruvic transaminase，ALT）541U/L，谷草转氨酶（glutamic-oxalacetic transaminase，AST）249U/L，腹部 B 超检查未见异常，肝脏病理：考虑药物性肝损伤，并有发展为自身免疫性肝炎趋势，病变程度相当于 G3S2-3。诊断为：药物性肝损害。予以复方甘草酸苷片护肝。肝功能反复异常，ALT 45-233U/L。2 个月前症状逐渐加重，出现皮肤巩膜黄染，无腹痛、发热、大便颜色变浅等不适。否认饮酒史、不洁饮食史、毒物接触史等。既往：左膝关节陈旧性结核 50 年，高血压十余年，空腹血糖受损 1 年。查体：巩膜黄染，皮肤轻度黄染，可见肝掌，心肺腹查体无殊。辅助检查：自免肝抗体（antinuclear，ANA）1∶160，余均为阴性，免疫球蛋白 G（IgG）40.22g/L；HBVcAb、HBVsAb 阳性，HBV-DNA＜1.00×10^2；巨细胞病毒 IgM 抗体，EB 病毒衣壳 IgM 抗体，甲型肝炎 IgM，丙肝抗体阴性，戊型肝炎 IgM 均为阴性；铜蓝蛋白、α1- 抗胰蛋白酶均在正常范围内，甲胎蛋白 29.66ng/mL，凝血酶原前体蛋白 23.36mAU/mL。结核杆菌特异性细胞反应检查阳性；总胆固醇 3.75mmol/L，甘油三酯 3.75mmol/L。上腹部增强磁共振示肝硬化，肝内异常强化结节。

入院诊断：肝损伤原因待查，肝硬化失代偿期，肝内弥漫再生结节，高血压 2 级高危组，空腹血糖受损，高脂血症，膝关节陈旧性结核。

二、临床决策

完善肝穿刺活检术明确肝损伤原因。患者肝组织病理学（如图 3-9-1 所示），病理诊断为自身免疫性肝炎（autoimmune hepatitis，AIH）。考虑患者诊断为自身免疫性肝炎，肝硬化代偿期；肝内弥漫再生结节；高血压 2 级，高危组；空腹血糖受损；高脂血症；膝关节陈旧性结核。

根据欧洲肝病学会自身免疫性肝炎诊疗指南，自身免疫性肝炎患者应接受泼尼松（龙）治疗。患者存在肝内弥漫再生结节性质不明确，高血压，空腹血糖受损，膝关节陈旧性结核等反指征。最终与患者充分沟通病情后，暂予以双环醇护肝治疗。如图 3-9-2 所

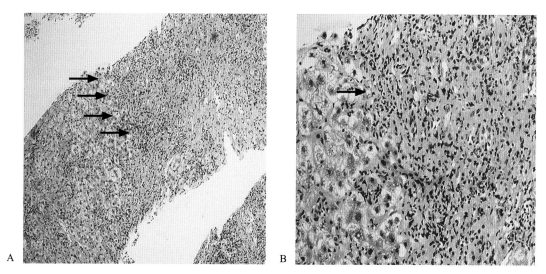

图 3-9-1　患者肝组织学表现

A：中 - 重度界面炎，HE 染色 ×100；B：大量浆细胞浸润，HE 染色 ×200，G3-4S3。

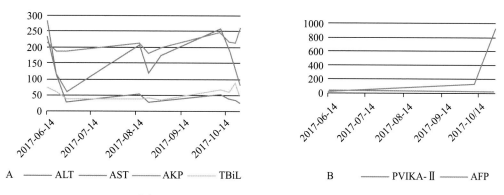

图 3-9-2　服用双环醇护肝期间患者指标变化

A：肝功能；B：肿瘤标志物

示，患者肝功能始终异常，甲胎蛋白及凝血酶原前体蛋白水平明显上升。并且在随访 4 个月后患者出现腹腔积液等肝硬化失代偿期表现。患者完善上腹部普美显增强磁共振检查，未发现恶性占位。再次与患者沟通病情，加用甲泼尼龙 20mg/d，并予以监测血糖、血压、胰岛素控制血糖、控制血压等对症处理，在后续治疗中甲泼尼龙逐渐减量，并加用硫唑嘌呤 50mg/d。如图 3-9-3 所示，患者肝功能、甲胎蛋白、凝血酶原前体蛋白水平逐步恢复正常，并且再未出现肝硬化失代偿期临床表现。

三、讨论与总结

自身免疫性肝炎是一种慢性炎症性肝病，主要影响女性，特征为高 γ- 球蛋白或免疫球

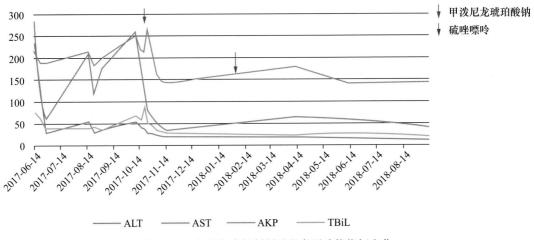

图 3-9-3　加用免疫抑制剂后患者肝功能指标变化

蛋白 G（IgG）血症、血清中存在自身抗体、肝组织学表现为界面性肝炎以及对免疫抑制剂治疗应答。若不及时接受治疗，患者可进展至肝硬化、肝衰竭甚至死亡。药物性肝损伤（drug-induced liver injury，DILI）是指药物治疗过程中，由药物本身或其代谢产物引起的肝脏损伤，同样多见于女性，表现为各种类型的急性或慢性肝脏疾病，有时可伴有自身抗体阳性、血清 IgG 升高等现象。因为两者复杂的临床表现、一定程度上较为相似的实验室指标、诊断缺乏金标准及治疗原则不同等原因，使得鉴别诊断和治疗往往面临一定困难。

　　AIH 和 DILI 可从以下方面鉴别（如表 3-9-1 所示）。

表 3-9-1　AIH 与 DILI 临床特点

	AIH	DILI
药物史	一般无，但存在药物介导 AIH	有
病程	通常为慢性，约 25% 可急性起病	绝大多数为急性，15%~20% 病程超过 6 个月；8%~17% 病程超过 12 个月，但慢性病程肝功能损伤较轻
症状	无症状或仅表现为疲劳、纳差、体重减轻	无症状或部分患者通常有乏力、食欲减退、上腹部不适；发热、斑疹、瘙痒、荨麻疹及淋巴结肿大等
生化指标	肝细胞型损伤	部分为肝细胞型损伤
IgG	近 85% 患者升高	可升高（尤其是 AI-DILI）
自身抗体	AIH-1 型：ANA，SMA 及抗 -SLA/LP；AIH-2 型：抗 -LKM1 和 / 或抗 -LC1 其中抗 -SLA/LP 为特异性 9%~17% 急性 AIH 患者发病时自身抗体为阴性	ANA，SMA 及抗 -LKM1 可阳性

　　注：AIH：自身免疫性肝炎；DILI：药物性肝损伤；AI-DILI：自身免疫样 DILI；ANA：抗核抗体；SMA：抗平滑肌抗体；抗 -SLA/LP：抗可溶性肝抗原 / 肝胰抗原抗体；抗 -LKM1：抗肝肾微粒体抗体 Ⅰ 型；抗 -LC1：抗肝细胞溶质抗原 Ⅰ 型抗体

　　一般情况下，诊断 AIH 需要排除药物影响，而诊断 DILI 则需要药物作病因。然而，临床还存在药物介导的 AIH，因此借助药物史鉴别两者有一定局限性。能够介导 AIH 的常见药物有呋喃妥因、他汀类、双氯芬酸钠、中草药等。AIH 通常是慢性肝病，而 DILI 绝大多数表现为急性病程。但约 25% 的 AIH 可急性起病，甚至暴发性起病。急性 DILI 患者亦可发展成慢性病程，2015 年美国胃肠病学会指南中提到，15%～20% 患者在发病 6 个月后存在肝功能生化指标异常，随访 12 个月仍有 8% ～12% 的患者肝功能生化指标未恢复正常。据欧洲肝病学会 AIH 指南显示 2/3 的 AIH 患者为隐匿性起病，无症状或仅表现为疲劳、纳差、体重减轻等症状，1/3 成年患者和 1/2 儿童患者确诊时已进展至肝硬化；DILI 临床表现也不具特异性，存在数天至数月的潜伏期，多数患者无症状，部分患者通常有乏力、食欲减退、上腹部不适等症状。具有免疫过敏反应特点的 DILI 患者，还会出现发热、斑疹、瘙痒、荨麻疹及淋巴结肿大等症状。该患者有明确的药物史，为慢性起病，并且为慢性病程，无特异性临床表现，暂无法诊断。

自身抗体对 AIH 的诊断至关重要，抗核抗体（antinuclear，ANA）、抗平滑肌抗体（smooth muscle antibodies，SMA）和抗可溶性肝抗原 / 肝胰抗原抗体（anti-soluble liver antigens/anti-liver pancreas antibodies，抗 -SLA/LP）是 AIH-1 标志物，抗肝肾微粒体抗体Ⅰ型（antibodies to liver kidney microtome type 1，抗 -LKM1）和或抗肝细胞溶质抗原Ⅰ型抗体（autoantibodies against liver cytosolic protein type 1，抗 -LC1）为 AIH-2 的血清标志物。ANA 存在范围较为广泛，43%AIH-1 患者为阳性，靶抗原包括组蛋白、双链 DNA（15%）、核染色体和核糖蛋白复合物，但没有任何单一或组合的模式为 AIH 所特有；SMA 靶抗原主要为 F 肌动蛋白，AIH-1 患者阳性率为 41%，同样特异性较差。ANA 和 SMA 同时阳性，可提高 AIH-1 的诊断力度。抗 -SLA/LP 是 AIH 特异性抗体，诊断价值较高。DILI 中常见阳性的自身抗体为 ANA 和 SMA，与服用米诺环素、呋喃妥因及他汀类药物密切相关。类似 AIH，DILI 中细胞损伤后导致细胞核和肌动蛋白自身抗原的致敏反应，从而致使 B 细胞产生自身抗体。服用药物时间越长，自身抗体阳性的概率越大。一般来说自身抗体阳性的 DILI，肝损伤较重。在 AIH 疾病过程中，自身抗体滴度和特异性可发生变化，诊断时阴性个体在疾病过程中或可转为阳性。事实上 9%～17% 急性 AIH 患者发病时自身抗体为阴性。成年 AIH 患者的自身抗体滴度仅粗略反映疾病的活动情况，但儿童患者其自身抗体滴度与疾病活动及治疗反应密切相关。DILI 患者随着肝功能好转，ANA 和 SMA 滴度降低或恢复阴性。DILI 诊断的金标准是再次服用相同药物引起同样的肝损伤。但再次尝试会对患者有致命危险。目前常用的判定药物和肝损伤因果关系方法是 Roussel Uclaf 因果关系评定法。但是该方法较为复杂，临床难以推广。该患者为 ANA 抗体为阳性，但是缺乏特异性。

组织学检查是诊断 AIH 的重要依据，拟诊 DILI 但不能排除 AIH 者，或 DILI 患者考虑采用免疫抑制剂治疗前，均强烈建议行组织学检查。然而，通过组织学来鉴别两者仍存在一定难度。AIH 和 DILI 组织学均可有界面性肝炎、点灶样坏死和门管区炎症，但 AIH 较肝细胞性 DILI 更为严重。门管区、腺泡内浆细胞浸润、玫瑰花环和穿入现象支持 AIH 的诊断，而汇管区中性粒细胞的浸润及肝内胆汁淤积多见于 DILI。AIH 和胆汁淤积性 DILI 相比，炎症积分较高（如表 3-9-1）。

此外，该患者接受免疫抑制剂治疗后，未再出现失代偿期表现。该现象和国内学者王昭月等人研究一致，因此对于 AIH 患者可放宽免疫抑制剂治疗指征。

综上，AIH 和 DILI 具有相似的临床表现、AIH 自身抗体不具特异性及 DILI 缺乏可靠的诊断标准，因此难以辨别。但鉴于两者不同的处理原则和预后，所以鉴别诊断非常重要。目前可采取的方法包括组织学检查及随访停药后是否复发。组织学上，小叶内浆细胞浸润、玫瑰花环和穿入现象一般支持 AIH 的诊断，而汇管区见中性粒细胞浸润及肝内胆汁淤积通常是 DILI 的表现。除此之外，对表现出免疫特点的 DILI 可先使用激素诊断性治疗，通过观察激素停药后是否复发也可鉴别两者，AIH 通常会复发而 DILI 不会。对于 AIH 患者可放宽免疫抑制剂治疗指征。

（孙春燕　黄　缘）

参 考 文 献

ABE M, et al. Present status of autoimmune hepatitis in Japan: a nationwide survey [J]. J Gastroenterol, 2011, 46 (9): 1136-1141.

CHALASANI NP, et al. ACG Clinical Guideline: the diagnosis and management of idiosyncratic drug-induced liver injury [J]. Am J Gastroenterol, 2014, 109 (7): 950-966; 967.

DANAN G, BENICHOU C. Causality assessment of adverse reactions to drugs--I. A novel method based on the conclusions of international consensus meetings: application to drug-induced liver injuries [J]. J Clin Epidemiol, 1993, 46 (11): 1323-1330.

DE BOER YS, et al. Features of Autoimmune Hepatitis in Patients with Drug-induced Liver Injury [J]. Clinical Gastroenterology & Hepatology the Official Clinical Practice Journal of the American Gastroenterological Association, 2016.

FONTANA RJ, et al. Persistent liver biochemistry abnormalities are more common in older patients and those with cholestatic drug induced liver injury [J]. Am J Gastroenterol, 2015, 110 (10): 1450-1459.

HISAMOCHI A, et al. An analysis of drug-induced liver injury, which showed histological findings similar to autoimmune hepatitis [J]. J Gastroenterol, 2016, 51 (6): 597-607.

LOHSE AW, et al. EASL Clinical Practice Guidelines: Autoimmune hepatitis (vol 63, 971, 2015) [J]. Journal of Hepatology, 2015, 63 (6): 1543-1544.

LU RJ, et al. Clinical characteristics of drug-induced liver injury and related risk factors [J]. Exp Ther Med, 2016, 12 (4): 2606-2616.

LUCENA MI, et al. Recurrent drug-induced liver injury (DILI) with different drugs in the Spanish Registry: the dilemma of the relationship to autoimmune hepatitis [J]. J Hepatol, 2011, 55 (4): 820-827.

MEDINA-CALIZ I, et al. Definition and risk factors for chronicity following acute idiosyncratic drug-induced liver injury [J]. J Hepatol, 2016, 65 (3): 532-542.

SUZUKI A, et al. The use of liver biopsy evaluation in discrimination of idiopathic autoimmune hepatitis versus drug-induced liver injury [J]. Hepatology, 2011, 54 (3): 931-939.

TAKAHASHI H, ZENIYA M. Acute presentation of autoimmune hepatitis: Does it exist? A published work review [J]. Hepatol Res, 2011, 41 (6): 498-504.

WANG Z, et al. The Management of Autoimmune Hepatitis Patients with Decompensated Cirrhosis: Real-World Experience and a Comprehensive Review [J]. Clin Rev Allergy Immunol, 2017, 52 (3): 424-435.

YEONG TT, et al. Natural history and outcomes in drug-induced autoimmune hepatitis [J]. Hepatology Research, 2015.

病例 10 胃癌术后多年再发占位：多学科联合会诊保驾护航

一、病历摘要

患者 42 岁中年男性，入院 2 月前无诱因出现上腹隐痛，3 周前腹痛加重，伴皮肤巩膜黄染、乏力、恶心，外院查 总胆红素（Total Bilirubin，TB）126μmol/L，直接胆红素（Direct Bilirubin，DB）72.3μmol/L，肿瘤标志物 CA-199 347.1U/mL，腹部平扫 CT：肝门部、门腔间隙及腹腔干、肠系膜上动脉起始部周围多发占位，胆总管中上段显示不清，门静脉左支受侵，予保守护肝治疗无缓解，胆红素进行性上升。两日前复查肝功能：TB 379.0μmol/L，DB 359.2μmol/L，谷丙转氨酶（ALT）25.7U/L，谷草转氨酶（AST）122.0U/L，碱性磷酸酶（ALP）1260U/L，血清 γ- 谷氨酰转肽酶（GGT）1574U/L，白蛋白（ALB）29.6g/L，胆碱酯酶（CHE）3260U/L；CA-199 126.52U/mL，异常凝血酶原（PIVKA-Ⅱ）151.49mAU/mL；肝功能储备：吲哚菁绿 R15 值 29.2%；上腹部增强核磁"肝门部胆管病变，表现为长段管壁增厚强化，考虑肝门部胆管癌；门脉左支周围、肝门区、门腔间隙、腹腔干及肠系膜上动脉近段周围占位，考虑转移；门脉左支受侵；肝多发血管瘤；脾大，副脾"。患者入院后出现发热、腹痛加重，体温最高 38.1℃，查血常规：白细胞计数（WBC）6.07×10⁹/L，中性粒细胞百分比（N%）79.30%,，C 反应蛋白（CRP）64mg/L，考虑胆道感染，予美罗培南抗感染后发热、腹痛、乏力缓解。既往史：发现乙肝表面抗原阳性 10 余年，近期查乙型肝炎病毒核酸定量 1.98×10³IU/mL，未诊治；9 年前因胃癌行胃大部切除术，术后 1 年内行 6 个疗程化疗。

入院诊断：肝门部占位、梗阻性黄疸、胆道感染、慢性乙型肝炎、胃癌术后。

二、临床决策

结合患者既往胃癌病史，此次新发肝门部占位，需明确占位性质。联合肝胆内科、肝胆介入科、肿瘤内科、胃肠外科以及肝胆外科进行会诊。

会诊结果：

占位性质方面：考虑原发性肝门部胆管癌可能性大。依据：患者梗阻性黄疸，肝门部占位，原发肝门部肿瘤所致胆道梗阻常为实质压迫，而转移癌多为淋巴结压迫。该患者梗阻性黄疸为胆管受侵、肝部实质性占位导致。查体外周未及肿大淋巴结。结合病史、查体及影像学，胃转移癌可能性较小，倾向于胆系原发肿瘤。

治疗意见：患者为原发肝门胆管癌可能性大，预后差，预期生存期为 3～6 个月，可择期行经皮肝穿刺活检协助鉴别诊断。治疗上，首先结合患者目前肝功能及肿瘤情况，暂无手术机会，可先行经皮肝穿刺胆道外引流解除胆道梗阻，待肝功能恢复后可完善化疗药敏、靶向药相关基因分型、免疫组化等检查，选择化疗或分子靶向类药物。暂继续目前抗感染、抗病毒及护肝对症治疗，尽快安排介入手术。

于 2018-03-05 行经皮肝穿刺胆道引流，后患者胆红素水平逐渐下降、炎症指标逐渐恢复。但肿瘤标志物 CA-199 逐渐升高（如图 3-10-1，图 3-10-2）。

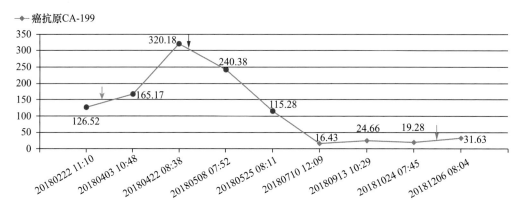

图 3-10-1　治疗期间肿瘤标志物 CA-199 变化曲线

绿色箭头所指为经皮肝穿刺胆道引流开始时间点，红色箭头所指为放疗开始时间点，
蓝色箭头为拔除胆道引流管时间点。

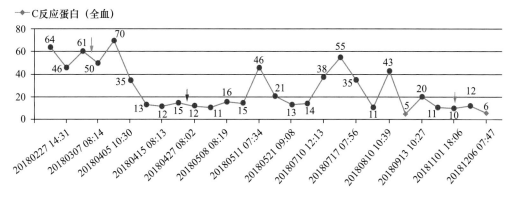

图 3-10-2　治疗期间炎症标志物 CRP 变化曲线

绿色箭头所指为经皮肝穿刺胆道引流开始时间点，红色箭头所指为放疗开始时间点，
蓝色箭头为拔除胆道引流管时间点。

予放射治疗科会诊：综合患者情况，可行姑息放疗，同期口服 S1 化疗。

患者共行 23 次放疗。同时予多烯磷脂酰胆碱及还原型谷胱甘肽护肝、胆道外引流及营养支持等对症治疗。放疗后持续随访期间因反复胆道感染总胆红素及肿瘤标志物 CA-199 水平出现波动，最终逐渐下降至正常水平。

并于 2018-11-01 拔除胆道引流管。后复查胆红素水平无明显波动（如图 3-10-3，图 3-10-4）。

患者一般状态及相关指标在治疗过程中均好转，复查腹部增强磁共振提示肝内病变范围较前无明显增大。

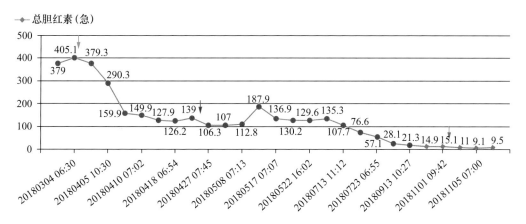

图 3-10-3 治疗期间总胆红素变化曲线

绿色箭头所指为经皮肝穿刺胆道引流开始时间点，红色箭头所指为放疗开始时间点，蓝色箭头为拔除胆道引流管时间点。

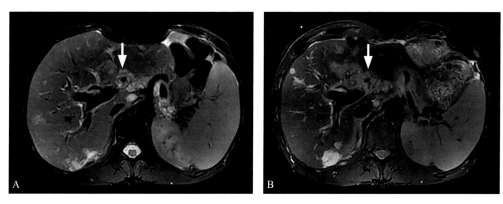

图 3-10-4 （白色箭头所指为肝内侵润病灶，左侧为 2018-02-24 胆道引流前及放射治疗前，右侧为 2018-10-24 胆道引流前及放射治疗后）

三、讨论与总结

患者中年男性，病情复杂，既往胃癌病史对明确新发肝门部占位性质造成困扰。此时在充分完善检查的前提下，多个科室联合讨论为患者的诊断和进一步治疗给予了更加充分的保障。该患者 9 年前因"胃癌"，行胃癌根治术，术后行 6 个疗程化疗。术后定期随访，未见肿瘤复发。入院两个月发现肝门部占位，结合临床表现、影像学及肿瘤标志物，考虑原发性肝门部胆管癌伴局部转移可能性大，予胆道引流减黄，放射治疗后患者症状缓解，各项血清学指标显著下降，考虑治疗有效。虽然患者腹部磁共振提示占位未见缩小，结合血清学指标改变，考虑占位局部肿瘤活性降低可能性大。患者仍需进一步密切随访观察，警惕肿瘤进展。

（苏日嘎 黄 缘）

参 考 文 献

BENSON AL B. NCCN Clinical Practice Guidelines in Oncology, Hepatobiliary Cancers [M/OL]. National comprehensive Cancer Network, 2018. https://www.nccn.org/professionals/physician_gls/pdf/hepatobiliary.pdf

JAFFER A, AJANI. NCCN Clinical Practice Guidelines in Oncology, Gastric Cancer [M/OL]. BeiJiy: People's medical publishing house, 2019. https://www.nccn.org/professionals/physician_gls/pdf/gastric.pdf

病例 11　奇怪的黄疸

一、病历摘要

患者 23 岁女性，汉族，学生，入院 5 个月前疲劳后出现间断乏力、巩膜黄染，无发热、腹痛，无大便颜色发白。于我院查血清总胆红素 69.77μmol/L、非结合胆红素 62.20μmol/L，转氨酶正常。为进一步明确诊断于 2017-12-18 收入我院。4 年前曾因功能失调性子宫出血致重度贫血，予输血治疗后缓解，此后月经正常。无肝病史及其他慢性疾病史。否认肝病家族史及其他遗传性疾病史。查体巩膜轻度黄染，生命体征平稳、心肺腹未见异常。

入院诊断：肝功能异常原因待查。

二、临床决策

患者胆红素升高以非结合胆红素为主，需考虑溶血性黄疸及肝细胞性黄疸，其中肝脏疾病又包括感染性疾病（如嗜肝病毒、CMV、EBV、细菌及寄生虫等病原体等感染）、非感染性疾病（如自身免疫性肝病、药物性肝病、酒精性肝病、脂肪性肝病、遗传代谢性肝病、肿瘤等）。

追问病史，该患者无特殊用药史、无化学物品接触史、无酗酒史。同时完善以下检查：血常规、尿常规、凝血六项、肿瘤标志物、血脂未见异常；乙肝表面抗原及核心抗体阴性、丙肝抗体阴性，甲肝、戊肝、巨细胞及 EB 病毒 IgM 抗体阴性；自身免疫性肝病抗体谱未见异常，免疫球蛋白正常，IgG 亚型示 IgG3 9.0mg/dL（正常范围 11～85）；甲状腺功能、α1- 抗胰蛋白酶、铜蓝蛋白正常范围；抗人球蛋白试验阴性；MRCP 及胸片未见异常。

为进一步明确诊断，患者于 2018-12-21 行肝穿活检，病理回报：（肝脏）肝小叶结构正常，肝细胞大部分水样变，部分肝细胞内色素颗粒沉积，中央静脉周围较显著，个别中央静脉周围肝窦扩张，肝窦内少许淋巴细胞及中性粒细胞浸润，汇管区未见明显扩大，少许淋巴细胞浸润，未见明确界面炎；免疫组化：CK7/CK19，胆管阳性、CD34，血管阳性、Mum-1，个别浆细胞阳性、CD138，个别浆细胞阳性、CD3 个别 T 细胞阳性、CD20，个别 B 细胞阳性、CD68-514H12，Kupffer 细胞阳性；特殊染色：网染 /Masson 示汇管区纤维组织未见增生、PAS，未见异常糖原沉积、D-PAS，基底膜未见增厚、铁染色阴性、铜染色阴性；病变程度相当于 G0-1S0（如图 3-11-1）。

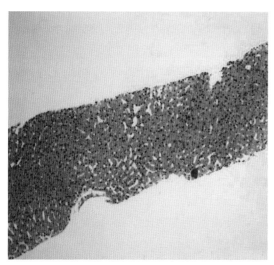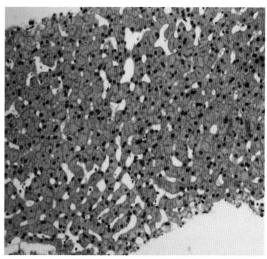

图 3-11-1　患者肝组织病理 HE 染色

患者后行基因检测，UGT1AT1 检测到 T486A 纯合突变，诊断 Gilbert 综合征（gilbert syndrome，GS）明确。嘱患者加强休息，避免劳累、饥饿，后随访患者无不适主诉，监测总胆红素波动在 35～50μmol/L。

三、讨论与总结

Gilbert 综合征（gilbert syndrome，GS）也称先天性非溶血性黄疸，是一种常染色体隐性遗传的肝脏非器质性病变，其特征为血清非结合胆红素升高。尿苷二磷酸葡萄糖苷酸转移酶（uridinediphosphate-glucuronyl transferase，UGT）同工酶（UGT1A1）基因突变所致非结合胆红素葡萄糖醛酸化障碍是其发病基础。

红细胞经单核—巨噬细胞系统分解后产生非结合胆红素，与白蛋白结合转运至肝细胞，最终在 UGT 作用下与葡萄糖醛酸基结合生成结合胆红素。目前已发现的 UGT 同工酶有 19 种，参与胆红素代谢的主要为 UGT1 家族。在 GS 患者体内，UGT 活性仅为正常人的 30%，UGT1A1 基因多态性导致 UGT1 的活性降低甚至无活性是 GS 的主要发病机制。除葡萄糖醛酸化不足外，可能还存在其他遗传性或获得性胆红素代谢障碍的因素，如肝细胞摄取胆红素障碍或红细胞寿命缩短等。此外，GS 还可通过肝移植从供体传递至受体，引起移植术后黄疸，被称为"获得性 GS"，但并不影响受体存活率及预后。

GS 发病率 2%～19%，发病高峰在 20～50 岁，男女之比约（1.5～10）:1，部分患者有家族史。临床主要表现为长期间歇性轻度黄疸，多无明显症状及体征，可伴有乏力、右上腹不适、恶心等非特异症状，紧张、劳累、饮酒、感染、饥饿、妊娠或合并其他疾病是其诱发或加重因素。因对需经 UGT1A 葡萄糖醛酸酸化的药物的存在代谢障碍，所以肾上腺皮质激素、合成类固醇、雄激素、利福平、链霉素、氨苄青霉素、咖啡因、对乙酰氨基酚、伊立替康等药物可诱发 GS 患者的黄疸。

实验室检查表现为非结合胆红素增高，谷丙转氨酶及谷草转氨酶等肝酶正常，尿胆红素阴性，尿胆原不增高，肝炎病毒标志物和溶血性贫血检测无异常。肝、胆、胰影像学检查无异常。肝脏病理在光镜下肝小叶结构完整，肝细胞可有轻度水样变性、脂肪变性等，部分病例可见中央区周围区域肝细胞浆内有棕黄色脂褐素样颗粒沉积；免疫组化无特异表达；特殊染色普鲁士蓝部分病例肝细胞内见少量铁颗粒沉积。

GS 的诊断主要为排他性诊断，需排除其他肝胆疾病、慢性溶血性疾病、甲亢等代谢性疾病。还可用饥饿试验（低热量饮食试验）、利福平试验、苯巴比妥试验等辅助诊断。前两者可观察到非结合胆红素升高，但非特异性，还可能增加住院率。苯巴比妥可诱导 UGT 活性，促进胆红素排泄。UGT1A1 基因突变为诊断 GS 金标准。

GS 为良性疾病，不导致慢性肝炎及肝纤维化，预后良好。部分 GS 患者合并有胆囊炎、胆囊结石等胆囊疾病，可能与 A（TA）7TAA 基因型突变有关。GS 患者的心血管疾病发病率较低，是由于胆红素具有的抗氧化作用，减少了动脉粥样硬化的发生。GS 一般无需特殊治疗，以解除诱因、休息和增加热量摄入为主，避免需经 UGT1A 葡萄糖醛酸酸化的药物，黄疸严重时可应用苯巴比妥。

四、专家点评

患者青年女性，慢性病程，有劳累诱因，临床表现为乏力、巩膜黄染，无其他伴随症状。医师围绕黄疸发病机制——溶血性、肝细胞性、梗阻性黄疸筛查病因。患者无发热、腰疼、贫血，抗人球蛋白试验阴性，不伴肾功能损害等，排除溶血性贫血。其结合胆红素无明显升高，MRCP 等影像学检查排除胆道梗阻，除外梗阻性黄疸。故此患者胆红素升高考虑肝细胞性可能性大。通过既往史、用药史等排除酒精性及药物性肝损害；完善常见嗜肝或非嗜肝病毒免疫学指标排除病毒性肝炎；自身免疫肝病抗体谱、免疫球蛋白、IgG 亚型等免疫学指标及铜蓝蛋白、α 抗胰蛋白酶、甲状腺功能等遗传代谢指标均未见明显异常。无创检查无法明确诊断，遂患者完善肝组织活检，病理缺乏特异性，但进一步排除了铜、铁、糖原等代谢异常及自身免疫性肝病。再次回顾病史，患者青年发病，呈良性表现，谷丙转氨酶等肝脏炎症指标正常，通过排除其他疾病，考虑遗传性非结合性高胆红素血症可能性大，包括 Gilbert 综合征、Crigler-Najjar 综合征、Lucey-Driscoll 综合征和旁路性高胆红素血症等。患者最终通过基因检测明确诊断 Gilbert 综合征。

五、亮点精粹

良性遗传性高胆红素血症随着体检的普及在临床越来越多见，但由于 GS 没有特异临床表现，易被忽视或误诊，有些患者甚至辗转多家医院治疗。该患者在我院通过系统性的检查排除了其他肝脏疾病，最终通过基因检测明确诊断。因此，提高对疾病的认识、发展基因检测和治疗技术，实现早期诊断、及时解除诱因，对患者及家庭的身心健康具有积极社会指导意义。

（王静月　黄　缘）

参 考 文 献

陈灏珠，林果为. 实用内科学［M］. 北京：人民卫生出版社，2009：1827-1828.

范铁艳，陈虹，王旭，等. 肝移植术后 Gilbert 综合征的诊断［J］. 中国急救复苏与灾害医学杂志，2011，6（7）：664-668.

郭栋，庞良芳，周宏灏. 尿苷二磷酸葡萄糖醛酸基转移酶基因多态性的研究进展［J］. 生理科学进展，2010，41（2）：107-111.

孙艳玲，赵景民，辛绍杰，等. 几种主要的先天性胆红素代谢障碍性肝病的临床及病理研究［J］. 中华传染病信息，2008，21：5：287-290.

尹洪竹，刘英辉. Gilbert 综合征 96 例临床分析［J］. 临床肝胆病杂志，2011，27（10）：1084-1086.

张玉喜，马晓瑞，马国仁. Gilbert 综合征 21 例临床分析［J］. 宁夏医学杂志，2010，32（7）：634-635.

郑金国，陈翠英，宁更献. Gilbert 综合征［J］. 临床荟萃，2005，20（2）：113-114.

FRETZAYAS A, MOUSTAKI M, LIAPI O, et al. Gilbert syndrome [J]. Eur J Pediatr, 2012, 171 (1): 11-15.

HERMANN E W, HILDEGARD K, ULRIKE H, et al. Coinheritance of Gilbert Syndrome-Associated UGT1A1 Mutation Increases Gallstone Risk in Cystic Fibrosis [J]. Hepatology, 2006, 43 (4): 738-741.

HIRSCHFIELD GM, ALEXANDER GJ. Gilbert's syndrome: an overview for clinical biochemists [J]. Ann Clin Biochem, 2006, 43 (Pt 5): 340-343.

HSIEH TY, SHIU TY, HUANG SM, et al. Molecular pathogenesis of Gilbert's syndrome: decreased TATA-binding protein binding affinity of UGT1A1 gene promoter [J]. Pharmacogenet Genomics, 2007, 17 (4): 229-236.

HU ZY, YU Q, ZHAO YS. Dose-dependent association between UGT1A1 28 polymorphism and irinotecan-induced diarrhea : ameta-analysis [J]. Eur J Cancer, 2010, 46 (10): 1856-1865.

KALOUSOVA M, NOVOTNY L, ZIMA T, et al. Decreased levels of advanced glycation end-products in patients with Gilbert syndrome [J]. Cell Mol Biol (Noisy-le-grand), 2005, 51 (4): 387-392.

KANEKO J, SUGAWARA Y, MARUO Y, et al. Liver transplantation using donors with Gilbert syndrome [J]. Transplantation, 2006, 82 (2): 282-285.

LIU X, CHENG D, KUANG Q, et al. Association of UGT1A1 28 polymorphisms with irinotecan-induced toxicities incolorectal cancer: a meta-analysis in Caucasians [J]. Pharmacogenomics, 2014, 14 (2): 120-129.

MENDOZA HERNANDEZ JL, CARCIA PAREDES J, LARRABIA MARFIL JR, et al. Diagnosis of Gilbert's syndrome: current status of the fasting test.Review of the literature [J]. An Med Interna, 1997, 14 (2): 57-61.

STRASSBURG CP. Pharmacogenetics of Gilbert's syndrome [J]. Pharmacogenomics, 2008, 9: 703-715.

TEICH N, LEHMANN I, ROSENDAHL J, et al. The inverse starving test is not a suitable provocation test for Gilbert's syndrome [J]. BMC Res Notes, 2008, 1: 35.

第4章　泌尿系统疾病

病例1　"四不像"的关节炎

一、病历摘要

患者女性，61岁，因"反复低热30余年，游走性多关节肿痛15年"入院。患者30余年前开始出现反复低热，体温最高37.7℃，多于下午5～6时出现，无畏寒、寒战，无咳嗽、咳痰，无乏力、盗汗，无咽痛、流涕，无皮疹、关节痛，未予重视。15年前患者无诱因出现游走性多关节肿痛，累及双侧踝关节、膝关节、腕关节、肘关节，常单发或累及2～3个关节，持续2～3天后上述症状可自行消失，随后又出现其他关节肿痛，服双氯芬酸钠后肿痛可缓解。偶伴晨僵，持续5～10分钟，活动后可缓解。3年前外院查血沉、C反应蛋白（CRP）升高，糖蛋白I（GPI）阳性，抗核抗体（ANA）±，抗链球菌溶血素（ASO），类风湿因子（RF）阴性，抗环瓜氨酸肽（CCP）抗体、抗角蛋白（AKA）抗体阴性，诊断"类风湿关节炎"，予甲氨蝶呤、雷公藤、美洛昔康片和中药偏方等治疗，因胃部不适等停药。既往：诊断双膝关节骨性关节病20余年。近10余年有口干、夜尿增多，查抗SSA抗体阳性，诊断"干燥综合征"。慢性胃炎病史3年，甲状腺功能减退症两年。母亲有游走性多关节肿痛病史，病因不详。入院查体：T 37.3℃，P 90次/分，R 18次/分，BP 120/70mmHg。全身皮肤黏膜无皮疹及皮下出血点。全身浅表淋巴结未及肿大。双肺呼吸音清，未闻及干、湿啰音及胸膜摩擦音。心界不大，心率90次/分，心律齐，各瓣膜听诊区未闻及病理性杂音，无心包摩擦音。腹平软，无压痛、肌紧张及反跳痛，肝、脾肋下未及，肠鸣音4次/分。双下肢无水肿。左侧腕关节内侧、双侧踝关节、双侧膝关节肿胀，轻压痛，活动可，双膝关节浮髌试验阴性。其余关节无肿胀、压痛及活动受限。肌力及肌张力正常。

入院诊断：多关节痛原因待查；膝关节骨关节炎；干燥综合征；慢性胃炎；甲状腺功能减退。

二、临床决策

患者老年女性，慢性病程，表现为反复低热，游走性多关节肿痛，可自行缓解，炎症指标升高。主要应鉴别痛风及类风湿关节炎。患者关节痛多为单发，病程呈自限性，应考虑痛风可能，但患者血尿酸不高，无痛风石形成，考虑痛风可能性不大。患者老年女性，多关节痛，应除外类风湿关节炎，但患者关节痛呈非对称性，小关节受累较少，RF、抗CCP抗体均阴性，考虑类风湿关节炎亦无法诊断。

入院后完善相关检查，血白细胞 $6.12×10^9$/L，分类正常，血红蛋白 112g/L，血小板 $241×10^9$/L，血沉 40mm/h，C 反应蛋白 30.5mg/L，球蛋白 34.1g/L（轻度升高），类风湿因子、抗链球菌"O"抗体、抗 CCP 抗体均阴性。甲状腺功能可见 T3 1.10mmol/L ↓、TSH 6.621mU/L ↑，血清铁 27.9µg/dL ↓、总铁结合力 268.0µg/dL ↓，全段甲状旁腺激素 42.1ng/L。膝关节关节液检查：外观浑浊，白细胞 1713/mm^3，腺苷酸脱氨酶 3.3U/L，培养阴性。手、足、腕、膝、踝及骨盆平片示关节退变、关节软骨及软组织可见点状、片状高密度影（见图 4-1-1）。患者关节平片的钙化点提示患者可能存在钙质沉积异常所致关节炎——焦磷酸钙沉积病。

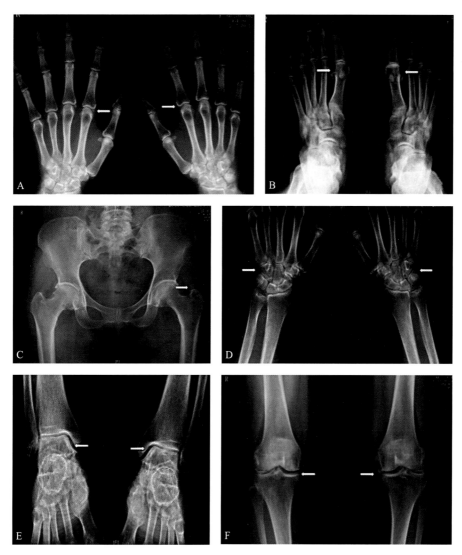

图 4-1-1 关节 X 线片显示多发软骨钙化

手（A）、足（B）、骨盆（C）、腕关节（D）、踝关节（E）、膝关节（F）平片，各关节均有关节退行性变表现，关节软骨及软组织可见点状、片状高密度影（箭头所示）。

　　为了明确诊断，我们决定进行关节腔穿刺抽液寻找焦磷酸钙晶体。患者关节 B 超显示左侧膝关节探查髌上囊可见积液，最大液深约 6.9mm，关节内可见明显滑膜增生，增生的滑膜内及关节囊上可见多发点状强回声，股骨的髁间软骨内部可见点线样强回声沉积物（见图 4-1-2）。膝关节液病理检查：（关节液）超薄细胞学 HE 染色涂片可见多量中性粒细胞及组织细胞，少量淋巴、浆细胞。超薄细胞学未固定染色涂片：部分细胞内可见四边形或菱形无色结晶体，简易偏光镜显示可见结晶体折光（见图 4-1-3）。

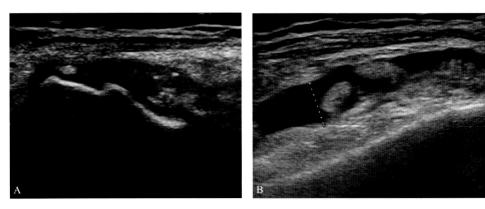

图 4-1-2　关节 B 超显示软骨钙化

A：关节腔内可见明显滑膜增生，增生的滑膜内及关节囊上可见多发点状强回声，股骨的髁间软骨内部可见点线样强回声沉积物；B：髌上囊可见积液，最大液深 6.9mm。

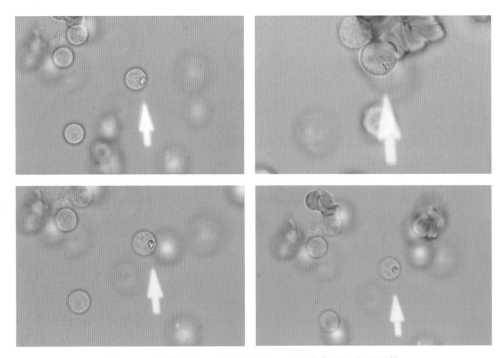

图 4-1-3　关节液病理可见细胞内四边形或菱形无色结晶体

简易偏光镜显示结晶体折光

最终明确诊断为焦磷酸钙沉积病，予双氯芬酸钠凝胶外用、塞来昔布胶囊口服对症止痛治疗。双膝关节关节炎建议行关节镜清理治疗。

三、讨论与总结

1961 年 McCarty 等首次在一例急性滑膜炎患者的关节液中鉴定出焦磷酸钙（calcium pyrophosphate，CPP）结晶，明确 CPPD 的诊断。CPPD 的发生主要与核苷三磷酸焦磷酸水解酶（NTPPPH）过度激活、ANKH 基因（编码焦磷酸转运通道的辅助蛋白）突变等有关。富含糖蛋白的软骨基质可促进 CPP 的成核，因此 CPP 主要沉积在软骨细胞周围。此外，钙离子或无机焦磷酸盐水平升高、软骨基质环境的改变等都会促进局部 CPP 过饱和，促进 CPP 晶体的沉积。如怀疑 CPPD，应注意患者关节外伤史、家族史及其他相关疾病病史（如血色病、原发性甲状旁腺功能亢进、低磷酸酯酶血症、低镁血症或原发性甲状腺功能减退）等。

CPPD 发病率目前尚缺乏相关数据，既往流行病学研究多以影像学提示的软骨钙化为诊断标准，2003 年英国一项基于社区人群的研究发现软骨钙化的发病率为 7%，不同性别之间无差异，但随年龄增长发病率显著增加。年龄是 CPPD 发病的独立危险因素，在 45～85 岁人群中，CPPD 的发病风险每隔 10 岁将会翻倍（OR＝2.25，95% CI 1.79～2.82）。有学者认为 45 岁以下患 CPPD，尤其是多关节受累者，如无合并相关代谢性疾病，高度提示与遗传相关。该病最常累及膝关节、腕关节、手指关节，发生率依次为 8.5%、5.1%、1.7%。在行全膝关节置换的患者中，25%～43% 的患者关节液中可见 CPPD 结晶。一项对 60 岁以上人群的研究发现，中国人膝关节软骨钙化的发病率显著低于白人（男性 1.8%，女性 2.7%），中国人影像学发现腕关节软骨钙化非常罕见。CPPD 急性发作时多累及单关节，超过一个关节受累罕见，仅有不足 5% 的患者同时多关节受累。本例患者 45 岁左右发病，表现为多关节肿痛，累及膝关节、肘关节、踝关节、腕关节，母亲有相似病史，虽有甲状腺功能减退症、干燥综合症病史，但与关节肿痛首发起病时间相差较远，结合患者家族史，遗传因素可能性大，甲减可能加剧了 CPP 晶体的沉积。

CPPD 典型的临床表现是急性发作性关节红肿热痛，病程往往呈自限性，类似痛风发作，也被称为"假痛风"，常被误诊。根据临床表现将其归纳为 6 种类型：假痛风（A 型）、假类风湿关节炎（B 型）、假骨关节炎（急性发作型，C 型）、假骨关节炎（无炎症型，D 型）、无症状型（E 型）、假神经营养性关节炎（F 型）。CPPD 常与痛风及骨关节炎并存，2010 年欧洲抗风湿病联盟（EULAR）提出关于 CPPD 的诊疗建议，将其临床类型归纳为 4 型：①无症状性 CPPD：患者无明显临床症状，多因其他原因行影像学检查时发现，表现为单纯的软骨钙化，或骨关节炎（osteoarthritis，OA）合并软骨钙化；② OA 合并 CPPD：关节内除 CPP 沉积外，还具有 OA 的影像学或组织学表现；③急性 CPP 晶体关节炎：患者的关节炎呈急性发作并有自限性，关节内有 CPP 沉积的证据，建议用这一名称替代原来的"假痛风"；④慢性 CPP 晶体炎性关节炎——CPPD 相关的慢性炎症性关节炎。

放射学及 B 超检查等可辅助诊断，CPPD 患者关节平片常提示软骨或韧带、滑膜等钙化，并伴有关节退行性变。软骨下囊肿、骨赘形成、骨或软骨碎片是 CPPD 合并关节退行性变的特征性表现，其他特征性表现包括掌指关节骨边缘方形化及钩状骨赘形成、桡腕关节间隙变窄、舟月关节分离、髋股关节严重退变，CT 提示骶髂关节真空现象、Crown dens 综合征（枢椎齿突尖出现冠状或环状钙化斑）等。超声检查可显示透明软骨或纤维软骨内部线样或点样分布的强回声沉淀物，第一跖趾关节和膝关节最易观察到上述现象，沉积物位于软骨内部而不是软骨表面是 CPPD 与痛风的重要鉴别点。近期研究表明超声对诊断 CPPD 的敏感性显著高于 X 线。

CPPD 患者关节液检查极为重要，偏振光镜下鉴定到双折光的晶体可确诊此病。CPP 晶体与痛风患者关节液中尿酸一钠晶体的主要鉴别点在于：①形状：CPP 晶体形态多变，除了典型的菱形，还有杆状、立方形等多种形态；尿酸一钠晶体为针状。②大小：CPP 晶体直径为 $0.5\sim10\mu m$，远小于尿酸一钠结晶，因而很难被观察到，有些 CPP 结晶甚至很难被 1000 倍的相差显微镜观察到。③折光特性：CPP 晶体为双折光，而尿酸一钠结晶不折光。但因 CPPD 与痛风经常共存，关节液中观察到两种结晶的可能性也较常见。急性 CPP 晶体关节炎患者关节液中结晶一般被多形核细胞所吞噬，分布在细胞内，关节液常规检查白细胞计数可达 $15000\sim30000/mm^3$，90% 以上为中性粒细胞。而在慢性无症状患者，关节液中 CPP 结晶可分布在细胞外，且白细胞数量较低。本例患者关节疼痛呈急性发作，4～5 天可自行缓解，关节液中白细胞显著增高，以中性粒细胞为主，细胞内可见 CPP 结晶，符合急性 CPP 晶体关节炎的表现。因关节痛有时单发，有时累及多个关节，与痛风及类风湿关节炎易混淆。患者血尿酸水平正常，影像学及关节液病理均可除外痛风。患者既往病程中多关节受累、晨僵及类风湿因子升高，易误诊类风湿关节炎，但因受累关节及病程为自限性，与类风湿关节炎的表现不符，X 线平片表现为关节软骨及周围软组织钙化、骨赘形成，而类风湿关节炎常表现为骨侵蚀和骨破坏。

CPPD 的治疗分为非药物治疗和药物治疗两部分，应根据临床类型、危险因素、合并疾病而调整。急性 CPP 晶体关节炎患者可予以冰敷、暂时制动、关节液抽吸及长效糖皮质激素注射，口服 NSAIDs 及小剂量秋水仙碱被证明在急性 CPP 关节炎患者中有效，长期小剂量口服可起到预防 CPP 急性发作的作用，但因其副作用及合并症而使用受限。如上述治疗症状仍不能控制，可考虑短期口服或注射糖皮质激素。慢性 CPP 晶体炎症性关节炎患者推荐应用低剂量上述药物。既往研究证实甲氨蝶呤、羟氯喹等免疫抑制剂对此病无效，且增加副作用。无症状 CPPD 不需特殊治疗，已经形成的 CPP 沉淀不能逆转，但推荐对伴随疾病（如甲旁亢、血色病、甲减等）予以积极治疗。对于 CPPD 合并 OA 的患者可按 OA 处理，因 CPP 晶体有致炎作用，手术取出晶体可缓解症状。本例患者曾误诊为类风湿关节炎 10 余年，服用甲氨蝶呤、雷公藤、解热镇痛药及偏方等多种药物治疗，因药物副作用而停用，本病极易误诊和误治。

综之，CPPD 在中国人群中发病率较低，以多关节肿痛为表现者罕见，易误诊和误治，X 线及 B 超显示软骨钙化、有相似家族史及相关疾病病史者需警惕此病，病理确诊需见到符合病变的结晶。

（温　雯　李月红　尹洪芳　姚晶晶）

注：本病例已被《中华风湿病学》杂志收录发表

参 考 文 献

叶伟胜，张建国，王淑丽，等. 焦磷酸钙结晶沉积症的临床诊断与治疗 [J]. 中华骨科杂志，2007，27
（12）：915-919.

BRANDT KD. Chondrocalcinosis, osteophytes and osteoarthritis [J]. Ann Rheum Dis, 2003, 62 (6): 499-500.

FINCKH A, MC CARTHY GM, MADIGAN A, et al. Methotrexate in chronic-recurrent calcium pyrophosphate deposition disease: no significant effect in a randomized crossover trial [J]. Arthritis Res Ther, 2014, 16 (5): 458. DOI: 10.1186/s13075-014-0458-4

GRASSI W, OKANO T and FILIPPUCCI E. Use of ultrasound for diagnosis and monitoring of outcomes in crystal arthropathies [J]. Curr Opin Rheumatol, 2015, 27 (2): 147-155. DOI: 10.1097/BOR.0000000000000142

MIKSANEK J and ROSENTHAL AK. Imaging of calcium pyrophosphate deposition disease [J]. Curr Rheumatol Rep, 2015, 17 (3): DOI: 20.10.1007/s11926-015-0496-1

NEAME RL, CARR AJ, MUIR K, et al. UK community prevalence of knee chondrocalcinosis: evidence that correlation with osteoarthritis is through a shared association with osteophyte [J]. Ann Rheum Dis, 2003, 62 (6): 513-518.

OTTAVIANI S, JUGE PA, AUBRUN A, et al. Sensitivity and Reproducibility of Ultrasonography in Calcium Pyrophosphate Crystal Deposition in Knee Cartilage: A Cross-sectional Study [J]. J Rheumatol, 2015, 42 (8): 1511-1513. DOI: 10.3899/jrheum.141067.

PASCUAL E, SIVERA F and ANDRES M. Synovial fluid analysis for crystals [J]. Curr Opin Rheumatol, 2011, 23 (2): 161-169. DOI: 10.1097/BOR.0b013e328343e458.

RICHETTE P, BARDIN T and DOHERTY M. An update on the epidemiology of calcium pyrophosphate dihydrate crystal deposition disease [J]. Rheumatology (Oxford), 2009, 48 (7): 711-715. DOI: 10.1093/rheumatology/kep081.

ROSENTHAL AK, GOHR CM, MITTON-FITZGERALD E, et al. The progressive ankylosis gene product ANK regulates extracellular ATP levels in primary articular chondrocytes [J]. Arthritis Res Ther, 2013, 15 (5): R154. DOI: 10.1186/ar4337.

SONG JS, LEE YH, KIM SS, et al. A case of calcium pyrophosphate dihydrate crystal deposition disease presenting as an acute polyarthritis [J]. J Korean Med Sci, 2002, 17 (3): 423-425.

ZHANG W, DOHERTY M, BARDIN T, et al. European League Against Rheumatism recommendations for calcium pyrophosphate deposition. Part I: terminology and diagnosis [J]. Ann Rheum Dis, 2011, 70 (4): 563-570. DOI: 10.1136/ard.2010.139105.

ZHANG W, DOHERTY M, PASCUAL E, et al. EULAR recommendations for calcium pyrophosphate deposition. Part Ⅱ: management [J]. Ann Rheum Dis, 2011, 70 (4): 571-575. DOI: 10.1136/ard.2010.139360.

ZHANG W, NEAME R, DOHERTY S, et al. Relative risk of knee chondrocalcinosis in siblings of index cases with pyrophosphate arthropathy [J]. Ann Rheum Dis, 2004, 63 (8): 969-973. DOI: 10.1136/ard.2003.015206.

ZHANG Y, TERKELTAUB R, NEVITT M, et al. Lower prevalence of chondrocalcinosis in Chinese subjects in Beijing than in white subjects in the United States: the Beijing Osteoarthritis Study [J]. Arthritis Rheum, 2006, 54 (11): 3508-3512. DOI: 10.1002/art.22189.

病例 2　"要命"的起搏器感染为哪般？

一、病历摘要

患者男性，66 岁，主因"双下肢水肿 1 年，加重伴高热、尿量减少 1 月余。"于 2016-07-08 入院。患者 1 年前出现双下肢水肿，累及双侧小腿，自觉尿中泡沫增多，未诊治。1 个月余前无明显诱因出现发热，体温最高 39℃，伴畏寒、寒战，伴喘憋、不能平卧，并出现尿量减少，双下肢水肿加重，累及阴囊及腰骶部。两天前出现无尿，就诊我院急诊，查血常规示白细胞（white blood cells，WBC）14.87×10⁹/L，血红蛋白（hemoglobin，Hb）89.0g/L，肌酐（creatinine，Cr）342.1µmol/L，白蛋白（Albumine，ALB）26.6g/L，尿常规示蛋白（protein，PRO）3+，血气示酸碱度（pH）7.422，二氧化碳分压（PCO_2）36.0mmHg，氧分压（PO_2）74.0mmHg，碳酸氢根（HCO_3^-）23.3mmol/L，氧饱和度（SO_2）95.5%，血培养回报"革兰氏阳性菌"，胸片示"双肺渗出性改变，肺水肿可能性大，双侧少量胸腔积液"，为进一步诊治收入院。患者自发病以来，精神差，食欲、睡眠可，大便一天 3 次，为少量黄色稀便，小便量少。既往史：24 年前诊为"2 型糖尿病"；1 年前出现双侧"糖尿病足"，并于外院行左足第 2、3、4 趾截趾术；1 个月前足部伤口细菌培养提示铜绿假单胞菌；11 年前年患"急性心梗"，行保守治疗，后长期冠心病二级预防治疗；6 年前 Holter 提示"长 R-R 间歇"4.7s，行心脏起搏器植入术。对青霉素过敏。有长期大量吸烟史，有糖尿病家族史。查体：体温 38.5℃，脉搏 68 次 / 分，呼吸 18 次 / 分，血压 127/76mmHg。肾病面容，半卧位，喘憋状，神志清楚，皮肤黏膜苍白，无发绀，双肺呼吸音粗，双下肺呼吸音低，闻及湿性啰音。心界左大，心律不齐，二尖瓣、三尖瓣听诊区可闻及 4/6 级收缩期杂音，无心包摩擦音。腹部膨隆，腹壁水肿，无压痛、反跳痛及肌紧张，肠鸣音正常，移动性浊音（＋）。双下肢皮肤粗糙，重度可凹性水肿，阴囊水肿明显，左足第 2、3、4 趾截趾，双足可见深洞伤口并有脓性渗出物（如图 4-2-1）。

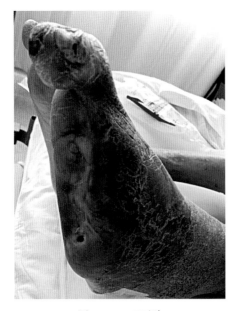

图 4-2-1　双下肢

患者糖尿病病足、截肢术后，足部可见深洞及脓性渗出

入院诊断：慢性肾功能不全急性加重、糖尿病肾病、急性左心衰、肾性贫血；2 型糖尿病、糖尿病足（截趾术后合并感染）；冠状动脉粥样硬化性心脏病、陈旧性心肌梗死、心界左大、窦性心律、长 R-R 间歇、起搏器植入术后、心功能 Ⅱ 级（Killips 分级）；双侧胸腔积液。

二、临床决策

入院考虑糖尿病肾病、慢性肾功能不全急性加重、心衰、肺水肿、脓毒血症，予临时插管床旁连续性肾脏替代治疗（continuous renal replacement therapy，CRRT），并予抑酸、补充必须氨基酸、铁剂、促红素治疗肾性贫血，并予抗血小板、降脂、降糖等治疗；血培养回报耐甲氧西林金黄色葡萄球菌（methicillin-resistant staphylococcus aureus，MRSA），予万古霉素＋头孢哌酮钠舒巴坦钠抗感染治疗，足部伤口每日两次换药。患者体温波动在 37～38.3℃。07-10 应用头孢哌酮钠舒巴坦钠过程中出现过敏反应，将抗生素调整为亚胺培南西司他丁钠耐药＋万古霉素。07-18 患者足部伤口分泌物培养回报铜绿假单胞菌，对亚胺培南西司他丁钠耐药，对头孢他啶敏感。停用亚胺培南西司他丁钠，予头孢他啶皮试，因患者再次出现过敏反应，未予应用。继续万古霉素抗感染，足部每日两次换药。07-18 患者出现右侧胸部起搏器植入处疼痛伴轻微隆起，07-25 出现胸骨上窝处皮肤肿胀伴压痛，起搏器处皮肤发红，B 超提示起搏器囊袋感染，胸骨上窝偏右侧局部脓肿形成（如图 4-2-2），换用利奈唑胺静点抗感染。后患者皮肤肿胀逐渐缩小、压痛消失，体温正常，波动在 36～36.8℃。08-10 起停止 CRRT，患者尿量逐渐恢复，每日 800mL 左右，体温正常，足部伤口基本愈合，改为每周 2～3 次血液透析治疗。08-11 患者 PLT $41×10^9$/L，考虑与利奈唑胺有关，予停用。后患者再次出现发热，体温最高 38℃，换用替加环素治疗，体温无明显下降，08-22 行起搏器拔除术，术后重新予利奈唑胺抗感染。患者体温恢复正常，尿量每日 1000mL 左右，复查肌酐下降，脱离透析 5 天

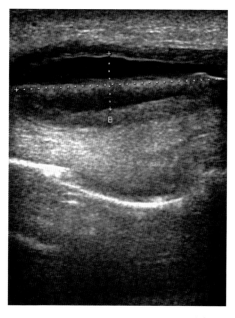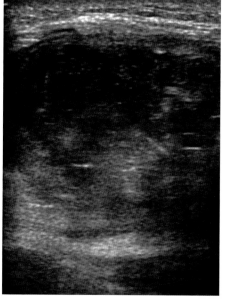

图 4-2-2　B 超

软组织超声示起搏器囊袋感染，炎症引起搏器电极导线扩张，胸骨上窝偏右侧局部脓肿形成

患者血肌酐由 204μmol/L 下降至 194.1μmol/L，于 09-02 拔除右侧股静脉置管。患者复查动态心电图未见可见频发房早、室早，Ⅰ度房室传导阻滞，未见亟须干预的缓慢性心律失常，心内科会诊后加用稳心颗粒治疗。

患者胸壁隆起未见明显消退，9～13 胸部磁共振提示右侧胸锁关节周围脓肿（如图 4-2-3），换用太古霉素抗感染。后患者肌酐波动在 190～240μmol/L 之间，但水肿逐渐加重，积极利尿仍无法控制患者水肿进展，与患者商议后决定行维持性血液透析治疗消除水肿，改善全身感染状态，从而改善患者预后。09-21 再次予置入股静脉临时管行血液透析治疗，并于 10-09 行左上肢动静脉内瘘成形术。10-20 复查超声心动可见主动脉瓣赘生物，考虑感染性心内膜炎，换用万古霉素抗感染（如图 4-2-4）。11-29 患者抗感染总疗程达 3 个月，万古霉素抗感染达 1 月，胸壁脓肿范围逐渐减小，水肿缓解，复查超声心动赘生物缩小，停用万古霉素，予拔出股静脉置管，换用动静脉内瘘行血液透析，病情平稳出院。

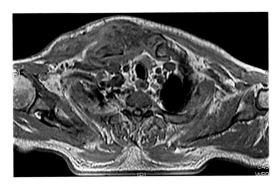

图 4-2-3　胸部磁共振

胸部磁共振平扫提示右侧胸锁关节、上部胸肋关节区域化脓性感染可能

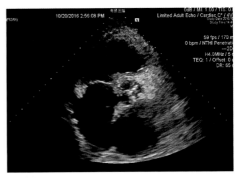

图 4-2-4　超声心动

超声心动提示左心腔内探及自发显影，于冠瓣根部探及条索状强回声，长约 12mm，脱向左室流出道，主动脉瓣赘生物形成不除外

出院后患者规律性每周三次血液透析治疗，未再出现发热，水肿消退，营养状态改善，可在家人搀扶下行走。

三、讨论与总结

该患者为糖尿病肾病合并心衰，感染后慢性肾功能不全急性加重，因脓毒血症导致起搏器感染，肾功能及心功能进行性恶化，引起胸骨后骨髓炎和感染性心内膜炎。患者有冠心病，陈旧性心肌梗死，足分泌物及血培养为多重耐药菌，且头孢霉素过敏。经床旁肾脏替代治疗，万古霉素、利奈唑胺、太古霉素等抗感染，纠正贫血，营养支持治疗后病情好转。

本病例诊治的一大难点在于感染灶的控制。患者有明确的糖尿病足合并感染病史，后出现脓毒血症，血培养为 MRSA，在此基础上出现起搏器感染，后期出现感染性心内膜炎。首先，糖尿病足溃疡感染是全身感染的重要危险因素。有研究在 141 名糖尿病足部溃疡相关感染中，64% 表现为菌血症，57% 培养结果为 MRSA。如果初始足部伤口培养提示（MRSA），可预测全身感染发生，此类感染预示着更高的死亡率（1.987；1.106～3.568）。患者足部感染培养提示多重耐药的铜绿假单胞菌，仅对头孢他啶敏感，但患者入院后有严重头孢过敏史，头孢他啶皮试亦出现过敏，使得全身及局部应用抗生素难以实施，我们采取了频繁深部换药的方式，在外科的指导下对患处进行处理，使足部伤口分泌物减少，逐渐愈合。其次，患者脓毒血症后继发起搏器感染，感染灶难以去除，造成体温反复，感染易播散；同时起搏器感染及拔除期间，患者存在出现严重心律失常的风险；起搏器移除后，患者仍然存在外科难以处理的纵隔脓肿，并继发感染性心内膜炎。实际上，糖尿病是感染性心内膜炎发生的重要危险因素。感染性心内膜炎大鼠模型中，发现糖尿病大鼠心脏中金黄色葡萄球菌的数量和所形成赘生物大小都显著大于无糖尿病大鼠，且在合并糖尿病的大鼠心脏赘生物中金黄色葡萄球菌的多种基因表达显著上调。对于起搏器感染的处理，2015年欧洲心脏病学会感染性心内膜炎指南中推荐，对于确诊的心脏设备相关性心内膜炎以及可能伴有游离囊袋感染的患者，建议延长抗菌药物治疗的时间，并完全移出心脏辅助设备。本例患者糖尿病合并全身多种并发症，在抗生素应用效果不佳的情况下，我们采取积极移除起搏器的措施，并选择对皮肤软组织分布较好的万古霉素等进行治疗，对患者皮肤肿胀、胸部 MR、超声心动情况进行监测，如病情得不到有效控制随时调整治疗方案，并进行长达3 个月针对 MRSA 的抗感染治疗，最终患者感染得到控制，停药后未再出现发热。

此外，患者慢性肾功能不全急性加重入院，予床旁替代治疗治疗后肾功能稳定，一度脱离透析，但因患者心功能较差、合并感染，水肿持续加重，单纯利尿效果不佳，最终与患者商议后决定性维持性血液透析治疗，改善患者心功能及营养状态，促进感染恢复，以利于患者长期存活。目前对糖尿病患者的透析时机尚无统一意见，但多数人认为糖尿病肾病患者应该早透析（eGFR < 15～20mL/min/1.73m²）。尽管有研究证明在 eGFR 较高时开始透析的患者预后较好，但系统回顾提出肾脏替代治疗的早晚并不改变糖尿病患者的预后。且在合并糖尿病的透析患者中，感染性心内膜炎的发生率增加。故而，对于糖尿病肾病患者透析时机的选择需因人而异，综合分析临床状况，做出利于患者的决定。

患者合并多种心血管疾病，用药方面需兼顾心脏和肾脏两方面。糖尿病肾病患者极易并发多种心血管疾病，如糖尿病性心肌病和缺血性心脏病。糖尿病患者心肌梗死的发生率是健康人的 2～3 倍。在 2 型糖尿病合并糖尿病肾病的患者中，左室结构异常、心肌肥厚及收缩功能减退等与糖尿病肾病严重程度、肾功能减退程度以及糖尿病控制不佳等显著相关。即使没有房颤，合并心衰的糖尿病患者相比其他心衰患者，全身血栓栓塞、缺血性脑卒中的发生率和全因死亡率均显著增加。该患者既往心梗病史，加强血糖、血压控制，积极减轻容量负荷后应用 ACEI/ARB、β 受体阻滞剂有助于改善心室重构，同时可改善肾脏的预后。但患者同时既往有缓慢性心律失常，此次因感染移除起搏器，用药治疗受限较大。最终在治疗方面，我们首先在适当的时机进行肾脏替代治疗减轻心脏负荷，在此基础上纠正患者营养不良及贫血等问题，加强血脂、血糖控制，并在维持透析后予加用 ACEI/ARB 治疗，改善患者心血管预后。

综上，慢性肾脏病患者常合并心血管系统疾病，心肾相互影响，感染、糖尿病、高龄、药物损伤、心肌缺血为其加重因素。对待此类患者，需积极寻找病情加重的诱因，阻断心脏和肾脏之间不良的相互作用。纠正高脂血症、纠正贫血、改善脏器缺血，关注慢性肾脏病的并发症，积极纠正酸中毒和水电解质紊乱，根据病情个体化选择床旁肾脏替代治疗和透析，减轻容量负荷，促进心肾功能恢复。对糖尿病足感染要及时处理，防止起搏器感染及感染性心内膜炎的发生，根据药敏结果选用抗生素，警惕二重感染，根据肾功能和是否透析选用合适剂量，避免副作用。

（温　雯　李月红　庄　震　李敏侠）

注：本病例已被《中华老年多器官疾病》杂志收录发表

参 考 文 献

CHEN SY, GIURINI JM, KARCHMER AW. Invasive Systemic Infection After Hospital Treatment for Diabetic Foot Ulcer: Risk of Occurrence and Effect on Survival [J]. Clin Infect Dis, 2017, 64 (3): 326-334.

GAJJALA PR, SANATI M and JANKOWSKI J. Cellular and Molecular Mechanisms of Chronic Kidney Disease with Diabetes Mellitus and Cardiovascular Diseases as Its Comorbidities [J]. Front Immunol, 2015, 6 (340).

HABIB G, LANCELLOTTI P, ANTUNES MJ, et al. 2015 ESC Guidelines for the management of infective endocarditis: The Task Force for the Management of Infective Endocarditis of the European Society of Cardiology (ESC). Endorsed by: European Association for Cardio-Thoracic Surgery (EACTS), the European Association of Nuclear Medicine (EANM) [J]. Eur Heart J, 2015, 36 (44): 3075-3128.

HANSES F, ROUX C, DUNMAN PM, et al. Staphylococcus aureus gene expression in a rat model of infective endocarditis [J]. Genome Med, 2014, 6 (10): 93.

MELGAARD L, GORST-RASMUSSEN A, SOGAARD P, et al. Diabetes mellitus and risk of ischemic stroke in patients with heart failure and no atrial fibrillation [J]. Int J Cardiol, 2016, 209 (1-6).

NACAK H, BOLIGNANO D, VAN DIEPEN M, et al. Timing of start of dialysis in diabetes mellitus patients: a systematic literature review [J]. Nephrol Dial Transplant, 2016, 31 (2): 306-316.

ONUCHIN SG, ELSUKOVA OS, SOLOV'EV OV, et al. [Cardiovascular disorders and possibilities of their therapy in patients with type 2 diabetes mellitus and diabetic nephropathy] [J]. Klin Med (Mosk), 2010, 88 (1): 32-37.

SMIT J, LOPEZ-CORTES LE, KAASCH AJ, et al. Gender differences in the outcome of community-acquired Staphylococcus aureus bacteraemia: a historical population-based cohort study [J]. Clin Microbiol Infect, 2017, 23 (1): 27-32.

TAKEDA N, SHIKATA C, SEKIKAWA T, et al. Cardiovascular disorders in patients with diabetes mellitus [J]. Exp Clin Cardiol, 2006, 11 (3): 237-238.

病例 3　成人 Still 病、急肾衰、贫血、血小板减少合并癫痫

一、病历摘要

患者女性，35 岁，因"咽痛 3 周，双下肢水肿伴血尿 2 周，无尿 3 天"，于 2017-02-

14 入院。患者 3 周前出现咽痛，伴颈淋巴结大，无发热、咳嗽、咳痰，自服头孢克肟及阿莫西林 1 周余，无明显减轻。2 周前出现双下肢水肿，伴肉眼血尿，尿中泡沫增多，伴乏力、纳差，无尿量减少，无尿频、尿急、尿痛，无恶心、呕吐，无皮肤瘙痒，无关节痛、皮疹，无双手遇冷变白变紫，无口干、眼干，就诊外院查肌酐 174.4μmol/L，尿蛋白 3＋，尿潜血 3＋，尿细菌数 180/μL。血常规示 WBC 20.33×10⁹/L，Neu% 77%，HGB 74g/L，PLT 651×10⁹/L。外院曾予左氧氟沙星治疗 3 天，后予汤药（具体成分不详）治疗 1 周，未复查肾功能。3 天前突发无尿，尿量少于 50mL/d，伴水肿，乏力、纳差加重。既往 8 年前因间断发热（39℃以上）、淋巴结肿大，伴游走性粉红色丘疹，白细胞、血小板升高，骨穿结果无异常，诊断"成人 AOSD"，予泼尼松龙 40mg 一天一次口服治疗后发热、皮疹及淋巴结肿大症状缓解，半年前减为 5mg 一天一次。查体：贫血貌，急性病容，右下肢可见一直径约 1cm 大小陈旧性紫红色出血性皮损。浅表淋巴结未触及肿大。双肺呼吸音粗，未闻及干湿啰音。心律齐，未闻及病理性杂音。腹软，无压痛，肝脾肋下未触及。双下肢中度凹陷性水肿。入院后查 WBC 15.55×10⁹/L，Neu% 81.5%，HGB 54g/L，PLT 514×10⁹/L，Cr 1090.5μmol/L，K 8.11mmol/L，IgA 6.001g/L，Fe 20.0μg/dL，TIBC 169.8μg/dL，转铁蛋白饱和度 11.78%，铁蛋白 680.5μg/L，肝功能、血脂正常；凝血功能：TT 21.3s，PT 13.4s，Fib 4.64g/L，D-dimer 3.61mg/L，FDP 10.3mg/L；尿常规：PRO 3.0g/L（3＋），BLD 200cells/μL（3＋），RBC 15677.50/μL，WBC 4502.10/μL；便常规：无异常；呼吸道病原学九项、CMV-IgM、CMV-DNA、EBV-DNA、痰培养均阴性；RF、CRP、ASO、补体 C3、C4 均正常，ENA 谱、GBM、ANA、ANCA 均阴性；血尿免疫固定电泳未见单克隆条带；ADAMS13 活性、抗 H 因子抗体均阴性。胸部 CT（2.16）：双肺病变，考虑渗出，双侧微量胸腔积液。腹部 B 超：胆囊多发结石，双肾实质弥漫性病变（急性期），腹腔少量积液。心电图、超声心动图：未见明显异常。

入院诊断：急性肾损伤、急进性肾小球肾炎？急性左心衰、高钾血症；重度贫血；成人 Still 病。

二、临床决策

入院后予紧急插管血液透析，对症补铁、促红素及输血治疗贫血，监测体温间断高热，体温波动于 37～39℃，降钙素原 1.97ng/mL，考虑不除外感染，予舒普深抗感染治疗。02-21 行肾穿刺活检术，02-23 肾穿回报：肾穿刺组织光镜可见 11 个肾小球，1 个缺血性硬化，其余小球系膜细胞及基质轻微增生，中性粒细胞浸润，核碎形成，其中 9 个细胞纤维性新月体形成。肾小管上皮细胞空泡及颗粒变性，小灶状上皮细胞毛刷脱落，多灶状萎缩。肾间质多灶状淋巴、单核细胞浸润伴纤维化。小动脉管壁增厚（如图 4-3-1A）。电镜下肾小球基底膜皱缩，系膜区少数电子致密物沉积，上皮细胞足突弥漫融合。肾小管萎缩，部分上皮细胞微绒毛脱落。肾间质胶原纤维增生伴淋巴、单核细胞浸润（如图 4-3-1B）。免疫荧光下可见 1 个肾小球，IgA（2＋）、IgG（－）、IgM（－）、C1q（－）、C3（2＋）、FRA（－）、IgG1（－）、IgG2（－）、IgG3（－）、IgG4（－）、HBcAg（－）、PLA2R（－），沿系膜区呈团块状沉积（如图 4-3-1C，D）。符合：新月体性 IgA 肾病，中晚期，牛津分级 M1S0E0T2C2。

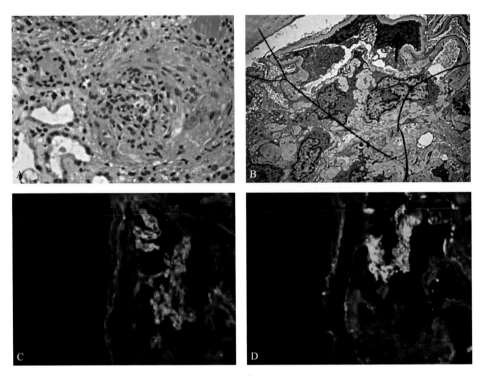

图 4-3-1　肾穿刺回报

A：光镜下可见细胞纤维新月体形成（HE×400）；B：电镜下可见肾小球基底膜皱缩，系膜区电子致密物沉积（箭头所示），上皮细胞足突大部分融合（×5000）；C：免疫荧光可见 IgA（＋＋）（×400）；D：免疫荧光可见 C3（＋＋）（×400）。

患者肾穿后 1 天开始频繁出现癫痫大发作，每日 3～4 次，血压波动在（140～200）/（90～120）mmHg，PLT $72×10^9$/L，复查 HGB 和 PLT 进行性下降，外周血可见破碎红细胞 1%～2%，冷球蛋白回报阳性，直接 Coombs' 试验波动在 ±～＋，间接 Coombs' 试验阴性，骨穿提示骨髓增生活跃，考虑 TMA 不除外，并合并有冷球蛋白血症，自身免疫性溶血性贫血（AIHA），在请神经科会诊加用丙戊酸钠控制症状同时，予血浆置换 7 次（普通肝素抗凝，每次置换血浆 2000～3000mL，频率由一天一次逐渐过渡为每周 1 次，每次以血浆 1000～2000mL 及白蛋白 20g 为置换液，共置换血浆 16800mL），每周一次甲泼尼龙琥珀酸钠 500mg×3 天冲击治疗，连续 3 周；期间患者血象一度维持稳定，癫痫发作趋于减少，但患者 HGB 仍需输血维持，将抗癫痫药物换为对血象影响较小的左乙拉西坦，考虑不除外冷球蛋白血症因素，予患者恒温 37℃输血，甲泼尼龙琥珀酸钠 40mg 一天一次并逐渐减量，予床旁连续性血滤及对症支持治疗，血象趋于平稳，HGB 回升至 90g/L 左右，PLT 恢复正常。因患者新月体 IgA 肾病合并冷球蛋白血症，拟加用环磷酰胺治疗，因输注环磷酰胺 200mg 后出现严重三系减低、癫痫再发，予停用，加用羟氯喹 200mg 一天两次口服治疗。后患者病情趋于平稳，血尿缓解，无发热、皮疹，无癫痫再发，HGB 波动在 90～110g/L，PLT 正常。2017-05

出院，出院后激素减为泼尼松龙 5mg 一天一次口服，继续口服羟氯喹 200mg 一天两次调节免疫，左乙拉西坦 0.5g 一天两次抗癫痫治疗；血压恢复正常，降压药逐渐减停。2017-10 复查冷球蛋白、Coombs' 试验阴性。2017-11 复查腹部 B 超双肾已萎缩，现规律行一周 3 次血液透析治疗，每日尿量 200～300mL，透析前 Cr 400～500μmol/L，HGB 控制在 120～130g/L。

三、讨论与总结

患者既往曾诊断 AOSD，此病为排除性诊断，患者当时存在发热＞39℃、皮疹、淋巴结肿大、白细胞升高，激素治疗有效，此次入院筛查自身抗体均阴性，结合骨穿结果，符合应用最为广泛的 Yamaguchi 标准，考虑 AOSD 诊断成立。此次入院时患者上感后发热、严重贫血、急性肾衰，查炎症指标升高，白细胞、血小板偏高，抗感染治疗效果不佳，与典型的成人 Still 病复发症状不符。

AOSD 的疾病过程涉及巨噬细胞及 Th1 细胞的激活和 IL-1β、TNF-α、IL-6、IL-8、IL-18 等细胞因子的释放，与病毒感染、HLA 基因突变等相关，可合并一系列严重并发症，包括巨噬细胞活化综合征、弥漫性血管内凝血、血栓性微血管病、弥漫性肺泡内出血、肺动脉高压等。与主要累及关节的临床表型不同，铁蛋白、CRP、IL-18、转氨酶的升高更倾向于表现为全身性 AOSD，与嗜血细胞增多症等致死性并发症相关。本例患者表现为发热、铁蛋白、CRP 升高，后出现 TMA、冷球蛋白血症等并发症，病程凶险，全身炎症反应可能为新月体 IgA 肾炎的诱因和加重因素。

既往曾报道 AOSD 合并肾脏病变包括膜性肾病、塌陷型肾小球肾炎、微小病变、血栓性微血管病，合并 IgA 肾病的病例报道只有 4 例，分别见于 3 篇文献，其中只有 1 例为合并新月体 IgA 肾炎，发现时为病变早期，经激素冲击治疗后肾功能恢复。本例患者发现时即为新月体肾炎中晚期，同时合并 TMA、冷球蛋白血症，经血浆置换及激素冲击治疗后血象虽然趋于平稳，但仍需肾脏替代治疗。Wending 等认为，AOSD 患者的肾脏病变具有非特异的特点，可能部分来源于免疫复合物的沉积，罕见肾脏受累仍是 AOSD 区别于其他自身免疫病的特点。

TMA 是 AOSD 的并发症之一，表现为血栓性血小板减少性紫癜（Thrombotic thrombocytopenic purpura，TTP），CD36 抗体的存在及 ADAMS13 活性受抑制与 AOSD 中 TTP 的发生相关。合并 TMA 的 IgA 肾病硬化的肾小球更多，间质小管纤维化更严重，血肌酐翻倍及终末期肾病的发生率明显升高。新月体 IgA 肾病与 TMA 有血小板来源生长因子（Platelet-derived growth factor，PDGF）这条共同的路径参与发病。本例患者既往 ASOD 病史，本次发病过程中有贫血、血小板减少、肾功能衰竭、癫痫发作、发热五联征，同时外周血可见破碎红细胞，TTP 可能性大，同时合并冷球蛋白阳性及新月体 IgA 肾病，病情复杂，考虑是 AOSD 全身炎症反应严重的体现。此外，虽然临床考虑 TMA，但是肾穿病理并无内皮细胞病变、无系膜溶解、无微血栓、电镜无内疏松层增宽等 TMA 表现。Peyvandi 等曾报道一例伴有神经系统症状但不伴有肾损害的 TMA 病例，补体及 ADAMS13 均正常，临床表现与本例患者相似，基因分析发现了两个新的突变，分别编码补体因子 I（CFI）（c.805G＞A，p.G269S）和血栓调节素（thrombomodulin，THBD）（c.1103C＞T，p.P368L），体外实验证明上述突变分别可造成凝血及补体功能的异常。本例患者补体 C3、C4、ADAMS13 和 H 因子抗体并未见异常，C5 等未经检测，是否存在基因异常有待进一步发现。患者随访半年虽全身炎症反应得到控制，但肾功能未见恢复，一直行每周三次的规律血液透析治疗，复查 B 超肾脏缩小，考虑已进展为终末期肾脏病，与文献报道的 IgA 肾病合并 TMA 的肾脏不良预后相一致。

冷球蛋白血症肾损害典型表现为膜增生性肾小球肾炎及电镜下冷球蛋白沉积，本病例病理无此表现。近年我国报道冷球蛋白血症的肾脏受累比例在 63.3%～72.4%，国外大型研究中只有 20%～30% 左右，且肾脏病理并非都能观察到冷球蛋白沉积。北京大学人民医院报道的 21 例冷球蛋白阳性的 SLE 患者中，19 例合并有肾损害，其中 12 例行肾穿刺活检，只有 7 例可见电镜下冷球蛋白沉积。同样 TMA 的肾脏受累虽然常见，但 TTP 相比溶血尿毒综合征（HUS）更少出现肾脏受累。从肾脏病理分析，该患者的肾脏病变主要由新月体 IgA 肾病导致，并无 TMA 及冷球蛋白血症累及证据，后期经积极治疗肾脏功能仍无恢复，与患者新月体肾炎为中晚期有关。

患者采用激素冲击、血浆置换及床旁肾脏替代治疗，病情趋于平稳，由于突发癫痫、血小板、血红蛋白下降，考虑合并 TMA、冷球蛋白血症，在危及生命的全身炎症反应情况下，予以积极血浆置换及激素冲击是必要的，但需要密切地监测，不断根据治疗效果调整治疗。患者病情趋于平稳时因加用环磷酰胺后出现血象下降，给予羟氯喹辅助治疗。近年来对 B 细胞激活及补体途径参与 TMA 及冷球蛋白血症的研究，通过检测 CD20 和补体活性，利妥昔单抗或 C5 单抗可能作为此类患者的治疗选择。综上，AOSD 合并肾脏病变极为罕见，本例为国内首例 AOSD 合并新月体 IgA 肾炎的病例报道，AOSD 相关炎症因子可能为 IgA 肾病、TMA 及冷球蛋白血症的致病及加重因素。

（温　雯　李月红　庄　震　刘海静　汪变红　李敏侠）

注：本病例已被《中华肾脏病学》杂志收录发表

参 考 文 献

李温雯，贾汝林，栗占国. 冷球蛋白阳性 58 例临床特征及血清学检测指标分析 [J]. 中华全科医师杂志，2016，15（4）：286-290.

林文武 朱. 成人 Still 病五种诊断标准对比分析 [J]. 中国处方药，2015，（7）：102-103.

史晓虎，马杰，李超，等. 30 例冷球蛋白血症病例特点分析 [J]. 中国医学科学院学报，2014，36（6）：639-644.

ARULKUMARAN N, REITBOCK P, HALLIDAY K, et al. Adult-onset Still's disease associated with collapsing glomerulopathy [J]. NDT Plus, 2010, 3 (1): 54-56.

DANZA A, GRANA D, GONI M, et al. Hydroxychloroquine for autoimmune diseases [J]. Rev Med Chil, 2016, 144 (2): 232-240.

EFTHIMIOU P, KADAVATH S and MEHTA B. Life-threatening complications of adult-onset Still's disease [J].

Clin Rheumatol, 2014, 33 (3): 305-314.

EL KAROUI K, HILL GS, KARRAS A, et al. A clinicopathologic study of thrombotic microangiopathy in IgA nephropathy [J]. J Am Soc Nephrol, 2012, 23 (1): 137-148.

EL MEZOUAR I, ABOURAZZAK FZ, GHANI N, et al. An unusual manifestation in a patient with adult-onset Still's disease: Minimal glomerular lesion [J]. Eur J Rheumatol, 2014, 1 (3): 123-124.

FERRI C. Mixed cryoglobulinemia [J]. Orphanet J Rare Dis, 2008, 3 (25): 1-17.

KAHRAMAN C, EMRE H, GULCAN E, et al. Combined immune thrombocytopenic purpura and immunoglobulin A nephropathy: a similar pathophysiologic process? [J]. Ren Fail, 2014, 36 (3): 464-465.

MALLET H, DUPOND JL, DALPHIN JC, et al. Still's disease in adults associated with IgA glomerulonephritis. Apropos of a case [J]. Rev Med Interne, 1985, 6 (5): 565-567.

MARIA AT, LE QUELLEC A, JORGENSEN C, et al. Adult onset Still's disease (AOSD) in the era of biologic therapies: dichotomous view for cytokine and clinical expressions [J]. Autoimmun Rev, 2014, 13 (11): 1149-1159.

PEYVANDI F, ROSSIO R, FERRARI B, et al. Thrombotic microangiopathy without renal involvement: two novel mutations in complement-regulator genes [J]. J Thromb Haemost, 2016, 14 (2): 340-345.

QUIROGA B, DE LORENZO A, VEGA C, et al. A Case Report and Literature Review of Eculizumab Withdrawal in Atypical Hemolytic-Uremic Syndrome [J]. Am J Case Rep, 2016, 17 (950-956).

RAWAL S, EINBINDER Y, RUBIN L, et al. Thrombotic microangiopathy in a patient with adult-onset Still's disease [J]. Transfusion, 2014, 54 (11): 2983-2987.

RETAMOZO S, BRITO-ZERON P, BOSCH X, et al. Cryoglobulinemic disease [J]. Oncology (Williston Park), 2013, 27 (11): 1098-1105, 1110-1096.

SAYEGH J, BESSON V, LAVIGNE C, et al. Necrotizing crescentic immunoglobulin A glomerulonephritis in adult-onset Still's disease [J]. Clin Exp Nephrol, 2011, 15 (6): 978-979.

WENDLING D, HUMBERT P, HORY B, et al. The kidney in Still's disease in adults [J]. Rev Rhum Mal Osteoartic, 1989, 56 (4): 325-327.

病例 4　骨髓移植与肾脏疾病的前世今生

一、病历摘要

　　患者女性，21 岁，主因"急性 B 淋巴细胞白血病两年半，造血干细胞移植术后 14 个月，尿蛋白 1 年，血肌酐升高 1 个月"于 2017-09-17 入院。现病史：患者两年半前因高热、贫血、血小板降低，骨髓穿刺提示急性 B 淋巴细胞白血病，先后给予四轮化疗（使用长春新碱、柔红霉素、阿糖胞苷、甲氨蝶呤等）。14 个月前行全相合异基因造血干细胞移植术，术后预防 GVHD 方案为环孢素（ciclosporin A，CSA）、吗替麦考酚酯（mycophenolate mofetil，MMF）、甲氨蝶呤（methotrexate，MTX），术后 30 天出现肺部排异，无消化道、皮肤等移植物抗宿主病反应，调整免疫抑制治疗后好转。术后 43 天患者出现头痛伴血压升高、双下肢水肿、尿中泡沫增多、尿量减少等，无尿色改变，血压 150/90mmHg，查尿蛋白 3＋，24h 尿蛋白定量 3.97g，肾功能正常，逐渐停用环孢素后尿蛋白维持在 1＋。1 周前患者无明显诱因出现尿中泡沫增多、双下肢水肿加重，无头痛、头晕，无尿色加深、尿量减少，无咳嗽、无咳血等不适，查血压 160/100mmHg，血常规 WBC 8.9×10^9/L，HGB 61g/L，PLT 61×10^9/L，尿蛋白 3＋，葡萄糖 2＋，24h 尿蛋白 3.17g，血肌酐 248μmol/L，白蛋白 29g/L。外院复查骨髓形态学、染色体、免疫球蛋白、重链基因、免疫分型、骨髓活检正常，为明确肾脏病变入我科治疗。体格检查：体温 37.4℃，脉搏 108 次 / 分，呼吸 20 次 / 分，血压 136/95mmHg。贫血貌，全身皮肤黏膜无瘀斑、皮疹。巩膜无黄染，结膜略苍白，未见口腔黏膜破溃，咽不红，扁桃体不大。双肺呼吸音清，未及干湿啰音，心律齐，各瓣膜听诊区未及病理性杂音，腹软，无反跳痛、压痛，双侧肾区无叩痛，双下肢轻度可凹性水肿。

入院诊断：蛋白尿待查；急性 B 淋巴细胞白血病，全相合异基因造血干细胞移植术；贫血；血小板减少。

二、临床决策

入院后完善血及尿液检查：血常规：白细胞 5.12×10^9/L，红细胞 3.10×10^{12}/L ↓，血红蛋白 94.00g/L，血小板 90.00×10^9/L。尿常规：尿比重 1.005，尿 pH 7.5，蛋白 1.0（2＋），葡萄糖阴性，红细胞 25/μL，白细胞 3.3/μL。24h 尿蛋白 2066mg。便常规：未见异常。生化检查：总胆固醇 8.56mmol/L，尿素氮 22.9mmol/L，血肌酐 284.4mmol/L，估测肾小球滤过率（estimated glomerular filtration rate，eGFR）19.655mL/min/1.73m^2，甘油三酯 4.24mmol/L，尿酸 412μmol/L，乳酸脱氢酶 574U/L。感染及免疫学检查：IgG 1.56g/L，IgA 0.550g/L，IgM 0.275g/L；抗人球蛋白实验：阴性；补体 C3、C4 正常；ENA 谱、抗中性粒细胞胞浆抗体、抗心磷脂抗体阴性；乙肝二对半、丙肝抗体、梅毒螺旋抗体、HIV 抗体阴性。辅助检查：B 超：肝左叶体积增大，双肾形态、大小正常，包膜清楚，实质回声均匀，肾内结构显示清晰，集合系统未见分离，肾内未见占位性病变。双肾血流信号明显减弱。心电图：窦性心律，电轴轻度左偏，左心室高电压，ST-T 改变。X 线胸片：双下肺索条影。超声心动图：正常。入院后第 6 日完善肾活检，肾脏病理：光镜可见 13 个肾小球，内皮细胞弥漫性增生、肿胀，少数中性粒细胞浸润，基底膜广泛空泡变性，节段性双轨征形成，系膜细胞及基质轻度弥漫性增生，部分小球缺血皱缩。肾小管上皮细胞空泡及颗粒变性，部分肾小管上皮细胞刷毛缘脱落，管腔扩张，多灶状及片状萎缩，肾间质多灶状及片状淋巴、单核细胞浸润伴纤维化。小动脉内膜增厚、黏液变形，管腔狭窄。免疫荧光下：可见 3 个肾小球，IgA（－）、IgG（－）、IgM（－），C1q（－）、C3（－），FRA（－）。电镜：肾小球内皮细胞弥漫增生，基底膜内疏松层增厚，未见电子致密物沉积，上皮细胞足突融合，肾小管萎缩，肾间质纤维组织增生。（如图 4-4-1）病理诊断：移植物抗宿主病相关性血栓性微血管病。

入院时外院给予吗替麦考酚酯早 360mg、晚 180mg，甲泼尼龙 8mg 一天一次口服，尿蛋白无减少、肌酐进行性升高、血小板及血红蛋白持续下降。入院后第 6 日行肾活检，肾脏病理诊断为移植物抗宿主相关性血栓性微血管病，调整免疫抑制剂方案为泼尼松龙 20mg 一天一次、吗替麦考酚酯 360mg 一天两次治疗。入院第 9 天出现会阴部水肿、腹

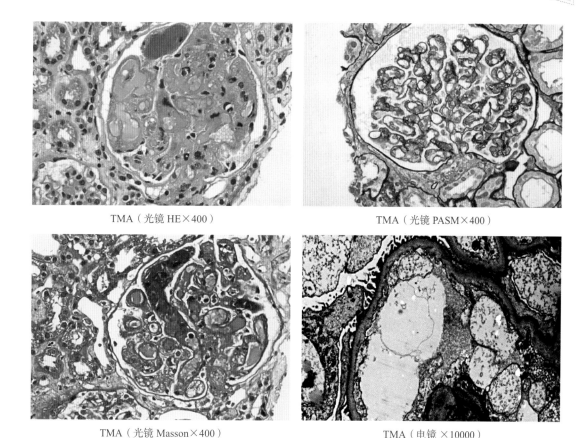

TMA（光镜 HE×400）　　　TMA（光镜 PASM×400）

TMA（光镜 Masson×400）　　　TMA（电镜 ×10000）

图 4-4-1　肾脏病理图片

水，静脉利尿效果不佳，血肌酐至 370.4μmol/L，24h 尿蛋白 3196mg，入院第 21 天出现急性肺水肿，给予连续性床旁血液滤过、连续血浆置换（共 3 次）治疗，甲泼尼龙 40mg 一天两次及丙种球蛋白、血浆间断输入等支持治疗。患者肾功能无明显恢复，尿量每日约 200mL，2 个月后进入维持性血液透析，后转回当地医院继续透析治疗。

三、讨论与总结

造血干细胞移植术后肾损伤的危险因素因 HSCT 种类、治疗方案的不同而有所区别。HSCT 术后肾损伤的发病率为 27.8%～50%。研究表明异基因造血干细胞移植术前患者 eGFR 为 105.7mL/min/1.73m^2，HSCT 后 1 年 GFR 平均下降 32.9mL/min/1.73m^2，第 12 个月为 78.7mL/min/1.73m^2，第 24 个月为 77.4mL/min/1.73m^2。HSCT 后发生肾脏损伤的危险因素有年龄、性别、移植类型（异基因移植或自体移植）、基础肾功能、放射性肾炎、急性或慢性 GVHD、移植后肾毒性药物使用（钙调磷酶抑制剂使用时间和剂量、氨基糖苷类药物、两性霉素 B、万古霉素）及感染等。

全身放射治疗、钙调磷酸酶抑制剂、高剂量烷化剂、移植物抗宿主病、感染、恶性高血压等可引起 TMA，可能机制有：①补体通路异常导致内皮细胞损伤，补体因子 H 相关的基因突变等。研究发现 HSCT 后出现 TMA 的 6 例患者中，5 人发现补体因子 H 相关基因的杂合缺失。②感染是可能的诱发或促进因素，最常见是曲霉属和巨细胞病毒。

TMA 临床特征和实验室检查与 HSCT 后 GVHD 临床表现有较多重叠，如贫血，血小板减少和急性肾损伤等。常于 HSCT 后 20 天和 100 天出现，表现为渐进性血小板减少性微血管病性溶血、尿轻度蛋白尿和（或）血尿、血肌酐中度升高。肾脏组织学检查可见肾小球系膜溶解，坏死性小动脉和肾小球病变，肾小球和肾小动脉内微血栓形成等。部分患者高血压、肌酐升高（通常＜2.5mg/dL 或 220μmol/L）持续存在，有的进展至终末期肾病。血浆置换对 HSCT 后血栓性微血管病疗效欠佳，因 TMA 多与药物或辐射有关，而经典 TTP 是因 ADAMTS-13 蛋白酶缺乏所致。TMA 往往与钙调磷酸酶的毒性有关，当可疑 TMA 时应停止使用，使用抗 Tac 单抗和利妥昔单抗有一定疗效。通过屏蔽肾脏、分次 TBI、替换环磷酰胺、预处理方案中避免用肾毒性药物（如铂类）、强力水化、预防感染等可减少 TMA 发生。

慢性 GVHD 常表现为肾病综合征，与免疫抑制降低有关。接受 HSCT 的 163 例患者中，7 名（4.3%）患者在中位数 300 天发生肾病综合征，最常见的病理类型为膜性肾病和微小病变。有报道 42 例患者在 HSCT 后 8～14 个月发生肾病综合征，肾脏病理 60% 为膜性肾病，22% 为微小病变性肾病。皮质类固醇或抗 B 细胞治疗（抗 CD20 如利妥昔单抗）有效，但也有部分患者进展到终末期肾病。

慢性钙调磷酸酶抑制剂毒性会引起肾小管间质、血管的特征性改变（条纹纤维化），肾活检病理表现为肾小球缺血、局灶节段性硬化、肾小管萎缩空泡变性、肾间质纤维化和小动脉闭塞等，低剂量和高剂量均可导致肾脏特异性损害，低剂量常发生在因 GVHD 需要长期治疗的患者，长期用环孢霉素的患者肾小球滤过率下降 35%～45%。有报道血管紧张素转化酶抑制剂（如氯沙坦）可以缓解肾间质纤维化，钙离子通道阻滞剂可以扩张肾小球动脉，鱼油、己酮可可碱和血栓素合成酶抑制剂等有一定效果。

HSCT 后发生感染的风险较大，如腺病毒、EB 病毒、BK 病毒、CMV 病毒、卡氏肺囊虫、细菌或霉菌等感染，BK 病毒与 HSCT 患者的肾功能及预后相关，腺病毒、CMV 病毒与 TMA 的发生有关。移植后患者常常服用阿昔洛韦或更昔洛韦、氟康唑或伊曲康唑、磺胺等预防性抗感染治疗，药物的相互作用、严重感染均可加重肾脏损伤，甚至引起肾脏 TMA 表现。

肾脏损伤是 HSCT 术后常见的并发症，HSCT 后发生终末期肾病的机率较普通人群增高 16 倍，需要透析治疗为 2%～5%。白血病复发、全相合或单倍体移植、二次移植对肾脏影响目前无相关报道。移植后慢性肾脏病与全身辐射、钙调磷酸酶抑制剂毒性及 cGVHD 等有关，病理上多表现为血栓性微血管病、微小病变、膜性肾病和缺血性肾损伤等。TMA 体征和实验室检查与 HSCT 后临床表现有较多重叠，诊断较难。本病例通过肾脏受累的 HSCT 患者的临床及肾脏病理分析，讨论了 HSCT 后肾功能损伤的常见病因，早期进行肾脏病理检查，可针对性治疗，延缓肾脏病进展，提高造血干细胞移植术后患者的长期生存率。

（吕佳璇　李月红　庄　震）

参 考 文 献

ALATAB S, NAJAFI I, POURMAND G, et al. Risk factors of severe peritoneal sclerosis in chronic peritoneal dialysis patients [J]. Ren Fail, 2017, 39 (1): 32-39.

BALASUBRAMANIAM G, BROWN E A, DAVENPORT A, et al. The Pan-Thames EPS study: treatment and outcomes of encapsulating peritoneal sclerosis [J]. Nephrol Dial Transplant, 2009, 24 (10): 3209-3215.

BROWN E A, VAN BIESEN W, FINKELSTEIN F O, et al. Length of time on peritoneal dialysis and encapsulating peritoneal sclerosis: position paper for ISPD [J]. Perit Dial Int, 2009, 29 (6): 595-600.

CAMPBELL R, AUGUSTINE T, HURST H, et al. Anthropometrics Identify Wasting in Patients Undergoing Surgery for Encapsulating Peritoneal Sclerosis [J]. Perit Dial Int, 2015, 35 (4): 471-480.

EL-SHERBINI N, DUNCAN N, HICKSON M, et al. Nutrition changes in conservatively treated patients with encapsulating peritoneal sclerosis [J]. Perit Dial Int, 2013, 33 (5): 538-543.

GOODLAD C, BROWN E A. Encapsulating peritoneal sclerosis: what have we learned? [J]. Semin Nephrol, 2011, 31 (2): 183-198.

KAWANISHI H, KAWAGUCHI Y, FUKUI H, et al. Encapsulating peritoneal sclerosis in Japan: a prospective, controlled, multicenter study [J]. Am J Kidney Dis, 2004, 44 (4): 729-737.

KAWANISHI H. Surgical and medical treatments of encapsulation peritoneal sclerosis [J]. Contrib Nephrol, 2012, 177: 38-47.

KORTE M R, FIEREN M W, SAMPIMON D E, et al. Tamoxifen is associated with lower mortality of encapsulating peritoneal sclerosis: results of the Dutch Multicentre EPS Study [J]. Nephrol Dial Transplant, 2011, 26 (2): 691-697.

MACHADO N O. Sclerosing Encapsulating Peritonitis: Review [J]. Sultan Qaboos Univ Med J, 2016, 16 (2): 142-151.

MOINUDDIN Z, SUMMERS A, VAN DELLEN D, et al. Encapsulating peritoneal sclerosis-a rare but devastating peritoneal disease [J]. Front Physiol, 2014, 5: 470.

NAKAMOTO H. Encapsulating peritoneal sclerosis—a clinician's approach to diagnosis and medical treatment [J]. Perit Dial Int, 2005, 25 (Suppl 4): 30-38.

NAKAYAMA M, MIYAZAKI M, HONDA K, et al. Encapsulating peritoneal sclerosis in the era of a multi-disciplinary approach based on biocompatible solutions: the NEXT-PD study [J]. Perit Dial Int, 2014, 34 (7): 766-774.

PETRIE M C, TRAYNOR J P, MACTIER R A. Incidence and outcome of encapsulating peritoneal sclerosis [J]. Clin Kidney J, 2016, 9 (4): 624-629.

ULMER C, BRAUN N, RIEBER F, et al. Efficacy and morbidity of surgical therapy in late-stage encapsulating peritoneal sclerosis [J]. Surgery, 2013, 153 (2): 219-224.

VIDAL E, EDEFONTI A, PUTEO F, et al. Encapsulating peritoneal sclerosis in paediatric peritoneal dialysis patients: the experience of the Italian Registry of Pediatric Chronic Dialysis [J]. Nephrol Dial Transplant, 2013, 28 (6): 1603-1609.

YAMAMOTO T, NAGASUE K, OKUNO S, et al. The role of peritoneal lavage and the prognostic significance of mesothelial cell area in preventing encapsulating peritoneal sclerosis [J]. Perit Dial Int, 2010, 30 (3): 343-352.

病例5　当腹膜透析遇上肠梗阻

一、病历摘要

患者男性，55岁，主因"血肌酐升高24年，腹膜透析12年，腹痛、腹胀2年，体重减轻1年"于2017-10-10收住院。患者30年前查体发现尿蛋白（＋＋＋），24年前因肌酐明显升高（具体不详），伴纳差、恶心、呕吐、水肿，贫血（血红蛋白60g/L），尿蛋白（＋＋＋），血肌酐860μmol/L，尿素氮28mmo/L，超声显示双肾缩小，诊断"慢性肾衰竭尿毒症期，慢性肾炎可能性大"，行血液透析2次/周，5小时/次。23年前行肾移植，按时服用排异药物。20年前（移植术后3年）发现血肌酐升高，12年前因移植肾失功改为腹膜透析＋血液透析治疗。8年前行移植肾切除，此后规律行腹膜透析治疗，透析方式为CAPD，期间多次出现腹膜透析相关隧道感染，曾培养出铜绿假单胞菌。3年前因反复出现腹膜透析相关腹膜炎，诊断为"难治性腹膜炎"，拔管转为血液透析。2年前因腹痛、腹胀，查腹部CT、肠镜提示肠梗阻，腹胀、腹痛反复发生，经胃肠减压、灌肠、全肠外营养治疗后症状部分缓解。1年前行开腹肠粘连松解术，因剥离时粘连组织出血较多手术终止。术后每日进600mL流食后腹胀明显，体重近一年下降10kg，胃镜显示胃黏膜粗糙，水肿明显，肠镜显示（如图4-5-1）回肠末端多发糜烂，结肠多发溃疡、糜烂，结肠肠管扩张。予PEG/PEJ营养管放置行肠内营养，但腹胀进一步加重，因"肠梗阻"收住院。既往史：高血压30余年、肺结核（已治愈）、原发免疫性血小板减少症、再生障碍性贫血、丙型病毒性肝炎病史。查体消瘦，营养不良，体温36.3℃，心率96次/分，血压100/75mmHg，心肺阴性，腹部可见手术瘢痕，PEJ固定在位通畅，未见胃肠形及蠕动波，下腹部质韧，有压痛，无反跳痛，肠鸣音2次/分，无气过水声。实验室检查：WBC：11.00×10⁹/L，PLT：41×10⁹/L，HGB：97g/L，凝血分析：APTT：41.0，*D*-二聚体实验：7.39mg/LFEU，CRP：180mg/L，PCT：56.87ng/mL，生化白蛋白（ALB）：35.1g/L；肾功能：血尿素氮（BUN）透析前62.9mmol/L，透析后8.2mmol/L，血肌酐（Cr）透析前608.2umol，透析后117.1mmol/L。腹部CT（如图4-5-2）显示经腹壁胃造瘘，空肠引

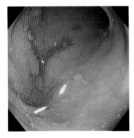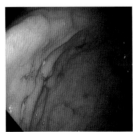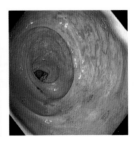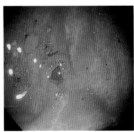

图4-5-1　结肠镜显示回肠末端多发糜烂，结肠多发溃疡和糜烂

流管置入术后，肠梗阻，部分小肠及结直肠肠壁增厚，双肾萎缩，腹盆腔少量包裹积液，考虑为"肠梗阻，硬化性腹膜炎"。

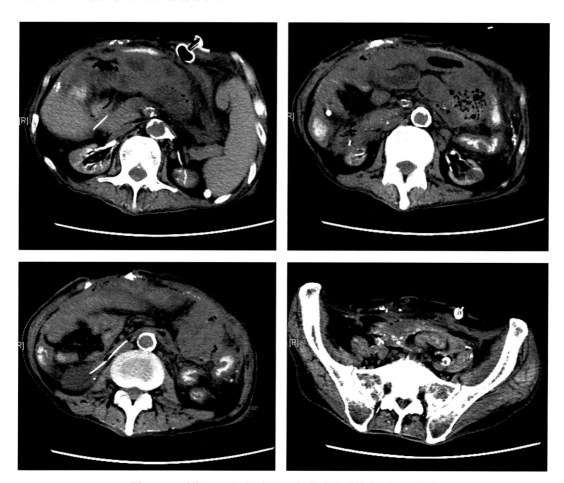

图 4-5-2　腹部 CT 显示肠梗阻，部分小肠及结直肠肠壁增厚

入院诊断：慢性肾功能衰竭尿毒症期，维持性血液透析，慢性肾小球肾炎可能性大，肾移植失功；肠梗阻术后；高血压 3 级很高危；肺结核；原发免疫性血小板减少症；再生障碍性贫血；丙型病毒性肝炎。

二、临床决策

入院后予禁食水，抑酸，持续胃肠减压，全胃肠外营养（total parenteral nutrition，TPN）。床旁连续性肾脏替代治疗（continuous renal replacement therapy，CRRT）等。2017-10-17 行开腹探查、肠粘连松解术、小肠造口术。术中发现肠系膜、大网膜脂肪萎缩、坏死呈颗粒状。松解出 treize 韧带肛侧 210cm 小肠，与左侧结肠、右上腹结肠粘连致密，留置双侧结肠旁沟引流管各 1 根。术后予禁食水、TPN、双侧结肠旁沟引流管引流，因血小板过低（$28×10^9$/L）输血小板、促红素治疗贫血、头孢他啶、甲硝唑、厄他培南等抗感染治疗。术后第 5 天发现引流管排出绿色液体，小肠造口处肠液渗出，考虑肠瘘，腹部 CT 显示小肠梗阻，小肠壁出血及壁内血肿，改为腹腔双套管持续负压冲洗引流，应用生长抑素，后腹腔感染一直控制不佳伴腹腔渗血，血小板降至 $1.00×10^9$/L，凝血功能差，不除外与既往 ITP 及再障病史骨髓抑制有关，2017-12-01 因低血压、严贫血，突发急性前壁心肌梗死、急性心衰，于 12-07 逝世。

三、讨论与总结

包裹性腹膜硬化症（EPS）主要表现为腹腔内炎症及纤维化，早期缺乏特异的临床表现，容易漏诊及误诊，诊断 EPS 后 12 个月内死亡率高达 50%，与肠梗阻和营养不良密切相关。由于研究、观察偏倚的局限性，不同腹膜透析人群、中心 EPS 发病率存在差异，范围在 0.4%～8.9%，这种差异与遗传因素、缺乏一致诊断标准、腹膜透析治疗差异（如透析剂量，透析液葡萄糖暴露，非生物相容性透析液的使用，反复腹膜炎发生）、腹膜透析时程等有关。多数研究认为，腹膜透析时程是 EPS 的主要危险因素。日本多中心前瞻性报道，腹膜透析治疗 5 年、8 年、10 年、15 年 EPS 发生率分别为 0.7%、2.1%、5.9% 和 17.2%。NEXT- 腹膜透析中显示腹膜透析治疗 3 年、5 年、8 年，EPS 发生率分别为 0.3%、0.6% 和 2.3%。苏格兰肾脏登记系统数据显示，腹膜透析第 1 年 EPS 发病率 1.1%，第 3 年和第 5 年升至 3.4% 和 9.4%，第 8 年发病率高达 22.2%。

EPS 的发病机制尚不十分明确，Kawanishi 提出"二次打击"学说和 Nakayama 提出"血浆渗漏反应"学说被广为认可。"二次打击"学说指随着腹膜透析患者病程延长及使用非生物相容性、高葡萄糖透析液，在葡萄糖降解产物、晚期糖基化终产物（advanced glycation end-products，AGE）/AGE 受体相结合、系统炎症状态等情况下受到第 1 次打击，炎症因子及生长因子大量产生，导致上皮细胞 - 间充质细胞转化，激活成纤维细胞，细胞外基质沉积增加，新生血管形成，纤维蛋白沉积。腹膜间皮细胞逐渐脱落，细胞间隙扩大，失去原有的细胞形态，导致腹膜呈单纯硬化、退化表现。在腹膜受损的基础上，轻微的两次打击如反复腹膜炎、终止腹膜透析、肾移植等因素，即可发生 EPS。"血浆渗漏反应"学说认为，腹膜受损后通过更换透析液，可将血浆渗漏至腹膜表面物质（纤维蛋白原、细胞因子、生长因子等）部分清除，延缓 EPS 进展。终止腹膜透析后腹膜炎症和渗漏仍存在而清除作用消失，导致 EPS 的快速进展。

EPS 的发生发展是隐匿、循序渐进的过程。早期表现为非特异炎症状态，如发热、疲劳和体重减轻、CRP 升高、贫血和低蛋白血症。消化系统症状如恶心、呕吐、纳差、排便改变、间歇性腹痛。腹透时可见血性腹透液，改变腹透方案后仍有容量超负荷（体重增加和水肿）。随着病情进展，晚期以肠梗阻表现为主，出现腹膜粘连、包裹增厚、腹部肿块、严重痉挛、腹痛、严重营养不良、体重进行性减轻等。EPS 早期表现非特异性，且有间歇性进展的特点，易与胃肠道其他疾病鉴别。Nakamoto 结合临床表现及病理特点将 EPS 分为四期，见表 4-5-1。

表 4-5-1 EPS 临床分期

分期	临床症状	病理
1 期（无症状期）	超滤衰竭、腹膜高转运状态、腹水	间皮细胞脱落、血管生成、腹膜增厚、纤维化、腹膜钙化
2 期（炎症期）	食欲减退、体质量下降、腹泻或排便习惯改变、发热、纤维降解产物沉积、血性腹水等，血中 CRP 水平升高、白细胞升高	炎症表现、单核细胞浸润、纤维降解产物沉积
3 期（进展期或包裹期）	炎症反应特征（CRP 升高、白细胞升高）逐渐消失、肠梗阻、腹部症状（便秘、恶心、呕吐）、腹水、腹部包块、血性腹透液	炎症表现减少，腹膜粘连及进行性包裹
4 期（梗阻期）	厌食症、完全性肠梗阻、腹部包块	炎症消失、完全性肠梗阻 / 腹茧症

影像学是 EPS 诊断的重要依据，CT 扫描推荐为 EPS 的首选检查方法。EPS 的 CT 特征是腹膜钙化、肠壁增厚、肠系膜和肠管扩张、腹腔积液，严重时形成腹茧症。仅靠 CT 这些表现不足以诊断 EPS，特别在没有上述临床症状的情况下。EPS 组织学改变无特异性，与长期腹膜透析后的超滤衰竭、感染性腹膜炎的腹膜改变相重叠。开腹或腹腔镜手术是确诊 EPS 的金标准，肉眼可直接观察到腹膜增厚、粘连，肠袢被增厚的纤维组织包裹或者腹茧征，手术有创且风险增加，给 EPS 确诊带来局限性。

EPS 治疗包括转换透析方式、一般治疗、药物及手术、肾移植治疗。有报道终止腹膜透析会促使 EPS 进展，但目前倾向 EPS 一旦诊断，需停止腹膜透析，转至血液透析。终止腹膜透析后腹透管应拔除，但日本有学者仍保留腹透管，进行规律的腹腔灌洗。Yamamoto 等人认为终止腹膜透析后定期腹腔冲洗有助于腹膜间皮细胞恢复，阻止 EPS 进展。Kawanishi 等则认为确诊 EPS 后继续行腹膜透析，腹膜炎发生风险增高，促进 EPS 进展。保留腹透管腹腔冲洗是否能清除致病因素，是否对防治 EPS 有获益，仍存在争议，还需更多研究验证。

EPS 高死亡率与晚期营养不良密切相关，早期、长程、专业的肠内、肠外营养支持对于 EPS 患者至关重要，在消化道充分休息后，一些患者经保守治疗肠道功能可恢复。药物治疗主要包括糖皮质激素、免疫抑制剂和他莫昔芬。肾移植患者尽管已使用糖皮质激素和（或）免疫抑制剂，EPS 仍有进展。两项较大研究结果相互矛盾，一项荷兰 63 例患者的研究发现他莫昔芬组死亡率低于未治疗组；英国一项 111 例患者的研究，使用类固醇、免疫抑制剂、他莫昔芬或联合治疗的患者，与对照组相比没有差异。目前药物治疗的价值并没有定论。关于手术治疗，日本、英国和德国针对肠梗阻患者行手术治疗，EPS 死亡率下降到 32%～35%，但这种手术只能在特定中心，由经培训有经验的医生进行。肾移植术后发生 EPS 没有大样本数据支持，有观察长时间腹膜透析患者（>5 年），移植后易发生 EPS，患者在腹膜透析开始后 3～4 年内移植，似乎可降低风险。

超过 5 年腹膜透析患者 EPS 发生率随时间延长而增加，维持腹膜透析患者应尽量使用"生物相容性"腹透液，限制高糖腹透液使用。长期腹膜透析患者何时终止并预防性转为血液透析治疗来降低 EPS 发生率，目前没有前瞻性数据支持。长期腹膜透析患者若有发生 EPS 潜在危险因素，如腹膜通透性高或通透性增加、超滤量低、难以控制液体平衡、需应用高浓度葡萄糖透析液、频繁发生腹膜炎时，可考虑转变透析方式。当转为血液透析后有些患者仍可发生 EPS，应密切观察。

总之，EPS 是长期腹膜透析治疗中潜在的灾难性并发症。随着腹膜透析时间不断延长，EPS 风险逐渐增加。认识 EPS 的严重性，避免可能的危险因素，早期识别、及时诊治、积极预防可优化 EPS 的管理。目前急需国内外多中心、大样本、前瞻性的研究，制定诊断、治疗及预防的标准化方案。

（惠　森　李月红　庄　震　李敏侠　王　炜）

参 考 文 献

ALATAB S, NAJAFI I, POURMAND G, et al. Risk factors of severe peritoneal sclerosis in chronic peritoneal dialysis patients [J]. Ren Fail, 2017, 39 (1): 32-39.

BALASUBRAMANIAM G, BROWN E A, DAVENPORT A, et al. The Pan-Thames EPS study: treatment and outcomes of encapsulating peritoneal sclerosis [J]. Nephrol Dial Transplant, 2009, 24 (10): 3209-3215.

BROWN E A, VAN BIESEN W, FINKELSTEIN F O, et al. Length of time on peritoneal dialysis and encapsulating peritoneal sclerosis: position paper for ISPD [J]. Perit Dial Int, 2009, 29 (6): 595-600.

CAMPBELL R, AUGUSTINE T, HURST H, et al. Anthropometrics Identify Wasting in Patients Undergoing Surgery for Encapsulating Peritoneal Sclerosis [J]. Perit Dial Int, 2015, 35 (4): 471-480.

EL-SHERBINI N, DUNCAN N, HICKSON M, et al. Nutrition changes in conservatively treated patients with encapsulating peritoneal sclerosis [J]. Perit Dial Int, 2013, 33 (5): 538-543.

GOODLAD C, BROWN E A. Encapsulating peritoneal sclerosis: what have we learned? [J]. Semin Nephrol, 2011, 31 (2): 183-198.

KAWANISHI H, KAWAGUCHI Y, FUKUI H, et al. Encapsulating peritoneal sclerosis in Japan: a prospective, controlled, multicenter study [J]. Am J Kidney Dis, 2004, 44 (4): 729-737.

KAWANISHI H. Surgical and medical treatments of encapsulation peritoneal sclerosis [J]. Contrib Nephrol, 2012, 177: 38-47.

KORTE M R, FIEREN M W, SAMPIMON D E, et al. Tamoxifen is associated with lower mortality of encapsulating peritoneal sclerosis: results of the Dutch Multicentre EPS Study [J]. Nephrol Dial Transplant, 2011, 26 (2): 691-697.

MACHADO N O. Sclerosing Encapsulating Peritonitis: Review [J]. Sultan Qaboos Univ Med J, 2016, 16 (2): 142-151.

MOINUDDIN Z, SUMMERS A, VAN DELLEN D, et al. Encapsulating peritoneal sclerosis-a rare but devastating peritoneal disease [J]. Front Physiol, 2014, 5: 470.

NAKAMOTO H. Encapsulating peritoneal sclerosis--a clinician's approach to diagnosis and medical treatment [J]. Perit Dial Int, 2005, 25 (Suppl 4): 30-38.

NAKAYAMA M, MIYAZAKI M, HONDA K, et al. Encapsulating peritoneal sclerosis in the era of a multi-disciplinary approach based on biocompatible solutions: the NEXT-PD study [J]. Perit Dial Int, 2014, 34 (7): 766-774.

PETRIE M C, TRAYNOR J P, MACTIER R A. Incidence and outcome of encapsulating peritoneal sclerosis [J].

Clin Kidney J, 2016, 9 (4): 624-629.

ULMER C, BRAUN N, RIEBER F, et al. Efficacy and morbidity of surgical therapy in late-stage encapsulating peritoneal sclerosis [J]. Surgery, 2013, 153 (2): 219-224.

VIDAL E, EDEFONTI A, PUTEO F, et al. Encapsulating peritoneal sclerosis in paediatric peritoneal dialysis patients: the experience of the Italian Registry of Pediatric Chronic Dialysis [J]. Nephrol Dial Transplant, 2013, 28 (6): 1603-1609.

YAMAMOTO T, NAGASUE K, OKUNO S, et al. The role of peritoneal lavage and the prognostic significance of mesothelial cell area in preventing encapsulating peritoneal sclerosis [J]. Perit Dial Int, 2010, 30 (3): 343-352.

病例 6 八旬老妪到了肾病终末期：保守治疗或透析？

一、病历摘要

患者女性，88 岁，2004 年 1 月因"血压升高 1 年，血肌酐升高 1 个月。"第一次就诊。患者 1 年前测血压 150/90mmHg，1 个月前夜尿增多，3～4 次 / 晚，查血肌酐 280μmol/L，尿素氮 16.8mmol/L。既往：2000 年开始反复泌尿系感染，曾长时间用中药汤剂及抗生素治疗；有胃溃疡、胆结石、胆囊炎病史；40 年前患胸膜结核，因子宫内膜异位行"子宫及卵巢全切术"；有输血史；否认糖尿病病史。个人史、婚育史、家族史无殊。查体：体温 36.6℃，脉搏 78 次 / 分，呼吸 16 次 / 分，血压 135/85mmHg。营养状态良好，双肺呼吸音清，未闻及干湿啰音，心率 78 次 / 分，律齐，各瓣膜诊区未闻及病理性杂音，腹软，无压痛，双下肢轻度可凹性水肿。

入院诊断：慢性肾功能衰竭；高血压 2 级，很高危；慢性泌尿道感染；胸膜结核；胃溃疡；胆结石；胆囊炎；子宫内膜异位术后。

二、临床决策

查血肌酐 258μmol/L，BUN 17.6mmol/L，eGFR 15.7mL/min/1.73m^2，Hb 116g/L，CO_2 19.4mmol/L；尿常规：蛋白＋，潜血＋，白细胞＋，NIT＋；24 小时尿蛋白 0.75g；超声：双肾实质弥漫性损害，左肾 10.0cm×4.9cm×3.8cm，皮质 1.3cm，右肾 9.3cm×5.2cm×4.2cm，皮质 1.1cm。诊断考虑慢性肾功能衰竭，CKD4 期，肾性贫血，慢性肾小管间质性肾病，高血压。予低盐低脂优质低蛋白（0.8g/kg）饮食，硝苯地平控释片降压，血压维持在 140/90mmHg 左右，促红细胞生成素、琥珀酸亚铁、叶酸片补血治疗，血色素在 110～130g/L，碳酸氢钠纠酸，补充酮酸，碳酸钙降磷，尿毒清和百令胶囊等治疗。患者每月随诊至 2008 年，患者 79 岁，eGFR 10mL/min·1.73m^2，无恶心、无呕吐、无水肿，家属及患者要求保守治疗。至 2017 年，血肌酐缓慢升高至 800～900μmol/L，eGFR 3～5mL/min·1.73m^2，血色素、总蛋白、白蛋白、二氧化碳结合力、血钙、血磷维持稳定达标（变化趋势见图 4-6-1），每年监测胸片、心电图、超声心动图未见明显异常，无低蛋白血症，无电解质紊乱，生活能够自理，可行走，一直未行肾脏替代治疗。2017-10-10 因肺部感染、脑梗、少尿、心功能不全住院，患者及家属拒绝透析治疗，10-16 去世，享年88 岁。

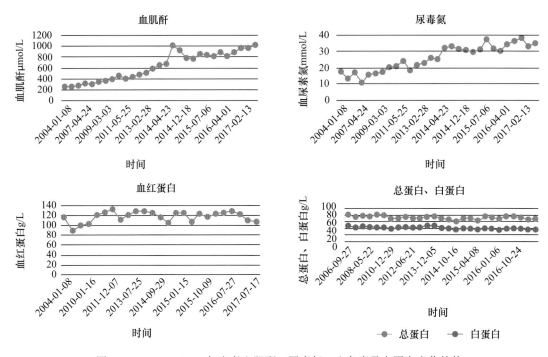

图 4-6-1　2004—2017 年患者血肌酐、尿素氮、血色素及白蛋白变化趋势

三、讨论与总结

随着人口老龄化，糖尿病和高血压的发病率增加，超高龄（年龄≥80 岁）终末期肾脏病（end-stage renal disease，ESRD）患者不断增加，年龄是透析患者生存率的独立危险因素，有关超高龄 ESRD 患者治疗方式和治疗时机选择在临床治疗决策中被日益关注。本例通过 88 岁 ESRD 患者，9 年的随访资料，探讨保守治疗或肾脏替代治疗及肾脏替代治疗时机，有助于对超高龄 ESRD 患者的临床治疗决策提供参考。

80 岁以上超高龄 ESRD 患者逐年增加，与年轻患者相比合并症多，有关肾脏替代治疗与保守治疗相比是否获得更好的生存获益一直存在争议。肾脏替代治疗可能增加额外风险，如感染、加速肾功能丧失及透析相关并发症等。Hussain 等回顾性研究表明，年龄超过 70 岁一般情况差或合并症较多的 ESRD 患者及年龄超过 80 岁的 ESRD 患者，肾脏替代治疗和保守治疗相比生存优势没有显著差异。一项来自韩国年龄≥70 岁 ESRD 患者，肾脏替代治疗比保守治疗能获得更好的生存率，但年龄≥80 岁的患者两种治疗没有显著性差异。此外，合并多种疾病的 ESRD 高龄患者，是否能通过肾脏替代治疗获益仍存在争议，预期肾脏替代治疗预后不良的患者也可能会选择保守治疗。尽管告知透析治疗有可能延长寿命，部分超高龄 ESRD 患者和家属仍倾向于选择保守治疗，以减少透析带来的负担。澳大利亚 85 岁以上 ESRD 患者约 95% 不接受透析治疗。英国的一项研究发现保守治疗管理较为成熟的肾脏中心，高龄患者更愿意选择保守治疗，较少选择透析作为延长生命的治疗，持续全方位的医疗照护包括容量控制，保持电解质酸碱平衡，纠正贫血，能够提供适当的姑息治疗和临终关怀等。这些研究提示透析可能不提高超高龄 ESRD 患者的生存寿命或改善生活质量。

有关肾脏替代治疗的起始时机，最新指南建议要更重视患者的临床症状，而不是单纯依靠 eGFR 水平作为决定是否启动透析时机的要素。KDIGO 指南建议当出现下列一个或多个症状时开始透析治疗，出现与肾脏衰竭有关的症状时（如浆膜炎、酸碱平衡失调、电解质紊乱和皮肤瘙痒等）；无法控制的容量与高血压；营养状况恶化饮食干预无效；认知损害。这些症状出现并不总发生在 eGFR 5~10mL/min/1.73m^2。有研究 eGFR 10~14mL/min/1.73m^2 作为早期透析时机，eGFR 5~7mL/min/1.73m^2 作为晚期透析时机进行对比，全因死亡率作为主要评估结果，发现早期透析与晚期透析相比并没有显示出有益的效果，早透析可能增加额外风险，如血透通路感染和腹膜感染、加剧蛋白质或血色素流失、加速肾功能丧失；出现透析通路并发症、肝素相关出血、需要更高剂量的促红细胞生成素等；因而反对过早进行透析治疗。也有报道年龄大于 70 岁的患者，早透析的死亡率高于晚透析组（危险比［HR］：3.29；$P=0.048$），且没有证据表明无明显症状、单纯低 eGFR 就开始透析有优势，某些情况下超高龄患者晚期透析与降低患者的死亡风险相关。

多数国家血液透析是主要的透析方式，但目前缺乏对超高龄患者最佳透析方式的共识。血液透析（hemodialysis，HD）和腹膜透析（peritoneal dialysis，PD）各有利弊，超高龄患者难以耐受较高超滤量且血管通路成功率较低，中央静脉导管使用率高，更易出现 HD 相关并发症，如低血压、营养不良、感染和消化道出血，这些与高死亡率相关。PD 患者不需要血管通路，心血管稳定性好，对血流动力学影响小，更能保护患者的残余肾功能，但感染、营养不良发生率较高，超高龄患者 HD 与 PD 相比，近期生存率并无差异。本例患者 eGFR 早已达肾脏替代治疗水平，但患者一般状态良好，可自理，无显著尿毒症相关症状，患者及家属参与治疗决策，充分考虑治疗决策的获益和潜在风险，每月保证监测及随诊，从 2004 年到 2017 年，根据患者的舒适度和自理能力，监护下采取保守治疗，最终寿命 88 岁。

对超高龄 ESRD 患者治疗更侧重于优化生活质量，建议不要以牺牲其生活质量、增加并发症来获得生存期。出于伦理限制高龄 ESRD 患者中很少有前瞻性随机试验，应根据每位患者的临床状况进行个体化分析，充分考虑患者及家属的倾向性，选择对患者最佳的、有生活质量的治疗方案。

（张少岩　李月红　王　炜）

注：本病例已被《中国老年多器官疾病》杂志收录发表

参 考 文 献

AKBARI A, CLASE C M, ACOTT P, et al. Canadian Society of Nephrology Commentary on the KDIGO Clinical Practice Guideline for CKD Evaluation and Management [J]. American Journal of Kidney Diseases, 2015, 65 (2): 177-205.

BERGER J R, HEDAYATI S S. Renal replacement therapy in the elderly population [J]. Clin J Am Soc Nephrol, 2012, 7 (6): 1039-1046.

CHANG J H, RIM M Y, SUNG J, et al. Early Start of Dialysis Has No Survival Benefit in End-Stage Renal Disease Patients [J]. Journal of Korean Medical Science, 2012, 27 (10): 1177.

CREWS D C, SCIALLA J J, BOULWARE L E, et al. Comparative Effectiveness of Early Versus Conventional Timing of Dialysis Initiation in Advanced CKD [J]. American Journal of Kidney Diseases, 2014, 63 (5): 806-815.

HAN S S, PARK J Y, KANG S, et al. Dialysis Modality and Mortality in the Elderly: A Meta-Analysis [J]. Clin J Am Soc Nephrol, 2015, 10 (6): 983-993.

HUSSAIN J A, MOONEY A, RUSSON L. Comparison of survival analysis and palliative care involvement in patients aged over 70 years choosing conservative management or renal replacement therapy in advanced chronic kidney disease [J]. Palliative Medicine, 2013, 27 (9): 829-839.

MORTON R L, SNELLING P, WEBSTER A C, et al. Dialysis modality preference of patients with CKD and family caregivers: a discrete-choice study [J]. Am J Kidney Dis, 2012, 60 (1): 102-111.

ROSANSKY S J, SCHELL J, SHEGA J, et al. Treatment decisions for older adults with advanced chronic kidney disease [J]. BMC Nephrology, 2017, 18 (1).

SPARKE C, MOON L, GREEN F, et al. Estimating the total incidence of kidney failure in Australia including individuals who are not treated by dialysis or transplantation [J]. Am J Kidney Dis, 2013, 61 (3): 413-419.

TAM-THAM H, THOMAS C M. Does the Evidence Support Conservative Management as an Alternative to Dialysis for Older Patients with Advanced Kidney Disease? [J]. Clin J Am Soc Nephrol, 2016, 11 (4): 552-554.

TONKIN-CRINE S, OKAMOTO I, LEYDON G M, et al. Understanding by older patients of dialysis and conservative management for chronic kidney failure [J]. Am J Kidney Dis, 2015, 65 (3): 443-450.

VERBERNE W R, GEERS A B, JELLEMA W T, et al. Comparative Survival among Older Adults with Advanced Kidney Disease Managed Conservatively Versus with Dialysis [J]. Clin J Am Soc Nephrol, 2016, 11 (4): 633-640.

WANG I K, CHENG Y K, LIN C L, et al. Comparison of Subdural Hematoma Risk between Hemodialysis and Peritoneal Dialysis Patients with ESRD [J]. Clin J Am Soc Nephrol, 2015, 10 (6): 994-1001.

病例 7 糖尿病肾病 vs 狼疮性肾炎？

一、病历摘要

患者女性，44 岁，因"确诊红斑狼疮 23 年，水肿、蛋白尿加重 4 个月"于 2018-03-08 入院。23 年前患者因持续性发热，伴肢体多发环状红斑、尿中泡沫增多及颜面部水肿，尿蛋白（3＋）、ANA（＋）、ESR 96mm/h，24 小时尿蛋白 6.08g，在外院诊断系统性红斑狼疮，行肾脏病理检查，诊断膜性（Ⅴ型）狼疮性肾病，开始服用足量激素联合环孢素治疗后尿蛋白逐渐下降，发热、皮肤红斑逐渐缓解。23 年来患者规律服用激素治疗，期间多次因尿蛋白增加联合环磷酰胺、吗替麦考酚酯片、硫唑嘌呤、甲氨蝶呤、雷公藤、环孢素等多种免疫抑制剂治疗。4 个月前患者浮肿加重，查 24h 尿蛋白 7.3g，将激素加至 60mg/d，并先后联合环磷酰胺、雷公藤及环孢素治疗，效果欠佳。既往史、个人史及家族史：高血压病史 20 年，类固醇性糖尿病 15 年，长期血糖控制不佳（空腹血糖 10mmol/L，餐后 2 小时血糖 20mmol/L 左右），否认冠心病、脑血管病史，否认乙肝、结核等传染病史，无地方病或传染病流行区居住史，无毒物、粉尘及放射性物质接触史。否认家族遗传病史。入院查体：体温 36.7℃，脉搏 74 次 / 分，呼吸 20 次 / 分，血压 152/90mmHg，神志清楚，满月脸、水牛背，锁骨上窝可触及脂肪垫，皮肤未见紫纹，浅表淋巴结未触及肿大，双肺呼吸音清，心律齐，各瓣膜听诊区未闻及病理性杂音，腹软，肝脾肋下未触及，脊柱四肢无畸形，双下肢水肿，病理征阴性。实验室检查：尿常规：蛋白 0.7（1＋）g/L，红细胞（潜血）25（1＋）cells/μL，葡萄糖 5.6（1＋）mmol/L；24h 尿蛋白 2156.8mg；肾小管三项：尿 β2- 微球蛋白 0.42mg/L，尿 N- 乙酰 β-D 氨基葡萄糖苷酶定量 5.0U/L，尿肌酐 2920μmol/L，NAG/Cr 1.71U/mmoL，尿 α1 微球蛋白＜5mg/L；尿渗透压 185mOsm/KgH$_2$O；血常规：白细胞 8.57×10^9/L，血红蛋白 129.0g/L，血小板 235.0×10^9/L；凝血：凝血酶原时间 9.6s，活化部分凝血活酶时间 23.6s，*D-* 二聚体 0.38mg/L；糖化血红蛋白 9.5%；生化：白蛋白 33.6g/L，低密度脂蛋白胆固醇 3.46mmol/L，总胆固醇 6.33mmol/L，葡萄糖 12.03mmol/L，尿素氮 9.39mmol/L，甘油三酯 3.26mmol/L，血钙 2.34mmol/L，磷 1.62mmol/L，尿酸 487μmol/L，血肌酐 67.2μmol/L，eGFR＝95.681mL/min/1.73m^2，血钾 3.82mmol/L，CRP 2.2mg/L，感染指标、肿瘤标志物阴性。免疫学检查：IgG 6.38g/L，IgA 2.371g/L，IgM 0.378g/L，C3 1.29g/L，C4 0.349g/L；ANA 1：320（颗粒型），抗 SSA（＋），抗 Sm、抗 dsDNA、抗 SSB 抗体抗体阴性，ANCA、GBM、抗磷脂抗体阴性，血尿免疫固定电泳均无异常。头颅核磁显示脑白质脱髓鞘改变，眼科检查未见糖尿病或高血压视网膜病变；颈动脉超声显示双侧颈动脉粥样硬化伴斑块形成；肾脏超声双肾大小正常；心电图：窦性心律，未见 ST-T 改变；超声心动显示室间隔增厚，左室射血分数正常。

入院诊断：系统性红斑狼疮，狼疮性肾炎Ⅴ型；类固醇性糖尿病；高血压 3 级 很高危。

二、临床决策

患者中年女性，既往有系统性红斑狼疮病史、近期出现水肿、大量蛋白尿、免疫抑制剂效果不佳，需考虑如下疾病：①遗传性肾病：患者中年女性、大量蛋白尿，需考虑有无 Alport 综合征等遗传性疾病，但患者无肾脏病家族史，无听力下降等表现，此类疾病可能小。②自身免疫病：患者既往有系统性红斑狼疮病史，既往肾穿刺病理明确提示狼疮性肾炎、长期服用激素等免疫抑制剂治疗，近期水肿、大量蛋白尿考虑狼疮活动引起可能大，但患者抗 Sm 抗体、抗 dsDNA 抗体均正常，结合临床表现、体征和辅助检查考虑狼疮活动度偏低，需完善肾活检病理明确。③肿瘤和血液系统疾病：患者无咳嗽、食欲下降、咯血、消化道症状、淋巴结肿大、发热等表现，肿瘤标志物和血尿免疫固定电泳检查正常，考虑不支持此类疾病。④感染性疾病：患者无明显发热、腹痛、腹泻、黄疸等感染症状，无肝炎等病史，感染指标均正常，因此不支持此类疾病。⑤代谢性疾病：患者长期高血压、糖尿病病史，血压、血糖控制不佳，需考虑高血压肾病、糖尿病肾病可能，但患者无高血压/糖尿病视网膜病变，目前证据尚不充分，需完善肾活检明确病理诊断。

2018-03-13 行肾穿刺活检，肾脏病理：肾穿刺组织光镜可见 11 个肾小球，系膜细胞及基质轻 - 中度增生，局灶节段性结节性硬化、KW 结节形成。肾小管上皮空泡及颗粒变性，灶状上皮细胞刷毛缘脱落，管腔扩张，片状萎缩。肾间质片状淋巴、单核细胞浸润伴纤维化。小动脉管壁增厚。免疫荧光下可见 7 个肾小球，IgA（－）、IgG（－）、IgM（－）,C1q（－）,C3（－）,FRA（－）。电镜下肾小球基底膜皱缩，未见电子致密物，上皮细胞足突弥漫融合。肾小管、肾间质无特殊病变（如图 4-7-1）。符合：结节性糖尿病肾病。

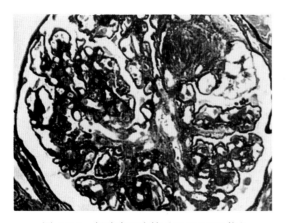

图 4-7-1　肾脏病理光镜（PASM 200 倍）

确定诊断：结节性糖尿病肾病，类固醇相关糖尿病，系统性红斑狼疮，高血压病 2 级。治疗：激素减量并停用，停用雷公藤及环孢素等免疫抑制剂，严格控制血糖、血压和血脂，患者血压（120～130）/（70～80）mmHg，肾功能稳定，血白蛋白 32.1g/L，总蛋白 55.1g/L，空腹血糖 5.0mmol/L，餐后 2 小时血糖 8.0mmol/L，复查 24 小时尿蛋白较前明显下降（479.12mg），出院。

三、讨论与总结

系统性红斑狼疮（systemic lupus erythe-matosus，SLE）是一种自身免疫性疾病，可累及多个器官系统，以皮肤、胃肠道、肾脏、血液系统、中枢神经系统等受累最常见。肾脏受累可有尿液成分异常和肾功能异常。狼疮性肾炎患者应进行肾活检，明确肾脏病理分型，狼疮性肾炎病理分为系膜微小病变性狼疮性肾炎、系膜增生性狼疮性肾炎、局灶性狼疮性肾炎、弥漫性狼疮性肾炎、狼疮膜性肾病和硬化型狼疮性肾炎共六种类型。部分狼疮性肾炎患者可同时合并 ANCA 相关性血管炎肾损害。除肾小球损伤外，狼疮肾脏疾病还包括肾小管间质性肾炎、血管病变和狼疮足细胞病等。Plantinga 等研究发现，导致狼疮患者出现终末期肾病的多数病因为狼疮性肾炎，非狼疮性肾炎占 15.6%，主要包括高血压肾病、糖尿病肾病、局灶性节段性肾小球硬化、肾小管坏死、IgA 肾病、多发性骨髓瘤和硬皮病等。伴随着年龄增长，治疗狼疮药物引起的损伤，如激素导致的高血压和糖尿病所占比例逐渐升高。V 型狼疮性肾炎通常表现肾病综合征，伴或不伴肾功能异常，肾脏病理可见肾小球毛细血管壁弥漫性增厚，免疫荧光可见上皮下免疫复合物沉积。本例患者 23 年前以水肿伴大量蛋白尿（24 小时尿蛋白 6.08g）起病，表现为肾病综合征，同时有皮肤红斑和 ANA 阳性等狼疮表现，北大医院肾活检病理证实为 V 型狼疮性肾炎。

类固醇性糖尿病是内源性或外源性糖皮质激素过多导致的继发性糖代谢紊乱性疾病，多见于器官移植、系统性红斑狼疮和肾病综合征患者，发病机制主要为：糖皮质激素促使糖异生底物增加，可加速烯醇化酶的表达及肝糖原合成酶活性，从而促进肝糖原异生和增加肝糖原合成。此外，糖皮质激素还抑制外周组织摄取和利用葡萄糖，诱导胰岛素抵抗。类固醇性糖尿病的发生与应用糖皮质激素的剂量和疗程有关，合并应用其他免疫抑制剂也会增加其发生率。类固醇性糖尿病的特点为多表现为起病快、临床症状不明显、血糖高峰与激素作用时间相关、血糖和尿糖水平不成正比、停用激素后多数患者能够有效缓解。本例患者 23 年来长期应用糖皮质激素治疗狼疮，15 年前开始出现血糖升高诊断为糖尿病，长期血糖控制不佳并出现满月脸、水牛背等皮质醇增多症体貌改变，此次空腹和餐后血糖均明显升高而尿糖仅轻度增加、二者不成比例，激素减量后血糖水平明显下降，符合类固醇性糖尿病的临床特点。

研究显示类固醇糖尿病的发生率为 1%～53%，狼疮患者应用大剂量激素发病率约为 12.6%。Shaharir 等研究发现狼疮患者出现类固醇糖尿病发生率在 13% 左右，这些患者糖皮质激素中位应用时间和剂量分别为 8 年和 18.6mg/d。狼疮累及器官系统的数量和程度、腹型肥胖、高甘油三酯血症、激素用量超过 1mg/kg/ 天是类固醇糖尿病发生的重要因素，羟氯喹药物的使用能够有效降低其发生风险。系统性红斑狼疮患者本身存在胰岛细胞功能异常和胰岛素敏感性下降，是引起继发性糖尿病的危险因素。而且狼疮患者多合并肾病综合征、高脂血症、高尿酸血症等代谢紊乱，高脂血症可引起脂肪异位沉积，导致胰岛素抵抗产生。肾病综合征本身也可引起脂代谢紊乱，加重胰岛素抵抗导致糖尿病的发生。研究发现高尿酸血症可通过氧化应激、炎症因子释放、血管内皮功能异常等干扰胰岛素信号传导通路，导致胰岛素抵抗和糖尿病发生。本例患者存在狼疮皮肤、肾脏和血液系统受累，有高脂血症、高尿酸血症、高血压和腹型肥胖，是发生类固醇糖尿病的高危人群。

类固醇性糖尿病的治疗主要包括饮食控制、改善生活方式，联合应用胰岛素和口服降糖药物，在病情允许情况下减少激素用量。本例患者肾脏病理诊断为糖尿病肾病后，通过激素减量至停用、停用免疫抑制剂，控制血压和血脂，血糖和血压控制在正常范围，24小时尿蛋白明显下降。

狼疮患者经治疗后肾脏病理为糖尿病肾病，临床并不多见，容易误诊为狼疮活动而增加激素和免疫抑制剂用量。长期病程的患者应及时重复肾活检明确诊断，狼疮合并糖尿病肾病治疗相对复杂，需要严格控制血糖和血压，在激素减量过程中需警惕狼疮活动，应严密监测。

（许慧莹　李月红　庄　震）

参 考 文 献

高飞，林禾. 风湿性疾病合并类固醇性糖尿病 30 例临床分析［J］. 2014，15（5）：26-27.

王卓龙，陶怡. 系统性红斑狼疮并发类固醇糖尿病患者临床特点和危险因素分析［J］. 中华临床医师杂志，2014，8（22）：3978-3981. DOI: 10.3877/cma.j.issn.1674-0785.2014.22.013.

邹伏英，王友莲. 类固醇糖尿病的诊断和治疗进展［J］. 中华风湿病学杂志，2013，17（8）：564-566. DOI: 10.3760/cma.j.issn.1007-7480.2013.08.016.

BOMBACK AS, APPEL GB. Updates on the treatment of lupus nephritis [J]. J Am Soc Nephrol, 2010, 21 (12): 2028-2035. DOI: 10.1681/ASN.2010050472.

HERVIER B, HAMIDOU M, HAROCHE J, et al. Systemic lupus erythematosus associated with ANCA-associated vasculitis: an overlapping syndrome? [J]. Rheumatol Int, 2012, 32 (10): 3285-3290. DOI: 10.1007/s00296-011-2055-z.

HWANG JL, WEISS RE. Steroid-induced diabetes: a clinical and molecular approach to understanding and treatment [J]. Diabetes Metab Res Rev, 2014, 30 (2): 96-102. DOI: 10.1002/dmrr.2486.

LI N, FU J, KOONEN DP, et al. Are hypertriglyceridemia and low HDL causal factors in the development of insulin resistance? [J]. Atherosclerosis, 2014, 233 (1): 130-138. DOI: 10.1016/j.atherosclerosis. 2013.12. 013.

MAZZANTINI M, TORRE C, MICCOLI M, et al. Adverse events during longterm low-dose glucocorticoid treatment of polymyalgia rheumatica: a retrospective study [J]. J Rheumatol, 2012, 39 (3): 552-557. DOI: 10.3899/jrheum.110851.

MIDTVEDT K, HJELMESAETH J, HARTMANN A, et al. Insulin resistance after renal transplantation: the effect of steroid dose reduction and withdrawal [J]. J Am Soc Nephrol, 2004, 15 (12): 3233-3239. DOI: 10.1097/01.ASN.0000145435.80005.1E.

PLANTINGA LC, DRENKARD C, PASTAN SO, et al. Attribution of cause of end-stage renal disease among patients with systemic lupus erythematosus: the Georgia Lupus Registry [J]. Lupus Sci Med, 2016, 3 (1): e000132.DOI: 10.1136/lupus-2015-000132.

SHA R, BIRKTOFT JJ, NGUYEN N, et al. Self-assembled DNA crystals: the impact on resolution of 5'-phosphates and the DNA source [J]. Nano Lett, 2013, 13 (2): 793-797. DOI: 10.1021/nl304550c.

SHAHARIR SS, GAFOR AH, SAID MS, et al. Steroid-induced diabetes mellitus in systemic lupus erythematosus patients: analysis from a Malaysian multi-ethnic lupus cohort [J]. Int J Rheum Dis, 2015, 18 (5): 541-547.DOI: 10.1111/1756-185X.12474.

YATES CJ, FOURLANOS S, HJELMESAETH J, et al.New-onset diabetes after kidney transplantation-changes and challenges [J]. Am J Transplant, 2012, 12 (4): 820-828. DOI: 10.1111/j.1600-6143.2011.03855.x.

YU F, WU LH, TAN Y, et al. Clinicopathological characteristics and outcomes of patients with crescentic lupus nephritis [J]. Kidney Int, 2009, 76 (3): 307-317. DOI: 10.1038/ki.2009.136.

YU F, WU LH, TAN Y, et al. Tubulointerstitial lesions of patients with lupus nephritis classified by the 2003 International Society of Nephrology and Renal Pathology Society system [J]. Kidney Int, 2010, 77 (9): 820-829. DOI: 10.1038/ki.2010.13.

ZHI L, YUZHANG Z, TIANLIANG H, et al. High Uric Acid Induces Insulin Resistance in Cardiomyocytes In Vitro and In Vivo [J]. PLoS One, 2016, 11 (2): e0147737. DOI: 10.1371/journal.pone.0147737.

病例 8　以肾脏损害为主要表现的 Fabry 病

一、病历摘要

　　患者男性，31 岁，因"发现尿中泡沫增多 1 年"就诊于北京清华长庚医院。1 年前无明显诱因出现尿中泡沫增多，无水肿、肉眼血尿，无发热、胸痛、心悸、腹痛、腹泻、恶心、呕吐，无怕热、少汗或无汗，无肢体疼痛、感觉异常，无听力下降、关节疼痛等，于外院查尿蛋白 2＋，24 小时尿蛋白定量 4.23g，服用"奥美沙坦"等效果不佳。既往史、个人史：否认高血压、糖尿病、冠心病、脑血管病、周围神经病史，否认乙肝、结核病史及其密切接触史。无地方病或传染病流行区居住史，无毒物、粉尘及放射性物质接触史。吸烟史 10 年，平均 1 包 / 天。饮酒史 6 年，平均半斤白酒 / 天。家族史：一个舅舅 28 岁不明原因去世。入院查体：体温 37.3℃，脉搏 76 次 / 分，呼吸 24 次 / 分，血压 107/59mmHg，体型消瘦，全身皮肤黏膜未见皮疹，浅表淋巴结未触及肿大，胸骨无压痛，双肺呼吸音清，心律齐，无心音分裂，无额外心音，心脏各瓣膜听诊区未闻及病理性杂音，腹软，肝脾肋下未触及，脊柱四肢无畸形，四肢活动无异常，双下肢无水肿，四肢肌力、肌张力正常，腱反射正常，病理征阴性。实验室检查：尿常规：蛋白 0.7（＋）g/L，红细胞（潜血）阴性；24h 尿蛋白 1625.6mg；肾小管三项：尿 β2- 微球蛋白 0.79mg/L，尿 N- 乙酰 β-D 氨基葡萄糖苷酶定量 36.4U/L，尿肌酐 8905μmol/L，NAG/Cr 4.10U/mmoL，尿 α1 微球蛋白 27.25mg/L；尿渗透压 185mOsm/KgH2O；血常规：白细胞 7.09×10^9/L，血红蛋白 147.0g/L，血小板 225.0×10^9/L；凝血：PT 10.3s，APTT 26.4s，D-dimer＜0.15mg/L；生化：免疫球蛋白 G 8.70g/L，免疫球蛋白 A 2.018g/L，免疫球蛋白 M 0.994g/L，白蛋白 44.6g/L，低密度脂蛋白胆固醇 1.47mmol/L，总胆固醇 3.83mmol/L，尿素氮 3.36mmol/L，甘油三酯 0.72mmol/L，血钙 2.30mmol/L，磷 0.94mmol/L，尿酸 317μmol/L，血肌酐 76.3μmol/L，eGFR＝115.376mL/min/1.73m²，血钾 4.71mmol/L；C3 1.01g/L，C4 0.368g/L；ANA、ENA 谱、ANCA、GBM、感染指标、肿瘤标志物、血尿免疫固定电泳均无明显异常；辅助检查：头颅核磁显示轻度脑白质脱髓鞘改变；经颅多普勒超声未见脑动脉异常；眼科检查未见角膜混浊及晶状体异常等；心电图：窦性心律，左心室高电压；超声心动：二尖瓣少量反流，左室射血分数正常，未见心室肥厚；肝胆胰脾肾超声未见异常。

　　入院诊断：蛋白尿待查。

二、临床决策

　　患者青年男性，临床出现大量蛋白尿，需考虑如下疾病：①遗传性肾病：患者青年男性、大量蛋白尿，需考虑有无 Alport 综合征等遗传性疾病，但患者无肾脏病家族史，无听力下降、眼部病变等，证据不充分。②自身免疫病：患者虽然有大量蛋白尿，但无明显雷诺现象、关节痛、口干眼干、光过敏、猖獗龋及神经病变等表现，自身抗体均阴性，目前不支持自身免疫病。③肿瘤和血液系统疾病：患者蛋白尿、消瘦，需考虑肿瘤和血液系统疾病可能，但患者无咳嗽、食欲下降、咯血、消化道症状、淋巴结肿大、发热等表现，肿瘤标志物和血尿免疫固定电泳检查正常，考虑不支持此类疾病。④感染性疾病：患者无明显发热、腹痛、腹泻、黄疸等感染症状，无肝炎等病史，感染指标均正常，因此不支持此类疾病。

为明确诊断，2018-03-27 行肾穿刺活检，肾脏病理：肾穿刺组织光镜可见 13 个肾小球，6 个缺血性硬化，其余小球系膜细胞及基质轻微增生，足细胞肥大及空泡变性，其中 2 个缺血皱缩。肾小管上皮重度空泡及颗粒变性，小灶状上皮细胞刷毛缘脱落，多灶状及片状萎缩，残存肾小管管腔扩张。肾间质多灶状及片状淋巴、单核及浆细胞浸润伴纤维化。小动脉管壁增厚，管腔狭窄。

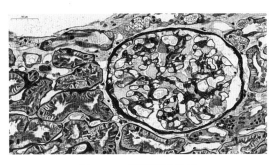

图 4-8-1　肾脏病理光镜

（如图 4-8-1 所示）免疫荧光下可见 1 个肾小球，IgA（－）、IgG（－）、IgM（2＋）、C1q（－）、C3（－），FRA（－）。电镜下肾小球上皮细胞胞浆内可见髓磷样小体形成，未见电子致密物沉积，上皮细胞足突节段性融合。肾小管萎缩。肾间质胶原纤维增生。符合：Fabry 肾病伴缺血性肾损伤（如图 4-8-1）。

三、讨论与总结

Fabry 病是一种 X 连锁的溶酶体蓄积病，由于体内缺乏溶酶体水解酶 α- 半乳糖苷酶 A（alpha-galactosidase A，α-Gal A），从而导致酰基鞘鞍醇三己糖（globotriaosylceramide，Gb3）在多种细胞和组织中蓄积。Gb3 在血管内皮细胞、平滑肌等细胞中沉积可导致血管闭塞、梗死、脑卒中等；Gb3 在心肌细胞、肾小球、肾小管和间质细胞、角膜中沉积可导致心肌病、心脏传导障碍、肾脏疾病、角膜变性等多种临床表现。

肾脏中 Gb3 蓄积与 α-Gal A 的活性呈负相关，而与肾脏病理改变严重程度和肾功能损伤程度呈正相关。糖脂堆积最重的肾脏足细胞和远端小管上皮细胞在光镜下可见空泡形成，在电镜下可见 Gb3 沉积于溶酶体中形成的髓样小体或斑马小体。晚期患者中可出现局灶性节段性肾小球硬化、球性硬化、肾小管间质纤维化和非特异性系膜区 C3 和 IgM 沉积。本文患者肾脏病理可见足细胞和肾小管上皮细胞空泡形成和髓样小体，符合 Fabry 病典型肾脏改变。

Gb3 在肾小球和肾小管等沉积可引起蛋白尿、多尿、尿频和范可尼综合征等表现。44%～55% 男性患者和 33%～41% 女性患者会出现蛋白尿，但大量蛋白尿较少见，25% 左右患者会出现肾病综合征。成年男性患者伴随蛋白尿升高肾功能将显著下降，30%～35% 女性患者中出现蛋白尿、13% 出现慢性肾脏病、1%～4% 出现终末期肾病。57% 男性患者和 47% 女性患者会在肾功能下降时出现难以控制的高血压。Jaurretche 等研究显示，Fabry 病患者合并慢性肾脏病的平均年龄为 25.5±16 岁，其中 10% 患者出现严重肾功能下降和终末期肾病。本例患者无肾病范围蛋白尿，肾功能正常，但肾脏病理出现肾小球硬化和肾间质纤维化，要严密随访观察。

　　Fabry 病的心脏表现有左心室肥厚、冠状动脉疾病、瓣膜疾病、传导异常和心律失常，不明原因的心室肥厚是心脏受累的典型改变，与心肌细胞肥大和糖脂沉积有关，且与 α-Gal A 活性呈负相关。Yousef 等研究显示 27%～42% 男性患者和 27% 女性患者会出现心律失常。本例患者超声心动有二尖瓣少量反流、无心室肥厚表现，心电图无房性或室性心律失常和房室传导阻滞，还没有心脏受累表现。Fabry 病其他系统表现有短暂性脑缺血发作和脑卒中、肢体疼痛、毛细血管扩张、少汗、听力下降等，本例患者无上述异常，没有神经系统和皮肤受累表现。

　　Fabry 病可通过检测血浆和白细胞中 α-Gal A 活性、基因检测进行确诊，也可通过肾活检和皮肤活检进行诊断。一般 Fabry 病患者的 α-Gal A 活性是正常的 30%～35%，典型男性患者白细胞 α-Gal A 活性低于正常水平的 1%，甚至检测不到，女性患者酶活性水平变化范围较大。白细胞 α-Gal A 活性检测针对男性患者敏感性和特异性可达到 100%，而对于女性携带者仅 50% 左右。本例患者通过肾活检明确诊断 Fabry 病，家族史并不明确，需在随访中进行基因和酶活性检测。

　　Fabry 病的治疗是补充体内缺乏的 α-Gal A，目前主要治疗药物包括 α- 半乳糖苷酶和 β- 半乳糖苷酶，典型 Fabry 病男性患者均需要进行酶替代治疗。研究表明酶替代治疗对于肾脏足细胞 Gb3 的沉积清除效果并不明确，因此对于大量蛋白尿和肾功能明显降低的患者治疗效果欠佳，但可减轻心脏、皮肤、肾脏其他细胞等 Gb3 的沉积，减轻疾病严重程度，延缓疾病进展。此外，ACEI 和 ARB 类药物也有助于延缓肾功能下降，但仍需更多研究证明。

（许慧莹　李月红　庄　震）

参 考 文 献

ANDRADE J, WATERS PJ, SINGH RS, et al. Screening for Fabry disease in patients with chronic kidney disease: limitations of plasma alpha-galactosidase assay as a screening test [J]. Clin J Am Soc Nephrol, 2008, 3 (1): 139-145. DOI: 10.2215/CJN.02490607.

ARENDS M, WANNER C, HUGHES D, et al. Characterization of Classical and Nonclassical Fabry Disease: A Multicenter Study [J]. J Am Soc Nephrol, 2017, 28 (5): 1631-1641. DOI: 10.1681/ASN.2016090964.

ECHEVARRIA L, BENISTAN K, TOUSSAINT A, et al. X-chromosome inactivation in female patients with Fabry disease [J]. Clin Genet, 2016, 89 (1): 44-54. DOI: 10.1111/cge.12613.

EL DIB R, GOMAA H, CARVALHO RP, et al. Enzyme replacement therapy for Anderson-Fabry disease [J]. Cochrane Database Syst Rev, 2016, 7: CD006663. DOI: 10.1002/14651858.CD006663.pub4.

ENG CM, GUFFON N, WILCOX WR, et al. Safety and efficacy of recombinant human alpha-galactosidase A replacement therapy in Fabry's disease [J]. N Engl J Med, 2001, 345 (1): 9-16. DOI: 10.1056/

NEJM200107053450102.

FALL B, SCOTT CR, MAUER M, et al. Urinary Podocyte Loss Is Increased in Patients with Fabry Disease and Correlates with Clinical Severity of Fabry Nephropathy [J]. PLoS One, 2016, 11 (12): 0168346. DOI: 10.1371/journal.pone.0168346.

FOGO AB, BOSTAD L, SVARSTAD E, et al. Scoring system for renal pathology in Fabry disease: report of the International Study Group of Fabry Nephropathy (ISGFN) [J]. Nephrol Dial Transplant, 2010, 25 (7): 2168-2177. DOI: 10.1093/ndt/gfp528.

FRUSTACI A, MORGANTE E, RUSSO MA, et al. Pathology and function of conduction tissue in Fabry disease cardiomyopathy [J]. Circ Arrhythm Electrophysiol, 2015, 8 (4): 799-805. DOI: 10.1161/CIRCEP.114.002569.

GERMAIN DP, CHARROW J, DESNICK RJ, et al. Ten-year outcome of enzyme replacement therapy with agalsidase beta in patients with Fabry disease [J]. J Med Genet, 2015, 52 (5): 353-358. DOI: 10.1136/jmedgenet-2014-102797.

GERMAIN DP. Fabry disease [J]. Orphanet J Rare Dis, 2010, 5: 30. DOI: 10.1186/1750-1172-5-30.

HAGEGE AA, CAUDRON E, DAMY T, et al. Screening patients with hypertrophic cardiomyopathy for Fabry disease using a filter-paper test: the FOCUS study [J]. Heart, 2011, 97 (2): 131-136. DOI: 10.1136/hrt.2010.200188.

HOPKIN RJ, JEFFERIES JL, LANEY DA, et al. The management and treatment of children with Fabry disease: A United States-based perspective [J]. Mol Genet Metab, 2016, 117 (2): 104-113. DOI: 10.1016/j.ymgme.2015.10.007.

HSU TR, HUNG SC, CHANG FP, et al. Later Onset Fabry Disease, Cardiac Damage Progress in Silence: Experience With a Highly Prevalent Mutation [J]. J Am Coll Cardiol, 2016, 68 (23): 2554-2563. DOI: 10.1016/j.jacc.2016.09.943.

JAURRETCHE S, ANTOGIOVANNI N, PERRETA F. Prevalence of chronic kidney disease in fabry disease patients: Multicenter cross sectional study in Argentina [J]. Mol Genet Metab Rep, 2017, 12: 41-43. DOI: 10.1016/j.ymgmr.2017.05.007.

LANEY DA, BENNETT RL, CLARKE V, et al. Fabry disease practice guidelines: recommendations of the National Society of Genetic Counselors [J]. J Genet Couns, 2013, 22 (5): 555-564. DOI: 10.1007/s10897-013-9613-3.

MAUER M, GLYNN E, SVARSTAD E, et al. Mosaicism of podocyte involvement is related to podocyte injury in females with Fabry disease [J]. PLoS One, 2014, 9 (11): 112188. DOI: 10.1371/journal.pone.0112188.

NAJAFIAN B, SVARSTAD E, BOSTAD L, et al. Progressive podocyte injury and globotriaosylceramide (GL-3) accumulation in young patients with Fabry disease [J]. Kidney Int, 2011, 79 (6): 663-670. DOI: 10.1038/ki.2010.484.

NAJAFIAN B, TONDEL C, SVARSTAD E, et al. One Year of Enzyme Replacement Therapy Reduces Globotriaosylceramide Inclusions in Podocytes in Male Adult Patients with Fabry Disease [J]. PLoS One, 2016, 11 (4): 0152812. DOI: 10.1371/journal.pone.0152812.

OKUDA S. Renal involvement in Fabry's disease [J]. Intern Med, 2000, 39 (8): 601-602.

SCHIFFMANN R, FULLER M, CLARKE LA, et al. Is it Fabry disease? [J]. Genet Med, 2016, 18 (12): 1181-1185. DOI: 10.1038/gim.2016.55.

SUNTJENS EB, SMID BE, BIEGSTRAATEN M, et al. Hearing loss in adult patients with Fabry disease treated with enzyme replacement therapy [J]. J Inherit Metab Dis, 2015, 38 (2): 351-358. DOI: 10.1007/s10545-014-9783-7.

THURBERG BL, RENNKE H, COLVIN RB, et al. Globotriaosylceramide accumulation in the Fabry kidney is cleared from multiple cell types after enzyme replacement therapy [J]. Kidney Int, 2002, 62 (6): 1933-1946. DOI: 10.1046/j.1523-1755.2002.00675.x.

WALDEK S, FERIOZZI S. Fabry nephropathy: a review-how can we optimize the management of Fabry nephropathy? [J].BMC Nephrol, 2014, 15: 72. DOI: 10.1186/1471-2369-15-72.

WARNOCK DG, ORTIZ A, MAUER M, et al. Renal outcomes of agalsidase beta treatment for Fabry disease: role of proteinuria and timing of treatment initiation [J]. Nephrol Dial Transplant, 2012, 27 (3): 1042-1049. DOI: 10.1093/ndt/gfr420.

WARNOCK DG, THOMAS CP, VUJKOVAC B, et al. Antiproteinuric therapy and Fabry nephropathy: factors associated with preserved kidney function during agalsidase-beta therapy [J]. J Med Genet, 2015, 52 (12): 860-866. DOI: 10.1136/jmedgenet-2015-103471.

WEIDEMANN F, NIEMANN M, SOMMER C, et al. Interdisciplinary approach towards female patients with Fabry disease [J]. Eur J Clin Invest, 2012, 42 (4): 455-462. DOI: 10.1111/j.1365-2362.2011.02614.x.

WIJBURG FA, BENICHOU B, BICHET DG, et al. Characterization of early disease status in treatment-naive male paediatric patients with Fabry disease enrolled in a randomized clinical trial [J]. PLoS One, 2015, 10 (5): e0124987. DOI: 10.1371/journal.pone.0124987.

YOUSEF Z, ELLIOTT PM, CECCHI F, et al. Left ventricular hypertrophy in Fabry disease: a practical approach to diagnosis [J]. Eur Heart J, 2013, 34 (11): 802-808. DOI: 10.1093/eurheartj/ehs166.

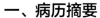

病例 9　腹痛、腹泻、血尿、嗜酸性粒细胞升高

一、病历摘要

患者男性，16 岁，主因"间断腹痛、腹泻 2 周。"于 2017-12-18 收入我院。患者 2 周前无明显诱因出现阵发性上腹部和左侧腹部疼痛，平均每 20 分钟发作 1 次，进食后加重，伴有腹泻，平均每天排 6～7 次水样便，无发热、恶心、呕吐、黏液脓血便等，外院予益生菌、黄连素、PPI 等药物治疗均无明显好转，2 周内患者体重下降约 4kg。既往史及个人、家族史：患者 5 岁时曾患过敏性紫癜（皮肤型），有鸡蛋、牛奶过敏史。家族史：父亲患有糖尿病。体格检查：体温 36.3℃，脉搏 78 次 / 分，呼吸 21 次 / 分，血压 132/78mmHg，全身皮肤黏膜未见皮疹、出血点，双肺呼吸音清，未闻及干湿啰音，心律齐，各瓣膜听诊区未闻及病理性杂音。腹部平坦，未见胃肠形和蠕动波，腹软，无肌紧张，剑突下及左下腹有压痛，无反跳痛。腹部未触及包块，肝脾未触及，Murphy's 征阴性，移动性浊音阴性，肠鸣音弱，1 次 / 分。实验室检查：便常规：红细胞 0/HPF，白细胞 0/HPF，潜血阳性、虫卵阴性；尿常规：蛋白＋，潜血 ±，红细胞 0～1/HPF；血常规：白细胞 10.69×10⁹/L，血红蛋白 161g/L，血小板 293×10⁹/L，嗜酸性粒细胞 1.9×10⁹/L（0.02×10⁹/L～0.52×10⁹/L）；24 小时尿蛋白 87.5mg（正常＜140mg/24h）；生化：ALT 13.1U/L，AST 25.5U/L，TBil 17.7μmol/L，Alb 46.8g/L，BUN 3.88mmol/L，Scr 68.9μmol/L，K 3.96mmol/L，Ca 2.37mmol/L，P 1.31mmol/L；免疫相关检查：ASO 248IU/mL（＜200IU/mL），IgE 205KU/L（＜60KU/L），血沉 2mm/h（0～15mm/h），ANA、抗 dsDNA、ENA 谱阴性，补体 C3 0.985g/L，补体 C4 0.249g/L，免疫球蛋白 IgA 2.32g/L（0.7～4g/L），IgG 11.8g/L（7～17g/L），IgM 0.99g/L（0.4～2.3g/L）；食物过敏原检测均阴性。病毒筛查和肿瘤标志物均正常；胸片、ECG 未见异常，腹部 CT 提示回盲部、结肠多发管壁增厚，升结肠、横

结肠、降结肠病变显著，肠壁强化减低，边缘模糊，周围脂肪间隙可见渗出、积液，盆腔内可见积液。

入院诊断：过敏性紫癜腹型？皮肤型。

二、临床决策

患者表现为腹痛、腹泻、血尿、嗜酸性粒细胞增多，需考虑如下疾病进行鉴别诊断：①过敏性紫癜：过敏性紫癜是因感染、食物、药物等致敏因素引起的机体变态反应，是以白细胞碎裂性小血管炎为病理基础的自身免疫性疾病。感染通常是过敏性紫癜的触发因素，多数患者发病前有链球菌感染史。过敏性紫癜重要的致病因素之一是 IgA1 糖基化异常，导致体内大量含有 IgA1 的免疫复合物沉积于皮肤、胃肠道和肾小球毛细血管攀等。腹型过敏性紫癜发生率在 50%～75%，腹痛可在皮疹出现前、出现一周内或出现后发生，表现为阵发性腹痛，部位多不固定、易反复，可有便潜血阳性、黑便或呕血等，胃肠道有黏膜水肿、出血、糜烂或溃疡等病变。腹部 CT 常出现节段性肠壁水肿增厚、肠腔狭窄，内镜检查可见黏膜呈紫癜样改变、糜烂和溃疡，病变多呈节段性、以小肠病变最重。Kaku 和 Rigante 等研究发现，严重消化道症状、持续皮肤紫癜、起病年龄超过 7 岁容易发生过敏性紫癜肾炎。该患者既往有过敏性紫癜病史，临床表现有腹痛、便潜血阳性，ASO 明显升高，血小板、凝血功能、ANA、ANCA 均正常，考虑本病可能大，但患者血沉正常、皮肤无紫癜表现，临床症状不典型。②克罗恩病：克罗恩病是肠道慢性肉芽肿性病变，最多见累及末端回肠和邻近右半结肠。克罗恩病的 CT 表现常肠壁增厚、周围脂肪密度增加、肠系膜增厚、肠系膜淋巴结肿大，肠系膜血管呈"木梳征"或"栅栏征"。Knollmann 等认为炎性肠壁的异常强化是病变活动性的特异性表现。克罗恩病的内镜可呈现单发或多发纵行、不规则溃疡。有研究认为回肠末端炎症可能为克罗恩病的早期阶段，Amber 等随访了 46 例末端回肠炎症患者，平均随访时间 4 年，其中 25 例（54%）确诊为克罗恩病。Sarah 等随访了 43 例回肠炎患者，最终有 6 例（14%）诊断为克罗恩病。该患者具有腹痛、腹泻表现，外周血白细胞升高，腹部 CT 提示末端回肠和结肠病变，但无贫血、无粘液脓血便、发热及肠外表现，肠镜病理不支持。③嗜酸性粒细胞增多症：患者外周血嗜酸性粒细胞绝对值超过 0.5×10^9/L，要警惕该病。嗜酸性粒细胞增多症分为遗传性、继发性、原发性和特发性，临床主要表现为哮喘、异位性皮炎、变态反应病、嗜酸性粒细胞胃肠炎、结节性多动脉炎、肿瘤、血液系统疾病等。肾脏受损的发生率低，嗜酸性淋巴肉芽肿累及肾脏可有 12%～16% 患者出现蛋白尿，主要表现为肾病综合征。董建华等研究了 18 例特发性嗜酸性粒细胞增多症患者，均有肾脏受累，其中 12 例（66.7%）表现为肾病综合征。嗜酸性粒细胞增多症肾脏病理改变可有膜性肾病、微小病变、毛细血管内增生性肾小球肾炎、局灶性节段性肾小球硬化、新月体肾炎、间质性肾炎及血栓性微血管病等，发病机制与嗜酸性粒细胞浸润及炎症介质引起的肾损害有关，如果嗜酸细胞浸润各脏器，可累及心、肺、中枢神经系统及造血系统，出现相应的症状和体征。Wright 等报道嗜酸性粒细胞增多症可致心肌病，心肌组织中有嗜酸性颗粒蛋白沉积。

　　患者腹泻时尿液有浓缩，后复查尿常规阴性，病程中多次出现粉红色尿，查尿潜血和蛋白均阴性，尿镜检红细胞阴性，考虑为假性血尿。详细追问病史，患者曾进食红心火龙果。甜菜红素是红心火龙果主要呈色物质，在人体内经消化系统后一般被水解，但主发色基团比较稳定，特别是甜菜醛氨酸不易被人体降解，会随着粪便或从尿液排出体外，从而导致尿液呈现粉红色。假性血尿常常容易造成临床误诊，常见引起假性血尿原因为食物因素（如甜菜、紫萝卜等）、药物因素（如利福平、丙泊酚等）以及邻近器官组织血液污染所致（如月经、痔疮出血等）。

　　诊断：入院后完善肠镜检查显示末端回肠炎、直肠多发糜烂。病理结果为（回肠末段黏膜）小肠黏膜组织慢性炎，固有层淋巴滤泡形成伴嗜酸性粒细胞浸润（最密集处 150 个 /HPF）；（升结肠黏膜）大肠黏膜组织慢性炎，固有层少许嗜酸性粒细胞浸润（最密集处 130 个 /HPF）；（横结肠黏膜）大肠黏膜组织慢性炎，固有层纤维组织增生伴淋巴滤泡形成，并可见少许嗜酸性粒细胞浸润（最密集处 50 个 /HPF）；（降结肠黏膜）大肠黏膜组织慢性炎，固有层淋巴细胞聚集，可见极少许嗜酸性粒细胞浸润（最密集处 15 个 /HPF）；（乙状结肠黏膜）大肠黏膜组织慢性炎，表面上皮脱失，固有层疏松水肿，可见少许嗜酸性粒细胞浸润（最密集处 40 个 /HPF）；（直肠糜烂）大肠黏膜组织慢性炎伴急性炎，间质纤维组织增生，淋巴细胞聚集，可见极少许嗜酸性粒细胞浸润（最密集处 20 个 /HPF），病理诊断考虑为嗜酸粒细胞增多性胃肠炎。

　　治疗及预后：给患者予甲泼尼龙 20mg 一天一次静脉输液治疗，3 天后患者腹痛、腹泻症状完全缓解，复查外周血嗜酸性粒细胞百分比下降至 13%，改为口服泼尼松龙 30mg 一天一次，之后每 10 天泼尼松龙减量 5mg，用激素 2 周血嗜酸性粒细胞百分比正常。患者症状消失后激素总疗程 2 个月，同时予碳酸钙、维生素 D、肠道益生菌及 PPI 药物辅助治疗，定期随诊。

三、讨论与总结

　　嗜酸性粒细胞性胃肠炎是胃壁和（或）肠壁以嗜酸粒细胞浸润为特征的慢性疾病。临床表现具有多样性和非特异性，发病率约为 1/10 万。任何年龄均可发病，高峰年龄为 20～50 岁，男女病例为 2∶1。多数病因不明确，研究显示与外、内源性过敏原引起的变态反应有关，如食物过敏，寄生虫及药物等。Khan 等研究了 220 例嗜酸性细胞增多性胃肠炎患者，其中 70% 出现 IgE 水平升高，40% 有支气管哮喘和过敏性支气管炎病史。寄生虫感染是儿童最多见的嗜酸性粒细胞增多的原因之一，但本例患者并无密切动物接触史和疫区、疫水接触史等，入院后多次查便找虫卵均阴性，考虑寄生虫感染可能性小。本例患者既往有食物过敏史，入院后查外周血 IgE 水平升高，考虑为食物过敏为致病原因可能性较大，与文献报道一致。

　　嗜酸性粒细胞增多性胃肠炎表现为肠壁黏膜水肿，Alfadda 以及 Yoshikazu Kinoshita 等研究发现，该病最常见临床表现为腹痛、腹泻，同时可伴有恶心、呕吐、便血、黑便、肠梗阻等症状。有国内统计资料显示，最常见的症状为腹痛（94.2%），其次为腹泻（61.7%）、恶心（56.1%）、呕吐（51.5%）和腹水（28.3%）。辅助检查常有外周血白细胞和嗜酸性粒细胞增高、缺铁性贫血、血IgE升高、血沉加快，便潜血阳性等，影像学检查可发现肠壁增厚、黏膜皱襞粗大呈假息肉状结节、肠系膜淋巴结肿大、肠系膜周围渗出、肠腔狭窄或扩张和腹水，肠镜可发现肠黏膜溃疡、充血、水肿等表现。有研究认为，内镜联合组织活检至少可以诊断80%以上嗜酸性粒细胞性胃肠炎，黏膜组织嗜酸性粒细胞浸润超过20个以上即可诊断嗜酸性粒细胞性胃肠炎。本例患者腹痛、腹泻消化道症状明显，伴体重下降，外周血嗜酸性粒细胞和IgE均明显升高，腹部CT提示肠壁多发增厚伴周围脂肪间隙渗出和盆腔积液，肠镜检查显示末端回肠炎、直肠多发糜烂，病理检查提示多个部位嗜酸性粒细胞浸润，且该患者无寄生虫感染和真菌感染证据，无肿瘤和血液系统疾病等引起嗜酸性粒细胞增多的原因，与文献报道一致。

　　嗜酸性粒细胞性胃肠炎病理改变为消化道组织大量嗜酸粒细胞浸润，弥漫或灶性分布，伴少量或无其他炎细胞浸润。国内统计资料发现，该病最常见累及部位为十二指肠（62%）、回肠（72%）和结肠（88%）。嗜酸性粒细胞浸润可以累及消化道组织全层，或以某一层为主，同时伴有黏膜水肿，局部黏膜腺体损伤或消失，小肠绒毛萎缩。根据Klein分型可分为3型：①黏膜病变型，最常见，侵及黏膜层、黏膜下层，多出现腹痛、黑便、便血、腹泻、消瘦、低蛋白血症、缺铁性贫血等；②肌层病变型，较少见，主要侵及肌层，多出现消化道梗阻症状；③浆膜病变型，罕见，常可发生腹水，多出现腹胀、尿少等。上述3型病变可混合或单独出现，以黏膜型病变最常见。

　　目前嗜酸性粒细胞性胃肠炎的诊断仍然沿用了Tally标准，主要包括：①胃肠道症状和体征；②消化道病理活检提示存在嗜酸性粒细胞浸润；③周围血嗜酸性粒细胞增多；④除外寄生虫感染和胃肠道以外嗜酸性粒细胞增多的疾病，如结缔组织病、特发性嗜酸性粒细胞增多症、淋巴瘤等。

　　治疗主要有控制饮食，对于明确或可疑的过敏食物或药物应立即停用。其次给以激素治疗，泼尼松龙每日20～40mg连续服用7～10d，之后2～3个月内逐渐减量，90%的病例症状缓解，外周血嗜酸性粒细胞2周内恢复正常。小剂量（每日5～10mg）维持，停药复发率为50%。多数病例用药1～2周症状改善，腹部痉挛性疼痛消失，腹泻减轻或消失，外周血嗜酸性粒细胞降至正常水平。以腹水为主要表现的浆膜型患者，在激素应用后7～10天腹水完全消失。有研究在173例嗜酸性粒细胞增多性胃肠炎患者中，134例应用激素治疗后痊愈。郭锐芳等研究了254例该病患者，235例接受激素治疗后2周消化道症状完全消失。如激素治疗效果不佳，可考虑加用其他免疫抑制药，如硫唑嘌呤50～100mg/d，或加用色甘酸二钠抑制组织胺和缓激肽。抗IL-5单克隆抗体和IgE抗体也可降低外周血嗜酸性粒细胞，改善患者临床症状。

　　综上所述，嗜酸性粒细胞性胃肠炎是胃壁和（或）肠壁以嗜酸粒细胞浸润为特征的慢性疾病，症状多与嗜酸性粒细胞浸润部位和深度有关，病理检查是主要诊断方法，激素治疗效果较好。

四、亮点精粹

嗜酸性粒细胞增多性胃肠炎常与过敏原引起机体变态反应有关，以胃壁或肠壁被嗜酸性粒细胞浸润，伴有外周血嗜酸性粒细胞增多为特征。临床表现为恶心、呕吐、腹痛、腹泻等，症状多与嗜酸性粒细胞浸润的部位和深度有关。需与过敏性紫癜、嗜酸性粒细胞增多症和炎症性肠病等鉴别，临床容易漏诊或误诊。

（许慧莹　李月红　庄　震）

注：本病例已被《中国全科医学》杂志收录发表

参 考 文 献

丁艳，尹薇，何学莲，等. 儿童过敏性紫癜急性期免疫功能探讨 [J]. 中国免疫学杂志，2013，29（5）：518-525. DOI: 10.3969/j.issn.1000-484X.2013.05.015.

董建华，许书添，涂义姚，等. 特发性嗜酸性粒细胞增多综合征肾脏损害的临床病理分析 [J]. 肾脏病与透析肾移植杂志，2017，25（4）：301-306.

杜进军，宋宇虎，谢小平. 嗜酸性粒细胞性胃肠炎的临床诊治分析 [J]. 临床消化病杂志，2016，28（5）：278-280. DOI: 10.3870/lcxh.j.issn.1005-541X.2016.05.03.

丰艳，燕善军. 嗜酸性粒细胞性胃肠炎的诊断及治疗 [J]. 国际消化病杂志，2015，35（4）：256-257. DOI: 10.3969/j.issn.1673-534X.2015.04.008.

龚若兰，陈同辛. 淋巴细胞变异型嗜酸性粒细胞增多症基础与临床 [J]. 临床儿科杂志，2016，34（9）：703-707.

郭锐芳，李宏亮，胡燕梅，等. 嗜酸性粒细胞性胃肠炎 254 例分析 [J]. 宁夏医科大学学报，2016，38（7）：819-821. DOI: 10.16050/j.cnki.issn.1674-6309.2016.07.026.

黄雷，刘爱民，戴宇文，等. 儿童过敏性紫癜 760 例临床分析 [J]. 中华皮肤科杂志，2015，48（1）：11-14. DOI: 10.3760/cma.j.issn.0412-4030.2015.01.005.

刘焱，蒋黎，张林川，等. 嗜酸性细胞性胃肠炎的多层螺旋 CT 特征 [J]. 中国医学影像学杂志，2017，25（7）：505-508. DOI: 10.3969/j.issn.1005-5185.2017.07.006.

冒晋宇，施新艳，尹所. 多层螺旋 CT 在诊断肠道克罗恩病中的应用价值 [J]. 中外医学研究，2014，12（34）：74-75.

沙玉根，丁桂霞，赵非，等. 儿童嗜酸性淋巴肉芽肿并肾病综合征的临床特征 [J]. 中华实用儿科临床杂志，2015，30（17）：1350-1352.

孙洪芹，赵兵，管培兰，等. 特发性嗜酸性粒细胞增多症继发膜性肾病一例 [J]. 中华肾脏病杂志，2014，30（9）：719.

孙世华. 克罗恩病患者的临床分析 [J]. 医药前沿，2013：271.

涂传涛，陈朴，刘亚岚，等. 嗜酸细胞性胃肠炎的临床特征分析 [J]. 胃肠病学，2014，19（9）：556-559. DOI: 10.3969/j.issn.1008-7125.2014.09.011.

吴丽娟，张耀东. 影响过敏性紫癜患儿发生肾脏损害危险因素的 Logistic 回归分析 [J]. 重庆医学，2013，42（22）：2654-2656. DOI: 10.3969/j.issn.1671-8348.2013.22.033.

杨落落，孙逊，时阳，等. 嗜酸性粒细胞性胃肠炎 2 例分析并文献回顾［J］. 胃肠病学和肝病学杂志，2013，22（3）：270-272. DOI: 10.3969/j.issn.1006-5709.2013.03.025.

余军，尚宝锋，刘鹏. 克罗恩氏病 X 线及内镜（10 例）分析［J］. 临床心身疾病杂志，2016，22：127.

袁芳，金艳樑. 儿童过敏性紫癜研究进展［J］. 临床儿科杂志，2013，31（3）：287-290. DOI：10.3969/j.issn.1000-3606.2013.03.024.

张萃，欧阳钦. 局限性非特异性回盲部炎症 66 例的回顾与随访［J］. J South Med Univ，2016，36（6）：842-847. DOI: 10.3969/j.issn.1673-4254.2016.06.20.

张彦军，袁得峰，张正聪，等. 嗜酸性细胞性胃肠炎的临床特征与诊治分析［J］. 甘肃医药，2016，35（7）：523-525.

张颖. 14 例嗜酸性粒细胞性胃肠炎的临床特点分析［J］. 大连医科大学学报，2016，38（6）：591-693. DOI: 10.11724/jdmu.2016.06.17.

中华医学会儿科学分会免疫学组. 儿童过敏性紫癜循证诊治建议［J］. 中华儿科杂志，2013，51（7）：502-507. DOI: 10.3760/cma.j.issn.0578-1310.2013.07.006.

周长丽，程洪晶，成涛，等. 嗜酸性粒细胞性胃肠炎临床特点分析［J］. 中国保健营养，2016，26：176.

朱庆强，王中秋，吴晶涛，等. CT 及 X 线小肠造影对小肠克罗恩病的诊断价值评价［J］. 中华胃肠外科杂志，2013，16（5）：443-447. DOI：10.3760/cma.j.issn.1671-0274.2013.05.010.

BABU K S, POLOSA R, MORJARIA J B. Anti-IgE--emerging opportunities for Omalizumab [J]. Expert Opin Biol Ther, 2013, 13 (5): 765-777.

CHEN X L, TIAN H, LI J Z, et a1. Paroxysmal drastic abdominal pain with tardive cutaneous lesions presenting in Henoch-Schönlein purpura [J]. World J Gastroenterol, 2012, 18 (16): 1992-1995.

GARRETT J K, JAMESON S C, THOMSON B, et al. Anti-interleukin-5 (mepolizumab) therapy for hypereosinophilic syndromes [J]. J Allergy Clin Immunol, 2004, 113 (1): 115-119.

MAIS L, GALOO E, NIBAUD A, et al. Complicated course of eosinophilic gastroenteritis: a case report and literature review [J]. Rev Med Interne, 2014, 35 (10): 683-685.

REED C, WOOSLEY J T, DELLON E S. Clinical characteristics, treatment outcomes, and resource utilization in children and adults with eosinophilic gastroenteritis [J]. Dig Liver Dis, 2015, 47 (3): 197-201.

SONODA A, MUKAISHO K, NAKAYAMA T, et al. Genetic lineages of undifferentiate-type gastric carcinomas analysed by unsupervised clustering of genomic DNA microarray data [J]. BMC Med Genomics, 2013, 6: 25.

TALLEY N J. Gut eosinophilic in food allergy and systemic and autoimmune diseases [J]. Gastroenterol Clin North Am, 2008, 37 (2): 307-332.

病例 10　腹腔里的膈下游离气体

一、病历摘要

　　患者男性，86 岁，因"上腹疼痛，腹胀 3 天"2018-02-13 就诊。疼痛位于双侧肋下，无发热和腹泻，无不洁净食物史。2017-11 因糖尿病肾病、慢性肾功能衰竭尿毒症期行腹膜透析置管术，开始自动化腹膜透析机治疗，每日 1.5% 腹膜透析液每个循环 2L，共 3 个循环，10h，腹透超滤每日 200mL，尿量每天 600mL 左右。腹膜透析治疗期间一般状况良好，无腹膜炎发生，无腹部手术史。体格检查：表情痛苦，体温 36℃，脉搏 74 次 / 分，呼吸 18 次 / 分，血压 160/61mmHg。双肺呼吸音粗，未闻及干湿啰音。心律齐，各瓣膜区未闻及异常心音及病理性杂音，无心包摩擦音。腹软，全腹轻压痛，双侧肋下明显，无反跳痛，肠鸣音 3 次 / 分，移动性浊音阳性。腹透管出口无感染，挤压隧道无分泌物，腹膜透析引流液清澈。检验和检查：腹膜透析引流液常规：外观透明，比重 1.009，白细胞总数 14 个 /μL，有核细胞总数 16 个 /μL，多核细胞 7.2%，单核细胞 92.8%，红细胞总数 0；腹透液生化检查：白蛋白＜20g/L，乳酸脱氢酶 8U/L，葡萄糖 70.4mmol/L，腺苷脱氨酶＜1U/L，培养无细菌生长。血常规：白细胞 7.96×10^9/L，血红蛋白 99.0g/L↓，血小板 125.0×10^9/L。血生化：白蛋白 33.9g/L↓，甘油三酯 1.64mmol/L，葡萄糖（空腹）10.35mmol/L↑，尿酸 250μmol/L，肌酐 814.0μmol/L↑，估测肾小球滤过率 4.6（mL/min/1.73m^2），血钾 5.47mmol/L。立位腹部 X 线片示腹部膈下可见游离气体，如图 4-10-1。腹部 CT 显示膈下游离气体，未发现胃肠疾病，如图 4-10-2。

入院诊断：气腹？；慢性肾功能衰竭尿毒症期、腹膜透析治疗、肾性贫血、糖尿病肾病；2 型糖尿病。

二、临床决策

在排除腹膜炎、消化性溃疡、急性胰腺炎、肠穿孔等后，考虑为腹膜透析机操作过程中，因操作不当，空气进入腹腔导致气腹，引起腹痛。采取膝胸卧位、臀部抬高等体位，多次手动腹膜透析，将气体引流出腹腔，细小气泡自发吸收，一周后腹部 X 线正常，见图 4-10-3。

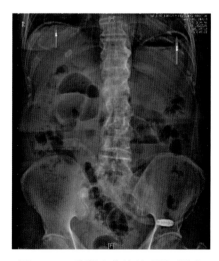 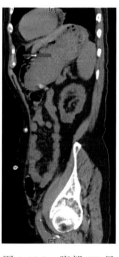 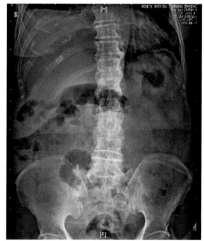

图 4-10-1 腹部立位片显示膈下游离气体　　图 4-10-2 腹部 CT 显示膈下游离气体　　图 4-10-3 治疗后腹部立位片游离气体消失

三、讨论与总结

腹腔少量气体可以自行吸收，但较多量气体会引起上腹部针刺样疼痛及肩胛部胀痛。与气腹后膈肌受牵拉刺激、膈神经兴奋相关，牵拉越强，肩部疼痛发生率越高、程度越重。文献报道腹膜透析患者气腹发生率达11%～34%，腹透患者出现气腹，要想到因腹透错误操作引起，但需首先排除内脏穿孔、腹膜炎、近期腹部手术操作等。腹透管是腹膜透析（PD）患者透析的通路，也是气体及微生物进入腹腔的通道。腹膜炎是PD患者直接或主要的死亡原因，当发生有膈下游离气体的PD相关性腹膜炎时，与其他疾病引起的内脏穿孔临床体征类似，需进行鉴别。本例患者腹透引流液及血常规正常，无发热等感染体征，排除了腹膜炎的可能。腹部CT未提示内脏穿孔，腹水常规检查无异常，且疼痛性质、程度与节律不符合内脏穿孔的临床表现（如图4-10-3）。

自动化腹膜透析（Automated peritoneal dialysis，APD）可调节交换次数和交换总量，提高清除率、减少交换次数，因其方便性逐渐被广泛使用，相比持续不卧床腹膜透析（Continuous ambulatory peritoneal dialysis，CAPD），有较低的操作失误率和腹膜炎发生率，自动化腹膜透析机的广泛应用，气腹发病率降至4%～7%。约1/3患者发生于手术后、腹腔镜检查及导管操作，或因患者操作失误、透析材料及导管故障引起袋子或管路意外注入空气等。本例患者是在机器故障更换管路时操作失误引起的气腹。有文献报道腹腔内气体与不正规PD操作技术和污染有关，存在腹部游离气体要及时干预，进行患者再培训。不合格的PD操作导致空气自由出入，使腹膜炎发病率明显增高，但进入空气量与腹膜炎患病率之间无相关性。本例患者为进行腹透不到3个月的患者，有研究显示患者初次培训后6个月、12个月对患者再次考核，相关知识和技能考核得分均明显降低，因此宜在初次培训后6个月内对患者进行反复强化培训，尤其是换液操作过程和并发症的处理。对患者的再培训应贯穿整个腹膜透析随诊过程中，并在出现临床问题后进行评估及针对性再培训。此外，对医护自身不断学习腹膜透析相关知识，培训和加强再教育也是非常必要的。

相较于X线腹平片，腹部CT在气腹、内脏穿孔诊断上更加敏感，诊断阳性率高，但在腹膜炎诊断敏感性上缺少文献支持。多排螺旋CT可以为以少量气腹表现的急腹症提供诊断帮助，可以定量测得腹腔内游离气体。有文献报道腹膜透析患者在特伦德伦伯格（即高骨盆位）位置压迫腹壁，或用枕头抬高患者臀部，用腹透液反复冲管，都可以促进空气排出。本例患者年龄大，配合能力较差，采取抬高臀部，在手工透析时顺时针按揉震动腹部将气体排出。

腹膜透析是一个长期治疗，发生气腹一定程度上提示患者操作存在隐患，可能会引起患者情绪波动，对治疗及康复失去信心，因躯体疼痛使治疗中断，为PD相关性腹膜炎发生埋下隐患，需要及时进行宣导。自动化腹膜透析虽然可减少交换次数，较手工透析发生PD相关性腹膜炎概率低，但正规操作、无菌观念非常重要，需要制定培训计划，不断加强患者和家属的培训和宣导。

（曹明霞　李月红　吕佳璇　武向兰）

参 考 文 献

常旭. 腹部 X 线平片与 CT 检查对胃后壁穿孔游离气体检出率的比较［J］. 中国基层医药,2015,22（5）:
777-778.

芦丽霞，武向兰. 腹膜透析操作者不同透析时期培训考核得分的比较［J］. 中国血液净化,2016,15（9）:
504-507.

温雯，李月红. 2016 年国际腹膜透析协会腹膜炎预防和治疗推荐指南解读［J］. 临床内科杂志，2017,
34（1）: 70-72.

谢小均，李新. 腹膜透析气腹的产生原因及诊断现状［J］. 中外医疗，2015, 3（24）: 191-192.

许晓杰，周玮. 螺旋 CT 对腹腔游离气体的诊断价值［J］. 实用临床医药杂志，2017, 21（17）: 153-
154.

赵静壁，胡蔚青. 腹膜透析并发气腹的原因及护理［J］. 护理与康复，2009，8（2）: 119.

中国北方腹膜透析协作专家组. 降低腹膜透析早期技术失败率专家共识［J］. 中国血液净化，2013，
12（5）: 233-237.

CAMELIA IONESCU, MONICA ECOBICI, DANA OLARU, et al. Pneumoperitoneum-Rare Complication in End
Stage Renal Disease Patient on Automated Peritoneal Dialysis [J]. Rom. J. Intern. Med., 2008, 46 (4): 351-355.

TAKAYUKI OKAMOTO, TATSUYOSHI IKENOUE, KOSUKE MATSUI, MIKIKO MIYAZAKI, YUKO
TSUZUKU, YOSHIKO NISHIZAWA & MINORU KUBOTA. Free air on CT and the risk of peritonitis in
peritoneal dialysis patients: a retrospective study, Renal Failure, 2014, 36 (10): 1492-1496.

VICENTE PÉREZ-DÍAZ, VICTORIA OVIEDO-GÓMEZ. Long-term pneumoperitoneum in continuous
ambulatory peritoneal dialysis (CAPD) caused by handling fault of Stay.Safe system associated to bicaVera
solution. NDT Plus, 2011, 4: 195-197.

病例 11　发热、胸痛、关节痛、蛋白尿

一、病历摘要

患者女性，41 岁，因"口干、眼干伴多关节痛 12 年，间断发热 1 个月余"于 2017-10-17 就诊。患者 12 年前开始出现口干、眼干症状，进干食需用水送服，并伴有发热、猖獗龋、雷诺现象，发热呈持续性，体温波动在 37.3～38℃，午后为主，伴胸痛，呈持续性，部位位于心前区及前胸部，性质为闷痛，深呼吸、弯腰、活动时出现，向双肩放射，伴双侧腕、掌指关节、近端指关节及远端指关节、膝、踝、掌趾关节痛，遇冷加重，自行服用非甾体类药物治疗，胸痛和关节痛症状可稍缓解，但仍间断发热。十年半前于外院查 ANA 1∶1280，抗 dsDNA（IF）1∶20、（ELISA）107IU/mL，抗 SSA、SSB 抗体均阳性（1∶64），IgG 32.4g/L，WBC 6.97×10⁹/L，Hgb 118g/L，PLT 94×10⁹/L，诊断为"系统性红斑狼疮、干燥综合征"，予强的松 30mg 一天一次＋羟氯喹 0.2 一天一次治疗。后患者自觉胸痛、发热症状逐渐好转，遂停药。9 年半前患者再次胸痛，程度及部位同前，查

抗 dsDNA（IF）1：20、（ELISA）212IU/mL，IgG 33g/L，补体正常，再次予强的松＋羟氯喹治疗后逐渐缓解。9 年前开始间断出现四肢皮肤紫癜和瘀斑、牙龈和口腔黏膜出血，伴肉眼血尿、月经量增多、月经期延长至半个月，查血小板降低至 4×10^9/L，抗 ds-DNA 及补体均阴性，行骨髓活检显示骨髓象增生活跃、巨核细胞减少，予激素＋环孢素治疗后血小板恢复正常。8 年前患者再次出现皮下瘀斑、牙龈、口腔黏膜出血，伴肉眼血尿，查 PLT 2×10^9/L，复查骨髓象提示增生活跃，巨核细胞 26 个，血小板少见，查 LA 56.5s，抗 β2-GP1＞200RU/mL，予激素＋环磷酰胺治疗半年效果欠佳，予激素＋长春新碱＋丙种球蛋白治疗后血小板在 $40 \sim 50 \times 10^9$/L，予美罗华（利妥昔单抗）100mg 每周一次（共 4 次）治疗后血小板恢复正常，后患者长期口服激素＋吗替麦考酚酯维持治疗，期间监测血色素、血小板、白蛋白、血肌酐及补体均正常，尿蛋白、潜血均阴性，抗 dsDNA（IF）1：10～40。6 个月前患者开始间断出现双下肢水肿，晨重暮轻，查抗 dsDNA（IF）1：20，尿蛋白及潜血均阴性，补体 C3 0.493g/L，C4 0.082g/L，24h 尿蛋白 642mg，患者激素维持 10mg 一天一次，已停用吗替麦考酚酯和羟氯喹药物。1 个月前患者无诱因出现寒战、高热，体温 38～39℃，发热呈持续性，多于下午或夜间体温升高，伴持续性胸痛，无咳嗽、咳痰、咽痛，无腹痛、腹泻，无尿频、尿急、尿痛等。查血常规白细胞 7.39×10^9/L，血红蛋白 88g/L，血小板 135×10^9/L，CRP 162mg/L；ESR 99mm/h；白蛋白 33.1g/L，谷丙转氨酶 18.6U/L，谷草转氨酶 41.5U/L，碱性磷酸酶 159U/L，谷氨酰转肽酶 114.2U/L，尿素氮 2.4mmol/L，钙 2.05mmol/L，磷 1.01mmol/L，尿酸 317μmol/L，血肌酐 47.4μmol/L，eGFR 117.8mL/min/$1.73m^2$，血钾 3.05mmol/L，乳酸脱氢酶 240U/L。外院先后应用阿奇霉素、莫西沙星、厄他培南、头孢哌酮舒巴坦钠、太古霉素、氟康唑治疗近 1 个月效果不佳，转入我科治疗。既往史、个人史及家族史：室间隔缺损修补术后 35 年。否认高血压、糖尿病、冠心病、脑血管病史，否认乙肝、结核病史及其密切接触史，否认药物及食物过敏史。无血吸虫病疫水接触史，无地方病或传染病流行区居住史，无毒物、粉尘及放射性物质接触史，无流产史。否认家族遗传病史。入院查体：体温：38.2℃，脉搏：98 次 / 分，呼吸：20 次 / 分，血压：170/90mmHg。神志清楚，前胸部可见陈旧手术瘢痕，全身皮肤黏膜未见皮疹，颈部和双侧腋窝可触及肿大淋巴结，双肺呼吸音粗，双下肺可闻及湿啰音，心律齐，各瓣膜听诊区未闻及病理性杂音，腹软，肝脾肋下未触及，双下肢轻度可凹性水肿，脊柱四肢无畸形，病理征阴性。化验检查：尿常规：蛋白 0.7（1＋），白细胞阴性，红细胞（潜血）200（3＋）cells/μL；24h 尿蛋白 694.2mg。血常规：白细胞 3.93×10^9/L，血红蛋白 87.00g/L，血小板 34.00×10^9/L，外周血涂片未见异常。凝血：凝血酶原时间 15.6s，活化部分凝血活酶时间 42.7s，D- 二聚体 18mg/LFEU；感染检查：呼吸道病毒筛查阴性；降钙素原 0.05ng/mL；结核杆菌 DNA 阴性；结核杆菌 γ 干扰素阴性；G 试验＜31.25；GM 试验＜0.1；内毒素（血清）＜7.8；血培养阴性；EB-IgM、CMV-IgM 均阴性；免疫学检查：ANA 1：1280（均质型），抗 dsDNA 1：80，抗 Sm 抗体、抗 URNP 抗体阳性，抗 SSA、SSB 抗体阳性；抗心磷脂抗体（ACL-IgM）15.19 MPLU/mL，抗 β2-GP1 抗体可疑阳性（5.03）AU/mL；免疫球蛋白 G 30.77g/L，免疫球蛋白 A 3.415g/L，免疫球蛋白 M 0.9g/L，C3 0.762g/L，C4 0.165g/L；抗人球试验（3＋）；冷球蛋白（＋）；血尿免疫固定电泳结果提示多克隆免疫球蛋白增高；ANCA、GBM、肿瘤标志物均无明显异常；影像学等检查：浅表淋巴结超声显示颈部、双侧腋窝多发肿大淋巴结；超声心动：二尖瓣少量反流，三尖瓣少 - 中量反流，肺动脉收缩压增高，左室射血分数正常范围；腹部超声示右肾轻度积水、左肾结石。胸部 CT 示右肺中叶炎症伴双侧胸腔积液，纵隔多发淋巴结肿大；支气管镜检查示右中叶、右下叶背段和基底段支气管黏膜略充血和水肿，黏膜下点片状出血灶，支气管肺泡灌洗液培养阴性（如图 4-11-1）。

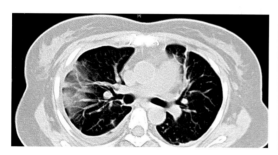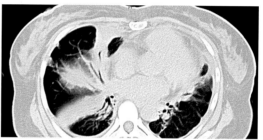

图 4-11-1　肺部 CT

入院诊断：发热待查，右侧肺炎；系统性红斑狼疮、抗磷脂综合征、狼疮性肾炎；右肾积水；左肾结石；室间隔缺损修补术后。

二、临床决策

系统性红斑狼疮（systemic lupus erythematosus，SLE）是一种自身免疫性疾病，可累及多个器官系统，以皮肤、胃肠道、肾脏、血液系统、中枢神经系统等受累最常见。狼疮患者发热需警惕狼疮本身活动、合并感染和肿瘤等可能。发热首先要区分是感染还是狼疮活动，根据感染病原体类型有病毒感染、细菌感染、真菌感染和不典型病原体感染。本例患者以发热起病，伴有胸痛，肺部 CT 显示肺部浸润伴胸腔积液，首先要除外呼吸道感染可能（如图 4-11-1）。但患者血白细胞无明显升高，多次留取血培养和肺泡灌洗液细菌培养阴性，反复查 PCT 阴性，先后应用大量广谱抗生素治疗无明显效果，不支持细菌感染性疾病诊断。患者间断服用激素等免疫抑制药物，免疫力低下，要除外真菌感染，患者血清和支气管肺泡灌洗液 G 试验、GM 试验和真菌培养均阴性，应用抗真菌药物治疗效果不明显，不支持真菌感染疾病。患者发热 1 个月余，多次查呼吸道病毒、CMV 病毒、EB 病毒阴性，结核杆菌、支原体、衣原体等不典型病原体结果均阴性，超声心动和 CT 检查均未发现感染性心内膜炎、腹腔脓肿等隐匿病灶，患者无传染性疾病接触史和疫区居住史，无咯血、盗汗、咳嗽、皮疹、出血等临床表现，缺乏病毒和不典型病原体感染证据，本例患者因感染发热证据不足。

发热病因中非感染性疾病主要包括结缔组织病、肿瘤、血液系统疾病、药物热和甲状腺功能亢进症等，年轻女性结缔组织病所占比例最高。本例患者为中年女性，临床表现有发热、关节痛、口干、眼干、血尿和蛋白尿、贫血和血小板减少等，入院后查 ANA

1：1280（均质型），抗 dsDNA 1：80，抗 Sm 抗体、抗 URNP 抗体阳性，抗 SSA、SSB 抗体阳性，ANA、抗 dsDNA、抗 Sm 抗体、抗 SSA、SSB、抗 URNP 抗体阳性，系统性红斑狼疮处于活动期。红细胞沉降率（erythrocyte sedimentation rate，ESR）和 C- 反应蛋白（C-reactive protein，CRP）明显升高，狼疮活动、贫血和高球蛋白血症均可引起血沉加快，ESR 和 CRP 不能很好鉴别患者发热原因。狼疮活动所致发热主要为体内单核 - 巨噬细胞系统激活释放致热源引起，特点多表现为夜间体温升高，热型可有弛张热、不规则热、间歇热等，多伴有浆膜炎、淋巴结肿大、肝脾肿大和肝功能异常等。研究发现降钙素原在狼疮患者体内水平正常或轻微升高，与狼疮活动无明显关系，与感染类型和严重程度密切相关。本例患者表现为不规则热型，伴有多浆膜腔积液、淋巴结肿大、肝酶升高，病程中多次查 PCT 均阴性，考虑狼疮活动导致发热。

确定诊断：系统性红斑狼疮、抗磷脂抗体综合征、继发干燥综合征、冷球蛋白血症、狼疮肾炎、狼疮肺炎、狼疮胸膜炎、肺动脉高压。

治疗：给予激素 40mg 一天一次静脉输液，丙种球蛋白 10g 静脉 5 天，体温逐渐下降至正常，双下肢水肿缓解，血红蛋白和血小板恢复正常，CRP 降至 21mg/L，复查胸部 CT 可见肺部炎症较前吸收、纵隔淋巴结较前缩小、双侧胸腔积液减少。后加用环磷酰胺 0.4～0.6g（每 2～3 周静脉输液 1 次，2017-11-08、2017-11-24、2017-12-21、2018-01-18、2018-02-08），目前激素减量为甲泼尼龙 7.5mg 一天一次、环磷酰胺累计量 2.6g，查尿蛋白、潜血均阴性，肝肾功能正常，患者未再出现发热、胸痛等症状。

三、讨论与总结

系统性红斑狼疮患者会累及肺部、胸膜和肺血管，主要表现为胸膜炎、狼疮性肺炎、间质性肺病、弥漫性肺泡出血、肺栓塞和肺动脉高压。35% 狼疮患者会出现胸膜炎，胸腔积液多为双侧，大量胸腔积液少见。急性狼疮性肺炎可表现为发热、胸痛和呼吸道症状，CT 检查可出现肺实变、毛玻璃影和胸腔积液等。本例患者主要表现为胸腔积液和肺部浸润影，应用激素和环磷酰胺治疗后胸腔积液逐渐减少、肺部病变逐渐吸收，符合狼疮呼吸系统受累表现。狼疮合并肺动脉高压的发生率为 0.5%～17%，亚洲人群的发生率为 4.2%～6.2%，发病机制主要包括肺血管收缩、缺氧和血管重塑。合并肺动脉高压的狼疮患者多为女性，平均年龄为 45 岁，肺动脉收缩压范围在 40～60mmHg。研究发现雷诺现象、抗磷脂抗体、浆膜炎、狼疮性肾炎是狼疮患者发生肺动脉高压的危险因素。合并肺动脉高压患者的预后较差，研究显示其 1 年、3 年和 5 年生存率分别为 83.7%、79% 和 60.2%。糖尿病、胸腔积液、BNP 升高、肺动脉压程度、血小板减少和妊娠均会降低狼疮合并肺动脉高压患者的生存率。Tanaka 和 Gonzalez-Lopez 等研究证实环磷酰胺联合激素能够有效改善肺动脉高压，利尿剂和抗凝剂的使用能够使患者获益。

30%～40% 狼疮患者会出现 APL 抗体阳性，Zuily 等研究显示抗磷脂抗体综合征患者中，狼疮抗凝物和 ACL-IgG 阳性者出现肺动脉高压的风险明显升高，而 ACL-IgM 和 β2-

GP1 阳性者与肺动脉高压的发生并无明显关系。此外，Chock 等研究显示合并抗磷脂综合征的狼疮患者血小板减少症和溶血性贫血的发生率将升高 2～4 倍，其中分别以 LA 阳性和 β2-GP1 阳性者风险最高。抗磷脂综合征肾病肾活检病理可表现为肾脏小血管微血栓形成、管腔狭窄、纤维性内膜增生、动脉阻塞和局灶性皮质萎缩等。本例患者合并抗磷脂综合征，有溶血性贫血、血小板减少、肺动脉高压和肾脏病变。

狼疮合并干燥综合征发生率为 9%～19%，50% 患者会出现蛋白尿，但肾病综合征范围蛋白尿少见。SSA60 抗体在狼疮中的阳性率约 30%，在狼疮合并干燥综合征患者中 SSA 和 SSB 的阳性率分别达到 70% 和 40%。研究显示 SSA 抗体多与狼疮患者口干、眼干症状及浆膜炎相关，肾脏受累者更易出现血尿。本例患者 SSA、SSB 抗体阳性，存在口干、眼干症状和多浆膜腔积液，肾脏受累以血尿为主、蛋白尿较少，符合上述特点。

综上，本例红斑狼疮患者病史多年，用过激素和多种免疫抑制剂，合并抗磷脂抗体综合征、继发性干燥综合征、冷球蛋白血症、狼疮肺炎、狼疮胸膜炎、肺动脉高压和肾脏损伤，此次以高热、肺部受损起病，使用抗生素无效，调整激素和免疫抑制剂治疗后好转，狼疮活动病情复杂多变，需要临床综合分析评判。

（许慧莹 李月红 庄 震 王 炜）

参 考 文 献

梁增伟，谢栩硕，黄晓菡，等. 224 例不明原因发热患者病因分析 [J/D]. 中国感染控制，2015，14（12）：814-817. DOI: 10.3969/j.issn.1671-9638.2015.12.006.

刘海俊，戴冽，谢敏妍，等. C 反应蛋白联合降钙素原检测在鉴别系统性红斑狼疮合并发热的临床意义 [J/D]. 中华临床医师杂志，2013，7（20）：9368-9371. DOI: 10.3877/cma.j.issn.1674-0785.2013.20.087.

鲁芙爱，刘媛，王凯丽，等. 抗 SSA60 抗体和抗 SSB 抗体在系统性红斑狼疮患者血清中的检出率及其意义 [J/D]. 中华风湿病学杂志，2014，18（4）：248-253. DOI: 103760/ema.i.issn.1007-7480.2014.04.008.

罗雯，邓丹琪. 系统性红斑狼疮与发热 [J]. 实用医院临床杂志，2015，12（2）：13-16.

徐东，张垣，刘斌，等. 以干燥综合征起病的系统性红斑狼疮临床及预后分析 [J/D]. 中华风湿病学杂志，2009，13（3）：169-171. DOI: 10.3760/cma.j.issn.1007-7480.2009.03.008.

姚冬云，霍河水，赵文敏，等. 降钙素原用于系统性红斑狼疮活动和细菌性感染快速鉴别 [J]. 中华临床免疫和变态反应杂志，2014，8（3）：221-227. DOI: 10.3969/j.issn.1673-8705.2014.03.011.

翟惠芬，陈乐天. 急性狼疮性肺炎一例 [J/D]. 中国呼吸与危重监护杂志，2015，14（5）：502-504，DOI: 10.7507/1671-6205.2015123.

周霜，何强，陈茂盛，等. 系统性红斑狼疮合并抗磷脂综合征肾病一例并文献复习 [J/D]. 中华肾脏病杂志，2017，33（3）：219-221. DOI: 10.3760/cma.j.issn.1001-7097.2017.03.010.

CHOCK YP, WAHL D, ZUILY S. Increased Risk of Thrombocytopenia Associated with Antiphos- pholipid Antibodies in Patients with Systemic Lupus Erythematosus: A Systematic Review and Meta-Analysis [J]. Arthritis Rheum, 2015, 67: 2192.

FOIS E, LE GUERN V, DUPUY A, et al. Noninvasive assessment of systolic pulmonary artery pressure in systemic lupus erythematosus: retrospective analysis of 93 patients [J]. Clin Exp Rheumatol, 2010, 28 (6): 836-841.

LEW DM, KAMPHUIS S. Systemic lupus eruthematosus in children and adolesents [J]. Pediatr Clin North Am, 2012, 59: 345-364.

MIN HK, LEE JH, JUNG SM, et al. Pulmonary hypertension in systemic lupus erythematosus: an independent predictor of patient survival [J/D]. Korean J Intern Med, 2015, 30 (2): 232-241. DOI: 10.3904/kjim.2015.30.2.232.

RUIZ-IRASTORZA G, GARMENDIA M, VILLAR I, et al. Pulmonary hypertension in systemic lupus erythematosus: prevalence, predictors and diagnostic strategy [J/D]. Autoimmun Rev, 2013, 12 (3): 410-415. DOI: 10.1016/j.autrev.2012.07.010.

SWIGRIS JJ, FISCHER A, GILLIS J, et al. Pulmonary and thrombotic manifestations of systemic lupus erythematosus [J/D]. Chest, 2008, 133 (1): 271-280. DOI: 10.1378/chest.07-0079.

TSELIOS K, GLADMAN DD, UROWITZ MB. Systemic lupus erythematosus and pulmonary arterial hypertension: links, risks, and management strategies [J/D]. Open Access Rheumatol, 2017 (9): 1-9. DOI: 10.2147/OARRR.S123549.

TSELIOS K, UROWITZ MB. Cardiovascular and Pulmonary Manifestations of Systemic Lupus Erythematosus [J/D]. CurrRheumatolRev, 2017, 13 (3): 206-218. DOI: 10.2174/1573397113666170704102444.

UNLU O, WAHL D, ZUILY S. Increased Risk of Hemo-lytic Anemia Associated with Antiphospholip- id Antibodies in Patients with Systemic Lupus Erythematosus: A Systematic Review and Me- ta-Analysis [J]. Arthritis Rheum, 2015, 67: 2193.

XIA YK, TU SH, HU YH, et al. Pulmonary hypertension in systemic lupus erythematosus: a systematic review and analysis of 642 cases in Chinese population [J/D]. Rheumatol Int, 2013, 33 (5): 1211-1217. DOI: 10.1007/s00296-012-2525-y.

ZUILY S, DOMINGUES V, WAHL D. Increased risk for pulmonary hypertension associated with antiphospholipid antibodies in patients with systemic lupus erythematosus: a meta-analysis of echocardiographic studies [J]. J Throm Haemost, 2015, 13: 166-167.

病例 12　骨痛、贫血、少尿为哪般？

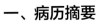

一、病历摘要

患者女性，67 岁，主因"髋部疼痛 1 年，加重伴全身水肿 20 天，尿少 3 天"于 2018-01-17 入院。现病史：患者 1 年前无明显诱因出现双侧髋部疼痛，活动后加重，休息后稍好转，疼痛性质为钝痛，无发热、局部肿块、皮疹，无下肢麻木等不适，外院查双髋部 X 线未见异常，考虑滑膜炎可能，间断口服止痛药物（如洛索洛芬钠）、中药汤剂、外用膏药等治疗。双髋部疼痛无明显好转，疼痛逐渐加重，逐渐出现双侧肋下疼痛，深呼吸时加重，无发热，无胸闷，无咳嗽、咳痰等不适，未诊治。20 天前患者无诱因出现颜面部水肿，晨起为著，自诉尿量无明显减少，无尿中泡沫增多，无发热、皮疹、瘙痒等。10 天前出现双下肢水肿，逐渐加重，伴纳差、恶心，尿量 1000mL/ 天，无胸闷、气短，无呼吸困难，无腹痛、腹泻等不适。3 天前尿量明显减少，每天约 200mL，伴全身乏力，纳差，恶心较前加重，1 天前活动后出现胸闷、憋气，伴胸痛、咽部紧缩感，就诊于我院测血压 199/110mmHg，肌酐 1118μmol/L、血钾 5.7mmol/L、氨基末端 B 型利钠肽前体 27788pg/mL，尿常规示潜血 ±、蛋白＋、尿比重 1.01、尿 pH 6.5、血红蛋白 51g/L，为进一步诊治收入院。患者自发病以来，无口干、眼干，无双手遇冷变白变紫，无头晕、视物模糊，无咳嗽、咳痰、咯血，精神、食欲差，睡眠可，大便如常，小便如上述，体重近期增长 5kg。既往史、个人史、家族史：否认高血压、糖尿病、心脏病、高尿酸病史，无肝炎、结核感染史及密切接触史。体格检查：体温 37.2℃，脉搏 76 次 / 分，呼吸 19 次 / 分，血压 176/96mmHg。皮肤黏膜苍白，无出血点，无瘀斑。额部发迹左侧 3cm 可见一直径约 1cm 包块，质硬，无压痛。眼睑水肿，结膜苍白。颈静脉怒张，双肺呼吸音粗，可闻及少量湿啰音。心界不大，各瓣膜区未闻及杂音及额外心音，未及心包摩擦音，未及异常血管征。腹软，无压痛、反跳痛、肌紧张。各关节无红肿，双侧肋骨及髋关节压痛，双下肢中度指凹性水肿。

入院诊断：急性肾损伤、急性心力衰竭、高钾血症；贫血。

二、临床决策

入院后查血、尿及便检查：血常规：白细胞 $6.00×10^9$/L，红细胞 $2.08×10^{12}$/L ↓，血红蛋白 56.00g/L，血小板 $205.00×10^9$/L。尿常规：尿比重 1.005，尿 pH7.0，蛋白 0.5g/L，葡萄糖阴性，红细胞 3.2/μL，白细胞 3.3/μL。24h 总蛋白量 212mg（尿量 200mL）。便潜血弱阳性。生化检查：总蛋白 86g/L，白蛋白 29.9g/L，尿素氮 26.7mmol/L，血肌酐 872.1mmol/L，估测肾小球滤过率（estimated glomerular filtration rate，eGFR）$3.67mL/min/1.73m^2$，血钙 2.43mmol/L，甘油三酯 1.16mmol/L，尿酸 494μmol/L，乳酸脱氢酶 227U/L。心肌酶谱：肌酸激酶 53U/L，肌酸激酶 MB 同工酶 3.35ng/mL，肌红蛋白 115.0ng/mL，肌钙蛋白 T- 高敏 0.081ng/mL，氨基末端 B 型利钠肽前体 28578pg/mL。凝血功能：PT 13.2s，D-dimer 3.96mg/L，FDP 15.6mg/L。肿瘤标志物：CA125 41.9U/mL。全段甲状旁腺激素 21.5ng/mL。碱性磷酸酶 44.2U/L。降钙素 22.7ng/L，骨钙素 35.7ng/mL，β-胶原降解产物 1.7ng/mL，总 I 型胶原氨基端延长肽 121.8ng/mL。感染及免疫学检查：IgG 45.89g/L，IgG1 4250mg/dL，IgG 277mg/dL，IgG3 25mg/dL，IgG4 17.0mg/dL，IgA 0.237g/L，IgM 0.191g/L；抗人球蛋白实验阴性；补体 C3、C4 正常；ENA 谱、抗中性粒细胞胞浆抗体、抗心磷脂抗体阴性；乙肝二对半、丙肝抗体、梅毒螺旋抗体、HIV 抗体阴性。直接抗人球试验弱阳性，间接抗人球试验阴性。血尿蛋白电泳：LgG LAM 型 M 蛋白血症，尿 KAPPA 轻链 10.6mg/L，尿 LAMBDA 轻链 287.0mg/L ↑。血 β2 微球蛋白（β-2MG）30.1mg/L。血细胞形态学：红细胞大小不等，呈轻度"缗钱"样排列，浆细胞偶见。骨髓形态学：增生活跃，粒系 47%，红系 28%，粒 / 红＝1.68 : 1，骨髓瘤细胞占 18.5%。核细胞：胞体大小不等，核圆或椭圆形，偏位，染色质聚集，胞质量较多，初浆区消失。粒系各阶段比例及形态大致正常。红系中幼红细胞比例增高，占

17.5%，余各阶段比例及形态正常。红细胞呈"缗钱"状排列，淋巴细胞比例形态大致正常。巨核细胞及血小板不少，未见其他异常细胞及寄生虫（如图4-12-1～图4-12-3）。诊断：多发性骨髓瘤。

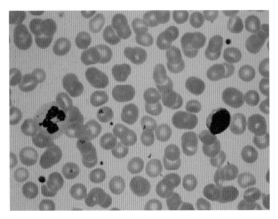

图 4-12-1　血涂片　　　　　　　　　　图 4-12-2　骨髓涂片

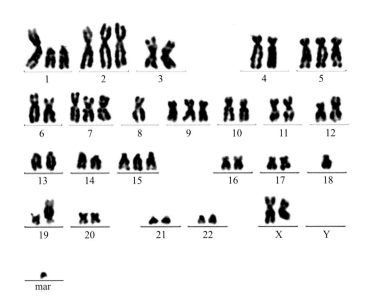

图 4-12-3　骨髓染色体核型

骨髓染色体核型分析：51～52，XX，t（1；19）（p10；q10），＋der（1；19）（q10；p10），＋2，＋5，＋7，－8，＋9，add（12）（p13），＋15，＋mar［cp3］/46，XX［17］，分析 20 个中期分裂相，显示 3 个复合核型存在染色体数目及结构异常，其余为正常核型

免疫分型：在 CD45/SSC 与 CD45/CD38 点图上设门分析，CD45 阴性、CD38 强阳，且 SSC 较有核红细胞大的分布区域可见异常细胞群体，约占有核细胞的 3.0%，表达 CD38、cLambda，部分细胞表达 CD56、CD117、CD138，考虑为异常的单克隆浆

细胞。IgH 重排：检测到 IgVH、IgK 基因重排克隆。FISH 检测：Iq21、CCND1 基因位点均为扩增阳性，RB1、D13S319 基因位点均为缺失阳性。辅助检查：肾脏 B 超：双肾形态、大小正常，右肾大小约 13.4cm×4.8cm，皮质厚约 0.9cm，左肾大小约 12.5cm×6.9cm，皮质厚约 1.3cm，包膜清楚，实质回声增强，皮髓质分界欠清，集合系统未见分离，肾内未见占位性病变。心电图：窦性心律，T 波Ⅰ、Ⅱ、aVL、V3～V6 低平双向。X 线胸片：双下肺条索影。超声心动图：左房增大，室间隔及左室壁增厚，二尖瓣少量反流，左室射血分数正常范围。胸部 CT：双侧少量胸腔积液、双肺下叶部分膨胀不全，双肺条索，右侧胸膜结节状增厚，少量心包积液，甲状腺结节伴钙化。双侧肋骨多发骨折，T7 椎体压缩性骨折，肝囊肿。局部断层骨显像：多发骨骼异常改变，肋骨和 12 胸椎病变符合骨折，多发性骨髓瘤可能性大。肾脏病理（化疗 3 个月后）：光镜下可见 17 个肾小球，1 个缺血性硬化，其余小球系膜细胞和基质轻微增生，毛细血管基底膜广泛空泡变性。肾小管上皮细胞空泡及颗粒变性，多灶状及片状萎缩，少数管腔内可见蛋白管型，肾间质多灶状及片状淋巴、单核细胞及浆细胞浸润伴纤维化。小动脉管壁增厚。免疫荧光下可见 1 个肾小球，IgA（－），IgG（－），IgM（－），C1q（－），C3（－），FRA（－）。电镜下肾小球上皮细胞足突弥漫融合，未见电子致密物沉积，肾小管萎缩，肾间质胶原纤维增生伴淋巴单核细胞浸润。符合：亚急性肾小管间质性肾病。

确定诊断：急性肾损伤，多发性骨髓瘤肾损害，管型肾病，亚急性肾小管间质性肾病；多发性骨髓瘤 LgG LAM 型，M 蛋白血症，病理性骨折。

治疗及随访：入院时因急性心衰、急性肾衰给予中心静脉置管血液透析治疗，入院第 7 日给予血浆置换每周三次，入院第 9 天给予化疗，方案（万珂 2.0～2.3mg iv、地塞米松 20mg iv）每周一次治疗，4 次一个疗程，共三个疗程。1 个月后随诊，尿量增加至 1200mL/d，髋部骨痛症状缓解，肋部仍有骨痛，透析前血肌酐 534μmol/L，IgG 14.96g/L，尿 LAMBDA 轻链 70.1mg/L。2 个月后随诊，尿量增加至 1800mL/d，髋部及肋部骨痛症状明显好转，透析前血肌酐 308μmol/L，IgG 17.31g/L，尿 LAMBDA 轻链 63.7mg/L。复查骨髓涂片：浆细胞占 2.5%。FISH 检测 Iq21、CCND1、RB1、D13S319 基因位点均正常。3 个月后随诊，尿量维持在 1500～2000mL/d，全身无骨痛症状，透析前血肌酐 245μmol/L，IgG 16.45g/L，脱离透析。

三、讨论与总结

患者老年女性，慢性病程，急性加重。临床表现为贫血、肾功能损害、病理性骨折，检查可见高 IgG1 免疫球蛋白血症、低丙种球蛋白血症，骨髓检查提示单克隆浆细胞在骨髓中恶性增生，血尿蛋白电泳提示患者 LgG LAM 型 M 蛋白血症，骨髓涂片可见到 18.5% 骨髓瘤细胞，诊断急性肾损伤、多发性骨髓瘤肾损害。细胞遗传学分析患者染色体核型较复杂。治疗 3 个月后肾脏病理提示少数管腔内可见蛋白管型，肾间质多灶状及片状淋巴、单核细胞及浆细胞浸润伴纤维化，考虑患者轻链管型肾病所致急性肾损伤诊断。治疗上针对原发病用药，给予硼替佐米、地塞米松（VD）方案治疗，同时尽量避免肾毒性药物，并积极给予血浆置换治疗，两轮治疗后（2个月后），该患者全身髋部、胸部骨痛情况明显较前好转，骨髓涂片浆细胞由18%下降至2.5%，透析前肌酐由1200mmol/L下降至308umol/L，FISH检测Iq21、CCND1、RB1、D13S319基因位点均正常。随诊3个月，该患者基本无骨痛症状，且肌酐继续下降至245μmol/l，尿量维持在1500～2000mL/天，脱离透析。

多发性骨髓瘤（multiple myeloma，MM）以浆细胞肿瘤性增殖，单克隆免疫球蛋白增多为特征。常有广泛溶骨性骨质破坏、骨质减少和（或）病理性骨折。男性发病率高于女性（约1.4∶1），老年人多见，中位发病年龄为66岁。修订版国际分期系统（revised International Staging System，R-ISS）用于评估患者疾病分级、危险分层及评估预后，将患者分层为3个危险组，各组间估计的5年时总体生存率（overall survival，OS）和疾病无进展生存期（progression-free survival，PFS）明显不同：R-ISS Ⅰ（血清β-2MG＜3.5mg/L且血清白蛋白≥3.5g/dL）、正常的LDH，及通过FISH检测无del（17p）、t（4；14）或t（14；16）。估计5年时的OS和PFS分别为82%和55%，未达到中位OS，中位PFS是66个月。

R-ISS Ⅱ——（既非Ⅰ期也非Ⅲ期）。估计5年时的OS和PFS分别为62%和36%，中位OS和PFS分别为83个月和42个月。

R-ISS Ⅲ（血清β-2MG≥5.5mg/L）合并LDH高于正常限和/或FISH检测有以下之一的：del（17p）、t（4；14）或t（14；16）预计5年OS和PFS分别为40%和24%，中位OS和PFS分别为43个月和29个月。

由于浆细胞的增殖活性较低，难以对MM进行常规细胞遗传学检查。这些检查仅在20%～30%的患者中发现异常核型。通常细胞遗传学异常的特征为复杂核型，常见数量和结构上的畸变。MM常见细胞遗传学异常根据预后分层，预后较好组包括三体、t（1；14）（q13；q32）、t（6；14）（p21；q32），中等预后组包括t（4；14）（p16；q32）、add（1q21）、预后较差组包括t（14；16）（q32；q23）、t（14；20）（q32；q11）、del（17p）。在MM中最常见的染色体易位包含14q32，为免疫球蛋白重链（IgH）基因座位点，被称作"原发性IgH易位"。包括t（11；14）（q13；q32）、t（4；14）（p16.3；q32.3）、t（6；14）（p25；q32）、t（8；14）（q24；q32）和t（14；16）（q32.3；q23）。根据FISH检测将骨髓瘤危险分层分为高危、中危及标危：

高危：FISH显示t（14；16）、t（14；20）或del17p13；LDH水平升高至医疗机构正常上限2倍及以上；原发性浆细胞白血病特征（定义为外周血浆细胞≥2000/μL或手工分类计数浆细胞≥20%）；基因表达谱显示有高危标签。

中危：对于通过FISH测得存在t（4；14）或1q＋，或者通过常规细胞遗传学测得存在del13/亚二倍体的患者，过去被视为存在高危疾病，但经过合适的治疗（早期使用含硼替佐米方案和干细胞移植）后，存在这些检查结果的患者具有与标危骨髓瘤患者近似的结局。因此，这些患者目前被视为中危MM患者。

标危：所有缺乏任何上述高危或中危遗传学异常的 MM 患者都被视为标危 MM 患者。这种情况包括三体性、t（11；14）及 t（6；14）患者。

血清 β-2 微球蛋白（β-2MG）水平是多发性骨髓瘤中的预后因素之一。75% 的患者在诊断时血清 β-2MG 水平升高，即大于 2.7mg/L。数值高的患者生存较差。血清 β-2MG 水平对于骨髓瘤的预后价值可能与两个因素有关：高水平血清 β-2MG 与更大的肿瘤负荷相关，另外与肾衰竭相关，导致预后不良。

肾脏是 MM 常见的受累器官，20%～50% 患者诊断时有血肌酐升高，约 20% 患者血肌酐＞2mg/dL（177μmol/L），10% 患者需要肾脏替代治疗。肾衰竭可能是 MM 的首发表现，肾功能异常及程度影响患者的生存率，有报道血肌酐小于 1.5mg/dL（130μmol/L）患者 1 年生存率为 80%，血肌酐大于 2.3mg/dL（200μmol/L）患者 1 年生存率为 50%，透析依赖型 MM 患者 1 年生存率约为 30%，3 年生存率约为 10%。轻链管型肾病和高钙血症是导致 MM 患者肾功能不全的两个主要原因。其他原因包括合并 AL 型淀粉样变性、轻链沉积病及药物性肾损伤等。轻链管型肾病是多发性骨髓瘤合并肾脏受累患者最常见的病理表现，占 33% 到 60%，其次是单克隆丙种球蛋白沉积病和淀粉样变性。多发性骨髓瘤产生大量单克隆游离轻链（free light chain，FLC）引起轻链管型肾病。轻链从肾小球自由滤过，被近端小管细胞大量重吸收，因轻链过多，排泄增加，超出近端小管的重吸收能力，导致小管损伤和小管内管型形成及阻塞，引发急慢性肾损伤。容量不足、代谢性酸中毒、袢利尿剂、高钙血症、放射性造影剂、非甾体类抗炎药等均可促进小管内管型形成。轻链管型肾病与尿游离轻链浓度和轻链类型相关。一项分析纳入 2592 例参与多中心骨髓瘤试验的患者，尿 FLC 浓度（＞12g/g 肌酐）的患者，肾损伤发生率高达 54%，无尿轻链的患者中肾损伤发生率不足 2%。尿轻链浓度为 0～4g/g 肌酐的患者，肾衰竭风险为 8%～18%，尿轻链浓度为 4～12g/g 肌酐的患者，风险则为 29%～38%。

多发性骨髓瘤可有多种肾脏病理表现，一项纳入 190 例接受肾活检的多发性骨髓瘤患者研究中，12 例患者有两种不同的副蛋白相关病变，包括管型肾病和单克隆丙种球蛋白沉积病（monoclonal immunoglobulin deposition disease，MIDD）5 例、管型肾病和淀粉样变性 4 例、MIDD 和淀粉样变性 2 例，及管型肾病和纤维样肾小球肾炎 1 例。1 例患者同时出现管型肾病、免疫球蛋白轻链（AL 型）淀粉样变性和轻链沉积病（light chain deposition disease，LCDD）。

高钙血症是多发性骨髓瘤的常见表现，15% 的患者诊断时血钙大于 11mg/dL。高钙血症可引起肾血管收缩，促进小管内钙沉积，因多尿和容量不足增加轻链毒性，导致急性肾损伤（acute kidney injury，AKI）。治疗多发性骨髓瘤的药物也可引起 AKI，如来那度胺，蛋白酶体抑制剂硼替佐米和卡非佐米极少情况下可引起血栓性微血管病，卡非佐米也可引起 AKI，包括肾前性损伤、肿瘤溶解样综合征和急性肾小管坏死。

2014 年 MM 美国国立综合癌症网络（National Comprehensive Cancer Network，NCCN）指南及中国指南，MM 患者行自体移植候选者首选主要治疗方案是以硼替佐米为主的化疗，其他化疗药物包括沙利度胺、地塞米松等。有肾脏损害的患者血液净化包括血浆置换和高截留量血液透析可以早期和快速清除单克隆游离轻链，有助于肾脏恢复，正在进行的两项大型研究，英国及德国开展的 EuLITE 研究及法国的 MYRE 研究，有望提供有效的数据支持。

综上，该患者为老年女性，诊断急性肾损伤、多发性骨髓瘤肾损害明确，根据修订版国际分期系统考虑患者为 R-ISS Ⅲ期，染色体核型异常复杂，相关报道少见。β-2MG 明显升高，预后不佳。根据 FISH 检测，考虑患者危险分层为标危骨髓瘤，应用血浆置换、血液透析、硼替佐米等治疗后，该患者肾功能较前明显恢复，多发性骨髓瘤相关指标好转，需继续随诊明确患者病情变化。

（吕佳璇　李月红　庄　震　王　炜）

参 考 文 献

ANDER SON KC, ALSINA M, ATANACKOVIC D, et al. Multiple myeloma, Version 2. 2016: clinical practice guidelines in oncology [J]. J Natl Compr Canc Netw 2015, 13 (11): 1398-1435.

BRIDOUX F, FERMAND JP. Optimizing treatment strategies in myeloma cast nephropathy: rationale for a randomized prospective trial [J]. Adv Chronic Kidney Dis 2012, 19: 333-341.

COCKWELL P, COOK M. The rationale and evidence base for the direct removal of serum—free light chains in the management of myeloma kidney [J]. Adv Chronic Kidney Dis 2012, 19: 324-332.

DIMOPOULOS MA, TERPOS E, CHANAN-KHAN A, et al. Renal impairment in patients with multiple myeloma: a consensus statement on behalf of the international myeloma working group [J]. J Clin Oncol 2010, 28: 4976-4984.

HUTCHISON CA, BATUMAN V, BEHRENS J, et al. The pathogenesis and diagnosis of acute kidney injury in multiple myeloma [J]. Nat Rev Nephrol 2011, 8: 43.

HUTCHISON CA, COOK M, HEYNE N, et al. European trial of free light chain removal by extended haemodialysis in cast nephropathy (EuLITE): A randomised control trial [J] Trials 2008, 9: 55.

JHAVERI KD, CHIDELLA S, VARGHESE J, et al. Carfilzomib-related acute kidney injury [J]. Clin Adv Hematol Oncol 2013, 11: 604.

KYRGIOU M, KALLIALA I, MARKOZANNES G, et al. Adiposity and cancer at major anatomical sites: umbrella review of the literature [J]. BMJ 2017, 356: 477.

LAUBY-SECRETAN B, SCOCCIANTI C, LOOMIS D, et al. Body Fatness and Cancer—Viewpoint of the IARC Working Group [J]. N Engl J Med 2016, 375: 794.

LIPSON EJ, HUFF CA, HOLANDA DG, et al. Lenalidomide-induced acute interstitial nephritis [J]. Oncologist 2010, 15: 961.

LORENZ EC, SETHI S, POSHUSTA TL, et al. Renal failure due to combined cast nephropathy, amyloidosis and light-chain deposition disease [J]. Nephrol Dial Transplant 2010, 25: 1340.

NASR SH, VALERI AM, SETHI S, et al. Clinicopathologic correlations in multiple myeloma: a case series of 190 patients with kidney biopsies [J]. Am J Kidney Dis 2012, 59: 786.

REULE S, SEXTON DJ, SOLID CA, et al. ESRD due to Multiple Myeloma in the United States, 2001-2010 [J]. J Am Soc Nephrol 2016, 27: 1487.

ROSSI D, FANGAZIO M, DE PAOLI L, et al. Beta-2-microglobulin is an independent predictor of progression in asymptomatic multiple myeloma [J]. Cancer 2010, 116: 2188.

SHAABAN H, LAYNE T, GURON G. A case of DRESS (drug reaction with eosinophilia and systemic symptoms) with acute interstitial nephritis secondary to lenalidomide [J]. J Oncol Pharm Pract 2014, 20: 302.

SHELY RN, RATLIFF PD. Carfilzomib-associated tumor lysis syndrome [J]. Pharmacotherapy 2014, 34: 34.

SPECTER R, SANCHORAWALA V, SELDIN DC, et al. Kidney dysfunction during lenalidomide treatment for AL amyloidosis [J]. Nephrol Dial Transplant 2011, 26: 881.

WANCHOO R, ABUDAYYEH A, DOSHI M, et al. Renal Toxicities of Novel Agents Used for Treatment of Multiple Myeloma [J]. Clin J Am Soc Nephrol 2017, 12: 176.

WANCHOO R, KHAN S, KOLITZ JE, JHAVERI KD. Carfilzomib-related acute kidney injury may be prevented by N-acetyl-L-cysteine [J]. J Oncol Pharm Pract 2015, 21: 313.

YUI JC, VAN KEER J, WEISS BM, et al. Proteasome inhibitor associated thrombotic microangiopathy [J]. Am J Hematol 2016, 91: 348.

第5章 血液系统及肿瘤疾病

病例1 "致命"的皮疹

一、病历摘要

患者男性，63岁，因"周身皮疹1年余，再次复发两个月"于2017-08-21入院治疗。病史采集：患者1年余前（2016-07）无明显诱因出现颜面、胸、腹、背部不规则暗红色皮疹，高出皮面，无溃烂、渗出，无压痛、不伴瘙痒，未诊治。9个月前（2016-11）于外院就诊，血常规检测结果示，白细胞计数为9.97×10^9/L，血红蛋白（hemoglobin，Hb）水平为152g/L，血小板计数为115×10^9/L；超声检测结果示，双侧腋窝未见肿大淋巴结、脂肪肝、肝多发性囊肿。病变皮肤活组织检查结果示，真皮层可见异型淋巴样细胞弥漫浸润，细胞质丰富、淡染或者透亮，核型不规则，染色质细腻，核分裂易见，表皮未见异常。病变皮肤免疫组织化学检测结果示，CD2（−），CD3（小部分细胞＋、大部分细胞−），CD5（−），CD7（＋），CD20（−），CD56（＋），B细胞特异性激活蛋白PAX-5（−），CD30（−），Ki-67（70%），T细胞内抗原（T cell intracellular antigen，TIA）-1（−），GrB（−），CD4（＋），CD8（−），CD10（−），B细胞淋巴瘤/白血病（B cell lymphoma/leukemia，Bcl）-6（−），末端脱氧核苷酸转移酶（terminal deoxynucleotidyl transferase，TdT）（部分＋），CD123（＋）；荧光原位杂交结果示，EB病毒编码RNA（Epstein-Barr virus encoded RNA，EBER）（−）。骨髓涂片结果示，骨髓细胞增生Ⅲ级，淋巴细胞比例为10%，可见分类不明细胞比例为35%，细胞大小不均，部分细胞形状不规则，细胞核染色质偏粗，细胞质边界不清，部分细胞呈泡沫状。骨髓细胞流式细胞术检测结果示，P3比例为23.24%，表达CD38，CD123，人类白细胞抗原（human leukocyte antigen）-DR，CD56，CXC趋化因子受体（CXC chemokine receptor，CXCR），CD4，血液树突状细胞抗原（blood dendritic cell antigen，BDCA）。根据患者临床表现、骨髓检查及相关实验室检查结果入院诊断为母细胞性浆细胞样树突状细胞肿瘤（blastic plasmacytoid dendritic cell neoplasm，BPDCN），于2016-12-03给予环磷酰胺＋多柔比星＋长春新碱＋泼尼松龙（CHOP）-21方案化疗，共5个疗程，其中环磷酰胺750mg/（m²·d），d1应用；多柔比星75mg/（m²·d），d1应用；长春新碱4mg/d，d1应用；泼尼松龙60mg/（m²·d），d1～5应用。第3个疗程结束后，患者颜面、胸、腹、背部皮疹全部消退，仅颜面、胸部遗留色素沉着。第5个疗程结束后，患者获得部分缓解（partial remission，PR）。2017-06患者颜面、胸、腹、背部再次出现皮疹，性质同前，同时头部出现新发皮疹，突出皮面，伴瘙痒、疼痛，部分破溃、流脓。为求进一步治疗就诊于本院血液科。入院后，患者血常规检测结果示，白细胞计数为 $9.91×10^9/L$，Hb 水平为 132g/L，血小板计数为 $100×10^9/L$，中性粒细胞比例为 51.9%，C 反应蛋白（C-reactive protein，CRP）水平为 17mg/L。骨髓细胞流式细胞术检测结果示，原始细胞分布区域可见异常细胞群，约占有核细胞的 9.4%，表达 HLA-DR、CD4、CD38、CD56、CD123，部分细胞表达 CD33，考虑可能为表型异常的树突状细胞。骨髓细胞形态学检查结果示，骨髓细胞增生明显活跃，粒细胞系比例为 38%、红细胞系比例为 24%，粒、红细胞系比值为 1.58∶1；可见巨核系细胞，以及成片增生的异型淋巴样细胞，细胞核不规则，染色质偏粗，细胞质丰富浅淡，界限不清；可见原始细胞比例为 27%，该细胞胞体大小不等，部分形态不规则，核染色质均匀，粗粒状，细胞质量稍多，呈灰蓝色，部分呈泡沫状，考虑为 BPDCN 骨髓侵犯。骨髓细胞免疫组织化学检测结果示，CD4（＋），CD56（＋），CD123（＋），CD68（＋），CD235（红细胞系＋），髓过氧化物酶（myeloperoxidase，MPO）（粒细胞系＋），TdT（－），CD117（<1%），CD3（－），CD20（－），CD23（－），TIA-1（＋），颗粒酶 B（granzyme B）（－）。患者头皮活组织检查结果示，皮肤组织的真皮层可见中等大小肿瘤细胞弥漫性单一性浸润，肿瘤细胞核不规则，染色质偏粗，可见小核仁，细胞质丰富浅淡，界限不清，未累及表皮，基底及切缘可见病变；免疫组织化学检测结果示，CD4（＋）、CD43（＋）、CD56（＋）、CD123（弱＋）、TdT（散在＋）、CD117（－）、CD3（－）、CD20（－）、CD23（－）、TIA-1（－）、颗粒酶 B（－）、CD68（散在＋）。

入院诊断：母细胞性浆细胞样树突状细胞肿瘤。

二、临床决策

母细胞性浆细胞样树突状细胞肿瘤（blastic plasmacytoid dendritic cell neoplasm，BPDCN）是一种少见的侵袭性肿瘤，约占血液系统恶性疾病的 0.44%，由于其肿瘤细胞形态呈母细胞性，表达 CD4、CD56，不表达髓系、T 淋巴细胞及 B 淋巴细胞特异性标志物。2008 年世界卫生组织（World Health Organization，WHO）造血与淋巴组织肿瘤分类标准将其作为一种单独类型划归为急性髓细胞白血病（acute myeloid leukemia，AML）及相关前体细胞肿瘤。BPDCN 患者通常伴有皮肤受累，表现为孤立或者多发皮肤损害，亦可累及骨髓、外周血、淋巴结等，临床侵袭性极强，预后差。BPDCN 应该与髓样肉瘤（myeloid sarcoma，MS），累及皮肤的结外鼻型自然杀伤 /T 细胞淋巴瘤（extra-nodal natural killer/T cell lymphoma，nasal type，ENKTL）等相鉴别。新的免疫标志物，如 CD303 与髓样细胞核分化抗原，将有助于鉴别 BPDCN 与 MS；ENKTL 肿瘤组织常表达穿孔素、颗粒酶等，并且与 EB 病毒（Epstein-Barr virus，EBV）感染相关，这有助于二者的鉴别。由于该病发病率极低，目前仍缺乏有效的、标准的治疗方案。

根据患者病史、临床表现及各辅助检查 BPDCN 诊断明确。于 2017-08-25 开始接受长春地辛＋柔红霉素＋环磷酰胺＋地塞米松（VDCP）方案化疗，其中长春地辛 4mg/d，d1、8、15、22 应用；柔红霉素 60mg/d，d4～5 应用，80mg/d，d6 应用，60mg/d，d15～16 应用；环磷酰胺 1.7g/d，d4、15 应用；地塞米松 17mg/d，d1～7 应用，共化疗 3 个疗程。由于患者粒细胞缺乏伴感染，第 15～16 天柔红霉素及第 22 天长春地辛未应用。VDCP 方案化疗第 4 天，患者右额部肿物体积缩小 50%，第 8 天消失，留有色素沉着，其余部位皮疹面积均明显缩小（缩小比例＞75%）。VDCP 方案化疗结束后，患者头皮、颜面、躯干皮疹全部消退；粒细胞计数恢复至正常参考值范围内；骨髓涂片结果示，骨髓增生明显活跃，粒细胞系比例为 50%、红细胞系比例为 36.5%，粒、红细胞系比值为 1.37∶1，原始粒细胞比例为 0.5%，可见异常淋巴细胞比例为 3.5%（2017-06 复发后为 27%），大小不等，形态不规则，染色质均匀，细胞质稍多，灰蓝色，部分呈泡沫状。综合评价患者疗效为 CR。患者行 3 个疗程 VDCP 方案化疗后拒绝继续治疗，于发病 20 个月后（2018-02）死亡。

三、讨论与总结

BPDCN 非常罕见，病程呈侵袭性，预后差，目前尚无标准治疗方案。BPDCN 各年龄均可发病，中位发病年龄为 60～70 岁。80%～90% 的 BPDCN 患者伴有皮肤受累，并且通常为首发症状，病灶可孤立或者多发，多表现为结节、斑块或者擦伤样皮损，通常不伴瘙痒。BPDCN 的诊断主要依赖于病理学检查结果。BPDCN 的皮肤病理特征性表现为表皮层豁免，主要累及真皮层，肿瘤细胞为单一形态的中等大小细胞。

BPDCN 病因尚不明确。Wiesner 等对 14 例 BPDCN 患者皮损组织病理标本进行检测发现，64% 的标本中可以检测到细胞周期蛋白依赖性激酶抑制剂（cyclin-dependent kinase inhibitor，CDKN）1B 位点缺失，50% 的标本中可以检测到 CDKN2A- 选择性开放读码框（alternate open reading frame，ARF）-CDKN2B 位点缺失；同时，该研究结果亦显示，BPDCN 肿瘤细胞中 9、12、13、15 号染色体缺失发生率分别达 50%、64%、43%、36%，这提示在 BPDCN 恶性程度转变过程中，细胞周期中关键调控蛋白 P27、P16 及视网膜母细胞瘤基因（retinoblastoma，RB）的突变可能发挥重要作用。

BPDCN 表现为较强的侵袭性，预后较差，中位生存时间为 9～12 个月。受限于疾病的罕见，目前 BPDCN 尚无标准治疗方案，通常参照非霍奇金淋巴瘤，AML 或者急性淋巴细胞白血病（acute lymphocytic leukemia，ALL）方案治疗。Pagano 等进行的多中心回顾性研究中，43 例 BPDCN 患者中 41 例接受了诱导化疗，其中接受 AML 治疗方案组（$n=26$）的 CR 率为 27%，ALL 治疗方案组（$n=15$）为 66.7%，二者相比，差异有统计学意义（$P=0.02$）。该研究结果表明，BPDCN 患者接受 ALL 治疗方案较 AML 治疗方案缓解率更高、预后更好。近来，Sapienza 等发现，BPDCN 中核因子 -κB 信号通路异常活化，并且在体外试验中证实核因子 -κB 信号通路抑制剂与蛋白酶体抑制剂均对 BPDCN 细胞具有杀伤作用。活化的白细胞介素 -3 受体 SL401 可能为 BPDCN 的治疗靶点。此外，Ceroi 报道了肝 X 受体（liver X receptor，LXR）拮抗剂用于治疗 BPDCN 的可能性。BPDCN 患者的中枢神经系统（central nervous system，CNS）受累较为常见，相关研究者推荐常规鞘内注射阿糖胞苷等药物或者全身应用能够透过血脑屏障的化疗药物。

本例患者为老年男性，以周身皮疹起病，免疫组织化学、骨髓流式细胞术检测结果均显示 CD4、CD56 呈阳性。患者的发病年龄、临床表现及各项实验室及辅助检查结果均符合典型的 BPDCN 表现。本例患者接受常规的淋巴瘤化疗方案后迅速复发，换用 ALL 治疗方案化疗后疾病迅速达到 CR，与既往文献报道相符。

多项研究均报道了造血干细胞移植（hematopoietic stem cell transplantation，HSCT）在 BPDCN 治疗中的重要作用。近期一项研究结果显示，与仅接受化疗的 BPDCN 患者相比，接受异基因造血干细胞移植（allogeneic hematopoietic stem cell transplantation，allo-HSCT）者 1 年生存率较高（50% 比 80%），并且首次达到 CR 后立即行 allo-HSCT 者预后较好。对于化疗敏感 BPDCN 患者，首次获得 CR 后亦可以尝试自体造血干细胞移植（autologous hematopoietic stem cell transplantation，auto-HSCT）。2013 年，欧洲血液与骨髓移植组（European Cooperative Group for Bone Marrow Transplantation，EBMT）的研究为目前 allo-HSCT 治疗 BPDCN 的最大规模报道。该研究中，34 例 BPDCN 患者在大剂量化疗后接受 allo-HSCT，3 年累积复发率、无进展生存（progression-free survival，PFS）率与总体生存（overall survival，OS）率分别为 32%、33% 和 41%，中位复发时间为 8 个月（2～27 个月），未发现晚期（复发时间＞27 个月）复发者。这表明，allo-HSCT 可使 BPDCN 患者获得持续缓解。目前，最大规模的 auto-HSCT 治疗 BPDCN 的研究结果显示，首次获得 CR 后接受 auto-HSCT 患者（$n=11$）的 4 年 OS 率为 82%，4 年 PFS 率为 73%，预处理方案推荐噻替哌等可以透过血脑屏障的药物。儿童 BPDCN 罕见，国外文献仅有散发病例报道。Jegalian 等通过对 29 例 BPDCN 患儿进行研究发现，若不行 HSCT，仅采用高危 ALL 治疗方案或者非霍奇金淋巴瘤治疗方案化疗的患儿缓解率达 85.7%（12/14），而采用 AML 方案化疗的 3 例患儿无一例活存；而是否进行 HSCT 对患者远期生存率影响不大，接受 HSCT 治疗的患儿总生存率为 67%（4/6），未接受 HSCT 者总生存率为 74%（14/19）。该研究结果表明，总体来说儿童 BPDCN 预后较好。

综上所述，BPDCN 是一种罕见疾病，病程呈侵袭性，预后差，目前无标准治疗方案。BPDCN 诊断明确后尽快行 ALL 治疗方案化疗，达到 CR 后应该尽早行 HSCT。

（黄月华）

参 考 文 献

AOKI T, SUZUKI R, KUWATSUKA Y, et al. Long-term survival following autologous and allogeneic stem cell transplantation for blastic plasmacytoid dendritic cell neoplasm [J]. Blood, 2015, 125 (23): 3559-3562. DOI: 10.1182/blood-2015-01-621268.

CEROI A, MASSON D, ROGGY A, et al. LXR agonist treatment of blastic plasmacytoid dendritic cell neoplasm restores cholesterol efflux and triggers apoptosis [J]. Blood, 2016, 128 (23): 2694-2707. DOI: 10.1182/blood-2016-06-724807.

DEOTARE U, KIM DD, MICHELIS FV, et al. Allogeneic hematopoietic stem cell transplantions in blastic plasmacytoid dendritic cell neoplasm in first complete remission: an effective therapy for a rare disease [J]. Leuk Lymphoma, 2016, 57 (8): 1942-1944. DOI: 10.3109/10428194.20151115032.

JEGALIAN AG, BUXBAUM NP, FACCHETTI F, et al. Blastic plasmacytoid dendritic cell neoplasm in children: diagnostic features and clinical implications [J]. Haematologica, 2010, 95 (11): 1873-1879. DOI: 10.3324/haematol.2010.026179.

JULIA F, DALLE S, DURU G, et al. Blastic plasmacytoid dendritic cell neoplasms [J]. Am J Surg Pathol, 2014, 38 (5): 673-680. DOI: 10.1097/PAS.0000000000000156.

PAGANO L, VALENTINI CG, GRAMMATICO S, et al. Blastic plasmacytoid dendritic cell neoplasm: diagnostic criteria and therapeutical approaches [J]. Br J Haematol, 2016, 174 (2): 188-202. DOI: 10.1111/bjh.14146.

PAGANO L, VALENTINI CG, PULSONI A, et al. Blastic plasmacytoid dendritic cell neoplasm with leukemic presentation: an Italian multicenter study [J]. Haematologica, 2013, 98 (2): 239-246. DOI: 10.3324/haematol.2012.072645.

ROOS-WEIL D, DIETRICH S, BOUMENDIL A, et al. Stem cell transplantation can provide durable disease control in blastic plasmacytoid dendritic cell neoplasm: a retrospective study from the European Group for Blood and Marrow Transplantation [J]. Blood, 2013, 121 (3): 440-446. DOI: 10.1182/blood-2012-08-448613.

SANGLE NA, SCHMIDT RL, PATEL JL, et al. Optimized immunohistochemical panel to differentiate myeloid sarcoma from blastic plasmacytoid dendritic cell neoplasm [J]. Mod Pathol, 2014, 27 (8): 1137-1143. DOI: 10.1038/modpathol.2013.238.

SAPIENZA MR, FULIGNI F, AGOSTINELLI C, et al. Molecular profiling of blastic plasmacytoid dendritic cell neoplasm reveals a unique pattern and suggests selective sensitivity to NF-κB pathway inhibition [J]. Leukemia, 2014, 28 (8): 1606-1616. DOI: 10.1038/leu.2014.64.

WIESNER T, OBENAUF AC, COTA C, et al. Alterations of the cell-cycle inhibitors p27 (KIPl) and p16 (INK4a) are frequent in blastic plasmacytoid dendritic cell neoplasms [J]. J Invest Dermatol, 2010, 130 (4): 1152-1157. DOI: 10.1038/jid.2009.369.

病例 2   咳嗽＝肺炎？

一、病历摘要

患者女性，16 岁，主因间断咳嗽、乏力 1 年于 2016-01-04 入院。患者 2015 年初"感冒"后间断出现咳嗽，干咳为主，间断咳少量白痰，无发热，当地医院行胸片检查，结果示"右肺斑片影，肺炎可能性大"，先后给予阿奇霉素、左氧氟沙星、头孢类抗生素抗感染治疗，效不佳。期间间断复查胸片显示病灶无明显缩小，患者乏力症状渐加重，活动耐力明显下降。2015-07-17 就诊于云南省第一人民医院，查血常规示：WBC 20.68×10^9/L，N 19.05×10^9/L，HGB 127G/L，PLT 516×10^9/L，CRP 56mg/L，ESR 65mm/h。肝肾功能大致正常，免疫学指标 ANA、抗 ENA、ANCA 均为阴性。多次送痰培养、痰抗酸染色均阴性，PPD 皮试阴性，先后三次查 TB-SPOT 均阴性。2015-07-22 于行胸腹部 CT 示：双侧颈动脉鞘周围、颈后三角区、锁骨上窝、颈根部斜角肌间隙、肺门、纵隔、腋窝、肝门区、胃周、腹膜后广泛淋巴结不同程度肿大；右侧腮腺后见强化影，直径约 11mm，淋巴结肿大可能；双肺上叶多发团片、结节病灶，内部见支气管充气征，伴强化，肺部感染可能；肝脏及脾脏肿大，实质内多发强化结节影，边界欠清。骨髓穿刺示：骨髓象示粒、巨两系增生，未见异常细胞，外周中性粒细胞及血小板反应性增高。行淋巴结活检：（右颈深部淋巴结）淋巴组织反应性增生，未明确诊断。给予试验性抗结核治疗 1 个月，症状无改善，此后患者逐渐出现颈部淋巴结肿大，活动耐力下降，原地步行 100 米即有气短，伴盗汗。患者于 2015-11-19 就诊我院，入院查体：双侧颈前、颈后、锁骨上可及多个连续肿大淋巴结，最大者直径约 2cm，质硬，活动度差。双肺呼吸音粗，未闻及干湿啰音。肝脾肋下未及。查血常规示：WBC 20.02×10⁹/L，HGB 107g/L，PLT 407×10⁹/L，NEUT 18.21×10⁹/L，LY 0.78×10⁹/L；LY% 3.9%；DC：中性分叶 87%，三系细胞形态未见异常。肝肾功能大致正常，ALB 36.7g/L，CRP 77mg/L，ESR 60mm/h，β2MG 1.99mg/L，Ferritin 429.63µg/L，Pre-ALB 83.67mg/L，LDH 144U/L。TB-SPOT 结果为 0，但特别提示患者可能处于免疫抑制状态。浅表淋巴结超声：双侧颈部锁骨上可见大量肿大淋巴结，右侧大者约 1.9cm×0.9cm，左侧大者约 1.9cm×1.1cm，淋巴结内回声减低不均匀，部分可见坏死。CDFI：淋巴结内血流丰富且不规则。双侧腋下另可见大量肿大淋巴结，右侧大者约 2.2cm×1.6cm，左侧大者约 2.0cm×0.9cm，淋巴结内部结构紊乱，CDFI：淋巴结内血流信号不规则。双侧腹股沟区未见明显肿大淋巴结。胸部 CT（如图 5-2-1～图 5-2-3 所示）：肺窗：两肺容积正常，双肺多发片状、结节样浸润影，内可见支气管充气征，支气管血管束区较明显；气管、左右支气管及其大分支通畅。纵隔窗：两侧肺门、纵隔及两侧腋窝内多发肿大淋巴结，较大者直径约 1.8cm。胸椎多发片状密度增高影。腹部 CT（如图 5-2-4 所示）：肝脏实质内见多发大小不等的类圆形低密度影，较大者直径约 32mm，增强扫描呈中度 - 明显强化，延迟期同肝实质。脾脏体积轻度增大，实质内见多个大小不等的类圆形低密度影，较大者直径约 27mm，增强扫描呈轻 - 中度强化，延迟期接近脾实质密度。肝门区及腹膜后多发肿大小淋巴结影，扫及胸腰椎及双侧髂骨见多发不均匀骨质密度增高区。

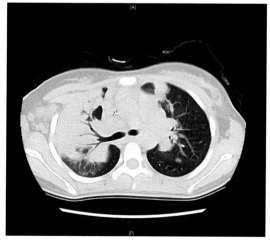

图 5-2-1　胸部 CT

双肺上叶及右肺中叶，可见斑片实变影，右侧较为显著，
内可见支气管充气征

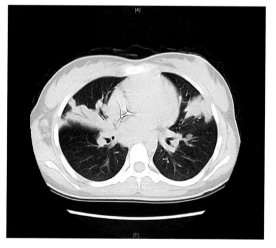

图 5-2-2　胸部 CT

双肺上叶及中叶实变影

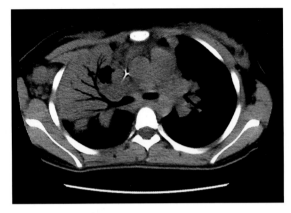

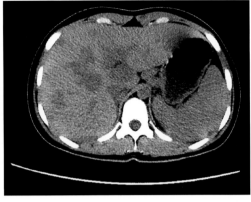

图 5-2-3　胸部 CT

纵隔，右腋窝及双肺门多发肿大淋巴结，部分融合

图 5-2-4　腹部 CT

肝脏及脾脏形态饱满，实质密度不均匀，可见散在多发类圆形略低密度灶

入院诊断：多发淋巴结肿大原因待查。

二、临床决策

为明确诊断，于 12 月初行颈部淋巴结活检，送培养及病理，为明确肺部病变性质，行经皮 CT 引导下肺组织穿刺活检术，将穿刺标本送病理及组织病原学培养。肺穿刺组织病原学培养阴性，抗酸染色阴性，病理示：（右颈部淋巴结）淋巴结样组织，被膜增厚，胶原化，淋巴结结构破坏，胶原纤维束之间淋巴组织呈结节样增生，伴多量中性粒细胞，少量嗜酸性粒细胞，肥大细胞，组织细胞浸润，其中可见散在少量异型的霍奇金样细胞。免疫组化结果：肿瘤细胞：CD30（＋）、CD15（部分＋）、PAX-5（＋）、MUM-1（＋），KI-67（肿瘤细胞高表达）、ALK（－）；CD3（T 淋巴细胞＋）、CD20（B 淋巴细胞＋）、CD138（浆细胞＋）、CD68（组织细胞＋）、KAPPA（＋）、LAMBDA（＋）、CD117（肥大细胞＋）。特殊染色：PAS（－）、抗酸（－）。综上：霍奇金淋巴瘤，结节硬化型。肺穿刺病理：（肺穿刺）少许穿刺组织，肺组织结构不清，纤维增生背景中，见淋巴组织及少许中性、嗜酸粒细胞灶性增生，其中散在少量异型大细胞。免疫组化结果：异型细胞：CD30（＋）、CD15（＋）、PAX-5（＋）、MUM-1（＋）、CD3（－）、CD20（－）；TTF-1（肺泡上皮＋）、AE1/AE3（上皮＋）、CD68（组织细胞＋）。特殊染色：未见真菌 PAS（－）。综上：符合霍奇金淋巴瘤累及肺组织。骨髓穿刺及活检均未发现淋巴瘤细胞浸润。诊断为霍奇金淋巴瘤Ⅳ期 B。自 2015-12-07 开始给予标准 ABVD 方案化疗。化疗过程顺利，仅有轻度骨髓抑制，未发生感染。4 程后行胸腹盆增强 CT 检查示 PR，6 程后评价达 Cru，肺部仍有少许纤维化病变残留，经济原因未行 PET-CT 检查，考虑患者病变范围较广，后续继续追加两程 ABVD 方案化疗，再次复查 CT 后发现患者双肺胸膜下间质出现纤维化改变，考虑为博来霉素副作用，遂停药。患者目前停化疗 1 年余，无自觉不适。随访过程中查血常规、血沉、肝肾功正常，胸腹盆增强 CT 与 1 年前相比无明显变化。患者仍在规律随访中。

三、讨论与总结

原发肺霍奇金淋巴瘤极为罕见，是指起源于支气管黏膜相关淋巴结及肺内淋巴组织的霍奇金淋巴瘤，其影像学表现与霍奇金淋巴瘤肺浸润相似。霍奇金淋巴瘤累及肺主要是由纵隔、肺门淋巴结病变直接浸润蔓延至肺部所致，有 12%～40% 的非原发于肺的 HL 累及肺组织，而原发肺霍奇金淋巴瘤的诊断一般认为需满足如下三个条件：①病理符合霍奇金淋巴瘤的组织学特征；②病变起源于肺组织，而不伴有肺门或纵隔淋巴结肿大；③除外其他病理学原因导致的肺部病变。该例患者以咳嗽起病，当地医院给予经验性抗感染治疗，治疗过程中逐渐出现乏力症状，活动耐力明显下降，最初的胸片提示双肺浸润影，病程初期腹部 CT 并未见肝脾内占位性病变，随病程进展逐渐出现颈部淋巴结肿大。患者从起病到最后确诊历经一年时间，病变也由肺部浸润到全身各处，包括颈部淋巴结、肝脾、椎体。因此，该例患者诊断为原发肺结节硬化性霍奇金淋巴瘤是合理的。

原发肺霍奇金淋巴瘤因为相对罕见，而临床及影像学表现均无特异性，所以往往被误诊。其常见临床表现包括咳嗽、呼吸困难、痰中带血、胸腔积液等等；而影像表现也由多种形式，可以表现为肺实质内弥漫浸润影或肺部的结节或肿块等。约 40% 的患者伴有 B 症状。Nathania Cooksley 等人对自 2006 年至 2014 年间的 20 例初发患者进行了总结，发现干咳及 B 症状是最普遍的临床表现，就诊时首诊诊断非常多样，包括肺炎、结核、韦格纳肉芽肿、朗格汉斯组织细胞增生症、肺癌、肺栓塞等，而最终的确诊有近一半的患者是经过开胸肺楔形切除活检明确的，另有一小部分是经淋巴结活检及 CT 引导下细针穿刺活检明确的。该例患者初诊时辗转三家医院，均按肺炎或结核诊治，历时 1 年，最终经 CT 引导下穿刺活检病理证实，因此肺部疾病的鉴别诊断中需包含这些罕见病，必要时尽早行经皮肺穿送病理。

疾病分期方面该患者病变广泛，为Ⅳ期。危险度分组方面：按 HL IPS 评分系统，评分项目包括白蛋白<4g/dL，血红蛋白<10.5g/dL，男性，年龄≥45 岁，分期为Ⅳ期，白细胞计数≥15.0×10⁹/L，淋巴细胞绝对值<0.6×10⁹/L 和 / 或比值<白细胞总数的 8%。该患者评分 4 分。但该评分系统并不能很好的识别高危患者，对初始治疗也没有指导意义，因此目前在英美国家初始治疗一律选择 ABVD 方案，而北欧国家习惯应用 eBEACOPP 方案，该患者我们也选择应用 ABVD 方案。霍奇金淋巴瘤最近几年最大的进展可能就是应用 PET-CT 进行疗效评估并指导下一步化疗使患者受益。但该患者经济困难，我们采用传统的增强 CT 评估疗效。考虑患者病变广泛，ABVD 方案坚持用了 8 个疗程，最终获得 CR。ABVD 方案治疗过程中最重要的一点是要维持药物剂量强度，如果预估化疗后发生粒缺伴发热风险大于 10% 的时候采用粒细胞集落刺激因子支持，并不增加肺毒性。ABVD 方案博莱霉素相关的肺毒性是无法预测的，治疗过程中需要监测患者症状，往往皮疹较重的患者发生肺毒性的几率较大，该患者 8 个疗程治疗后在胸膜下可见隐约的纤维化改变征象，1 年以后复查 CT 时较前好转。因为霍奇金淋巴瘤预后相对较好，因此目前临床医生面临的问题往往是如何权衡利弊，在药物治疗反应及长期副作用方面要仔细考量。随着 CD30 单抗及 PD-1 抑制

剂这一类新药的临床应用，不能耐受博莱霉素的患者多了一种选择。

总之，原发肺霍奇金淋巴瘤罕见，临床表现多样，影像学特征不特异。临床大夫尤其呼吸科大夫需要增加对本病的认识，鉴别诊断时不要遗漏。经皮肺穿刺活检能早期明确诊断。

（于　凡）

参 考 文 献

王东关，刘本洪，孙希印，等. 肺原发性霍奇金淋巴瘤四例临床病理分析［J］. 白血病•淋巴瘤，2016，25（11）：676-678. DOI: 10.3760/cma.j.issn.1009_9921.2016.11.009.

BAKAN N, CAMSARI G, GUR A, et al. A 21-year-old male with productive cough, hemoptysis, chest pain, and weight loss [J]. Respiration, 2007, 74 (6): 706-709.

CARTERI Y, JOHKOH T, HONDA O, et al. Primary pulmonary Hodgkin's disease: CT findings in three patients [J]. Clin Radiol, 1999, Mar, 54 (3): 182-184.

DIEDERICH S, LINK T M, ZÜHLSDORF H, et al. Pulmonary manifestations of Hodgkin's disease: radiographic and CT findings [J]. Eur Radiol, 2001, 11 (11): 2295-2305.

KERN W H, CREPEAU A G, JONES JC. Primary Hodgkin's disease of the lung. Report of 4 cases and review of the literature [J]. Cancer, 1961, Nov-Dec, 14: 1151-1165.

KUMAR R, SIDHU H, MISTRY R, SHET T. Primary pulmonary Hodgkin's lymphoma: A rare pitfall in transthoracic fine needle aspiration cytology [J]. Diagn Cytopathol, 2008, Sep, 36 (9): 666-669, DOI: 10.1002/dc.20872.

RADIN AI. Primary pulmonary Hodgkin's disease [J]. Cancer, 1990, Feb 1, 65 (3): 550-563.

病例 3　肿瘤复肿瘤，人生坎坷路

一、病历摘要

患者男性，52 岁，慢性乙型肝炎病史 30 余年，2004 年因乙肝后肝硬化终末期、原发性肝癌（肝细胞型，T3N0M0 Ⅲ 期）于外院行肝移植手术，手术过程顺利，术后恢复良好，术后初期采用他克莫司＋泼尼松龙免疫抑制治疗，泼尼松龙于 3 个月后减停。此后长期口服他克莫司 1mg 一天两次预防排异反应。术后患者正规抗乙肝病毒治疗约 2 年，之后自行停药。期间定期复查，病情稳定。自 2015-10 患者无明显诱因出现腹胀、乏力，伴全身皮肤瘙痒、偶有盗汗，可触及脐上拳头大肿物，1 个月内体重下降 2.5kg。

入院诊断：乙肝后肝硬化，原发性肝癌（肝细胞型，T3N0M0 Ⅲ 期），肝移植术后，腹部肿物原因待查。

二、临床决策

入院后专科查体：浅表淋巴结未触及肿大，胸骨压痛阴性，腹平坦，脐上触及拳头大小肿物，边界不清，质硬，无压痛，体能状态（ECOG）评分 1 分。完善腹部增强 CT 检查示："肝移植术后"，肝脏形态规整、肝缘光滑，各叶比例正常。腹膜后见一软组织肿块影，上缘平胰腺水平，下缘达 L4 椎体，形态不规则，大小约 127mm×114mm×119mm，密度不均匀，CT 值约 33～45HU，增强扫描明显不均匀强化，内可见无明显强化区。肿块包绕腹主动脉、右肾动脉、下腔静脉及双肾静脉，相应节段腹主动脉管腔略窄，下腔静脉及双肾静脉显示不清；病变与右侧腰大肌分界不清。胰头被推移至前方，局部与胰腺分界欠清，右肾实质弥漫性强化程度减低。右侧输尿管上段被肿块推挤包绕，管腔狭窄，继发右肾积水。（如图 5-3-1、图 5-3-2 所示）。行 CT 引导下腹膜后肿物穿刺，病理示：（腹膜后）肿瘤细胞于横纹肌间穿插生长，细胞呈片状或条索状排列，细胞胞浆空亮，凋亡易见。免疫组化结果：CD20（＋）、PAX-5（＋）、BCL-2（灶＋）、BCL-6（＋）、CD10（－）、MUM-1（＋）、CyclinD-1（－）、KI-67（90%＋）、CD138（－）、CD117（－）、CD31（－）、VIM（＋）、SYN（－）、CGA（－）、DESMIN（－）、AE1/AE3（－）、S100（－）、CD3（－）、CD30（－）、ALK（－）、HMB45（－）、MPO（－）、EBER（－）。入院诊断为非霍奇金淋巴瘤，弥漫大 B 细胞淋巴瘤，非生发中心型。肝功能正常，LDH 升高：892U/L，乙肝五项示"大三阳"，HBV-DNA 定量 $2.68×10^5$IU/mL，FK506 谷浓度 7.2ng/mL（8～13ng/mL），骨髓穿刺活检及颈胸部增强 CT 未发现其他部位淋巴瘤侵犯证据，明确诊断为移植后淋巴细胞增殖性疾病（posttransplant lymphoproliferative disorder，PTLD），弥漫大 B 细胞淋巴瘤（diffuse large B cell lymphoma，DLBCL），非生发中心型，Ⅳ期 B，aaIPI 评分 2 分，中高危组。治疗方案：①抗乙肝病毒：恩替卡韦 0.5mg 一天一次联合阿德福韦酯 10mg 一天一次抗病毒；②免疫抑制剂减量：他克莫司减量至 1/2，后逐渐减量至停药；③化疗：给予 6 程环磷酰胺＋表阿霉素＋长春地辛＋泼尼松龙（CHOP 方案）化疗，行腰穿鞘注（阿糖胞苷 50mg＋地塞米松 10mg）中枢预防 6 次。化疗过程中出现Ⅳ度骨髓抑制及足背皮肤金黄色葡萄球菌感染，给予重组人力细胞集落刺激因子升白细胞治疗；同时给予积极抗感染后感染控制。第二疗程肿块缩小后发现腹腔广泛静脉血栓，累及下腔静脉、双侧髂总静脉、髂外静脉、髂内静脉近心端，同时右上肢静脉 PICC 管腔周围弥漫性血栓形成，给予抗凝治疗。患者 3 程化疗后复查腹部增强 CT 示腹膜后肿块明显

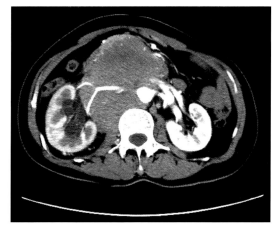

图 5-3-1　腹膜后巨大占位

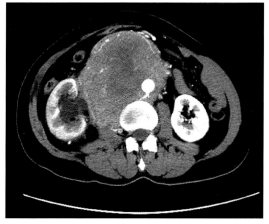

图 5-3-2　腹膜后巨大占位

缩小，60mm×25mm×107mm，缩小＞50%，疗效评价为部分缓解（PR）；6个程化疗后
腹膜后肿块大小约24mm×13mm，缩小80%以上（如图5-3-3、图5-3-4）。PET/CT示：
淋巴瘤治疗后，腹膜后软组织影，局部（第2、3腰椎水平）代谢增高（最大SUV 2.96），
疗效评价为不确定的完全缓解（CRu）。考虑治疗后部分残留活性，因此于2016-06开始
行放疗，靶区包括腹膜后病灶，上界至胰腺水平，下界至腰4椎体下缘，PTV边缘剂量为
1.8Gy，共放疗20次，他克莫司逐渐减量至停用，复查腹部CT示病变消退，随访至今病
情稳定，肝功能正常，持续抗病毒治疗中。

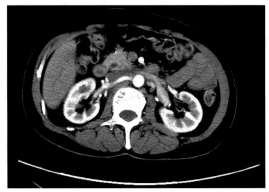 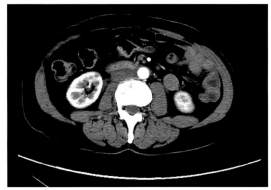

图 5-3-3   6 程化疗后   图 5-3-4   6 程化疗后

三、讨论与总结

　　肝癌肝移植后常见的并发症包括肿瘤复发、排异反应导致肝功能衰竭、移植物抗宿主
病、感染等。移植后淋巴增殖性疾病（PTLD）是肝移植后较为罕见的并发症，近年来随肝
移植患者存活时间的延长而多有报道。PTLD是发生于实质器官和干细胞移植受体的一组疾
病，1981年Frizzera首次报道，认为PTLD代表了从反应性增生到恶性肿瘤的一组疾病，其
细胞组成异质性明显，因此用多形性来描述。目前WHO的PTLD分类主要分为早期病变
（浆细胞增生、传染性单核细胞增多症样）、多形性PTLD、单形性PTLD（弥漫大B细胞淋
巴瘤、Burkitt/Burkitt样、多发性骨髓瘤、外周T细胞淋巴瘤、霍奇金淋巴瘤）。本例患者为
为单形性病变，明确分型为弥漫大B细胞淋巴瘤。PTLD发生率因受者、移植物和免疫抑制
剂的不同而不同。接收去T细胞治疗的干细胞移植的患者PTLD发生率高达20%，成人肝
移植患者PTLD患病率报道在2%左右，儿童术后PTLD发生率较高，10%左右。

　　PTLD的病因和发病机制目前尚未明确，一般认为与EB病毒感染、免疫抑制等因素
有关。EB病毒感染的致病机理考虑为EB病毒感染的B淋巴细胞在机体免疫状态受到抑
制的情况下，失去特异性细胞毒性T细胞的监管而呈现恶性增生状态。匹兹堡移植中心
随访4000例肝移植患者发现EB病毒在PTLD儿童患者阳性率高达98%，成人患者阳性
率为68%，发病平均时间儿童为术后8个月，成人为术后15个月。EBV阴性PTLD病
例的特点是发病晚，预后差。本例患者于肝移植后12年发病，EB病毒DNA检测阴性，

EBER 阴性，与既往报道相符。早在 20 世纪 70 年代已有人发现乙肝病毒感染与淋巴细胞增殖性疾病之间的相关性，最近北京大学肿瘤医院朱军教授进行的研究发现约有 13.8% 的弥漫性大 B 细胞淋巴瘤与乙肝病毒感染相关，此类患者发病年龄相对年轻（45～55 岁），预后较差。本例患者乙肝病史三十余年，因肝硬化肝癌行肝移植术，术后抗病毒治疗仅两年后自行停药，不除外其 PTLD 与慢性乙肝病毒感染相关可能。

　　肝移植后 PTLD 的危险因素包括基础疾病状态、免疫抑制剂使用的种类以及 EB 病毒感染。基础疾病在 PTLD 的发生中起重要作用。文献报道术前存在病毒性肝炎（乙肝和丙肝）、自身免疫性肝病、酒精性肝硬化的患者其 PTLD 发生率明显偏高。免疫抑制剂的使用方面认为钙调磷酸酶抑制剂如他克莫司、环孢素均增加 PTLD 的发生率，而哺乳动物雷帕霉素靶蛋白抑制剂如西罗莫司和依维莫司体外实验中能抑制 PTLD 细胞株的生长。EB 病毒感染如上所述为 PTLD 发病的危险因素，在儿童肝移植患者中尤为明显。本例患者存在慢性乙肝的基础疾病，同时长期使用免疫抑制剂他克莫司，均增加了患病的风险。

　　PTLD 因其异质性强，临床表现不一，根据不同的病理类型治疗也呈多样性。其主要治疗包括调整免疫抑制剂、抗 EB 病毒以及去除肿瘤细胞，其中调整免疫抑制剂是非常重要的一个方面。对于多形性的 PTLD，停止使用免疫抑制剂后部分患者疾病自行消退。但免疫抑制剂用量不足容易诱发排斥反应，如何维持这一平衡目前尚无定论。该例患者在密切监测肝功能的情况下予他克莫司缓慢减量至减停，未发生明显排异反应，随访至今肝脏形态正常，肝功能正常。抗 EB 病毒治疗方面目前仍缺乏有效手段，阿昔洛韦和更昔洛韦的使用仍存在争议。文献报道应用 EB 病毒特异性细胞毒性 T 细胞可能有治疗作用。肿瘤的治疗在该例患者因其已有巨大包块，分期Ⅳ期，给予常规 CHOP 方案化疗 6 个程结合放疗达完全缓解。患者治疗过程中尽管使用两种抗病毒药物，HBVDNA 始终在 10^3/L 以上，考虑到爆发性肝炎的风险，未应用 CD20 单抗。

四、专家点评

　　PTLD 是肝移植后较为罕见的并发症，不是一种疾病，而是异质性较强的一组疾病，包括反应性增生、多形性改变、单克隆性病变。发病原因与病毒感染、应用免疫抑制剂相关。该疾病实属罕见，目前尚无统一治疗标准，治疗目的为控制 PTLD 及维持移植器官功能。该患者诊断明确，首先给予免疫抑制剂逐渐减量至停药；其次根据病理类型选择一线标准治疗 CHOP 方案化疗 6 个周期，由于患者存在中枢复发高危因素（大包块，肿块直径＞7.5cm），给予中枢预防治疗，化疗结束后评估疗效为 CRu，后针对残留病灶给予局部放射治疗；遗憾的是，由于患者 HBV-DNA 水平持续未降至 10^3/L 以下，考虑到爆发性肝炎的风险，未能应用 CD20 单抗。总体来讲，诊断明确，治疗规范，疗效明确。

五、亮点精粹

　　通过对此类罕见疾病的诊治，结合我院优势科室，举行多学科联合会诊，加深对

PTLD 的认识。

（王燕嬰）

参 考 文 献

张庆，陈虹，陈新国，等. 乙型肝炎相关性肝癌肝移植术后远期生存风险因素的分析［J］. 实用器官移
　　植电子杂志，2015，3（4）：215-221.

CURTIS R E, TRAVIS L B, ROWLINGS P A, et al. Risk of lymphoproliferative disorders after bone marrow
　　transplantation: a multi-institutional study [J]. Blood, 1999, 94: 2208-2216.

DENG L, SONG Y, YOUNG KH, et al. Hepatitis B virus-associated diffuse large B-cell lymphoma: unique
　　clinical features, poor outcome, and hepatitis B surface antigen-driven origin [J]. Oncotarget. 2015, Sep 22; 6
　　(28): 25061-25073.

HUANG YH, HSIAO LT, HONG YC, et al. Randomized controlled trial of entecavir prophylaxis for rituximab-
　　associated hepatitis B virus reactivation in patients with lymphoma and resolved hepatitis B [J]. J Clin Oncol.
　　2013, Aug 1; 31 (22): 2765-2772.

JAIN A, NALESNIK M, REYES J, et al. Posttransplant lymphoproliferative disorders in liver transplantation: a
　　20-year experience [J]. Ann Surg, 2002, 236: 429-436.

KINCH A, BAECKLUND E, BACKLIN C, et al. A population-based study of 135 lymphomas after solid organ
　　transplantation: The role of Epstein-Barr virus, hepatitis C and diffuse large B-cell lymphoma subtype in
　　clinical presentation and survival [J]. Acta Oncol. 2014 May; 53 (5): 669-679.

LEBLOND V, DAVI F, CHARLOTTE F, et al. Posttransplant lymphoproliferative disorders not associated with
　　Epstein—Barr virus: a distinct entity? [J]. J Clin Oncol, 1998, 16: 2052-2059.

病例 4　"无法自已"的疼痛

一、病历摘要

　　患者女性，47 岁。2017-08 无明显诱因后背疼痛，外院查 CEA 17.94ng/mL，行胸
部 CT 示：左肺上叶后段占位，双肺多发结节，左侧胸腔积液，T1、T2、T4 椎体低密
度灶，未诊治。2017-12 患者于中国医学科学院肿瘤医院查增强 CT：左肺上叶肿物较
前增大，伴部分肺组织不张、实变，左侧大量胸腔积液，双肺多发转移结节，较前增
多、增大，大者约 0.6cm，双侧锁骨上区、左侧气管食管沟、纵隔（2R、4R、4L、5、7
区）、双肺门多发肿大淋巴结，大者 1.2cm，肝脏被膜下散在低密度灶、双侧肾上腺稍厚
同前相仿，腹腔及腹膜后未见明确肿大淋巴结，右侧胸腔、心包、腹腔未见积液。骨扫
描示颈、胸、腰椎多个椎体、双侧多根肋骨、左侧骶髂下部增高灶，考虑骨转移；头颅
MRI 示左侧颞叶强化结节。考虑诊断为"左肺腺癌Ⅳ期，左侧胸水，双肺转移，多发骨
转移，肝转移，淋巴结转移"。行右侧锁骨上淋巴结穿刺，病理示"腺癌"；基因检测：

表皮生长因子受体（EGFR）、间变性淋巴瘤激酶（ALK）、ROS1、RET、鼠类肉毒病毒癌基因（KRAS）、BRAF、ERBB2、MET 均未突变；EGFR、ERBB2、MET 未扩增；AKL、ROS1、RET 无基因易位。患者未治疗，为求对症支持治疗来我院，拟行和缓医疗收入病房。

入院诊断：左肺腺癌Ⅳ期、胸膜转移癌、左侧胸水、双肺转移癌、纵隔、肺门淋巴结转移多发骨转移癌。

二、临床决策

入院后明确基线水平：SCCAg 0.6ng/mL，CEA 35.85↑ng/mL，CYFRA21-1 6.55ng/mL↑。胸部 CT：左肺上叶尖后段不规则结节影，较前略增大，现大小约 3.0cm×2.3cm×2.9cm。边缘可见分叶及短毛刺。左肺上叶支气管管腔不规则狭窄；远端肺组织内可见楔形致密影，新出现。纵隔、左肺门可见多发肿大淋巴结，较前无明显变化，大者直径 2.2cm。双肺弥漫分布微结节、粟粒结节状高密度影，较前数目增多、部分体积增大，较大者直径约 0.6cm。左侧胸腔积液，较前增多，部分包裹心包内液体，较前增多（如图 5-4-1）。腹部 CT：肝脏形态规整、肝缘光滑，各叶比例正常。肝 S2、S5 及 S7 段包膜下各见一类圆形异常强化结节，较大者大小约 15mm×10mm，动脉期呈周边结节样较明显强化。门脉及延迟期渐进性强化；肝 S7 见一小圆形低密度无强化灶。肝内多发结节考虑血管瘤。

排除化疗禁忌，于 2018-03-02 行白蛋白紫杉醇 200mg 第 1 天静脉点滴＋卡铂 0.6 静脉点滴第 8 天方案第 1 周期化疗。于 2018-03-26 行白蛋白紫杉醇 300mg 静脉点滴＋卡铂 0.6 静脉点滴第 1 天第 2 周期化疗。复查 CT 见：左肺上叶支气管血管束周围软组织影，较前明显减小，增强不均匀强化，内支气管变窄。纵隔、左肺门可见多发肿大淋巴结，较

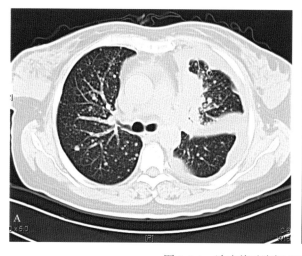
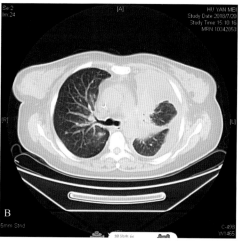

图 5-4-1　治疗前后胸部 CT 对比图（A、B）

前减少、减小，较大者大小约 10mm×8mm。双肺弥漫分布微结节、粟粒结节状高密度影，较前减少、减小，较大者直径约 5mm。左侧胸腔积液，较前变化不显著，部分包裹，局部胸膜较厚，大致同前。心包内液体，较前减少。疗效评价 S.D.。2018-04 底前患者无明显诱因出现头痛，伴剧烈恶心、呕吐，无发热，无四肢活动异常，于 2018-04-28 行腰椎穿刺术，颅内压升高＞300mm H_2O，脑脊液（CSF）清亮透明，病理找到腺癌细胞，颅脑增强 MRI 未见脑实质内转移灶。考虑脑膜转移，予脱水、降颅压、止痛、止吐等治疗效果不佳，头痛、恶心、呕吐进行性加重。于 2018-05-07、2018-05-30 行腰椎穿刺及甲氨蝶呤 10mg（1mg/mL）＋地塞米松 10mg 鞘内注射后，患者头痛、恶心、呕吐症状明显缓解，但出现反复癫痫失神发作，口服左乙拉西坦 0.5g 一天两次、丙戊酸钠缓释片 0.5g 一天两次后发作频率较前明显减少。于 2018-06-05 起行全脑 6MV-Xray 300cGy x 10f 放疗，患者病情缓解，未再出现失神发作。2018-06-21 行甲氨蝶呤 10mg＋地塞米松 10mg 鞘内注射一次。2018-07-26 行第 3 周期紫杉醇 240mg＋卡铂 0.6＋安维汀 400mg 静脉点滴第 1 天化疗。于 2018-08-30、2018-10-22 行第 4、5 周期 紫杉醇 240mg＋卡铂 0.6 化疗，过程顺利。2018-11-28 行第 6 周期紫杉醇 270mg＋卡铂 0.65 第 1 天化疗。2019-01-08 行第 7 周期紫杉醇 270mg＋卡铂 0.65＋安维汀 400mg 第 1 天化疗。每次化疗均同时予甲氨蝶呤 10mg 鞘内注射治疗，患者耐受可。每两个周期后复查疗效 S.D.，复查 CEA、CYFRA211 随病情变化。化疗后Ⅱ度白细胞减少；诉口干并少许黏膜溃疡，给予亚叶酸钙注射液漱口可缓解（如图 5-4-2，图 5-4-3）。

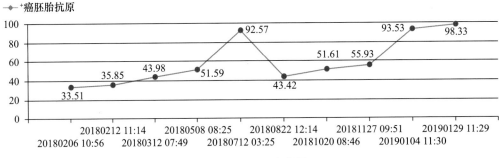

图 5-4-2　CEA 变化图

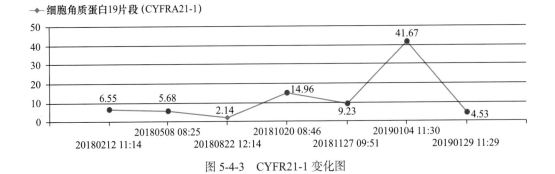

图 5-4-3　CYFR21-1 变化图

治疗期间每月予唑来膦酸 4mg 静脉点滴抗骨转移治疗，定期复查血常规、肝肾功能无明显异常。治疗期间患者镇痛药物从奥施康定 10mg 口服每 12 小时一次逐渐增量至芬太尼透皮贴剂 25.2mg 外贴皮肤每 72 小时一次（2018-06），后因病情缓解减量至目前10mg 口服每 12 小时一次镇痛治疗。

三、讨论与总结

1. 白蛋白结合型紫杉醇

患者 EGFR 基因型为野生型，TKI 分子靶向药物效果差，故推荐化学治疗。在治疗前，患者对可能出现的恶心呕吐、纳差乏力、腹泻等化疗毒副反应比较担忧。白蛋白紫杉醇是 NCCN 指南确定的转移性非小细胞肺癌一线化疗药物，用法为 260mg/BW 每周三次或 130mg 第一天，第 8 天 /BW 每周三次。临床上考虑到经济和药品规格因素，也采用 200mg 第 1 天＋200/100mg 第 8 天每周三次方案治疗，以期在较低副反应下达到较高 RDI（Relative Dose Intesity，相对治疗强度）。紫杉醇为抗微管药物，临床广泛用于卵巢癌、乳腺癌、肺癌、头颈部肿瘤、食管癌、胃癌及软组织肉瘤等。近年来，通过对紫杉类药物的不断探索及制剂工艺的不断改进，研发了多西紫杉醇（多西他赛）、紫杉醇脂质体及白蛋白结合型紫杉醇。

紫杉醇：通过促进微管蛋白二聚体的组合并阻止其解聚而达到稳定微管的作用，从而抑制了对于分裂间期和有丝分裂期细胞功能至关重要的微管的正常动态重组，将细胞周期阻断于 G2/M 期，导致有丝分裂异常或停止，阻碍肿瘤细胞复制，使癌细胞无法继续分裂而死亡。另外，紫杉醇还具有放射增敏效应，可促进离子照射所致细胞损害。

多西紫杉醇：由欧洲红豆杉叶提取物 10- 去乙酰基巴卡亭Ⅲ合成的半合成紫杉醇类似物，作用机制与紫杉醇相同，与微管结合部位的亲和力更高，具有较高的抗癌活性，抗瘤谱广。动物试验提示，多西紫杉醇对肺癌、乳腺癌、卵巢癌、结肠癌、黑色素瘤等多种小鼠移植人体肿瘤有效。

白蛋白结合型紫杉醇：将紫杉醇和人血白蛋白经高压振动技术制成的纳米微粒，一个白蛋白分子与 7 个紫杉醇分子结合，利用细胞膜上的白蛋白受体 Gp60 以及肿瘤组织中富含半胱氨酸酸性分泌性蛋白（SPARC）的作用，促进药物进入肿瘤细胞内，增加化疗疗效。

紫杉醇脂质体：将紫杉醇包埋在脂质微粒中的新型制剂。脂质体是一种靶向药物载体，属于靶向药系统的一种新剂型，采用特殊技术将药物包埋在直径为微米至纳米级的脂质微粒中，可使药物主要在肝、脾、肺和骨髓等组织器官中积蓄，从而提高药物的治疗指数、减少药物的治疗剂量和降低药物的毒性，在提高患者耐受性等方面表现出了独特的优势。

在上述四个紫杉类药物中，紫杉醇和紫杉醇脂质体的治疗剂量为（130～175）mg/BW 每周三次，多西他赛为（60～75）mg/BW 每周三次，白蛋白紫杉醇最高、为 260mg/BW 每周三次。患者对紫杉醇＋卡铂（AUC＝5）的一线化疗耐受可，持续治疗时间已达 10 个月。

2. 安维汀

安维汀（Avastin，贝伐珠单抗）是一种分子靶向抗肿瘤抗体，通过与血管内皮生长因子（VEGF）特异性结合，阻止其与受体相互作用，发挥对肿瘤血管的多种作用：使现有的肿瘤血管退化，从而切断肿瘤细胞生长所需氧气及其他营养物质；使存活的肿瘤血管正常化，降低肿瘤组织间压，改善化疗药物向肿瘤组织内的传送，提高化疗效果；抑制肿瘤新生血管生成，从而持续抑制肿瘤细胞的生长和转移。

已有多项全球Ⅲ期临床试验表明，安维汀为非小细胞肺癌患者带来显著获益。BEYOND 研究则是首个证实安维汀对中国患者疗效的Ⅲ期研究。相较于单纯接受化疗的患者，接受安维汀联合紫杉醇和卡铂一线治疗的患者中无疾病进展生存期延长 2.7 个月（9.2 个月对 6.5 个月（HR＝0.40，95% CI 0.29－0.54；P＝0.0001））。研究结果表明，接受安维汀联合治疗的患者较接受单纯化疗的患者，病情进展的风险减少 60%，这一获益结果与 E4599 研究结果保持一致。

3．脑膜转移

脑膜转移（Leptomeningeal Metastasis，LM），是指恶性细胞扩散至脑膜（包括软脑膜和蛛网膜）、蛛网膜下隙和其他脑脊液隔室。在晚期非小细胞肺癌患者中有 3%～5% 的患者会发生脑膜转移。NSCLC 患者出现头痛、恶心呕吐、视力障碍、精神异常、单侧肢体感觉异常或无力、出现癫痫、耳聋耳鸣等症状时，排除脑转移诊断后还需警惕脑膜转移可能。

目前 NSCLC 脑膜转移患者的预后极差，具体的治疗方法有：全身或鞘注化疗、放疗、敏感突变的靶向治疗以及免疫治疗。研究发现用顺铂、替尼泊苷、替莫唑胺、紫杉醇、培美曲塞等做全身化疗时对脑膜转移有效。鞘内化疗也可有效提高患者生存期，但目前鞘内化疗可选择的药物很少，主要是甲氨蝶呤、阿糖胞苷和噻替哌等。经综合治疗后患者的中位生存期 4～6 个月。患者每月予甲氨蝶呤鞘内注射化疗，脑膜转移病灶控制满意，已存活 8 个月。

4．癌痛治疗

晚期癌症患者的疼痛发生率为 60%～80%，其中 1/3 患者为重度疼痛。目前癌痛规范化治疗对于晚期癌痛患者，要求做到常规、量化、全面、动态评估。患者从初始的二阶梯曲马多，到三阶梯奥施康定、吗啡耐受后予芬太尼治疗，剂量逐渐加大，最大剂量达 25.2mg 每 72 小时一次，相当于口服吗啡 360mg/d。后随病情转归，剂量降低至目前奥施康定 10mg 每 12 小时一次，相当于口服吗啡 30～40mg/d。癌痛 NRS 评分从最高的 6～7 分降至目前 0～1 分。

四、专家点评

患者肺腺癌Ⅳ期，一线使用紫衫类＋卡铂治疗近一年，疗效 S.D.。晚期 NSCLC 一线治疗的总体缓解率为 20%～50%，中位进展时间 4～6 个月，中位生存期为 8～10 个月，1 年生存率为 30%～35%，2 年生存率为 10%～15%，目前包括细胞免疫治疗后 5 年生存率可达 18%。

该患者如肿瘤进展，可考虑二线单药化疗，包括培美曲塞、吉西他滨、长春瑞滨、依托泊苷等。安维汀作为安全有效的靶向药物，在确认血压、肾功能、表皮黏膜状况等在安全范围之内，可继续跨线治疗。

细胞免疫治疗在非小细胞肺癌治疗取得了明显的效果，少数患者获得长期生存，值得关注。在抗 PD-1/PD-L1 及 CTLA-4 治疗中，尤其需要注意把握适应症、密切观察病情，警惕肿瘤超进展及抗体相关性免疫毒性的发生，并积极治疗。

（于　卓）

参 考 文 献

ASHISH S, BRYAN J, SCHNEIDER PAUL J, et al. Schneider. Treatment of recurrent and platinum-refractory stage IV non-small cell lung cancer with nanoparticle albumin-bound paclitaxel (nab-paclitaxel) as a single agent [J]. Med Oncol. 2016, Feb; 33 (2): 13. doi: 10.1007/s12032-015-0728-2

C J LANGER, V HIRSH, I OKAMOTO, et al. Survival, quality-adjusted survival, and other clinical end points in older advanced non-small-cell lung cancer patients treated with albumin-bound paclitaxel [J]. Br J Cancer. 2015, Jun 30; 113 (1): 20-29. Published online 2015 Jun 2. doi: 10.1038/bjc.2015.181

FEDERICA FRANCHINO, ROBERTA RUDÀ, RICCARDO SOFFIETTI. Mechanisms and Therapy for Cancer Metastasis to the Brain [J]. Front Oncol. 2018, 8: 161. doi: 10.3389/fonc.2018.00161

KANAZAWA H, EBINA M, INO-OKA N, et al. Transition from Squamous Cell Carcinoma to Adenocarcinoma in Adenosquamous Carcinoma of the Lung [J]. Am J Pathol. 2000, 156: 1289-1298.

RALPH ZINNER, CARLA VISSEREN GRUL, DAVID R. et al. Pemetrexed clinical studies in performance status 2 patients with non-small cell lung cancer (Review) [J]. Int J Oncol. 2016, Jan; 48 (1): 13-27. Published online 2015, Oct 29. doi: 10.3892/ijo.2015.3219

RYAN GLASS, SUPRIYA R HUKKU, BRUCE GERSHENHORN, et al. Metastasis of lung adenosquamous carcinoma to meningioma: case report with literature review[J]. Int J Clin Exp Pathol. 2013, 6 (11): 2625-2630.

ZIMMERMANN S, DZIADZIUSZKO R, PETERS S. Indications and limitations of chemotherapy and targeted agents in non-small cell lung cancer brain metastases [J]. Cancer Treat Rev 2014, 40 (6): 716-22.10.1016/j.ctrv.2014.03.005

病例 5　踏着时代的节拍——一例 SLL/CU 的治疗进程

一、病历摘要

患者男性，73 岁。因渐感消瘦两年而就医，两年内体重减轻约 20kg，伴低热及颈部逐渐增多增大的肿块。既往患 2 型糖尿病，注射胰岛素维持血糖稳定；患高血压 20 年，口服络活喜控制中。家族中父亲患白血病病故。查体：体重 50kg，神情，体弱消瘦，双侧颈部、腋下及腹股沟触及多个 1～3cm 大小的淋巴结，质硬，无触痛，可活动。未及肝、脾。多次血常规：血红蛋白 69～77g/L、白细胞 $2.5×10^9$/L～$3.5×10^9$/L、血小板 45×

10^9/L～$64×10^9$/L。中性粒细胞比例 17%～47%，淋巴细胞比例 77%～45%，单核细胞比例 6%～8%；外周血见异常淋巴细胞。乳酸脱氢酶 260IU/L，β2 微球蛋白 7.1mg/L。超声检查：颈部、腋窝、腹股沟、腹腔及腹膜后多发淋巴结肿大，最大 3.5cm×1.0cm。骨髓检查：细胞学诊断，慢性淋巴细胞白血病；免疫表型分析提示，慢性淋巴细胞白血病/B 小细胞淋巴瘤；染色体核型 46XY。基因检测：Ig 基因重排 IgVH、IgK 克隆（FR1-JH FR3-JH、Vk-Jk）阳性。颈部淋巴结组织病理检查：正常结构消失，结内片状弥漫性异形淋巴细胞浸润，细胞小到中大小，胞浆少，核圆，染色质略粗，核仁不明显，核分裂像不明显。免疫组化见，CD3（－）、CD5（－）、CD10（－）、CD20（＋）、CD23 部分（＋）、CyclinD1 阴性、Ki67（5%-20%）＋）、PAX-5（－）Bcl-2（＋）。

入院诊断：非霍奇金 B 小淋巴细胞淋巴瘤/慢性淋巴细胞白血病。

二、临床决策

根据诊断及病情评估，具备治疗指征。初步采用 R-COP 方案（利妥昔单抗、环磷酰胺、长春地辛、泼尼松龙），进行第 1、2 个周期治疗后，发生骨髓抑制，合并右下牙周和咽部感染。而后考虑感染问题，继续以利妥昔单抗单药 2 周期治疗。控制感染后，接着给予利妥昔单抗联合氟达拉滨第 5、6 周期治疗。治疗后，患者自觉体力增强，体重稳定，无低热，颈部超声及腹部核磁检查提示淋巴结较前缩小。PET/CT 检查：双侧颈部、颌下、锁骨上、腋窝、胃周、肠系膜及肠系膜根部、右侧盆腔、骶前区直肠周围，双侧腹股沟多发轻度异常高代谢淋巴结，最大淋巴结 1.5cm，最大 SUV1.3。临床继续观察，其间时常有咽部感染，均抗炎治疗控制。多次血常规检查，血红蛋白介于 77～87g/L、白细胞 2.5×10^9～3.5×10^9/L、血小板 34×10^9～54×10^9/L；外周血偶见异常淋巴细胞。乳酸脱氢酶 258IU/L，β2 微球蛋白 6mg/L。近 1 年 6 月前，体重又开始减轻，并发现颈部淋巴结再逐渐增多增大，腹部有下坠感。检体腹中部触及 4～6cm 大小包块，不痛，活动。腹部超声检查：腹腔内多个介于 2～6cm 大小不等低回声团。复查骨髓细胞学诊断：慢性淋巴细胞白血病。再次 PET/CT 检查：双侧颈部、颌下、锁骨上、双侧腋窝、腹盆腔网膜、肠系膜、腹膜后，双侧腹股沟多发淋巴结放射性轻度增高灶，最大淋巴结 2.5cm×1.8cm，最大 SUV2.11。其中十二指肠水平段前方肠系膜淋巴结呈融合团块状放射性增高影，约 11.0cm×6.0cm，最大 SUV，1.73。考虑病情发展及体能较差，再次治疗，给予利妥昔单抗单药 3 周期后，最初 8 个月口服伊布替尼（420mg/d）联用利妥昔单抗治疗。其间曾因血小板减少（24×10^9/L），伊布替尼减量到 280mg/d 治疗 1 月后，观察患者无出血倾向后，再恢复为 420mg/d 治疗，以后持续伊布替尼替尼单药治疗至今。目前，体力增强，体重恢复达 70kg，腹部无下坠感。查体：颈部、颈部、腋下及腹股沟肿大淋巴结缩小，腹部未触及异常包块。血红蛋白 133g/L、白细胞 4.42×10^9/L、血小板 84×10^9/L；外周血未见异常淋巴细胞。乳酸脱氢酶 167IU/L，β2 微球蛋白 5.1mg/L。超声检查：颈部、腋窝、腹股沟及腹膜后淋巴结数目减少病明显缩小，大小介于 2.1cm×0.5cm，腹腔内肿大淋巴结团块消失。

三、讨论与总结

慢性淋巴细胞白血病 /B 小淋巴细胞淋巴瘤（chronic lymphocytic leukemia/small lymp-hocytic lymphoma，CLL/SLL）的治疗，既往以来一线治疗选择苯丁酸氮芥、环磷酰胺、氟达拉滨等化疗药物。以后联合利妥昔单抗设计免疫化疗方案应用于临床。虽然，免疫化疗仍是目前一线标准治疗，有关 CLL/SLL 的治疗及策略，已向着靶向治疗方向发展。以布鲁顿酪氨酸激酶（Bruton's tyrosine kinase，BTK）抑制剂伊布替尼（Ibrutinib）为代表的临床治疗，是 CLL/SLL 治疗里程碑的进步。尽管一些患者存在临床高危遗传学特征［如 del（11q）、del（17p）和 IGHV 未突变］，因伊布替尼单药长期治疗的有效性，在未经治疗或复发 / 难治性 CLL/SLL 患者中显示持久有效性，安全性良好。初步确立伊布替尼为 CLL/SLL 患者标准治疗选择，特别是临床观察老年患者，伊布替尼单药疗效优于苯丁酸氮芥。同时临床伊布替尼联合利妥昔单抗治疗，较单药治疗明显提高早期反应率，安全有效。虽然仍有不同的意见，但其机制是通过清除增生的淋巴细胞而获得迅速治疗反应。因此，本例患者在初始免疫化疗后，当病情继续进展时，采用依鲁替尼联合利妥昔单抗初步治疗 8 个月后，继续单药治疗，至今显示了良好的疗效。临床研究提示，伊布替尼单药疗法总体反应率为 89%，其中未经治患者完全缓解率 29%，复发 / 难治性患者完全缓解率 10%。5 年无进展生存率 92%，复发 / 难治性患者平均生存期 51 个月。不良反应常见疲劳、病毒感染、恶性肿瘤、皮疹瘙痒、皮肤病变和高血压等。本例患者现已接受治疗近 1 年 7 月，虽无明显的不良反应，正继续服药治疗密切观察中。

四、亮点精粹

当前，小分子靶向治疗药物进入临床治疗观察，其中布鲁顿酪氨酸激酶（Bruton's tyrosine kinase，BTK）抑制剂，是最具有吸引力的 BTK 抑制剂药物。伊布替尼以其高效、高选择性，获得中国食品药品监督管理总局批准，用于 CLL/SLL、套细胞淋巴瘤的治疗。BTK 在 B 细胞受体信号转导中起关键作用，帮助促进 CLL/SLL 细胞的生存和增殖。伊布替尼是针对 BTK 共价激酶抑制剂，通过与靶蛋白 BTK 活性位点半胱氨酸残基（Cys-481）选择性地结合形成共价键，高效、高选择性、不可逆地抑制 BTK 及其下游信号通路。抑制肿瘤细胞的生长，促使淋巴结中肿瘤细胞向外周血转移，失去生存的微环境。从而抑制肿瘤细胞的生长并促进其凋亡，已成为 B 细胞恶性肿瘤治疗的新选择。本例患者经历了从化疗、免疫化疗到靶向治疗的治疗过程，最初免疫化疗获得一度时期的病情稳定，仍不能控制病情发展，当采用伊布替尼靶向治疗后，获得了很好的疗效。其中部分治疗采用了伊布替尼与利妥昔单抗联合治疗，通过免疫与靶向机制治疗，达到更好地疗效。虽然是个别病情治疗观察结果，还需更多临床研究伊布替尼早期单药、联合用药治疗，探讨疗效持续时间、有效的联合方案、耐药性、长期用药安全性等，以期更好反应率和更长生存期，为血液肿瘤患者提供更好的治疗选择。

（李昕权）

参 考 文 献

王志清，徐祖琼，朱学军. 新药治疗慢性淋巴细胞白血病的进展［J］. 临床血液学杂志, 2016，26（7）：604-608.

BURGER J A, KEATING M J, WIERDA W G, et al. Safety and activity of ibrutinib plus rituximab for patients with high-risk chronic lymphocytic leukaemia: a single-arm, phase 2 study [J]. Lancet Oncol. 2014, 15 (10): 1090-1099.

JENNIFER A. WOYACH, M. D. et al. Ibrutinib Regimens versus Chemoimmunotherapy in Older Patients with Untreated CLL [J]. N Engl J Med, 2018, 379 (26): 2517-2528.

JERKEMAN M, HALLEK M, DREYLING M, et al. Targeting of B-cell receptor signalling in B-cell malignancies [J]. J Intern Med, 2017, 282 (5): 415-428.

MADDOCKS K, JONES JA. Bruton tyrosine kinase inhibition in chronic lymphocytic leukemia [J]. Seminars in oncology, 2016, 43 (2): 251-259.

MORENO C, GREIL R, DEMIRKAN F, et al. Ibrutinib plus obinutuzumab versus chlorambucil plus obinutuzumab in first-line treatment of chronic lymphocytic leukaemia (iLLUMINATE): a multicentre, randomised, open-label, phase 3 trial [J]. Lancet Oncol, 2019, 20 (1): 43-56.

PAL SINGH S, DAMMEIJER F, HENDRIKS RW. Role ofBruton'styrosinekinasein B cells and malignancies [J]. Mol Cancer, 2018, 17 (1): 57.

第6章 内分泌系统和营养代谢性疾病

缩略语对照表

序号	英文缩写	中文	序号	英文缩写	中文
1	ALT	谷丙转氨酶	22	E2	雌二醇
2	AST	谷草转氨酶	23	PRGE	孕酮
3	ALP	碱性磷酸酶	24	TSTO	睾酮
4	eGFR	估算肾小球滤过率	25	HCY	同型半胱氨酸
5	UA	尿酸	26	D-dimer	D-二聚体
6	TC	总胆固醇	27	FDP	纤维蛋白（原）降解产物
7	TG	甘油三酯	28	CT	降钙素
8	HDL-C	高密度脂蛋白胆固醇	29	PTH	全段甲状旁腺激素
9	LDL-C	低密度脂蛋白胆固醇	30	25-OHVD3	25-羟维生素 D3
10	CK	肌酸激酶	31	VD（25-OH）	25-羟基维生素 D
11	T4	甲状腺素	32	VD2（25-OH）	25-羟基维生素 D2
12	FT4	游离甲状腺素	33	ACR	尿微量白蛋白/肌酐比值
13	T3	三碘甲状腺原氨酸	34	HbA$_{1c}$	糖化血红蛋白
14	FT3	游离三碘甲状腺原氨酸	35	Insulin	胰岛素
15	TSH	促甲状腺激素	36	C-Peptide	C 肽
16	TGAb	甲状腺球蛋白抗体	37	IAA	抗胰岛素自身抗体
17	TPOAb	甲状腺过氧化物酶抗体	38	ICA	胰岛细胞自身抗体
18	TRAb	促甲状腺激素受体抗体	39	GADA	抗谷氨酸脱羧酶抗体
19	PRL	泌乳素	40	ACTH	促肾上腺皮质激素
20	LH	促黄体生成素	41	F	皮质醇
21	FSH	卵泡刺激素	42	ARR	醛固酮肾素活性比值

病例 1　化感瘤术后、肾结石、下肢疼痛并肺部结节

一、病历摘要

患者女性，49 岁，主因"阵发头痛 21 年，腹痛 4 年，膝关节痛 1 年"于 2018-05-08 入院。患者 21 年前因阵发右侧头痛，无突发心悸、大汗，行"右侧颈内动脉化感瘤切除术"。4 年前因腹痛发现肾结石。1 年前开始出现行走时膝关节疼痛、行走缓慢，高钙血症，

血 Ca 2.95～3.17mmol/L，P 0.69mmol/L，PTH 1267pg/mL，此后监测血钙、PTH 逐渐升高，血 Ca 最高 3.83mmol/L，PTH 最高 2279ng/mL，补液扩容、利尿、鲑鱼降钙素及西那卡塞等治疗血钙下降不明显。外院先后 3 次 ^{99m}Tc-MIBI 甲状旁腺显像"未见甲状旁腺亢进病灶"，"左侧小腿中段软组织肿块伴异常放射性浓聚"。甲状旁腺超声未见异常。先后行甲状旁腺探查及治疗性切除（共 3 枚，1 枚取部分切碎并移植到左侧胸锁乳突肌内"，术后病理示"甲状旁腺"）、左胫骨肿瘤切除术（病理为棕色瘤、纤维囊性骨病），术后 PTH、血钙无明显下降。现患者为进一步治疗收治北京清华长庚医院内分泌科。发病以来，身高变矮 2cm，无骨折、腰背痛，无恶心、呕吐、便秘，无烦渴、多饮、多尿，无突发饥饿感、乏力，无视物缺损，无异常闭经、泌乳。睡眠可，饮食可，偶尔有尿频、尿中带血丝，可自行缓解，起夜 1 次，无便秘、腹泻，体重无明显改变。既往史：1997 年右侧颈部术后声嘶，检查发现右侧声带固定，左侧声带活动可，声门闭合可。2017-06-14 因左膝骨关节病行"左膝关节镜检＋清理＋胫骨高位截骨术"；发现高血压 1 年，低血钾 1 年；对头孢类过敏，表现为皮试阳性。个人史：无射线接触史。月经婚育及家族史无殊。入院体格检查：体温 36.9℃，脉搏 114 次 / 分，呼吸 18 次 / 分，血压 138/96mmHg，身高 156cm，体重 59kg，BMI 24.2kg/m^2。无满月脸、水牛背、毳毛增多、皮肤紫纹、瘀斑，无巨颌、手足变大、软组织增厚，无手抖、皮肤潮湿、突眼，心律齐，未闻及杂音，双肺呼吸音清，腹软，无压痛，未闻及腹部血管杂音，双下肢无水肿。

入院诊断：原发性甲状旁腺功能亢进，甲状旁腺切除＋自体移植术后，左下肢骨囊性纤维性骨炎术后，肾结石术后；副神经节瘤术后；高血压；低钾血症；左膝骨关节病，左胫骨高位截骨术后。

二、临床决策

诊断：患者有泌尿系结石病史、长期骨痛、长骨可见骨膜下骨吸收及棕色瘤表现，高血钙、低血磷、高 PTH 血症，尿钙和尿磷排出增多高，甲状旁腺功能亢（简称甲旁亢）进诊断明确。

鉴别诊断：患者外院甲状旁腺超声、甲状旁腺 MIBI 显像未见异常，并曾行甲状旁腺探查（共及三枚，第四枚因既往化感瘤手术史局部粘连未探及）及切除手术，病理未见异常甲状旁腺增生或腺瘤，且术后 PTH、血钙无明显好转，可除外原发性及三发性甲旁亢，可予复查甲状旁腺相关影像学。在原发性甲状旁腺功能亢进（primary hyperparathyroidism，PHPT）中，有一亚型为异常位置的甲旁亢，是由于胚胎发育过程中甲状旁腺在迁移过程中异常停留，而在经典甲状旁腺位置附近不能发现。但本例患者曾先后 3 次 ^{99m}Tc-MIBI 甲状旁腺显像"未见甲状旁腺亢进病灶"，并通过手术探查亦未发现有异常位置甲状旁腺，故而可排除异常位置的 PHPT。患者既往无肾功能不全、低钙血症病史，可除外继发性甲旁亢。此外需考虑异位甲状旁腺功能亢进症：某些非甲状旁腺肿瘤如肺癌、卵巢癌、胰腺癌、肝癌、甲状腺乳头状癌等可自主分泌过多的 PTH，而非 PTH 相关肽（PTHrP）引起的甲状旁腺功能亢进症。肿瘤亦可分泌 PTHrP 导致高钙血症，称为恶性肿瘤体液性高钙血症（Humoral Hypercalcemia of Malignancy，HHM）。本例患者高钙血症伴 PTH 明显升高，可排除 HHM。

　　为了定位诊断，入院后再次复查 MIBI 扫描、甲状旁腺超声及颈部 CT 增强扫描未见甲状旁腺异常增生或腺瘤，借阅外院甲状旁腺组织病理会诊无异常发现，故除外原发性甲旁亢。行胸部 CT 见多发肺部结节（如图 6-1-1），考虑肺部肿瘤导致甲旁亢可能。

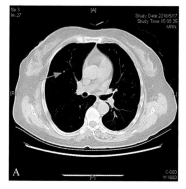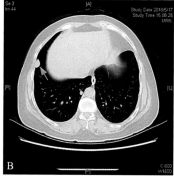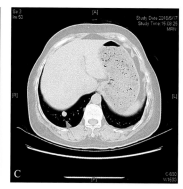

图 6-1-1　肺部 CT（箭头所指为肺内多发结节）

　　后行 CT 引导下胸部病变穿刺活检术，病理示"类癌（嗜酸细胞性），PTH 染色阳性，结合临床进一步除外不典型类癌"，穿刺物测 PTH 7113pg/mL。后复测血 PTH 较前下降至 1701ng/L，血钙 2.94mmol/L。后行右肺下叶多发结节楔形切除术，手术病理：肺组织中可见多个肿瘤结节，均紧邻肺膜下，与周围界较清，细胞呈上皮样及多角形，巢片状排列，胞浆内充满嗜酸性颗粒，细胞核异型性不明显，部分核仁明显，未见明确核分裂像，间质血窦丰富。IHC：－9：AE1/AE3（－）、PTH（＋）、CD56（－）、SYN（＋）、CGA（＋）、Ki67（3%～5%＋）；－3/－7：PTH（＋）。综上：肺多发性类癌，（6 个，直径 0.1～1.5cm），各切缘均未见病变。（下肺韧带淋巴结）淋巴结 1 枚，未见癌转移。术后组织 MDT，因病理 ki67 较低，建议类癌暂观察（如图 6-1-2）。

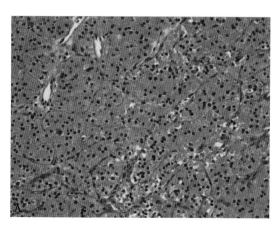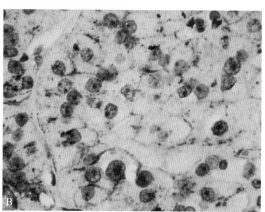

图 6-1-2　病理：A：HE 染色；B：PTH 免疫组化染色

　　该患者有甲旁亢、副神经节瘤，又有高血压、低血钾，可能合并肾上腺肿瘤，需考虑多发性内分泌腺肿瘤 MEN1 可能（如图 6-1-3A）。予行肾上腺功能试验亦未见异常，术后血钾恢复正常，可除外肾上腺肿瘤，且患者为异位甲旁亢，故暂不考虑 MEN1 可能。

　　除了病因诊断及治疗，还需要评估甲旁亢的骨骼损害，并进行相应处理。该患者长骨 X 线片（如图 6-1-3B）：右侧桡骨中段桡侧、双侧胫骨中段骨皮质局限性缺损，骨膜下骨吸收及甲旁亢棕色瘤可能。骨密度示骨质疏松（表 6-1-1 中 2018-05 部分）。

　　肺内类癌术后监测患者 PTH、血钙均显著下降，后出现术后低钙，PTH 轻度升高，维生素 D 缺乏，给予碳酸钙 1.5g 一天两次，维生素 D3 1000IU 一天一次。择期加用双膦酸盐治疗。术后 5 月随诊患者一般情况明显改善，体重增加 5kg，骨痛减轻，活动能力改善，胫骨棕色瘤较前好转（见图 6-1-3C），术后患者骨密度较前进步，β-CTX 较前明显下降（见表 6-1-1）。

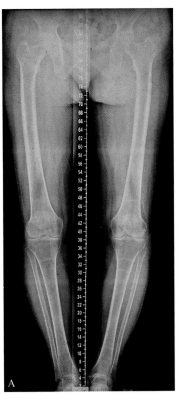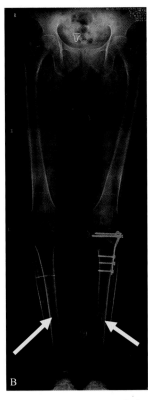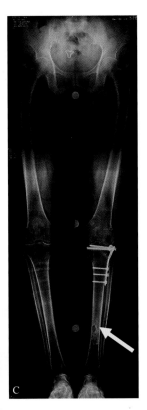

图 6-1-3　下肢平片：箭头所指为棕色瘤

A：2017-04-10；B：2018-05；C：2018-10

表 6-1-1　患者骨密度及骨代谢指标变化

日期	2018-05		2018-10		BMD 变化 （g/cm²）
部位	BMD（g/cm²）	T 值	BMD（g/cm²）	T 值	
L1	0.535	−4.1	0.615	−3.4	0.080
L2	0.552	−4.3	0.638	−3.5	0.086

续表

日期	2018-05		2018-10		BMD 变化
部位	BMD（g/cm²）	T 值	BMD（g/cm²）	T 值	（g/cm²）
L3	0.616	−4.3	0.690	−3.6	0.074
L4	0.506	−5.0	0.745	−2.1	0.239
腰椎平均	0.550	−4.5	0.667	−3.4	0.117
股骨颈	0.319	−4.8	0.391	−4.1	0.072
全髋	0.421	−4.3	0.458	−4.0	0.037
骨代谢标志物	2018-5		2018-6		2018-10
β-CTX（ng/mL）	1.680		0.347		0.612
t-PINP（ng/mL）	104.60		534.70		73.44

三、讨论与总结

PHPT 是一种相对常见的内分泌疾病，国内尚缺乏关于 PHPT 发病率或患病率的数据。根据国外报道，其患病率高达（1/500）～1000。该病女性多见，男女比约为 1:3，大多数患者为绝经后女性，发病多在绝经后前 10 年，但也可发生于任何年龄。儿童期发病少见，如该年龄段发病应考虑遗传性内分泌病的可能。

异位甲状旁腺功能亢进：在恶性肿瘤病例中，伴发高钙血症是较为常见的副肿瘤综合征表现，是由肿瘤组织表达的甲状旁腺激素相关肽（PTHrP）介导导致。而异位甲状旁腺功能亢进则是由肿瘤组织表达 PTH 而非 PTHrP 引起，发病率更低，截至 2018 年，全球有关由于甲状旁腺外肿瘤异位产生甲状旁腺激素致异位甲旁亢病例共 23 例，其中肺部肿瘤包括小细

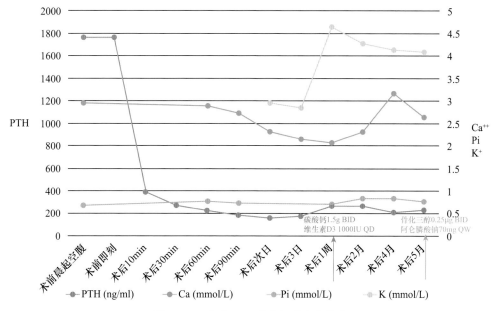

图 6-1-4　术后 PTH 及电解质变化趋势

胞肺癌和鳞状细胞癌各 2 例，而国内目前尚无异位甲状旁腺功能亢进病例的报道，本例患者为首次发现。而本例患者肺内结节切除后病理为类癌，在全球的 23 例中，曾有一例胃类癌报道。异位 PTH 产生的病因仍不明确，已知的可能有涉及 PTH 基因相关的基因重排、PTH 启动子的 CpG 岛的低甲基化。推测机体必须极其严格地控制 PTH 基因的甲状旁腺细胞特异性表达，并且逃避这种限制以在非甲状旁腺细胞中出现 PTH 基因表达是非常困难的。

本例患者特殊之处是肺内病灶为多发，术前肺部影像学显示大的病灶为 3 处，术中探查共切除 6 处，仍有较小的病灶残留，且术后监测 PTH 最低降至 159ng/mL，此后维持在（220～260）ng/mL，考虑与病灶残留可能，但因为残留病灶较小，且肿瘤 Ki67 为 3%～5%，考虑肿瘤增殖活性不高，因此建议患者定期复查，监测 PTH 及血钙、磷变化。

术中 PTH（intraoperative PTH，IOPTH）监测：在本例患者手术过程中，术者对 PTH 的变化进行了监测。该患者在进行肺部结节穿刺后就发现血清 PTH 出现显著下降，在切除肺部多发结节过程中及术后 PTH 逐步下降，术后次日降到最低 159pg/mL。PTH 的半衰期只有 5 分钟，因此术中监测 PTH，可用来监测肿块是否完全切除。一般认为肿块切除 10～20min 后 PTH 的下降率＞术前最高水平的 50%～80%，则可认为手术成功。这一共识在原发性、继发性及散发性甲状旁腺功能亢进的手术治疗中得到认可及参照。该患者术后 10min，PTH 下降了 78%，是符合手术成功的判断标准。但是日本一项共纳入 482 例术前影像检查阳性患者的回顾性研究结果显示有无 IOPTH 对治疗率并无显著影响。他们发现 IOPTH 仅改变了其中 3%（16 例）患者的治疗效果，其中 12 例发现了额外的病变。

术后骨饥饿综合征：在甲状旁腺切除术后超过 4 天血清总钙浓度低于 2.1mmol/L 和（或）长时间低血钙的严重下降称为骨饥饿综合征（HBS），严重者低钙血症和低磷血症可持续数月至数年。在本例患者中，术后 1 周血钙仍低于 2.07mmol/L，并伴低磷血症、低镁血症和高钾血症，符合骨饥饿综合征表现。在临床中，与原发性甲状旁腺功能亢进相比，HBS 可能更常见于继发性甲旁亢患者。骨饥饿综合征的发生原因是正常甲状旁腺受病灶影响，功能受到抑制，肿瘤切除术后 PTH 的急剧下降，使得术前 PTH 诱导性骨钙动员发生急性逆转，导致成骨细胞作用不受抑制、大量钙流入骨中，在 PTH 正常甚至升高的情况下发生严重且持续时间延长的术后低钙血症。术前一些提示骨钙动员的征象，如术前长骨的骨吸收表现（如纤维囊性骨炎）、血清碱性磷酸酶和甲状旁腺激素（PTH）水平升高，以及骨活检中大量破骨细胞，均提示患者为术后发生 HBS 的高风险人群。此外，更低的维生素 D 水平与甲旁亢患者术后骨饥饿发生相关。建议术后应尽快给予大剂量口服钙和骨化三醇治疗，亦有研究显示手术前 1～2 天低剂量帕米膦酸盐输注可预防 HBS。

该患者术后 PTH 未完全恢复正常，最高 260ng/mL，考虑主要原因多发类癌并未完全切除，有微小残留；此外患者围术期存在维生素 D 缺乏、骨饥饿综合征，均可能引起继发性甲旁亢，从而加重 PTH 升高程度，术后通过充分补充维生素 D 及钙剂后 PTH 轻度下降亦证实了此观点。

患者 20 余年前曾行颈部化学感受器瘤即副神经节瘤手术，术前 5 年（当时 24 岁）已出现下肢疼痛并诊断骨质疏松，该肿瘤是否为分泌 PTH 肿瘤不能除外，肺内多发类癌是否为当时化感瘤转移所致亦有所考虑，因当时病理切片已不可获取，这方面暂时无法证实。该患者有甲旁亢、副神经节瘤，又有高血压、低血钾，可能合并肾上腺肿瘤，需考虑多发性内分泌腺肿瘤 MEN1 可能。但患者为异位甲旁亢，术后血钾恢复正常，肾上腺功能试验亦未见异常，除外肾上腺肿瘤，故暂不考虑 MEN1 可能。

四、专家点评

甲状旁腺功能亢进是内分泌科相对常见疾病，定性诊断也相对容易，但定位诊断在临床工作中有时会遇到一些困难。该患者先后多次完善甲状旁腺超声、甲状旁腺 MIBI 显像、颈部 CT、甚至进行了诊断性甲状旁腺切除术均不能定位。由此结合患者肾功能正常，我们除外了原发性、继发性及三发性甲旁亢之后，考虑患者可能存在罕见的异位分泌甲状旁腺激素肿瘤可能，并最后于我院在 MDT 合作下终于确诊并得以治疗，病情明显改善。这也是国内首例确诊的异位甲旁亢患者。

此病例非常复杂，原发性甲旁亢、继发性甲旁亢、三发性甲旁亢、异常位置的甲旁亢、异位甲旁亢、HHM 这些疾病的诊断和鉴别诊断得以完美展现。另外，甲旁亢手术的术中 PTH、术后 PTH 监测、术后低钙血症的处理和分析都是值得学习的。

（金丽霞 吴 琛 赵文惠）

（赵文惠 点评）

参 考 文 献

中华医学会骨质疏松和骨矿盐疾病分会. 原发性甲状旁腺功能亢进症诊疗指南［J］. 中华骨质疏松和骨矿盐疾病杂志 2014，（3）：187-198.

JAIN N, REILLY R F. Hungry bone syndrome [J]. Curr Opin Nephrol Hypertens 2017, 26 (4): 250-255.

KADERLI R M, RISS P, DUNKLER D, et al. The impact of vitamin D status on hungry bone syndrome after surgery for primary hyperparathyroidism [J]. Eur J Endocrinol 2018, 178 (1): 1-9.

NAJAFIAN A, KAHAN S, OLSON M T, et al. Intraoperative PTH May Not Be Necessary in the Management of Primary Hyperparathyroidism Even with Only One Positive or Only Indeterminate Preoperative Localization Studies [J]. World journal of surgery 2017, 41 (6): 1500-1505.

UCHIDA K, TANAKA Y, ICHIKAWA H, et al. An Excess of CYP24A1, Lack of CaSR, and a Novel lncRNA Near the PTH Gene Characterize an Ectopic PTH-Producing Tumor [J]. Journal of the Endocrine Society 2017, 1 (6): 691-711.

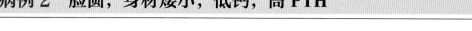

病例 2　脸圆，身材矮小，低钙，高 PTH

一、病历摘要

患者女性，65 岁，主因"间断手足抽搐 60 余年，发作性双手痉挛 1 个月余"于

2018-09-11 入院。患者系第二胎第二产，出生身长、体重不详，生长发育晚于同龄人，身材矮小，体型偏胖，学习成绩中等，易发手足抽搐，前臂、下肢、腹部多发皮肤骨化，否认听力下降、牙齿脱落，28 年前因头部皮下占位行手术治疗，术后病理示骨良性肿瘤，头皮组织内散在灶状钙化，当时血 Ca 9.5mg/dL，P 6.8mg/dL，未查 PTH（图 6-2-1）。17 年前因双眼白内障行晶体置换术，当时头颅 CT 示头皮及皮下多发斑点状极高密度灶，双侧尾状核、豆状核及小脑齿状核可见对称性极高密度灶，未诊治。1 月前因腰部外伤就诊外院，腰椎正侧位示骨质疏松、多发椎体改变压缩骨折可能，血 Ca 2.02mmol/L，血磷略高（具体不详），予鲑鱼降钙素喷鼻剂及骨化三醇治疗。后出现发作性肢体乏力，双手痉挛，伴走路不稳，持续约数秒，可自行缓解，曾跌倒 1 次，就诊于我院神经内科，头颅 CT 示脑实质内

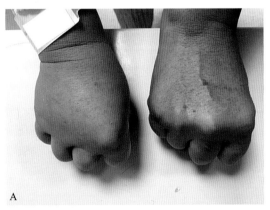
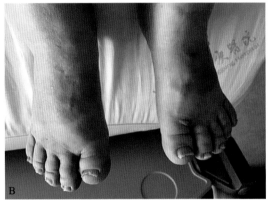
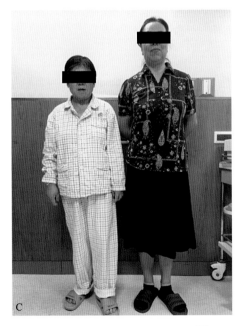
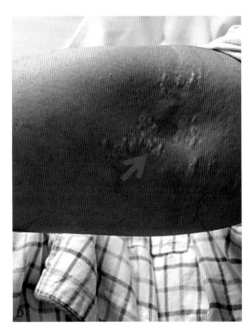

图 6-2-1　患者病情展示

A：短指（左为患者，右为其妹妹的手）；B：短趾；C：身材矮小（左为患者，右为其妹妹）；D：患者肘部皮肤多发骨赘

及皮下多发钙化灶。2 周前就诊于我院内分泌科门诊，Ca 1.80 mmol/L ↓，P 1.72 mmol/L ↑，PTH 183.1 ng/L ↑，24 小时尿 Ca 1.30 mmol ↓，25-OHVD$_3$ 15.80 ng/mL ↓，肾功能未见明显异常。食欲睡眠可，二便无明显异常；近期体重、身高无明显变化。既往史：高血压 10 年，未用降压药。发现甲状腺结节 1 个月。家族史：姐妹 4 人，2 个弟弟，1 个妹妹因甲状旁腺功能亢进手术治疗，目前 Ca、PTH（－）。体格检查：血压 158/88mmHg，身高 150cm，体重 66kg，BMI 29.3kg/m^2。圆脸，齿列正常。头皮下、双侧肘部、双下肢及腹部可见多发骨性突起，触硬，无压痛。双手短指，掌骨均短，束臂加压试验、面神经叩击征阴性。辅助检查：双手掌 X 光：第 1、3～5 掌骨较短小，考虑先天发育异常，双手及前臂软组织异位骨化（如图 6-2-2A）；双足正侧位：双足多发关节退行性变，所见软组织多发结节性钙化——异位钙质沉积？（如图 6-2-2B、C）。头颅 CT 示脑实质内及皮下多发钙化灶（如图 6-2-3）。

入院诊断：假性甲状旁腺功能减退，白内障术后；骨质疏松；甲状腺结节性质待查。

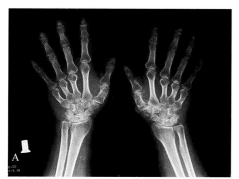 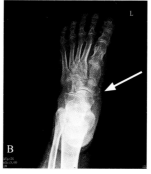 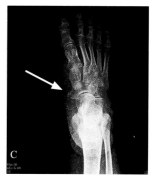

图 6-2-2　双手掌及双足 X 光

A：第 1、3～5 掌骨较短小；B、C：软组织多发结节性钙化

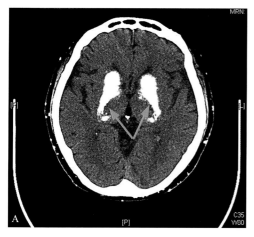 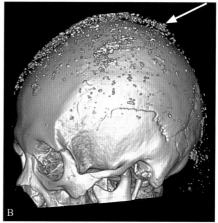

图 6-2-3　头颅 CT 见脑实质及皮下多发钙化灶

A：基底节钙化（黄色箭头所指）；B：皮下多发钙化（白色箭头所示）

二、临床决策

诊断：患者临床上表现为甲状旁腺功能减退（简称甲旁减，hypoparathyroidism，HP），具有甲旁减的低血钙、高血磷、尿钙磷异常及手足抽搐、早发白内障、颅内基底节钙化等表现。同时具有 Albright 综合征 - 遗传性骨营养不良（Albright's hereditary osteodystrophy，AHO）的体貌特征，包括身材矮小、圆脸、肥胖、短指畸形。甲状旁腺表现为 PTH 升高，而非降低，该患者临床诊断为假性甲状旁腺功能减退（Pseudohypoparathyroidism，PHP）。

PHP 分型复杂，部分亚型会合并其他激素抵抗，比如 TSH、GH、促性腺激素、降钙素等。该患者甲状腺功能：T4 66.2nmol/L，FT4 9.32pmol/L，T3 0.97nmol/L，FT3 3.20pmol/L，TSH 11.886mIU/L，TG-Ab、TPO-Ab（-），甲状腺超声：甲状腺右叶后部可见低回声结节，大小约 0.7cm×0.8cm，内可见不规则强回声，边界不清，形态不规则，CDFI：未见明显血流信号；双侧颈部未见异常肿大淋巴结。激素六项：PRL 129.37mIU/L，FSH 20.78IU/L，LH 45.06IU/L，E_2 13.578pg/mL，PRGE <0.21μg/L，T 1.23nmol/L；降钙素 16.3↑ng/L；GH 大致正常。该患者 TSH 升高，且 TPO 及 TG 抗体均阴性，考虑 TSH 可能存在抵抗，患者降钙素升高，结合甲状腺存在可疑恶性结节，予行超声引导下甲状腺结节细针穿刺活检，病理示甲状腺乳头状癌，BRAF 基因 V600E 检测出突变，符合甲状腺乳头状癌。后行甲状腺全切术，病理示右叶甲状腺及峡部可见两处甲状腺乳头状癌，大小分别为：0.7cm×0.7cm×0.6cm 和 0.3cm×0.3cm×0.2cm，均累及被膜，大者伴钙化。未见神经侵犯及血管内癌栓，余甲状腺呈淋巴细胞性甲状腺炎。免疫组化：TTF-1（+）、TG（+）、Galectin-3（+）、CK19（弱+）、Ki67（1%+）。

结合患者甲状腺病理为淋巴细胞性甲状腺炎，TSH 升高是否为确切的 TSH 抵抗，还是桥本氏病的结果，仍需鉴别。此外，有关该患者 PTC 术后 TSH 控制目标，如考虑患者存在 TSH 抵抗，即甲状腺组织对 TSH 的反应减小，故而我们认为 TSH 控制到正常范围内即可。术后优甲乐逐渐加量至 75μg 一天一次，TSH 复查 3.16mIU/L。

患者降钙素升高，甲状腺手术病理示 PTC 合并淋巴细胞甲状腺炎，可除外髓样癌，考虑患者存在降钙素抵抗。患者无早绝经，平素月经规律，可除外促性腺激素抵抗。GH 激素正常，可除外 GH 抵抗。

由此推测患者存在降钙素抵抗，可疑 TSH 抵抗，结合其 AHO 体态异常，分型方面 PHP Ⅰa 或 Ⅰc 型可能性大，PHP Ⅱ 型亦有可能，需要行尿 cAMP 活性检查。由于 PHP 及相关疾病的临床和生化表现有重叠之处，不依靠基因检测时鉴别诊断非常困难；即使相同的基因突变，患者的临床表现和严重程度可能也极为不同。因此最终分型需要部分如有条件可通过 GNAS 基因突变筛查及其上游甲基化状态检测进一步明确其分子分型；对于不存在 GNAS 基因遗传学异常者，还可考虑筛查 PRKAR1A 或 PDE4D 等其他 PTH/PTHrP 通路上的基因异常。

尽管 PHP 分型复杂，但治疗简单，大致原则与 HP 相似，目标是通过长期补充钙剂、活性维生素 D 或其类似物，以及普通维生素 D，改善低钙血症。与 HP 患者目标维持空腹血钙在正常低值或略低于正常不同，PHP 患者建议维持血钙在正常范围；与 HP 相同的，应维持血磷在正常或略高，避免或减少高尿钙的发生；防止肾脏等软组织的异位钙化，如肾结石或肾钙质沉积。对于 PHP 患者，尤其是 PHP Ⅰb 型患者，建议尽量控制血 PTH 水平在正常范围内，以避免或减轻骨骼病变。

该患者 PHP 诊断明确后，予以钙尔奇 D 1 粒一天两次＋骨化三醇 0.25μg 一天两次口服，复查血 Ca、24 小时尿仍低于正常下限，骨化三醇调整为 0.25μg 一天三次，后复查血 Ca 维持 2.17～2.25mmol/L，血 P 1.61～1.56mmol/L，PTH 正常范围内。

PHP 患者由于长期钙、磷比例失调，钙、磷乘积升高，可导致各部位异常钙化，比如该患者多发皮下骨瘤和基底节钙化。PHP 亦会累及骨骼，但患者 BMD 改变存在异质性，部分可能类似 HP 的 BMD 升高或正常，亦有原发性甲状旁腺功能亢进症的纤维囊性骨炎的报道。该患者既往外院诊断骨质疏松，入院后骨密度示骨量低下，但胸腰椎正侧位平片是 L1 椎体压缩骨折可能大，L2～L5 椎体变扁，追问既往无暴力性外伤史，故骨质疏松诊断明确。进一步行骨代谢标志物：β-CTX 0.522ng/mL，P1NP 119.80ng/mL，骨钙素 17.21ng/mL。治疗上暂予钙剂及活性维生素 D 治疗，血钙正常后加用双膦酸盐（图 6-2-4）。

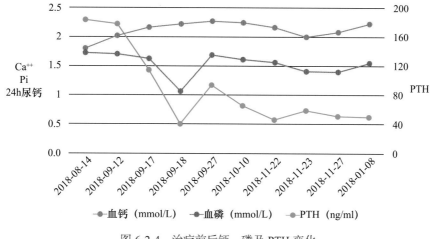

图 6-2-4 治疗前后钙、磷及 PTH 变化

三、讨论与总结

甲旁减，是指甲状旁腺激素（parathyroid hormone，PTH）分泌过少和（或）效应不足而引起的一组表现为低钙血症、高磷血症和相关的神经肌肉兴奋性增高及软组织异位钙化等临床综合征。其病因包括原发性甲旁减，继发性甲旁减和假性甲旁减。假性甲旁减，即 PHP 是一组以神经认知和内分泌异常为特点的疾病，患病率（0.34～1.1）/10 万，由编码 G 蛋白刺激性 α 亚单位（$G_s\alpha$）的 GNAS（20q13.3）基因失活性突变或 GNAS 基因上游的甲基化异常所致。

由于患者对外源性 PTH 无反应，血清中的 PTH 不是降低而是升高，故称为假性甲旁减。由于受累的靶器官不同，可分为多个亚型，临床表现各有差异（详见表 6-2-1），其共同的特征如下：①有低血钙、高血磷等甲旁减的生化改变；②血清 PTH 升高；③靶组织对活性 PTH 无反应；④部分伴有特殊 AHO 外貌。80%～90% 的 PHP 及相关疾病都可确定异常基因。其中最常见的 GNAS、PRKAR1A、PDE4D 或 PDE3A 基因的新发的或常染色体显性遗传的突变或甲基化异常。GNAS 为印记基因，在体内大部分组织中呈双等位表达，在特定组织如肾近曲小管、甲状腺、卵巢、垂体呈母系表达。GNAS 基因突变最直接相关的临床表现是 AHO 体型。如果子代 GNAS 突变来源于母系，那么患者还会表现为母系表达组织相应激素抵抗的临床表现，如甲状旁腺激素抵抗、甲状腺激素抵抗、降钙素抵抗、性激素抵抗等，即经典的假性甲旁减 Ⅰa/Ⅰc 型（也是本例患者的可能分型）。如果子代 GNAS 突变来源于父系，由于上述组织仅表达来源于母系的正常基因，患者除了 AHO 体型以外不会表现其他激素抵抗，称之为假假性甲旁减（PPHP）。该患者女儿无 AHO 体貌，无低钙、高磷，因此我们推测患者的基因突变并未遗传给其女儿。

表 6-2-1　甲状旁腺功能减退症及假性甲状旁腺功能减退症的临床、生化及遗传学特征

疾病类型	AHO表现	血清			对PTH反应		Gsα活性	遗传方式	基因缺陷	其他激素抵抗
		钙	磷	PTH	尿cAMP*	尿PO₄#				
HP	无	↓	↑	↓	↑	↑	N	AD/AR/X 连锁	PTH/CaSR/GATA3/GCMB/其他	无
PHP Ⅰa	有	↓	↑	↑	↓	↓	↓	AD（母源）	GNAS	有
PHP Ⅰb	少见	↓	↑	↑	↓	↓	N	AD/散发	STX16/GNAS	某些患者有
PHP Ⅰc	有	↓	↑	↑	↓	↓	N	AD	GNAS	有
PHP Ⅱ	无	↓	↑	↑	↑	↓	N	散发	不明	无
PPHP	有	N	N	N	↑	↑	↓	AD（父源）	GNAS	无

注：HP：甲状旁腺功能减退症；PHP：假性甲状旁腺功能减退症；PPHP：假-假性甲状旁腺功能减退症；AHO：Albright 遗传性骨营养不良；↓：降低；↑：升高；N：正常；PTH：甲状旁腺素；cAMP：环磷酸腺苷；PO₄：磷酸盐；Gsα：G 蛋白 α 亚单位；AD：常染色体显性遗传；AR：常染色体隐性遗传；CaSR：钙敏感受体；GATA3：GATA 结合蛋白 3；GCMB：胶质细胞缺失 B；GNAS：G 蛋白 α 亚单位；STX16：突触结合蛋白 16；*：Chase-Aurbach 试验；#：Ellsworth-Howard 试验

患者为假性甲旁减，其妹妹曾于外院诊断"原发性甲旁亢"行甲状旁腺切除术，术后近年复查 PTH 及血钙均正常范围内。文献曾有 PHP Ⅰb（5 例）、低钙血症继发三发性甲旁亢报道，经过甲状旁腺手术治疗，高钙血症纠正，但术后仍需按照假性甲旁减的治疗给予钙剂及活性维生素 D 治疗以维持血钙。而该患者的妹妹术后未口服钙剂、维生素 D3 或活性维生素 D，血钙、PTH 均维持正常范围内，考虑应该仍是散发性原发性甲旁亢。

四、专家点评

假性甲旁减作为遗传性疾病，其异常表现从出生后就持续存在，部分患者可能以癫痫、甚至精神异常起病，多于青少年阶段便可得到诊断。该患者在体貌上存在明确的 AHO 体貌，长期血钙偏低，但是却直到 65 岁才真正确诊，一方面是大家对这些疾病的特点比如

AHO 外貌缺乏了解和警惕性患者；另一方面，也是由于该病存在较大的异质性，患者虽然有明确的低钙血症，但未曾有过严重的、持续的手足搐搦及其他临床症状，并未引起重视、及时就诊。PHP 的特殊之处还表现在其遗传机制。其中最常见的 *GNAS* 为印记基因，在体内大部分组织中呈双等位表达，在特定组织如肾近曲小管、甲状腺、卵巢、垂体呈母系表达。如果子代 *GNAS* 突变来源于母系，则患者表现为经典的假性甲旁减 Ⅰa/ Ⅰc 型。如果子代 *GNAS* 突变来源于父系，由于上述组织仅表达来源于母系的正常基因。由于假性甲旁减还可能伴随其他激素的抵抗如 TSH 抵抗等，必要时也需要补充甲状腺素治疗。

（金丽霞　赵文惠　肖建中）

（赵文惠　点评）

参 考 文 献

中华医学会骨质疏松和骨矿盐疾病分会. 甲状旁腺功能减退症临床诊疗指南［J］. 中华骨质疏松和骨矿盐疾病杂志 2018，11（4）：323-338.

MANTOVANI G, BASTEPE M, MONK D, et al. Diagnosis and management of pseudohypoparathyroidism and related disorders: first international Consensus Statement [J]. *Nat Rev Endocrinol* 2018, 14 (8): 476-500.

NEARY NM, EL-MAOUCHE D, HOPKINS R, LIBUTTI SK, MOSES AM, WEINSTEIN LS. Development and treatment of tertiary hyperparathyroidism in patients with pseudohypoparathyroidism type 1B [J]. *J Clin Endocrinol Metab* 2012, 97 (9): 3025-3030.

TAFAJ O, JUPPNER H. Pseudohypoparathyroidism: one gene, several syndromes [J]. *J Endocrinol Invest* 2017, 40 (4): 347-356.

TURAN S, BASTEPE M. GNAS Spectrum of Disorders [J]. *Curr Osteoporos Rep* 2015, 13 (3): 146-158.

病例 3　老人频发低血糖的背后

一、病历摘要

患者女性，77 岁，主因"多饮、多尿、多食、消瘦 15 年，频发饥饿、乏力 1 个月"于 2016-03-27 住院治疗。患者诊断"2 型糖尿病"口服降糖药物治疗 8 年，期间血糖控制欠佳，曾有因糖尿病酮症住院治疗的病史，遂于 7 年前开始胰岛素治疗，但血糖仍控制不佳。曾多次在外院住院调节血糖，血糖波动大，频发高血糖和低血糖，进食一个西红柿或黄瓜后即出现高血糖，增加餐前胰岛素剂量 2U 后则可能出现餐后低血糖。目前使用优泌乐 8-6-8U 三餐前、来得时 14U 睡前皮下注射。近 1 个月频繁出现饥饿、乏力，偶伴心慌、出汗，多于晨起空腹、午餐前或晚餐前出现，曾测指尖血糖 3.9mmol/L，进食后可缓解。历史最高 BMI 33.7kg/m²。既往高血压病史 10 年，规律药物治疗。否认冠心病、高血脂、脑梗死等病史。个人、婚育史无特殊。无巨大儿分娩史，有糖尿病家族史。入院查体：BMI 22.8kg/m^2，腰围88cm。无满月脸、紫癜、毳毛增多、皮肤菲薄、紫纹，心律齐，未闻及杂音，双肺未闻及啰音，腹软，无压痛。双下肢可凹性水肿。双足皮温正常，双侧足背动脉搏动可及，痛温觉、振动觉无明显减弱，双侧10g尼龙丝试验（－）。

入院诊断：糖尿病；低血糖原因待查；高血压。

二、临床决策

入院后查糖化血红蛋白10.4%，空腹血胰岛素14.99mU/L，C肽（血）＜0.05ng/mL，C-肽（24小时尿总量）0.14μg/24h。糖尿病自身抗体：抗胰岛素自身抗体（IAA）9.06U/mL，胰岛细胞自身抗体（ICA）弱阳性，抗谷氨酸脱羧酶抗体（GADA）1897.81IU/mL↑。尿微量白蛋白肌酐比85.46mg/mmoL，评估肾小球滤过率（血）95.0mL/min/1.73m^2。低密度脂蛋白胆固醇2.79mmol/L。眼底检查：双眼非增殖期糖尿病视网膜病变。震动感觉阈值：严重病变。神经电生理检查：上下肢周围神经损害，SSR异常。动态心电图：窦性心律，偶发房性早搏，偶发室性早搏。颅脑MRI：脑白质脱髓鞘改变，老年性脑改变。ABI：右下肢（1.20），左下肢（1.22）。动脉超声：双侧颈动脉粥样硬化斑块形成，椎动脉超声未见明确异常，双下肢动脉粥样硬化伴左侧斑块形成。

诊断：LADA，低血糖症，糖尿病肾病Ⅲ期，双眼非增殖期糖尿病视网膜病变，糖尿病性周围神经病；高血压3级很高危；动脉粥样硬化；高脂血症。

治疗：①入院后将餐时胰岛素剂量减少，优泌乐4-2-4U三餐前皮下注射，加予阿卡波糖片50mg一天三次随餐口服，患者低血糖次数明显减少，血糖波动减少，血糖趋于平稳，见表6-3-1。②糖尿病并发症治疗：控制血糖的同时，予琥珀酸美托洛尔缓释片23.75mg一天一次、坎地沙坦酯片4mg一天一次、苯磺酸氨氯地平片5mg一天一次控制血压，予辛伐他汀20mg每晚调节血脂，ARB类降压药尚有减少尿蛋白的作用，予甲钴胺营养神经，予阿司匹林预防心血管疾病（如表6-3-1）。

表6-3-1   血糖检测表（mmol/L）及降糖治疗

日期	3a.m.	早餐前	早餐后	午餐前	午餐后		晚餐前	晚餐后	睡前
治疗：优泌乐8-6-8U三餐前、来得时14U睡前皮下注射									
03/28		19.6	24.5	15.8	8.1		18.2	16.6	16.1
治疗：优泌乐8-6-6U三餐前、来得时16U睡前皮下注射									
04/01	8.3	10	6.3	8.4	5.6		17.2	13.7	14.2
治疗：优泌乐8-4-6U三餐前、来得时16U睡前皮下注射									
04/02	16.2	15.1	3.6	8.8		15		6.8	9.6
治疗：优泌乐6-3-5U三餐前、来得时16U睡前皮下注射									
04/03	8	6.5	10.7	9.7	9.4	5.6	24.7	12.9	12.4
治疗：阿卡波糖50mg一日三次、优泌乐4-2-4U三餐前、来得时14U睡前皮下注射									
04/04	11.9	8.4	7.2	10.2	13.7		17.2	6.7	15.6

三、讨论与总结

糖尿病主要有四种类型，1 型糖尿病、2 型糖尿病、特殊类型糖尿病和妊娠糖尿病。1 型糖尿病通常发生在年轻人群，大部分由于自身免疫破坏胰岛 β 细胞从而导致胰岛素绝对缺乏，临床上表现为起病急，有自发酮症倾向，需要依赖胰岛素生存等。2 型糖尿病通常发生在成年、超重和胰岛素抵抗的人群，部分病程长的患者也需要胰岛素以便更好地控制血糖，但很少会因为不用外源性胰岛素治疗而发生酮症酸中毒。部分糖尿病初期表现为 2 型糖尿病，发病几年后发展为需胰岛素治疗的糖尿病，其中一部分胰岛自身抗体阳性的患者是成人隐匿性自身免疫性糖尿病（latent autoimmune diabetes of adults，LADA）。国内研究显示 LADA 患病率在诊断为 2 型糖尿病的人群中约占 10%。有研究显示，LADA 患者平均每年空腹 C 肽水平下降 15.8%，2 型糖尿病患者为 5.2%，个体间异质性大。但其自身免疫进程显著慢于经典 1 型糖尿病，故出现胰岛素依赖时间较经典 1 型糖尿病晚。LADA 患者 BMI 正常或轻度升高，在有其他免疫疾病家族史者中患病率增高；可以表现为如 2 型糖尿病的胰岛素抵抗。LADA 属于 1 型糖尿病的亚型，其诊断可基于 3 条标准：①成年人起病；②诊断糖尿病后至少半年不依赖胰岛素治疗；③胰岛自身抗体阳性。胰岛自身抗体主要采用谷氨酸脱羧酶抗体（GADA），因 GADA 在病程中出现时间早，持续时间长，且检测方法已经标准化，且 GADA 滴度是 LADA 患者胰岛 β 细胞功能减退的重要预测因子。其他胰岛自身抗体包括蛋白酪氨酸磷酸酶抗体（IA-2Ab）、胰岛素自身抗体（IAA）、胰岛细胞抗体（ICA）等。本例患者老年起病，诊断糖尿病后 8 年不依赖胰岛素治疗，GADA 高滴度，ICA 弱阳性，可诊断为 LADA。

本例患者频繁出现低血糖症状，在每次感到低血糖症状时便主动进食，是导致低血糖后高血糖的其中一个原因，医务人员若只看到患者的高血糖值，便增加胰岛素剂量，会导致出现更多的低血糖，使血糖更难控制。这种反复的低血糖和高血糖交替，且发作极不规律，也被描述为"脆性糖尿病"，其原因首先考虑胰岛素剂量或剂型使用不当。在减少餐时胰岛素后，该患者低血糖次数明显减少，但患者血糖波动幅度仍较大且难以预测。我们推测可能是因为患者内源性胰岛素绝对缺乏，血糖反调节能力差，而这也是 1 型糖尿病的特点。此外尚需考虑是否存在外源性胰岛素诱发的自身免疫性低血糖。入院后检查发现空腹血胰岛素 14.99mU/L，IAA 阴性，除外自身免疫性低血糖。空腹血 C 肽＜0.05ng/mL，证实内源性胰岛素绝对缺乏。加予餐时阿卡波糖以达到对餐后血糖"削峰去谷"的效果，血糖趋于平稳。

LADA 发生酮症或酮症酸中毒的比例高于 2 型糖尿病而低于经典 1 型糖尿病，微血管并发症（糖尿病视网膜病变、糖尿病肾病和糖尿病神经病变）患病率与 2 型糖尿病相似，大血管并发症（心脑血管疾病、下肢动脉粥样硬化性病变）患病率亦与 2 型糖尿病相似。该患者曾出现酮症，具体情况不详。入院后检查发现已有三种糖尿病微血管并发症。LADA 易合并与 1 型糖尿病相关的其他自身免疫病，如乳糜泻、自身免疫甲状腺疾病（甲亢、桥本病）及 Addison 病等。该患者暂无相关表现。

LADA 的治疗目标包括控制血糖，保护胰岛 β 细胞功能，减少慢性并发症。此外，LADA 是自身免疫性疾病，干预自身免疫以阻止免疫性胰岛 β 细胞破坏或促进胰岛 β 细胞再生修复，是本病的病因性治疗。小剂量胰岛素可诱导免疫耐受，使 β 细胞休息，以减少炎症反应。而磺脲类药物格列本脲会增加胰岛自身抗原的表达，维持 ICA 阳性，使 LADA 患者 β 细胞功能减退加快。因此主张避免用磺脲类药物治疗 LADA。噻唑烷二酮、胰岛特异性抗原 GAD 疫苗及低剂量雷公藤苷等治疗 LADA 均有待更多研究证据支持。

尽早从新诊断 2 型糖尿病中识别出 LADA，并早期使用胰岛素治疗，既有利于保护存留的胰岛 β 细胞功能，又可使血糖控制达标，延缓糖尿病并发症的发生。

四、专家点评

这是一例典型的 LADA 病例。符合 LADA 的三条诊断标准：①成年人起病；②诊断糖尿病后至少半年不依赖胰岛素治疗；③胰岛自身抗体阳性。

本病例对我们的启示：① LADA 的本质是 1 型糖尿病，老年人也可以患 1 型糖尿病。LADA 是缓慢进展的 1 型糖尿病，起病时表现为 2 型糖尿病的特征，当时诊断 2 型糖尿病并不是误诊，只是尚未出现或胰岛功能绝对缺乏的临床特征。提示我们要对患者的诊断和治疗进行动态评估，胰岛自身抗体阳性检查对每个患者都是必要的。② 1 型糖尿病是脆性糖尿病，低血糖和高血糖交替，血糖波动大。当患者既有低血糖，又有高血糖时，我们首先要减少胰岛素剂量，不发生低血糖。在纠正低血糖后，再控制高血糖。目前血糖控制存在的问题是餐前血糖较高，提示基础胰岛素的使用仍然偏少，如果继续监测血糖有同样的规律，应该再增加基础胰岛素用量，但增加幅度可以小幅增加，如每次增加 1～2U。阿卡波糖的使用是超适应症使用，需要与患者沟通。

（吴　琛）

（肖建中　点评）

参 考 文 献

吴敏，杨宏山，黄淑玉. 新诊断 2 型糖尿病患者谷氨酸脱羧酶抗体、胰岛细胞抗体和胰岛素自身抗体联合筛查成人隐匿性自身免疫性糖尿病的意义 [J]. 中国糖尿病杂志，2013，21（11）：1018-1020.

杨琳，周智广，黄干，等. 成人隐匿性自身免疫糖尿病患者胰岛 β 细胞功能的 6 年前瞻性研究 [J]. 中华糖尿病杂志，2004，12: 335-339.

周智广. LADA 研究之路何在？ [J]. 中华内分泌代谢杂志，2005，21：301-303.

DEBBIE GOODERICK, UMESH DASHORA, SATHIS KUMAR. Ketoacidosis in type 2 diabetes- is it type 1 and ½ diabetes? [J]. BMJ Case Reports, 2011, doi: 10.1136/bcr.07.2011.4460.

FOURLANOS S, DOTTA F, GREENBAUM C, et al. Latent autoimmune diabetes in adults (LADA) making it less latent. Position paper for comment and discussion prepared for the immunology of Diabetes Society. DS News, 2004.

病例 4　胰腺癌相关糖尿病

一、病历摘要

患者男性，92 岁，主因"口角歪斜、右侧肢体无力半小时"入院。患者半小时前无明显诱因出现口角歪斜、右侧肢体无力，于我院急诊就诊，查血生化示：血糖 22.75mmol/L，血钾 2.6mmol/L，余肝肾功能未见明显异常。尿常规示：蛋白（＋－），葡萄糖（4＋），酮体（3＋）。动脉血气示：pH 7.444，PCO_2 40.6mmHg，PO_2 153.7mmHg，HCO_3^- 27.2mmol/L，ABE 3.46mmol/L，SBE 2.91mmol/L，SBC 26.7mmol/L，Na 136.5mmol/L，K 2.72mmol/L，BE 3.12mmol/L，Glu 22.5mmol/L，Lac 1.3mmol/L。查心电图（－），头颅 CT 提示多发腔隙性脑梗死。既往发现血糖升高半年余，空腹血糖 15mmol/L，未行降糖治疗。2 个月前因"急性梗阻性化脓性胆管炎"行胆道支架植入，外院怀疑"胆管癌"，未取病理。否认高血压、冠心病病史。查体：体温 36.1℃，脉搏 100 次 / 分，呼吸 18 次 / 分，血压 138/75mmHg，体重 59kg，身高 162cm，BMI 22.48kg/m²，轻度脱水貌，心肺腹查体未见明显异常。

入院诊断：糖尿病；酮症；低钾血症；短暂性脑缺血发作；胆管狭窄术后。

二、临床决策

患者以脑卒中症状起病，急诊头颅 CT 未见明显异常，考虑为短暂性脑缺血发作，结合患者血糖明显升高，考虑与高糖引起的血容量不足有关。患者近半年血糖明显升高，需排除继发性糖尿病的可能。入院后查糖化血红蛋白 10.5%，肿瘤标志物：CA-199＞1200.00U/mL ↑，CEA 6.52ng/mL ↑，CYFRA21-1 4.02ng/mL ↑，腹部 CT 检查提示：胰头部胰腺癌可能性大，胰体尾部萎缩，肝脏多发结节性病变—转移瘤可能性大（如图 6-4-1）。粪便（苏丹染色）脂肪：阴性。头颅磁共振检查示：多发腔隙性脑梗死（慢性期），脑白质脱髓鞘改变，老年脑改变。血管超声检查示：双侧颈动脉粥样硬化斑块形成，左侧颈内动脉入口处狭窄（狭窄率约 84%）。双下肢动脉粥样硬化斑块形成，左侧胫前动脉不完全闭塞。予静脉补液、补钾和小剂量胰岛素持续泵入等降糖纠酮治疗，酮体纠正后，予赖脯胰岛素三餐前和甘精胰岛素睡前皮下注射控制血糖，监测血糖发现患者餐后和空腹易出现低血糖，将赖脯胰岛素减量至 4U 一天两次餐前和甘精 5U 睡前皮下注射，加用伏格列波糖 0.2mg 一天两次口服，后血糖控制尚可。查胰岛相关抗体 GAD、IAA 和 ICA（－），馒头餐试验示：血糖（mmol/L）：6.09（0h）9.27（1h）16.6（2h），胰岛素（mu/L）：8.85（0h）9.07（1h）8.62（2h），C 肽（ng/mL）：0.15（0h）0.2（1h）0.34（2h）。家属拒绝进一步诊治，遂带上述降糖方案出院，嘱主要血糖目标空腹 8～10mmol/L，餐后 10～15mmol/L 即可，防止低血糖发生。

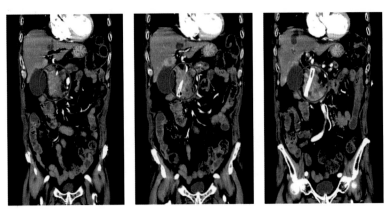

图 6-4-1　患者腹部 CT 影像

可见胰腺头部巨大占位，胰腺体尾部萎缩，胆道支架植入

三、讨论与总结

患者肿瘤指标 CA-199 明显升高，腹部 CT 提示胰腺头部占位，考虑胰腺癌可能性大。患者半年前出现血糖升高，空腹 15mmol/L，此次入院查糖化血红蛋白 10.5%，馒头餐试验提示胰岛功能绝对缺乏，查胰岛相关抗体阴性，治疗上对胰岛素敏感，考虑为胰腺癌相关的糖尿病可能性大。

目前糖尿病分型分为 1 型糖尿病、2 型糖尿病、妊娠期糖尿病和特殊类型糖尿病。在特殊类型糖尿病中，有一类与胰腺外分泌腺体相关，包括胰腺炎、胰腺肿瘤和胰腺手术等。胰腺癌相关的糖尿病就属于这一类。

目前认为胰腺癌和糖尿病存在相互影响的关系，有关流行病学研究显示，新发糖尿病可能是胰腺癌的早期表现之一，1991 年至 2004 年间收治的 508 例胰腺癌病例，与同期非消化系统、非肿瘤及非激素代谢异常类的 770 例病例对照，发现病例组与对照组总体糖尿病发病率差异显著（33.46% vs 8.83%，$P<0.01$，相对危险度 5.19），病例组与对照组中糖尿病病程小于 2 年与大于 10 年的比例两组间差异有统计学意义，而病例组内有无糖尿病患者的性别、年龄无差异，不同胰腺癌部位及分化程度者糖尿病比例也无差异。1997 年至 2007 年间收治的 220 例胰腺癌病例，与同期非消化系统、非肿瘤及非代谢异常类的 300 例患者对照，发现胰腺癌组和对照组糖尿病发病率分别为 33.2% 和 9.7%，差异显著（$P<0.05$），胰腺癌组糖尿病病程小于 2 年与大于等于 10 年者的比例分别为 78.1%（57/73）和 9.6%（7/73），显著高于对照组的 62.1%（18/29）和 6.9%（2/29），两组比较有统计学差异（$\chi^2=46.15$，$P<0.01$，OR=6.07；$\chi^2=4.72$，$P<0.01$，OR=4.90）。胰腺癌组内糖尿病患者和非糖尿病患者在性别、年龄、肿瘤部位等方面无显著差异，但糖尿病者肿瘤分化以乳头状或高分化腺癌为主，而无糖尿病者肿瘤以低分化腺癌为主。这两项研究提示糖尿病可能是胰腺癌的早期临床表现之一，同时后一项研究提示高分化胰腺癌可能是引起糖尿病的主要原因，而其中的具体机制还有待进一步研究。部分胰腺癌患者在接受手术治

疗后，糖尿病及糖耐量异常情况有所好转。来自何相宜等的研究显示，胰腺癌切除术后，41%～57%的术前伴有新发糖尿病患者血糖可恢复，而伴长期糖尿病者术后血糖无明显改善。

而另一方面，长期糖尿病是胰腺癌发生的危险因素之一。目前已有多项荟萃分析提示糖尿病患者发生胰腺癌的风险升高。美国国家癌症中心估计糖尿病使胰腺癌的发生风险增加1.8倍，特别是对于亚裔和拉美裔。新发糖尿病发生胰腺癌的风险最高，随着糖尿病病程延长，胰腺癌发生风险逐渐降低，但即使是病程大于20年的糖尿病发生胰腺癌的风险仍然较普通人增加30%。口服降糖药物（特别是二甲双胍）可以减少胰腺癌的发生风险，短期使用胰岛素可以降低胰腺癌发生风险，长期使用胰岛素没有降低相关风险。台湾一项研究显示二甲双胍服用者胰腺癌发生率减低（相对危险度为0.15）。Wang等于2014年发表了一项荟萃分析也得到了相似结果，二甲双胍服用者发生胰腺癌相对危险度为0.65。

患者腹部影像提示胰腺体尾部萎缩，胰岛功能检查提示胰岛素分泌绝对缺乏，需考虑慢性胰腺炎的可能。但患者既往否认反复腹痛发作病史，粪便脂肪染色阴性，暂不支持慢性胰腺炎的诊断，考虑胰腺癌引起的继发性萎缩可能性大。

四、专家点评

老年人糖尿病血糖突然恶化包括突然出现的高血糖或原本控制平稳的糖尿病血糖突然大幅增高有多种原因，其中一个重要的原因是发生恶性肿瘤，其中胰腺癌是常见并发高血糖的恶性肿瘤之一。本例是一典型病例，腹部影像学检查确定了临床诊断。患者另一特点是影像学表现为胰腺体尾部萎缩，胰岛素分泌绝对缺乏，提示患者可能有长期的慢性胰腺炎，由于为晚期肿瘤患者，血糖控制目标可以放松。

（曾自强）

（肖建中　点评）

参 考 文 献

何相宜，袁耀宗. 胰腺癌与糖尿病关系的研究进展［J］. 临床肝胆病杂志，2014，37（8）：737-739.

匡天涛，靳大勇，楼文晖，等. 胰腺癌与糖尿病关系的临床流行病学研究［J］. 中华消化杂志，2007，27（1）：12-14.

石玲燕，张培趁，吴建胜，等. 胰腺癌与糖尿病的流行病学研究［J］. 中华胰腺病杂志，2008，8（5）：319-321.

BOSETTI C, ROSATO V, LI D, et al. Diabetes, antidiabetic medications, and pancreatic cancer risk: an analysis from the International Pancreatic Cancer Case-Control Consortium [J]. Ann Oncol, 2014, 25: 2065-2072.

CHIU CC, HUANG CC, CHEN YC, et al. Increased risk of gastrointestinal malignancy in patients with diabetes mellitus and correlations with anti-diabetes drugs: a nationwide population-based study in Taiwan [J]. Intern Med, 2013, 52 (9): 939-946.

LI D, TANG H, HASSAN MM, et al. Diabetes and risk of pancreatic cancer: a pooled analysis of three large case-control studies [J]. Cancer Causes Control, 2011, 22: 189-197.

MILENA ILIC, IRENA ILIC. Epidemiology of pancreatic cancer [J].World J Gastroenterol, 2016, 22 (44): 9694-9705.

WANG Z, LAI ST, XIE L, et al. Metformin is associated with reduced risk of pancreatic cancer in patients with type 2 diabetes mellitus: a systematic review and meta-analysis [J]. Diabetes Res Clin Pract, 2014, [Epub ahead of print].

病例 5   1 型糖尿病或 2 型糖尿病？

一、病历摘要

患者女性，49 岁，主因"发现血糖升高 10 余年，恶心、呕吐、乏力 4 天"于 2018-04-02 入院。患者 10 年前因有糖尿病家族史自行测空腹血糖 7.3mmol/L，后隔日复测空腹血糖 7.1mmol/L，否认口干、多饮、多食，否认明显体重下降。后自行控制饮食，规律运动，体重下降 10kg（92kg 下降至 82kg），平日监测空腹血糖 5～7mmol/L。4 天前觉口干、多饮、多尿，日饮水量约 4000mL，伴乏力，后出现恶心、呕吐、心慌。2 天前就诊于我院急诊，查静脉血糖 33.67mmol/L，尿酮体（4+），血气提示代谢性酸中毒，诊断糖尿病酮症酸中毒，予补液、降糖、纠酮治疗后病情逐渐稳定。自发病以来，否认心慌、手抖、出汗等低血糖症状，否认视力下降、视物模糊，否认尿中泡沫增多、双下肢水肿，否认手脚麻木、腹泻便秘交替，无体位性低血压发作。饮食睡眠可，大小便正常。近期体重无明显变化。既往史：高血压 10 余年，血压最高 160/100mmHg，平日服用硝苯地平、比索洛尔，监测血压（120～130）/（70～80）mmHg。个人史、月经婚育史无殊，否认巨大儿娩出史。家族史：母亲、3 个姐姐、1 个哥哥、1 侄女糖尿病。入院查体：体温 36.4℃，脉搏 79 次 / 分，呼吸 18 次 / 分，血压 130/82mmHg。BMI 30.3kg/m²（身高 165cm，体重 82.5kg），腹围 101cm。全身皮肤干燥，轻度脱水貌，心、肺、腹部体检无异常，生理反射正常，病理征未引出。双下肢无可凹性水肿。双足皮温正常，双侧足背动脉搏动可及，痛温觉、振动觉正常，双侧 10g 尼龙丝试验（－）。辅助检查：2018-03-30 静脉血糖 33.67mmol/L，尿 KET 4+，血气 pH 7.070，PCO₂ 17.3mmHg，PO₂ 121.8mmHg，HCO₃⁻ 4.9mmol/L，ABE -24.06mmol/L，SBE -23.37mmol/L，Lac 1.7mmol/L，AG 26.2mmol/L；2018-04-03 HbA₁c 7.1%，尿 ACR 1.14mg/mmol，ALT 42.0U/L，AST 41.3U/L，血 AMY 60.5U/L，Cr 57.0μmol/L，UA 240μmol/L，TC 4.26mmol/L，TG 1.26mmol/L，HDL-c 1.11mmol/L，LDL-c 2.59mmol/L。TgAb、TPOAb（－）。GAD-Ab、IAA、ICA（－）。血尿 F 未见明显异常。胸片：双肺心膈未见明显异常。心电图：窦性心律。腹部超声：脂肪肝，余超声未见异常。

入院诊断：糖尿病酮症酸中毒；高血压 2 级极高危。

二、临床决策

诊断：本例患者体型肥胖，有糖尿病家族史，2 次空腹血糖大于 7mmol/L，通过生活方式干预，体重明显下降，空腹血糖控制在 5～7mmol/L，既往十年间无自发酮症，临床可以诊断 2 型糖尿病。患者 4 天前突发恶心、呕吐、乏力等胃肠道症状，来诊测血糖明显升高而 HbA_{1c} 7.1%，伴酮症酸中毒，空腹及刺激后胰岛 β 细胞功能均为衰竭状态，胰岛自身抗体阴性，提示发生暴发 1 型糖尿病（Fulminant Type 1 Diabetes Mellitus，FT1DM）。考虑诊断为双重糖尿病，2 型糖尿病（Type 2 Diabetes Mellitus，T2DM）合并 FT1DM。

鉴别诊断：患者中年女性，既往糖尿病病史，病程前十年未用药治疗，短期内胰岛功能衰竭，依赖胰岛素治疗，需考虑自身免疫性 1 型糖尿病 成人迟发性隐匿性糖尿病（LADA）。但本例患者胰岛自身抗体阴性，不支持 LADA 的诊断。此外，患者短期内血糖急剧升高，HbA_{1c} 水平不高，胰岛 β 细胞功能急剧衰竭，不支持 T2DM 的自然病程。结合患者临床表现，考虑患者既往 T2DM 的基础上发生了 FT1DM。

本例患者入院后继续予补液、小剂量胰岛素静脉泵入纠正酮症酸中毒治疗，后调整为多次胰岛素皮下注射。患者全天胰岛素用量为 70U（0.85U/kg）仍血糖控制不佳，考虑同时合并胰岛素抵抗，加用二甲双胍缓释片 500mg 一天两次（最大耐受量），伏格列波糖 0.2mg 一天三次，监测空腹血糖 11.5～16.2mmol/L，早餐后血糖 17.8～23.1mmol/L，午餐及晚餐后血糖 8.8-13.3mmol/L。馒头餐试验提示空腹及刺激后 C 肽水平均<0.05ng/mL（结果如表 6-5-1），24h 尿 C 肽 0.45μg，考虑诊断为 T2DM 合并 FT1DM。患者仍血糖控制不佳，后充分知情后加用达格列净 10mg 一天一次，胰岛素调整至赖脯胰岛素 12IU-10IU-10IU 三餐前皮下注射、甘精胰岛素 24IU 睡前皮下注射，监测空腹血糖 7.6～9.9mmol/L，餐后 2h 血糖 8.5～14.4mmol/L。出院后 5 个月患者体重逐渐下降 11kg，降糖方案调整为赖脯胰岛素 8IU -8IU -10IU 三餐前、甘精胰岛素 22IU 睡前皮下注射，联合二甲双胍缓释片 500mg 一天两次、达格列净 10mg 一天一次，监测血糖空腹血糖 7～8mmol/L，餐后 2h 血糖 4～10mmol/L。

表 6-5-1 馒头餐试验结果

	空腹	1 小时	2 小时
血糖（mmol/L）	7.46	21.19	27.46
C 肽（ng/mL）	<0.05	<0.05	<0.05

三、讨论与总结

近年来，暴发 1 型糖尿病（FT1DM）作为 1 型糖尿病（Type 1 Diabetes Mellitus，T1DM）的新亚型受到越来越多的关注。该病起病急骤，进展迅速，病情危重，常于 1 周内迅速出现糖尿病酮症或酮症酸中毒（DKA），发病时血糖显著升高，糖化血红蛋白

（Hb1Ac）正常或轻度升高，胰岛 β 细胞功能接近完全衰竭，且糖尿病自身抗体多数阴性。日本陆续报道在 2 型糖尿病（Type 2 Diabetes Mellitus，T2DM）基础上发病的 FT1DM 病例，国内尚未见报道。

目前 FT1DM 的诊断标准参考 2012 年日本糖尿病学会（Japan Diabetes Society，JDS）提出的共识：①出现高血糖症状后迅速（大约 1 周内）发生糖尿病酮症或者酮症酸中毒（初诊时评估尿或血酮体）；②初诊时血糖≥16.0mmol/L 且 HbA_{1c}＜8.7%；③尿 C 肽＜10μg/d；空腹血清 C 肽＜0.3ng/mL（0.10nmol/L），胰高血糖素兴奋后或进食后血清 C 肽峰值＜0.5ng/mL（0.17nmol/L）。具备以上 3 点可诊断 FT1DM。由于短期内血糖急剧升高，FT1DM 患者 HbA_{1c} 升高不明显但糖化白蛋白（GA）水平多有升高，应用 GA/HbA1C＞3.2 诊断 FT1DM 的敏感性达到 97%，特异性达到 98%。

大多数 FT1DM 患者起病前病程为 1～2 周，既往无糖尿病史。糖耐量异常或 2 型糖尿病合并暴发 1 型糖尿病的病例多来自日本学者报道。Ogawa A 等报道 1 例 76 岁老年男性 T2DM 患者，病程 46 年，长期应用口服降糖药治疗；突发糖尿病酮症酸中毒，测血糖 55.72mmol/L，HbA_{1c} 7.7%，空腹 C 肽 0.03nmol/L，胰岛自身抗体阴性，符合 FT1DM 的诊断，后予胰岛素强化治疗。Tamura Y 报道 1 例 66 岁老年男性 T2DM 患者，血糖控制平稳的病程中突发流感样症状，后发现急性高血糖，HbA_{1c}＜8.7%，胰酶升高，胰岛自身抗体阴性，均支持暴发 1 型糖尿病的诊断，但此例患者胰岛功能并未完全丧失，考虑一方面可能与长期胰岛素抵抗引起胰岛细胞增生有关，另一方面可能与其长期应用吡格列酮可减少炎症反应相关。Shimada A 等总结了 18 例 T2DM 合并 FT1DM 患者，平均 HbA_{1c} 8.5±1.4%，其中有 5 例高于 8.5%，明显高于单纯性 FT1DM（HbA_{1c}（5.5～7.3）%）；前者多伴高龄（年龄 58.9±12.8 岁 vs 39.1±15.7 岁）和肥胖（BMI 18～29.4kg/m^2 vs 16.8～24.6kg/m^2），意识障碍发生频率更高（68.8% vs 45.2%）。Akitsu Kawabe A 通过计算 T2DM 合并 FT1DM 患者发病前后 HbA_{1c} 或 GA 的变化水平，可推测出 FT1DM 的病程。

FT1DM 的发病机制仍未明确，近年来研究认为本病主要与遗传、环境（病毒感染）和自身免疫等因素有关。FT1DM 多发于亚洲人群，人类白细胞抗原Ⅱ（human leukocyte antigenⅡ，HLAⅡ）基因多态性与 FT1DM 的易感性密切相关。Tsutsumi C 等对 207 例 FT1DM 患者的研究发现，有 32.6% 的患者携带有 DRB1*0405-DQB1*0401 基因型，明显高于正常对照组的 14.2%。大多数 FT1DM 患者在起病前 2 周内有前驱感染史或出现流感样症状，血清病毒相关抗体滴度升高，提示病毒感染可能与其发病有关。部分患者在病毒感染后多种自身免疫抗体升高，胰岛组织可见淋巴细胞和巨噬细胞浸润，提示病毒感染后继发免疫反应可能参与了 FT1DM 的发生。

T2DM 合并 FT1DM 与单纯 FT1DM 的发病机制是否不同尚不清楚。研究认为，T2DM 与 T1DM 在临床特征、遗传易感性上存在一定的重叠性，部分 T2DM 患者可检测出胰岛自身抗体阳性，而合并胰岛素抵抗的 T1DM 也越来越多，有时两者很难完全区分开来。Wilkin TJ 提出的加速学说认为 T1DM 和 T2DM 的共同发病机制是胰岛素抵抗，两者的不同在于胰岛 β 细胞衰竭速度的快慢，而不同的遗传背景、胰岛素抵抗程度以及免疫反应是加速胰岛 β 细胞衰竭的主要因素。

本例患者既往明确诊断为 T2DM，近期突发胰岛 β 细胞功能衰竭，结合其临床及生化特征，考虑诊断为 FT1DM。T2DM 患者突发胰岛 β 细胞功能衰竭需警惕合并 FT1DM 的可能，具体发病机制及临床生化特点仍需进一步大样本量研究分析总结。FT1DM 预后不佳，且易与其他疾病混淆，导致漏诊误诊，因此，加强临床医生对本病的认识，从而早期发现、正确诊断和及时抢救则显得至关重要。

四、专家点评

随着全球糖尿病发病率的增加，传统意义上的 1 型糖尿病（T1DM）和 2 型糖尿病（T2DM）的分型已不能满足目前临床需要。很多患者可同时具备 T1DM 和 T2DM 的特点，称之为双重糖尿病（Double Diabetes，DD），指同时存在胰岛自身抗体阳性及代谢综合征特征的糖尿病。由于多数患者在发病初期未测定胰岛自身抗体，导致其与 LADA 的区别困难。近年来，暴发 1 型糖尿病（FT1DM）作为 T1DM 的新亚型受到越来越多的关注。该病起病急骤，进展迅速，病情危重，常于 1 周内迅速出现糖尿病酮症或酮症酸中毒（DKA），发病时血糖显著升高，糖化血红蛋白（Hb1Ac）正常或轻度升高，胰岛 β 细胞功能接近完全衰竭，且糖尿病自身抗体多数阴性。由于 T1DM 特别是 FT1DM 可能不能检测出胰岛相关抗体，日本陆续报道在 T2DM 基础上发病的 FT1DM 病例，国内尚未见报道。既往 DD 的概念并未包括胰岛自身抗体阴性的 T1DM 患者合并 T2DM。本病例考虑诊断为 T2DM 合并 FT1DM，拟拓展 DD 的概念，提出 DD 应该包括胰岛自身抗体阴性的 T1DM 患者（如 FT1DM）合并 T2DM。

（刘兆祥　金丽霞　赵文惠　肖建中）

（肖建中　点评）

参 考 文 献

平田匠，島田朗，今川彰久，et al. 1 型糖尿病調査研究委員会（劇症および急性発症 1 型糖尿病分科会）報告——2 型糖尿病経過中に劇症 1 型糖尿病様の発症様式を呈した症例の臨床的特性－.［J］. 糖尿病，2012，55：505-511.

BASILE K J, GUY V C, SCHWARTZ S, et al. Overlap of genetic susceptibility to type 1 diabetes, type 2 diabetes, and latent autoimmune diabetes in adults [J]. Curr Diab Rep, 2014, 14 (11): 550.

FATIMA A, KHAWAJA KI, BURNEY S, et al. Type 1 and type 2 diabetes mellitus: are they mutually exclusive? [J]. Singapore Med J. 2013, 54 (7): 396-400.

IMAGAWA A, HANAFUSA T, AWATA T, et al. Report of the Committee of the Japan Diabetes Society on the Research of Fulminant and Acute-onset Type 1 Diabetes Mellitus: New diagnostic criteria of fulminant type 1 diabetes mellitus (2012) [J]. J Diabetes Investig. 2012, 3 (6): 536-539.

IMAGAWA A, HANAFUSA T, MIYAGAWA J, et al. A novel subtype of type 1 diabetes mellitus characterized by a rapid onset and an absence of diabetes-related antibodies. Osaka IDDM Study Group [J]. N Engl J Med. 2000, 2342 (5): 301-307.

IMAGAWA A, HANAFUSA T. Fulminant type 1 diabetes--an important subtype in East Asia [J]. Diabetes Metab Res Rev. 2011, 27 (8): 959-964.

KAWABE A, SETA T, FUJII S, et al. Estimation of Duration of Symptoms in Fulminant Type 1 Diabetes Mellitus Using HbA$_{1c}$ or Glycated Albumin [J]. Jpn Clin Med. 2012, 3: 15-20.

KOGA M, MURAI J, SAITO H, et al. Serum glycated albumin to haemoglobin A (1C) ratio can distinguish fulminant type 1 diabetes mellitus from type 2 diabetes mellitus. ANN CLIN BIOCHEM, 2010, (Pt 4): 313-317.

LIU L, ZENG L, SANG D, et al. Recent findings on fulminant type 1 diabetes [J]. Diabetes Metab Res Rev. 2018, 34 (1).

OGAWA A, NIIYA T, MANABE K, et al. Fulminant type 1 diabetes in an elderly patient treated after receiving a diagnosis of type 2 diabetes [J]. Nihon Ronen Igakkai Zasshi, 2013, 50 (6): 818-823.

TAMURA Y, ARAKI A, CHIBA Y, et al. A case of type 2 diabetes mellitus in an elderly patient with rapid attenuation of insulin secretion that resembled fulminant type 1 DM but with incomplete betacell damage [J]. ENDOCR J, 2006, 53 (5): 633-637.

TSUTSUMI C, IMAGAWA A, IKEGAMI H, et al. Class Ⅱ HLA genotype in fulminant type 1 diabetes: A nationwide survey with reference to glutamic acid decarboxylase antibodies [J]. J Diabetes Investig. 2012, 3 (1): 62-69.

WILKIN T J. The accelerator hypothesis: a review of the evidence for insulin resistance as the basis for type I as well as type Ⅱ diabetes [J]. Int J Obes (Lond), 2009, 33 (7): 716-726.

WILKIN T J. The accelerator hypothesis: a unifying explanation for type-1 and type-2 diabetes [J]. Nestle Nutr Workshop Ser Clin Perform Programme, 2006, 11: 139-150, 150-153.

WILKIN T J. The accelerator hypothesis: weight gain as the missing link between Type I and Type Ⅱ diabetes [J]. DIABETOLOGIA, 2001, 44 (7): 914-922.

病例 6   难以寻觅的"低血钾"罪魁祸首

一、病历摘要

患者男性，44 岁，主因"乏力、手足麻木、夜尿增多 1 年余"于 2014-04-27 入院。1 年余前患者无明显诱因出现乏力、手足麻木、夜尿增多（3～15 次 / 夜）、记忆力下降、视物模糊。自觉面部及颈部逐渐增粗、四肢变细，食欲如常，体重减轻（每月下降 0.5～2.5kg）。1 年来血压升高（最高 150/105mmHg）。4 月前发现血糖升高（空腹4.4～5.0mmol/L，餐后 5.1～10.4mmol/L）。就诊于当地医院，查血钾 2.2～2.5mmol/L，钠146mmol/L，氯 106mmol/L，甲状腺功能提示亚临床甲状腺功能亢进症（T3 34.40ng/dL，T4 2.59ng/dL，TSH 0.024mIU/L）。静脉补钾，血钾无明显升高。既往高脂血症 1 年。否认肝肾疾病、脑血管、冠心病病史。否认外伤手术史。不嗜烟酒；过敏史（一），手术输血史（一）；未婚未育；家族史无特殊。入院查体：BP 155/100mmHg，身高 171cm，体重 70kg，BMI 23.9kg/m^2。毛发分布正常。胸前散在多发红色丘疹，头面部皮肤色素沉着，双手掌指关节、指间关节皮肤皱褶处色素沉着，双手掌纹处色素沉着；面部及颈部皮肤潮红，双侧锁骨上及颈后脂肪垫。无紫纹、皮肤瘀点瘀斑等。甲状腺Ⅰ度肿大，未触及震颤，未闻及杂音。双手浅感觉轻度减退、深感觉对称（如图 6-6-1，图 6-6-2）。

　　入院诊断：低血钾、高血糖原因待查；甲状腺功能异常待查；高脂血症；高血压？

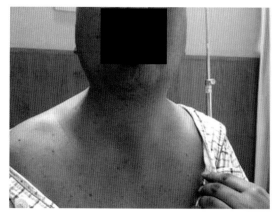
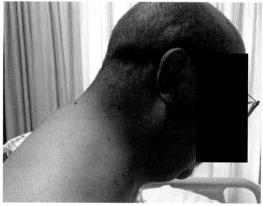
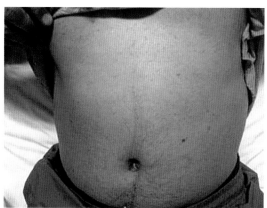

图 6-6-1　锁骨上及颈后脂肪垫、腹部

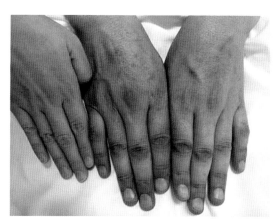
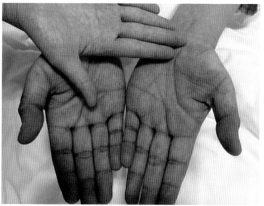

图 6-6-2　双手皮肤色素沉着

二、临床决策

入院常规检查：①肝肾功能正常；②尿便常规正常，尿 pH 5.5～8；③血白细胞 8.79～12.48×10^9/L，中性粒细胞比例 79%～91%,Hb（150～155）g/L；④血气分析 pH 7.49，氧分压 84mmHg，二氧化碳分压 46mmHg，SBE 9.68mmol/L，SBC 32.5mmol/L，K$^+$ 2.42mmol/L，Na$^+$ 14 2mmol/L，Cl$^-$ 102.7mmol/L，细胞外碱剩余 11.17mmol/L，乳酸 2.9mmol/L；⑤血脂 TC 6.75mmol/L，TG 1.61mmol/L，LDL-C 3.55mmol/L，HDL-C 4.41mmol/L；⑥甲状腺功能 TSH 0.388mU/L，FT3 2.64pmol/L（2.8～7.1），FT4 6.75pmol/L，TPOAb、TGAb 阴性，甲状腺超声未见明显异常。

患者病史 1 年余，病程中有明显的体貌改变——满月脸、水牛背、腹型肥胖、四肢变细，同时伴有高血压、肾性失钾（表 6-6-1）、糖脂代谢紊乱，查体可见明显皮肤皱褶色素沉着。实验室检查可见低钾代谢性碱中毒、白细胞增多、高血脂。首先想到的病因是皮质醇增多症，进行 ACTH、皮质醇节律和 24 小时尿皮质醇检查。

表 6-6-1　血钾及尿钾变化

电解质 / 日期	2015-04-27	2015-04-28	2015-04-29	2015-04-30
Na	149.3	149.0	147.7	146.7
K	2.18	2.09	2.07	2.30
24 小时尿 K			43.90mmol	46.19mmol
24 小时尿 Na			93.38mmol	52.32mmol

注：每日口服氯化钾缓释片 2g 一天三次、枸橼酸钾颗粒 2g 一天三次。

由表 6-6-2 可见皮质醇节律消失，ACTH、血皮质醇及尿皮质醇明显升高。行 1mg 地塞米松、小剂量地塞米松及大剂量地塞米松抑制试验。行垂体平扫＋增强 MRI、肾上腺增强 MRI 未见明显异常。

表 6-6-2　基础 ACTH、皮质醇节律及 24 小时尿皮质醇

	ACTH（7.2～63.3ng/L）			皮质醇（171～536nmol/L）			24 小时尿皮质醇（28.5～213.7μg）
日期 / 时间	8Am	4Pm	0Am	8Am	4Pm	0Am	
2015-04-29	187.5	178.1	156.5	1282	1177	990.6	1642.5

由表 6-6-3 可见 1mg 地塞米松、小剂量地塞米松均不能抑制，皮质醇增多症确诊。ACTH 一直高于正常值上限，ACTH 依赖的皮质醇增多。大剂量地塞米松不能抑制，垂体及肾上腺增强 MRI 未见明显异常（如图 6-6-3）。异源性 ACTH 分泌综合征可能性大。

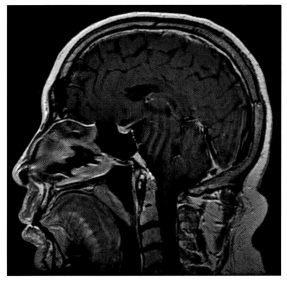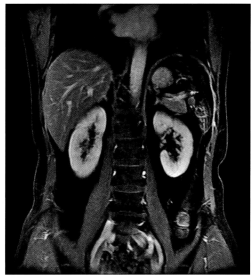

图 6-6-3　垂体及肾上腺增强 MRI

表 6-6-3　地塞米松抑制试验

	ACTH（7.2~63.3ng/L）			皮质醇（171~536nmol/L）			24 小时尿皮质醇（28.5~213.7μg）
日期/时间	8Am	4Pm	0Am	8Am	4Pm	0Am	
2015-04-29	187.5	178.1	156.5	1282	1177	990.6	1642.5
0Am 地塞米松 1mg 口服（1mg 地塞米松抑制试验）							
2015-04-30	164			1066			1192
2015-05-09	92.61	70.7	52.4	415.3	283.7	126.7	137.08
地塞米松 0.5mg Q6h 连续口服 2 天（小剂量地塞米松抑制试验）							
2015-05-11	77.57			434.8			144.77
地塞米松 2mg Q6h 连续口服 2 天（大剂量地塞米松抑制试验）							
2015-05-13	72.34			419.5			433.08

注：1mg 地塞米松抑制试验可抑制—服药后的 8Am 血皮质醇低于 50nmol/L；小剂量及大剂量地塞米松抑制试验可抑制—服药后的 24 小时尿皮质醇低于基础值的 50%。

异源性 ACTH 分泌综合征是指非垂体来源的 ACTH 导致的皮质醇增多症，异源的 ACTH 主要是由神经内分泌细胞来源的肿瘤分泌，肿瘤常见的部位是胸腹腔。

进一步寻找病灶：胸部薄层 CT、腹部增强 CT 及腹部平扫＋动态增强 MRI 均未见明显异常，血肿瘤标志物筛查未见异常。奥曲肽显像未见明显异常。

评估皮质醇增多症继发性疾病：

（1）骨代谢：血维生素 D 10.43ng/mL（10~50），iPTH 21.3ng/L（15~65），血钙 2.12mmol/L，血磷 2.21mmol/L，24 小时尿钙 5.36mmol；DXA 骨密度 L1-L2 T 值及椎体总 T 值＜−2.5（如图 6-6-4）。

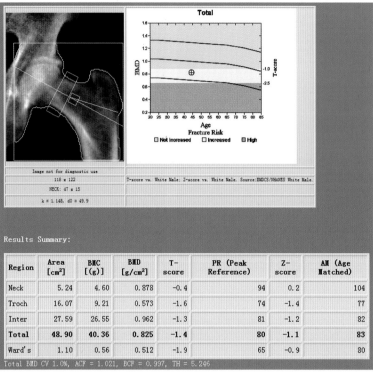

Results Summary:

Region	Area [cm²]	BMC [(g)]	BMD [g/cm²]	T-score	PR (Peak Reference)	Z-score	AM (Age Matched)
Neck	5.24	4.60	0.878	-0.4	94	0.2	104
Troch	16.07	9.21	0.573	-1.6	74	-1.4	77
Inter	27.59	26.55	0.962	-1.3	81	-1.2	82
Total	48.90	40.36	0.825	-1.4	80	-1.1	83
Ward's	1.10	0.56	0.512	-1.9	65	-0.9	80

Total BMD CV 1.0%, ACF = 1.021, BCF = 0.997, TH = 5.246

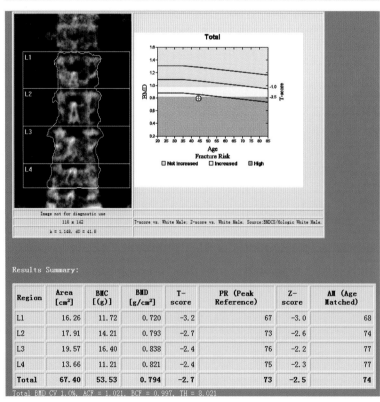

Results Summary:

Region	Area [cm²]	BMC [(g)]	BMD [g/cm²]	T-score	PR (Peak Reference)	Z-score	AM (Age Matched)
L1	16.26	11.72	0.720	-3.2	67	-3.0	68
L2	17.91	14.21	0.793	-2.7	73	-2.6	74
L3	19.57	16.40	0.838	-2.4	76	-2.2	77
L4	13.66	11.21	0.821	-2.4	75	-2.3	77
Total	67.40	53.53	0.794	-2.7	73	-2.5	74

Total BMD CV 1.0%, ACF = 1.021, BCF = 0.997, TH = 8.021

图 6-6-4 DXA 骨密度

（2）糖代谢：糖化血红蛋白 5.9%；OGTT 及胰岛素释放试验可见胰岛素释放延迟，2 小时血糖大于 11.1mmol/L（如表 6-6-4）。

表 6-6-4　OGTT 及胰岛素释放试验结果

	空腹	1 小时	2 小时
血糖（mmol/L）	5.04	10.79	11.69
胰岛素（mIU/L）	13.18	65.68	159.05

（3）高血压：24 小时动态血压监测见最高血压 170/105mmHg，昼夜血压节律消失，夜间血压升高明显。尿常规及肾功能正常、双肾动脉超声未见血管狭窄，除外肾及肾血管性高血压。血儿茶酚胺、24 小时尿儿茶酚胺正常范围；卧位及立位肾素 - 血管紧张素 - 醛固酮正常范围，ARR 比值 24～25，不考虑嗜铬细胞瘤及原发性醛固酮增多症引起的高血压、低血钾。

至此，患者异源性 ACTH 分泌综合征诊断较明确，继发骨质疏松、糖尿病、高血压。影像学检查未找到明确病灶。给予骨化三醇、钙剂抗骨质疏松，饮食运动控制血糖，替米沙坦、苯磺酸氨氯地平控制血压，口服补钾治疗。

2015-06 复诊：血皮质醇、24 小时尿皮质醇正常范围。

2015-11 复诊：血钾 3～3.2mmol/L，24 小时尿皮质醇 2590～2738μg。PET-CT 检查未提示明显异常。连续 24 小时尿皮质醇监测，可见皮质醇分泌呈周期性变化（如图 6-6-5），考虑周期性异源性 ACTH 分泌综合征。

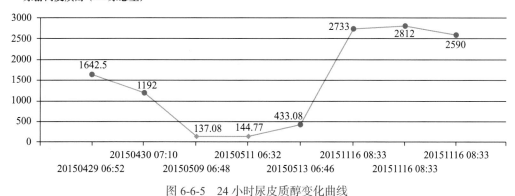

图 6-6-5　24 小时尿皮质醇变化曲线

2016-01 外院行垂体切除术，术后优甲乐 50μg/d 治疗。术后 1 个月复查，血 ACTH 高、血尿皮质醇仍显著升高，遂于外院行双侧肾上腺切除术。术后泼尼松龙 7.5mg/d、左甲状腺素钠片 50μg/d 替代治疗，血钾 3.5～4mmol/L；美托洛尔缓释片 47.5mg/d 控制血压在 130/80mmHg 左右。

2017-01 及 2018-01 复诊：泼尼松龙 7.5mg/d、左甲状腺素钠片 50μg/d 口服。体重减至 60～61kg，皮肤色素沉着较术前加重。8Am 血 ACTH 波动在 90～300ng/L 范围，血钾、血压、糖化血红蛋白、空腹血糖、血脂、甲状腺功能均正常范围，DXA 骨密度腰椎总 BMD 较前升高。胸部薄层 CT 及腹部平扫＋增强 MRI 未见明显异常。

三、讨论与总结

异源性 ACTH 分泌综合征（ectopic ACTH syndrome）占 Cushing 综合征总病因的 10%～20%。它可发生于任何年龄，以老年、男性多见。异源的 ACTH 主要是由神经内分泌细胞来源的肿瘤分泌，原发肿瘤可分为良性和恶性。见于 APUD 细胞（amine precursor uptake and decarboxylation cell）肿瘤，如于小细胞未分化肺癌、类癌、胸腺癌、甲状腺髓样癌、神经母细胞瘤和黑色素瘤，也可见于肺腺癌、鳞状细胞癌和肝癌等非 APUD 细胞瘤。

与库欣病相比，异源性 ACTH 分泌综合征具有其临床特点：①患者血 ACTH 常更高，每日激素分泌量波动更显著，有些患者呈周期性或间断性分泌；②皮肤色素沉着更显著，严重低血钾和代谢性碱中毒更常见。恶性程度高的肿瘤引起的异源性 ACTH 分泌综合征，病情进展迅速，容易发现原发肿瘤，血 ACTH 水平更高，双侧肾上腺增生明显，通常 Cushing 综合征表现不典型，但低血钾、碱中毒、高血压、糖代谢异常、肌萎缩等症状严重，并伴有恶性肿瘤的其他症状。恶性程度较低、生长缓慢的肿瘤引起的异源性 ACTH 分泌综合征，具有典型的 Cushing 综合征表现，原发肿瘤较难发现。

异源性 ACTH 分泌综合征，推荐首先行胸腹部 CT 和 MRI 检查寻找肿瘤病灶。对于难于查找的肿瘤病灶，可以结合 PET/CT、奥曲肽或奥曲肽类似物闪烁成像，其中 ^{111}In-pentetreotide（OCT）实用性和可靠性好，^{68}Gallium-SSTR-PET/CT 敏感性最高但临床实用性相对较低。

本例患者有典型的皮质醇增多临床表现、严重低血钾、碱中毒，ACTH 和皮质醇水平显著升高，小剂量地塞米松抑制试验不能抑制，ACTH 依赖的皮质醇增多症诊断明确。ACTH 依赖的 Cushing 综合征最常见病因是 Cushing 病，因垂体 MRI 对直径小于 3mm 的微腺瘤的检测敏感性下降，对于垂体 MRI 无明确病变的 ACTH 依赖的 Cushing 综合征患者，进行岩下窦静脉取血（Inferior petrosal sinus sampling，IPSS）是明确 ACTH 来源的重要检查，用于区分 Cushing 病和异源性 ACTH 分泌综合征。但 IPSS 也有一定的假阴性，比如插管取血位置不适当、ACTH 脉冲间期取血。该患者外院行垂体切除术前未行 IPSS 检查，但结合大剂量地塞米松抑制试验不能抑制、垂体术后 ACTH 仍高，垂体外来源的 ACTH 明确。

随访发现该患者 ACTH 和血尿皮质醇具有明显的周期性分泌特点。先后行胸腹部 CT、MRI、PET/CT 及奥曲肽显像等检查均未发现肿瘤病灶。考虑患者是由恶性程度较低、生长缓慢的肿瘤分泌 ACTH 引起的 Cushing 综合征。文献显示，Cushing 综合征的表现可与肿瘤同时出现，但恶性度相对低的或生长缓慢的肿瘤 Cushing 综合征的表现可早于肿瘤症状数年，最长可见随访 12 年后发现原发肿瘤病灶。

异源性 ACTH 分泌综合征的最佳疗法为手术切除肿瘤，去除 ACTH 的来源并治愈代谢紊乱。无法识别肿瘤的患者，可长期持续应用肾上腺皮质激素合成酶抑制剂，持续定期对患者进行 OCT、CT 或 MRI 检查，直到可确定肿瘤位置并加以治疗。也可进行双侧手术肾上腺切除术。该患者皮质醇增多症继发多种并发症，难以找到原发肿瘤病灶，双侧肾上腺切除术，术后 Cushing 综合征临床表现缓解。但由于未能清除异位 ACTH 来源，ACTH 水平仍高，患者皮肤色素沉着加重。患者仍需长期的影像学随访寻找肿瘤病灶。

四、专家点评

异源性 ACTH 分泌综合征的诊断思路是，ACTH 依赖＋ACTH 来源于垂体外。这是 1 例典型病例，表现为非常明显的低血钾，而其他皮质醇增多症的表现相对较轻，特殊性是分泌呈周期性分泌特点。其诊断需要岩下窦静脉取血（IPSS），排除垂体来源的 ACTH 分泌增多。本例尽管未进行 IPSS，但垂体手术未改善激素水平，支持了异源性 ACTH 分泌综合征的诊断。

本病的治疗以找到原发肿瘤病灶为根治的方法，但对于隐性临床表现的患者，难于短期内发现原发肿瘤病灶，可采取双侧肾上腺切除术来改善高皮质醇血症。本例先进行垂体手术非常规治疗，结果也显示效果不佳。同时对于继发疾病，如糖尿病、骨质疏松，应进行规范的治疗。

因为引起该综合征的多为胸腹部肿瘤，影像学检查应首先考虑胸腹部的 CT 及 MRI，奥曲肽扫描有一定的诊断价值，对于难以查找病灶的病例 PET/CT 都是很好的补充辅助检查手段。未发现原发灶的患者术后需要长期规律随访，特别是影像学的检查，直至找到原发肿瘤病灶，并进行手术治疗。

（曹沉香）

（肖建中　点评）

参 考 文 献

廖二元，内分泌代谢病学第三版

GOROSHI MR1, JADHAV SS2, LILA AR2, et al. Comparison of 68Ga-DOTANOC PET/CT and contrast-enhanced CT in localisation of tumours in ectopic ACTH syndrome [J]. Endocr Connect. 2016, Mar;5 (2): 83-91. doi: 10.1530/EC-16-0010. Epub 2016 Mar 22.

ILIAS I, TORPY DJ, PACAK K, et al. Cushing's syndrome due to ectopic corticotropin secretion: twenty years' experience at the National Institutes of Health [J]. J Clin Endocrinol Metab 2005, 90: 4955.

ISIDORI AM, KALTSAS GA, POZZA C, et al. The ectopic adrenocorticotropin syndrome: clinical features, diagnosis, management, and long-term follow-up [J]. J Clin Endocrinol Metab 2006, 91: 371.

ISIDORI AM, SBARDELLA E, ZATELLI MC, et al. ABC Study Group.Conventional and Nuclear Medicine Imaging in Ectopic Cushing's Syndrome: A Systematic Review [J]. J Clin Endocrinol Metab. 2015, 100 (9): 3231-3244.

KAKADE HR1, KASALIWAL R, JAGTAP VS, et al. Ectopic ACTH-secreting syndrome: a single-center experience [J]. Endocr Pract. 2013, Nov-Dec; 19 (6): 1007-1014. doi: 10.4158/EP13171.OR.

NEARY NM, LOPEZ-CHAVEZ A, ABEL BS, et al. Neuroendocrine ACTH-producing tumor of the thymus—experience with 12 patients over 25 years [J]. J Clin Endocrinol Metab 2012, 97: 2223.

PACAK K, ILIAS I, CHEN CC, et al. The role of [(18)F] fluorodeoxyglucose positron emission tomography and [(111)In]-diethylenetriaminepentaacetate-D-Phe-pentetreotide scintigraphy in the localization of ectopic adrenocorticotropin-secreting tumors causing Cushing's syndrome [J]. J Clin Endocrinol Metab 2004, 89: 2214.

REINCKE M, ALLOLIO B, ARLT W, et al. Comment on primary localization of an ectopic ACTH-producing bronchial carcinoid tumor by indium111 pentetreotide scintigraphy [J]. J Clin Endocrinol Metab 1999, 84: 3399.

SATHYAKUMAR S, PAUL TV, ASHA HS, et al. ECTOPIC CUSHING SYNDROME: A 10-YEAR EXPERIENCE FROM A TERTIARY CARE CENTER IN SOUTHERN INDIA [J]. Endocr Pract. 2017, 23 (8): 907-914. doi: 10.4158/EP161677.OR. Epub 2017 Jun 14.

TABARIN A, VALLI N, CHANSON P, et al. Usefulness of somatostatin receptor scintigraphy in patients with occult ectopic adrenocorticotropin syndrome [J]. J Clin Endocrinol Metab 1999, 84: 1193.

TORPY DJ, CHEN CC, MULLEN N, et al. Lack of utility of (111)In-pentetreotide scintigraphy in localizing ectopic ACTH producing tumors: follow-up of 18 patients [J]. J Clin Endocrinol Metab 1999, 84: 1186.

病例 7　为何抗结核治疗后 Addison 症状加重

一、病历摘要

　　患者女性，53 岁，主因"纳差、乏力、肌痛、皮肤黑色素沉着进行性加重 1 年"于 2014-04-20 入院。患者近 1 年无明显诱因出现纳差、嗜咸食、乏力、四肢肌痛、盗汗，并出现全身皮肤黑色素沉着，以面部、齿龈、皮肤皱褶处、掌纹、瘢痕、乳头等暴露及摩擦部位为主，症状进行性加重。偶有卧位变坐位时头晕症状发生，静坐 3 分钟后可缓解。无明显畏寒肢冷及午后低热。既往体健。个人史婚育史（－）。家族史：二姐有红斑狼疮病史，三姐有干燥综合征病史。查体：血压 128/82mmHg 体重 54.5kg 身高 162cm BMI 值 20.8kg/m²，体型消瘦，全身暴露及摩擦部位黑色素沉着，无满月脸、水牛背，弹性可，无紫癜、毳毛增多、紫纹。心律齐，未闻及杂音，双肺未闻及干、湿啰音，腹软，无压痛。双下肢无可凹性水肿。双足皮温正常，双侧足背动脉搏动可及，痛温觉、振动觉正常，双侧 10g 尼龙丝试验（－）。实验室及影像学检查：FBG 3.9mmol/L，Na 140mmol/L，皮质醇节律 24 小时尿皮质醇（24h UFC）15.04μg/24h（20～80μg/24h）。T3、T4、TRAb 正常，TSH 11.330uIU/mL，TPO-Ab 318.9IU/mL，TG-Ab 81.38IU/mL（如表 6-7-1）。ANA：1∶160 核仁型。血尿便常规、血生化、血沉、凝血功能、GADA、ICA、IAA、生长激素、性激素、卧位肾素 - 血管紧张素 - 醛固酮试验均为正常范围。T-SOPT 检查：结核感染 T 细胞斑点试验 A：74（正常值＜6）；结核感染 T 细胞斑点试验 B：70（正常值＜6）；PPD 实验强阳性。肾上腺增强 CT（2014-04-18）：左侧肾上腺见小结节影，大小约 1.8cm×0.7cm，增强扫描轻度强化；右侧肾上腺见结节影，大小约 2.4cm×1.9cm，增强扫描可见环状强化。结论：双侧肾上腺结节，结核不除外（如图 6-7-1，图 6-7-2）。

入院诊断：原发性肾上腺皮质功能减退症，肾上腺结核。

表 6-7-1　ACTH、皮质醇测量含量

	0Am	8Am	4Pm
ACTH（<32pg/mL）	42.57	58.59	33.00
皮质醇（5～25μg/dL）	1.25	1.15	1.14

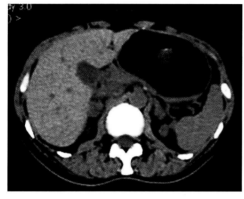

图 6-7-1　肾上腺 CT

初诊肾上腺 CT 平扫（2014/4/11）：右肾上腺见结节影，大小约 2.4cm×1.9cm，CT 值约 25HU

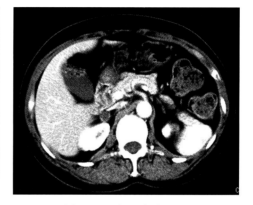

图 6-7-2　肾上腺增强 CT

肾上腺增强 CT（2016/11/25）（停抗结核治疗 1 年）：左侧肾上腺小结节最大横径约 0.89cm，右侧肾上腺结节最大横径约 1.2cm，增强扫描可见环状强化

二、临床决策

患者以纳差、乏力、肌痛、暴露部位黑色素沉着为主要临床表现，皮质醇降低、ACTH 升高，原发性慢性肾上腺功能减退症诊断明确。患者 PPD 试验强阳性，T-SPOT 阳性，肾上腺增强 CT 可见双侧肾上腺增大形成结节，结节长轴与肾上腺长轴一致，增强扫描可见环状强化，符合肾上腺结核干酪化期表现，病因为肾上腺结核感染。

予利福平 450mg 一天一次、异烟肼 300mg 一天一次、乙胺丁醇 750mg 一天一次三联抗结核治疗，同时予泼尼松龙 5mg 一天一次（8am）、2.5mg 一天一次（4pm）替代治疗。10 余天后患者自感纳差、乏力症状好转。3 个月后患者复诊，诉乏力、肌肉酸痛等症状加重。

抗结核及生理剂量糖皮质激素替代治疗初期，患者症状改善，但随着治疗时间延长，肾上腺皮质功能不全的临床表再次出现并逐渐加重。

2014-07-29 复查 8am 皮质醇 6.06μg/dL、ACTH 63.62pg/mL，24h UFC 18.15μg/24h。

2014-08-05 肾上腺增强 CT：左侧肾上腺见小结节影，大小约 0.8cm×0.5cm，右侧肾上腺见结节影，大小约 1.6cm×1.3cm，增强扫描可见环状强化。对比 2014-04-18 片，结节较前变小。抗结核治疗有效，患者乏力，肌肉酸痛等症状加重，ACTH 增高，考虑利福平联合泼尼松龙治疗，泼尼松龙治疗效果减弱。加倍泼尼松龙剂量为 10mg 一天一次（8am），5mg 一天一次（4Pm）替代治疗。同时，调整抗结核方案为利福喷汀 0.6g 一天一次、左氧氟沙星 0.5g 一天一次、异烟肼、乙胺丁醇剂量同前。

治疗 8 个月后患者乏力、纳差、肌痛、抽搐等症状较前明显好转，周身色素沉着部分消退。复查皮质醇（2014-12-12 8am）：2.01μg/dL；ACTH（8am）：21.39pg/mL；肾上腺 CT（2014-12-12）：左侧肾上腺小结节最大横径约 0.9cm，右侧肾上腺结节最大横径约 1.4cm，增强扫描可见环状强化。抗结核治疗 1.5 年，复查皮质醇（2015-11-25 8am）：0.53μg/dL；ACTH（8am）：9.18pg/mL。肾上腺 CT（2015-11-25）：左侧肾上腺小结节最大横径约 0.89cm，右侧肾上腺结节最大横径约 1.2cm，增强扫描可见环状强化；结节较前进一步缩小。停抗结核治疗，并恢复泼尼松龙生理替代剂量。

停抗结核治疗半年后，复查皮质醇（2016-03-01 8am）：0.95μg/dL；ACTH（8am）：16.3pg/mL。肾上腺 CT（2016-03-01）：左侧肾上腺小结节最大横径 0.68cm，右侧肾上腺结节最大横径约 1.1cm，无明显变化，继续维持泼尼松龙 5mg 一天一次（8am），2.5mg 一天一次（4pm）生理替代。定期复查皮质醇（2016-11-10 8am）：1.28ug/dl，ACTH（2016-11-10 8am）：25.4pg/mL，血糖、甲功、电解质正常范围。肾上腺增强 CT（2016-11-10）：双侧肾上腺体积减小，粗细不均，局部呈多发结节样改变，左侧肾上腺小结节，大小约 0.71cm×0.50cm，右侧肾上腺结节，大小约 1.2cm×1.1cm，增强轻度强化，较前无明显增大。

三、讨论与总结

患者以纳差、乏力、肌痛、暴露部位黑色素沉着为主要临床表现，皮质醇降低、ACTH 升高，原发性慢性肾上腺功能减退症诊断明确。20 世纪初，结核被认为是 Addison 病最主要的病因，50%～70% 的 Addison 病由结核引起。但随着医学的发展，结核导致 Addison 病仅占 10%，而自身免疫性疾病成为主要的致病原因。本患者存在桥本氏甲状腺炎，且有自身免疫性疾病家族史，要考虑自身免疫性 Addison 病。但本患者肾上腺 CT 未见肾上腺体积缩小，不支持自身免疫性肾上腺炎影像学表现。且患者 PPD 试验强阳性，T-SPOT 阳性，肾上腺增强 CT 可见双侧肾上腺增大形成结节，结节长轴与肾上腺长轴一致，增强扫描可见环状强化，符合肾上腺结核干酪化期表现。予抗结核治疗 1.5 年后，肾上腺结节较前明显缩小，左侧肾上腺结节从 1.8cm×0.7cm 缩小至最大径 0.89cm，右侧肾上腺结节从 2.4cm×1.9cm 缩小至最大径 1.2cm，提示抗结核治疗有效，均支持该患者结核感染性 Addison 病诊断。

Addison 病的治疗包括病因的治疗和糖皮质激素的替代治疗。本例患者在抗结核治疗同时接受激素替代治疗。根据相关报道，糖皮质激素替代治疗的患者在发热、意外事件或精神紧张等应激状态下糖皮质激素量需增加 2～3 倍。严重应激状态下，糖皮质激素量可增加至 150～200mg。此外，使用肝酶诱导剂如利福平、苯妥英钠、巴比妥类等药物时，可诱导 CYP3A4、CYP3A5、CYP3A7，CYP2D6，CYP2C8、CYP2C9、CYP2C19 等多个酶加速糖皮质激素的代谢，导致糖皮质激素替代治疗不充分，同样需要增加糖皮质激素量至 2～3 倍。本患者抗结核治疗过程中监测 ACTH 下降不满意，提示患者激素替代治疗不充分，糖皮质激素剂量加倍后，患者症状缓解，复查 ACTH 恢复正常。查阅相关文献报道，对于结核感染性 Addison 病的抗结核疗程尚未达成统一共识。本例患者经过 18 个月抗结核治疗后结核病灶明显缩小，停药后病灶大小稳定，可为结核感染性 Addison 病的抗结核疗程提供参考。

四、专家点评

本例患者有典型的肾上腺功能不全的症状（纳差、乏力、皮肤颜色变黑）、体征（全身暴露及摩擦部位黑色素沉着）和化验（血尿皮质醇低，ACTH 高），原发性肾上腺功能不全（Addison 病）诊断明确。

Addison 病的病因排第一位的是自身免疫性肾上腺炎，而且本例患者患有自身免疫学甲状腺炎，二姐有红斑狼疮病史，三姐有干燥综合征病史。在如此明显的自身免疫疾病的背景下，仍不能放弃其他病因的排查。通过 T-SOPT、PPD 实验和肾上腺增强 CT 明确了肾上腺结核的诊断。

Addison 病的治疗包括病因的治疗和糖皮质激素的替代治疗，本例患者在抗结核治疗同时接受激素替代治疗，规律随访 4 年，抗结核治疗 1.5 年。需要注意的是抗结核治疗，如利福平，加速糖皮质激素的代谢，导致糖皮质激素替代治疗不充分，同样需要增加糖皮质激素量至 2～3 倍。当停止抗结核治疗后，糖皮质激素治疗的剂量要调整为常规剂量。

（葛婷婷　段　敏　赵文惠　肖建中）

（赵文惠　点评）

参 考 文 献

余建群，杨郭，李阁. 肾上腺结核的增强 CT 表现特征与临床病程的相关性 _ 杨志刚 .pdf［J］. 中华放射学杂志，2006，40（10），1014-1017.

BETTERLE C, MORLIN L. Autoimmune Addison's disease [J]. Endocr Dev. 2011, 20:, 20, 161-172.

CARRIE F, ROBLOT P FAU-BOUQUET S, BOUQUET S FAU-DELON A, et al. Rifampin-induced nonresponsiveness of giant cell arteritis to prednisone treatment [J]. Arch Intern Med. 1994, 154 (13), 1521-1524.

COOPER, G. S.; STROEHLA, B. C., The epidemiology of autoimmune diseases. Autoimmun Rev, 2003, 2 (3), 119-125.

DUNLOP D. Eighty-Six Cases of Addison's Disease [J]. Br Med J 1963, 2 (5362), 887-891.

MATOULKOVA P, PAVEK P FAU-MALY J, MALY J FAU-VLCEK J, et al. Cytochrome P450 enzyme regulation by glucocorticoids and consequences in terms of drug interaction [J]. Expert Opin Drug Metab Toxicol, 2014, 10 (3), 425-435.

OKSNES M, ROSS R, LOVAS K. Optimal glucocorticoid replacement in adrenal insufficiency [J]. Best Pract Res Clin Endocrinol Metab, 2015, 29 (1), 3-15.

SHAHROKH K, MOORE C D, III T E C, et al. Improved Predictions of Selective Estrogen Receptor Modulator and Glucocorticoid Metabolism by CYP3A4/5/7 Enzymes using Integrated Computational Models [J]. Drug Metabolism Reviews, 2010, 42 (1), 85-86.

病例 8　左甲状腺素治好了他的肾脏损害

一、病历摘要

患者男性，49 岁。主因"睡眠时打鼾伴呼吸暂停 20 年，乏力、怕冷、皮肤粗糙 5 个月"于 2017-02-06 就诊于我院。患者 20 年前开始出现睡眠时打鼾伴呼吸暂停，近 1 年症状加重，间断夜间憋醒，日间精神状态欠佳，饭后嗜睡明显。就诊于我院耳鼻喉科，甲状腺功能检查示 TT4 10.8nmol/L，FT4 1.48pmol/L，TT3 0.37nmol/L，FT3 0.86pmol/L，TSH＞150.000mIU/L；睡眠呼吸监测提示重度睡眠呼吸暂停综合征。患者因甲状腺功能减退转诊至内分泌科门诊，追问病史，患者近 5 个月逐渐出现嗜睡、乏力、怕冷、皮肤干燥粗糙，口齿不清，懒言，体重缓慢增加 10kg，手部、面部、双下肢出现非可凹性水肿，伴四肢僵硬感，脱发，性欲下降，食欲可，二便无明显异常。既往史，发现高血压 1 周，血压最高 180/120mmHg，目前服用苯磺酸氨氯地平 10mg 一天一次治疗，监测血压（130～150）/（90～100）mmHg。家族中父亲、妹妹患甲状腺结节。查体：BMI 34.3kg/m²，BP 156/108mmHg，HR 60 次 / 分。咽腔黏膜肥厚、狭窄，舌根肥厚，双侧扁桃体 Ⅱ °；皮肤干燥、粗糙，双手、面部、双下肢可见非可凹性水肿；甲状腺未触及肿大；心律齐，心音稍低钝，心脏各瓣膜听诊区未闻及病理性杂音；双肺呼吸音清，腹软，未及包块，无压痛、反跳痛、肌紧张。辅助检查：甲功：TT4 10.8nmol/L，FT4 1.48pmol/L，TT3 0.37nmol/L，FT3 0.86pmol/L，TSH＞150.000mIU/L；甲状腺自身抗体：TG-Ab＞500.0KU/L，TPO-Ab＞1300.0KU/L；Cr 196.2μmol/L，eGFR 33.795，CK 1651U/L；尿常规：PRO 1＋，余未见明显异常；ENA 谱阴性。甲状腺超声示弥漫性病变；超声心动图示室间隔增厚、主动脉瓣钙化并微量反流、左室射血分数正常范围；睡眠呼吸监测：睡眠呼吸暂停指数（AHI）：55.7 次 / 小时，最低血氧饱和度：72%。

入院诊断：慢性淋巴细胞性甲状腺炎（桥本氏甲状腺炎），原发性甲状腺功能减退症，甲减相关肌病，肾功能不全；高血压 3 级，极高危。

二、临床决策

诊断：患者以睡眠呼吸暂停综合征首诊于耳鼻喉科，甲状腺功能提示 T3、T4 明显下降，TSH 明显升高，TG-Ab、TPO-Ab 阳性，甲状腺超声示弥漫性病变，考虑诊断为慢性淋巴细胞性甲状腺炎、原发性甲状腺功能减退症诊断明确。

鉴别诊断：本例患者明确诊断为原发性甲状腺功能减退症，血 CK 明显升高，但否认肌痛、浓茶尿，无剧烈运动及他汀用药史等诱发因素，临床不能诊断横纹肌溶解。患者肌酶升高、肾功能不全，如经左甲状腺素钠片替代治疗后好转，可证实两者均为甲减相关。

本例患者考虑诊断为慢性淋巴细胞性甲状腺炎、原发性甲状腺功能减退症、甲减相关肌病、肾功能不全。予左甲状腺素钠片 25μg 一天一次起始治疗，8 周内逐渐加量至 100μg 一天一次治疗。用药期间患者体重减少 11kg，自觉怕冷、乏力、懒言、皮肤干燥及睡眠打鼾等症状均较前好转，监测肾功能、血肌酶逐渐下降。治疗 8 周时复查 T4 104.4nmol/L，Free-T4 14.07pmol/L，T3 1.38nmol/L，Free T3 3.47pmol/L，TSH 40.076mIU/L，Cre 100.8μmol/L，eGFR 75.603，CK 90U/L（如表 6-8-1）。后患者根据甲状腺功能将左甲状腺素钠片加量至 150ug 一天一次治疗 1 年（当地医院随诊）。复查甲状腺功能、血肌酐、血肌酶水平恢复至正常范围。

表 6-8-1　甲状腺功能变化

	T4（66.0～181.0nmol/L）	FT4（11.5～22.7pmol/L）	T3（1.3～3.1nmol/L）	FT3（2.8～7.1pmol/L）	TSH（0.27～4.20mIU/L）	Cr（男：59～104umol/L）	CK（男：50～310）
2017-02-06	10.8	1.48	0.37	0.86	＞150		
2017-02-13						196.2	1651
2017-02-22						173.5	1376
2017-03-01						135.1	1156
2017-03-15	75.0	9.68	1.46	3.25	75.62	114.4	376
2017-04-06	104.4	14.07	1.38	3.47	40.076	100.8	90
2018-03-08	130.5	15.91	1.68	4.24	15.896		242
2018-05-09	154.4	20.48	1.71	4.61	3.091		116
2018-12-05	127.9	16.32	1.89	4.72	5.382	98.4	153

三、讨论与总结

原发性甲状腺功能减退症患者常出现肌肉受累，约 79% 的患者可出现肌肉无力、僵硬、痉挛、肌痛等主诉，伴血清肌酸激酶（CK）升高。研究发现，甲减患者 CK 升高程度与肌病临床表现的严重程度并不完全一致，但可能与血清促甲状腺素（TSH）相关，TSH 水平越高，CK 越高。目前甲减相关肌病发病机制尚不清楚，甲减对细胞功能和代谢的作用可能会促发肌肉症状和肌肉功能异常。甲减患者 CK 水平增高的原因可能包括以下几个方面：①甲减使肌细胞容积增加，肌肉收缩舒张能力减退，以及糖原分解障碍，使细胞间质大量黏多糖、黏蛋白沉积，肌纤维肿胀断裂，肌酶自细胞内溢出；② T3 可激发 CK 的部分清除，T3 减少使 CK 清除减少致血清 CK 升高；③ CK 活动因子致肌膜通透性增加和完整性破坏使 CK 溢出，细胞内 ATP 减少、低体温等可引起肌肉释放 CK 增加。甲减相关肌病可出现血清 CK 显著升高，伴近端肌无力、肌痛，临床病程类似于多发性肌炎；部分病例可能在剧烈运动或同时使用他汀类治疗后诱发横纹肌溶解，并继发肾衰竭。

Suher M 的研究发现，原发性甲减患者 GFR 比正常人降低 20%～30%，并且经替代治疗后随着甲状腺功能恢复而逐渐恢复。甲减合并肾功能不全的肾脏病理改变多为膜性肾病，其发病机制目前不完全清楚，可能有以下几个方面原因：①甲减时心脏搏出量下降，使循环血量减少，肾血管收缩，肾血流量下降，长期的肾脏有效血流量下降造成肾脏损害；②甲减时血循环中 TGAb、TPOAb 等多种抗体及抗原抗体复合物沉积于肾小球，造成肾损害；③甲减相关肌病可导致肌肉肌酐释放增加，肌酶升高也可能导致肾小管功能障碍而引起肾功能损害；④甲减患者多伴有高脂血症，可刺激肾脏固有细胞的增殖，影响细胞间信号传导，而且可刺激细胞外大量基质合成，影响肾脏毛细血管压，从而导致肾脏结构与功能的损伤。

甲减的临床表现比较隐匿，发生缓慢，尽管有很多症状和体征，但缺乏特异性，容易导致误诊误治。对于甲减性肌病患者，更应注意肌酶谱的检查；临床上对于原因不明的肾功能不全，应考虑到甲减的可能，及时给予甲状腺激素治疗。总之，甲减可能导致肾功能损害，同时引起肌酶升高，肌酶升高可能参与了肾功能的损害，而 GFR 的降低可能进一步引起肌酶的升高。我们在今后的诊断、治疗中需提高重视，尽早诊断，尽早治疗，改善预后。

四、专家点评

这是一例典型的原发性甲状腺功能减退症的病例。患者有嗜睡、乏力、怕冷、皮肤干燥粗糙，体重增加，非可凹性水肿，四肢僵硬感，脱发等甲减造成的代谢低下症状，化验 T3、T4 降低，TSH 升高，甲状腺抗体升高，甲状腺超声提示弥漫性病变，因此桥本氏病所致原发性甲状腺功能减退症诊断明确。

甲减是一种可累及多脏器的疾病，本病例第一个可贵之处是，这个病患是因患者打鼾伴呼吸暂停首诊于耳鼻喉科发现的。虽然睡眠呼吸监测提示睡眠呼吸障碍很严重，耳鼻喉科医生并未只专注于本系统疾病的诊治，一个简单的甲功化验发现了甲减，通过甲状腺激素替代治疗，睡眠呼吸障碍得到明显改善。

还有一些甲减患者可能因肾功能不全就诊于肾内科，或肌酶升高就诊于风湿免疫科或心内科。这个病例的第二个可贵之处是告诉我们要用整体的观点——一元论的观点看待病患。如本病例所示，通过甲状腺激素替代治疗，肌酶、肌酐的升高都得以逆转。

（刘兆祥　赵文惠）

（赵文惠　点评）

参 考 文 献

曹琰，张承英，张建荣. 甲状腺机能减退致肾功能损伤 2 例报告及文献复习［J］. 中国中西医结合肾病杂志，2016，17（4）：354-355.

丁奇龙. 甲状腺功能减退症引起肾功能改变二例［J］. 中华内分泌代谢杂志，2000，16（3）：192.

黄丽. 30 例甲状腺功能减退性肌损害临床特点分析［D］. 济南：山东大学，2017.

黎瑶，兰天，唐明薇. 甲状腺功能减退症患者的肾功能和肌酶的改变及相关性分析［J］. 临床荟萃，
  2012，27（19）：1712-1713.

DUYFF R F, VAN DEN BOSCH J, LAMAN D M, et al. Neuromuscular findings in thyroid dysfunction: a
  prospective clinical and electrodiagnostic study [J]. J Neurol Neurosurg Psychiatry, 2000, 68 (6): 750-755.

HEKIMSOY Z, OKTEM I K. Serum creatine kinase levels in overt and subclinical hypothyroidism [J]. Endocr
  Res, 2005, 31 (3): 171-175.

KIERNAN T J, ROCHFORD M, MCDERMOTT J H. Simvastatin induced rhabdomyolysis and an important
  clinical link with hypothyroidism [J]. Int J Cardiol, 2007, 119 (3): 374-376.

MADARIAGA M G. Polymyositis-like syndrome in hypothyroidism: review of cases reported over the past
  twenty-five years [J]. Thyroid, 2002, 12 (4): 331-336.

RIGGS J E. Acute exertional rhabdomyolysis in hypothyroidism: the result of a reversible defect in
  glycogenolysis? [J]. Mil Med, 1990, 155 (4): 171-172.

SUHER M, KOC E, ATA N, et al. Relation of thyroid disfunction, thyroid autoantibodies, and renal function [J].
  Ren Fail, 2005, 27 (6): 739-742.

病例 9 隐藏在达标糖化血红蛋白背后的频发低血糖

一、病历摘要

患者男性，64 岁，主因"糖尿病伴反复低血糖 30 年"于 2017-09-22 门诊就诊。患者 30 年前因低烧、呕吐就诊外院诊断为"1 型糖尿病，酮症酸中毒"，住院进行治疗，酮症酸中毒纠正后改为动物胰岛素四针强化治疗。出院后予早餐前短效胰岛素 16IU＋中效胰岛素 8IU 混合治疗，晚餐前短效胰岛素 8IU 皮下注射。20 年前改为人胰岛素，诺和灵 R 早 8IU-4IU-6IU 三餐前，诺和灵 N 6IU 或 7IU 睡前皮下注射。5 年前改为胰岛素类似物，门冬胰岛素 8IU-4IU-6IU 三餐前，地特胰岛素 5IU 或 6IU 睡前皮下注射，近期糖化血红蛋白 5.7%，空腹血糖控制在 5～8mmol/L，餐后血糖控制在 12～18mmol/L，在活动量大和未及时进餐时频繁出现低血糖，曾监测 14 天动态血糖，低血糖占 41%。为进一步控制血糖就诊。既往体健，否认高血压、高脂血症、冠心病、脑血管疾病。否认糖尿病家族史。查体：T 36.4℃，身高 167cm，体重 57kg，BMI 20.4kg/m^2，BP 136/86mmHg。辅助检查：空腹血糖 6.44mmol/L，餐后 2h 血糖 16.89mmol/L；空腹胰岛素 64.65mU/L，2h 胰岛素 94.52mU/L；空腹 C 肽＜0.05ng/mL，2h C 肽＜0.05ng/mL。抗胰岛素自身抗体（IAA）56.89U/mL（参考区间＜10U/mL），胰岛细胞自身抗体（ICA）阴性，抗谷氨酸脱羧酶抗体（GAD）3.82IU/mL（参考区间＜10IU/mL），糖化血清蛋白 301mmol/L（参考区间 205～285mmol/L）糖化血红蛋白 5.7%

入院诊断：1 型糖尿病；低血糖；糖尿病周围神经病变；糖尿病肾病。

治疗：门诊胰岛素泵治疗。

二、临床决策

病情分析：

1. 低血糖原因一：胰岛素剂量及模式需优化。

患者既往的胰岛素全天用量 24IU，0.42IU/kg。患者为 1 型糖尿病，BMI 20.4kg/m^2，全天总剂量不大。患者既往的胰岛素方案为：门冬胰岛素 8IU-4IU-6IU 三餐前，地特胰岛素 5IU 或 6IU 睡前皮下注射。基础胰岛素占全天胰岛素总量的 25%，餐时基础胰岛素分配不合理（通常为 50% 左右），应增加基础胰岛素占比。三餐前门冬胰岛素 8IU-4IU-6IU，早餐前剂量太大。1 型糖尿病胰岛素泵持续皮下注射治疗模式优于四次皮下治疗模式。

据以上分析，改为胰岛素泵治疗模式：全天胰岛素总量为 17IU，0.3IU/kg。基础输注量为 8IU；三餐前大剂量均为 3IU，基础胰岛素占全天胰岛素总量的 45%。初始基础输注量设定 6 个时间段：0:00～3:00，3:00～9:00，9:00～12:00，12:00～16:00，16:00～20:00，20:00～24:00，每个时间段的输注剂量设定为 0.2IU/h，0.5IU/h，0.3IU/h，0.3IU/h，0.4IU/h，0.2IU/h。

2. 低血糖原因二：不正确的饮食和运动方式。

患者早午餐的间隔时间相对过长，经常是 7 点左右吃早餐，而午餐却在 13 点以后，另外，患者荤素搭配不合理，食物经常过于素，主食量也相对较少。既往常有低血糖发生，低血糖后进食超量糖类，造成下一餐前高血糖，患者自行增加过量胰岛素，又造成低血糖，形成恶性循环。经过指导学习，学会了饮食搭配和在发生低血糖时如何进行处理，同样减少了低高血糖波动的出现。

患者既往经常在空腹状态下进行运动，且为强度较大运动，如轮滑等，运动时间也偏长。有时发生低血糖时无感知，仍继续运动，导致晕倒。经过指导教育后，改变了运动时间，从餐前改为餐后，并采取合理的运动强度和运动时间，也减少了低血糖的发生。

3. 低血糖原因三：升高的抗胰岛素自身抗体（IAA）。

1 型糖尿病患者 IAA 升高的可能有两个：一是自身免疫胰岛炎的标志，二是针对外源胰岛素产生的抗体。本例患者糖尿病 30 年，GADA 和 ICA 均阴性，因此 IAA 升高的原因后者可能性更大一些。

治疗转归：

处理：更换胰岛素种类，由门冬胰岛素换为赖脯胰岛素。

根据血糖调整，最后基础输注量为 6IU，三餐大剂量不变 3IU，全天胰岛素总量为 15U，0.26U/kg，基础胰岛素占全天胰岛素总量的 40%。全天胰岛素用量较前减少 37.5%，且血糖趋于平稳，低、高血糖波动减少，低血糖由 41% 降至 3%。复查糖化血清蛋白 308mmol/L，较前稍有上升（如图 6-9-1 所示）。

三、讨论与总结

1. 糖化血红蛋白达标不代表血糖全面达标，要注意达标糖化血红蛋白背后的低血糖。

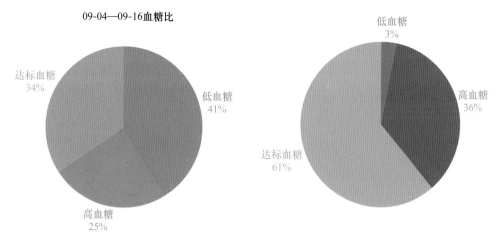

09-04—09-16血糖比

图 6-9-1　动态血糖监测

糖化血红蛋白是目前国际上公认的糖尿病监控达标的"金标准"。我国的糖尿病指南中，建议"糖化血糖蛋白"的控制目标是不超过 7%。本例患者糖化血红蛋白 5.7%，符合指南要求。但显然此患者的空腹和餐后血糖并不理想，低高血糖波动很大。因此，对于应用胰岛素或者促泌剂治疗的患者，我们不能仅仅关注糖化血糖蛋白，也要注意有没有低血糖的发生。

2．低血糖的多种原因。

本例患者为胰岛素治疗的 1 型糖尿病患者，低血糖的原因饮食运动不当，胰岛素剂量偏大，基础餐时胰岛素分配不合理这些常见原因以外，升高的 IAA 也是原因之一。IAA 与胰岛素在血清中以结合的状态存在，从而降低了胰岛素对肝脏和外周组织中的受体的可用性，造成高血糖。胰岛素 - 胰岛素抗体复合物也可发生解离，大量游离的胰岛素释放，发生低血糖。胰岛素与自身抗体的结合和解离并不受血糖调控，造成反复的低血糖和高血糖并存。

3．1 型糖尿病的治疗的变革。

从这个病程 30 年的 1 型糖尿病患者的治疗过程可以看出 1 型糖尿病的治疗变革。胰岛素种类从动物胰岛素、人胰岛素到胰岛素类似物经历的 3 代的革新；胰岛素给药模式也从普通注射器、笔式胰岛素注射器到胰岛素泵的 3 代的革新。这些革新使 1 型糖尿病患者的治疗得到大大的改善。

4．门诊胰岛素泵强化治疗模式的推荐。

虽然 1 型糖尿病最佳的治疗方法是胰岛素泵治疗，但是胰岛素泵价格昂贵；胰岛素泵模式设定需要有经验的医生的协助，这使很多 1 型糖尿病患者望而止步。

我科开设了糖尿病个案管理门诊，由医生和个案管理师组成的专业团队协作，开展门诊胰岛素泵强化治疗个案管理模式。由患者租用医院胰岛素泵或应用自己购买的胰岛素泵治疗，医生按照个体胰岛素需求设置初始基础输注量及餐前大剂量方案，个案管理师通过评估患者生活方式及自我管理能力，给予针对性的胰岛素泵管理指导，通过建立微信群、电话回访等方式全程追踪患者，并及时反馈给医生，精细调控基础率与大剂量，有效提高了患者对胰岛素泵治疗的接受程度和依从性，提高了治疗安全性，降低低血糖发生率，充分发挥胰岛素泵治疗的优势。

四、专家点评

这是一例教科书样的典型的 1 型糖尿病（青年起病，曾有糖尿病酮症酸中毒，持续胰岛素治疗，胰岛素用量小，对胰岛素敏感，血糖波动大，C 肽水平为零）。患者糖尿病病程 30 年，治疗方案的变化反应了 1 型糖尿病的治疗的变革和进步，胰岛素泵治疗对 1 型糖尿病患者是一种理想的胰岛素给药模式。

本例病例给我们的启示主要有两点：①血糖控制要制定个性化的目标值。我们不能仅仅关注糖化血糖蛋白（HbA$_{1c}$）是否达标（小于 7%），也要注意有没有低血糖的发生。近期，美国内科医师协会（ACP）在美国内科年鉴（Annals of Internal Medicine）上发表了关于药物治疗 2 型糖尿病 HbA$_{1c}$ 控制目标更新的指南。当 2 型糖尿病患者 HbA$_{1c}$＜6.5% 时，应考虑降低降糖药物的治疗强度。对于期望寿命短于 10 年、长期需护理的患者或合并慢性病（如痴呆、恶性肿瘤、终末期肾病、严重慢性阻塞性肺病或充血性心力衰竭）的患者，降糖治疗目的在于缓解由高血糖所致的临床症状，而非追求 HbA$_{1c}$ 达标。②低血糖的多种原因，特别要提出的是升高的 IAA 对血糖的影响。当一个长期胰岛素治疗的患者，出现了不好解释的低血糖，尤其是低血糖和高血糖交替现象时，要注意筛查 IAA。

（赵文惠　李彩宏）

（肖建中　点评）

参　考　文　献

中华医学会糖尿病学分会. 中国 2 型糖尿病防治指南（2017 年版）［J］. 中华糖尿病杂志,2018,10（1）: 4-67.

Clinical Guidelines Committee of the American College of Physicians. Hemoglobin A1c Targets for Glycemic Control With Pharmacologic Therapy for Nonpregnant Adults With Type 2 Diabetes Mellitus: A Guidance Statement Update From the American College of Physician [J]. Ann Intern Med, 2018, doi: 10.7326/M17-0939. [Epub ahead of print]

病例 10　一例特殊的糖尿病周围神经病

一、病历摘要

患者女性，48 岁，主因"口渴多饮 1 年、下肢疼痛 2 个月"入院。患者于 1 年前出现口渴多饮、多尿；半年来体重减轻 15kg；2 个月前，患者下肢疼痛，小腿、大腿肌肉疼痛，右侧重，行走时加重，休息后可缓解。于当地医院查餐前血糖 12mmol/L，餐后血糖 16mmol/L，行下肢 X 线片未见明显异常，考虑糖尿病，予二甲双胍 500mg，一天三次、格列齐特，80mg 一天两次，偶有低血糖症状。半月前患者出现双侧下肢对称性水肿，呈持续性，曾口服利尿剂治疗，无明显改善。既往有高血压 10 年余，口服苯磺酸左旋氨氯地平 2.5mg 一天一次，血压在 120/70mmHg；高脂血症 2 周，口服辛伐他汀 20mg 每晚一次。近期月经不规律，末次月经为半年前。无产后大量出血及巨大儿生产史。家族中无糖尿病患者。入院体格检查：BP 118/76mmHg W：59kg H：156cm，BMI：24.2kg/m^2，腰围 85cm。脸圆，无紫癜、皮肤紫纹。心、肺、腹查体无特殊。双下肢轻度可凹性水肿。双足皮温偏低，双侧足背动脉搏动可及，痛温觉、振动觉偏弱，双侧 10g 尼龙丝试验（＋）。

　　入院诊断：糖尿病，糖尿病性周围神经病变；高血压；高脂血症。

二、临床决策

　　患者在外院以糖尿病进行诊治，因下肢疼痛就诊我院。入院后查糖化血红蛋白 6.7%。糖尿病自身抗体（ICA，GADA，IAA）均阴性。馒头餐实验可见内源性胰岛素分泌尚可（表 6-10-1）。

表 6-10-1　馒头餐实验结果

	空腹	1 小时	2 小时
血糖（mmol/L）	3.47	4.27	7.12
胰岛素（mU/L）	13.38	10.69	17.88
C 肽（ng/mL）	1.06	0.77	2.58

　　低密度脂蛋白胆固醇 2.93mmol/L。超声：双下肢动脉粥样硬化斑块形成。周围神经感觉阈值：严重周围神经病变（3 级：晚期并发症）。眼底示双眼底动脉硬化，尿微量白蛋白阴性。患者糖尿病较轻、病程短，应用口服药物血糖控制好，但周围神经病变重，考虑患者为单纯糖尿病周围神经病所致下肢疼痛可能性较小。

　　为进一步寻找下肢疼痛原因，完善骨密度检查，提示严重骨质疏松，腰椎 T 均值 −4.3。于是其下肢疼痛原因考虑为糖尿病周围神经病变合并骨质疏松性骨痛。

　　为明确患者严重骨质疏松的原因，我们进一步问诊发现患者并没有糖尿病家族史，查体发现满月脸，入院后发现抽血部位出现较长时间瘀斑，查血钾 2.93mmol/L。给予氯化钾缓释片 1g 一天两次治疗 4 天后，复查血钾仍低（2.75mmol/L），尿钾总量（24h 尿）32.20mmol/24h。结合患者有高血压、低血钾、高尿钾，考虑存在内分泌性高血压，进一步完善激素检查。患者甲状腺功能：T4 60.2nmol/L（66.0～181.0），FT4 12.39pmol/L（11.5～22.7），T3 0.78nmol/L（1.3～3.1），FT3 3.28pmol/L（2.8～7.1），TSH 0.906mIU/L

（0.27～4.20），TgAb、TPOAb、TRAb 均阴性。性激素六项：PRL169.46mIU/L（59～619），LH 0.5IU/L（15.9～54.03），FSH 1.89IU/L（23～116.33），E2 37.76pg/mL（<54.5），PRGE 0.76μg/L（<0.83），TSTO 2.54nmol/L（0.5～2.6）。患者甲状腺功能、性激素六项提示下位激素低（T4、E2），而垂体激素（TSH、LH、FSH）无反馈性升高，提示垂体前叶功能减低。上述证据均提示本患者存在库欣病造成特殊类型糖尿病可能，提醒我们进一步完善检查评价患者糖皮质激素分泌情况（表 6-10-2）。

表 6-10-2　地塞米松抑制试验

	对照			过夜地米抑制试验	小剂量地米抑制试验	大剂量地米抑制试验
	8:00	16:00	0:00			
皮质醇（171～536nmol/L）	906	672	754	473（未抑制）	681.5	102.6
ACTH（7.2～63.3ng/L）	90			60.2	149.6	64.1
尿游离皮质醇（19.3～317.5μg/24h）	834.97 1206.3				1391.73（未抑制）	337.85（可抑制）

糖皮质激素分泌情况检查提示患者皮质醇节律异常，小剂量地塞米松抑制实验不被抑制，库欣综合征诊断明确。患者血 ACTH 偏高，大剂量地塞米松抑制实验可以被抑制，同时垂体核磁示垂体腺瘤（如图 6-10-1），肾上腺 CT 示双侧增生（如图 6-10-2），考虑库欣病诊断明确。

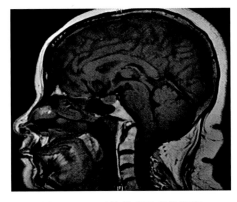

图 6-10-1　垂体核磁示垂体腺瘤

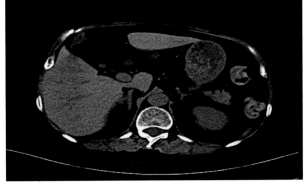

图 6-10-2　肾上腺 CT 示双侧增生

患者确定诊断为皮质醇增多症、库欣病、继发性糖尿病、继发性骨质疏松、继发性高血压、低钾血症、垂体前叶功能低下、高脂血症。治疗上，予调整口服降糖药为二甲双胍 0.5g 一天三次，维格列汀 50mg 一天两次，监测血糖控制好；瑞舒伐他汀 10mg 每晚一次；及改善循环，营养神经治疗，下肢症状有缓解。转入神经外科手术，术中见肿瘤位于蝶鞍内左侧，剥离子沿肿瘤假性包膜仔细分离，完整切除肿瘤，肿瘤质地稍韧，血流中等，边界清楚。病理诊断垂体腺瘤。术后复查 ACTH 4.8ng/L。

术后半年随访患者已停用降糖药物，血糖仍保持在正常范围，下肢疼痛已明显好转。

三、讨论与总结

糖尿病是一种常见疾病，流行病学调查中我国成人糖尿病患病率为 10.9%。糖尿病分为 1 型糖尿病、2 型糖尿病、特殊类型糖尿病、妊娠期糖尿病。其中特殊类型糖尿病虽然属于少见疾病，但由库欣综合征、肢端肥大症、胰高糖素瘤等内分泌疾病继发的糖尿病常可通过治疗原发病，使糖尿病得到治愈。所以对于临床上表现为血糖升高，但不符合经典 1 型糖尿病、2 型糖尿病特点时，应注意结合临床线索筛查糖尿病继发因素。本文报道了 1 例因糖尿病就诊、怀疑糖尿病周围神经病变的患者，后确诊为库欣综合征，提醒临床医生注意。

库欣综合征是由机体长期、慢性的暴露于过多皮质醇而引起的，常表现为满月脸、向心性肥胖、皮肤菲薄、肌肉无力、抑郁、高血压、骨质疏松、高血糖。糖尿病是库欣综合征常见的并发症，也是导致其死亡的主要原因。库欣综合征最常见的原因是医源性应用糖皮质激素治疗自身免疫性疾病、肿瘤性疾病等。内源性库欣综合征是非常少见的疾病，国外报道发病率为 0.7～2.4 例 / 百万人 / 年。库欣综合征是一种少见疾病，但一些研究发现在难治性糖尿病和难治性高血压患者中库欣综合症比例升高，为 2%～5%。目前并不推荐在糖尿病患者中常规进行相关筛查，但如果出现库欣综合征的体貌特征、临床表现时，需要考虑该病，进行相应检查。回顾北京协和医院和解放军总医院对库欣综合征患者的统计发现继发糖尿病的患者占 25.3%～45.8%，糖耐量受损的患者占 16.8%～22.2%，不同类型库欣综合征患者中，糖尿病发病率从高到低依次为异位 ACTH 综合征、库欣病、结节样增生和肾上腺皮脂腺瘤。另有 5 例以糖尿病酮症酸中毒起病的库欣综合症，其中有 4 例均为库欣病，有 1 例为十二指肠肿瘤导致的异位 ACTH 依赖性库欣综合征。

本例患者为 48 岁女性，因糖尿病、下肢疼痛多次就诊，后因骨质疏松、低钾血症等线索进一步检查后确诊为库欣综合征、库欣病。病例提示我们：对于伴有脸圆、骨质疏松、高血压、低血钾，以及合并肾上腺或垂体占位者，应高度警惕库欣综合征继发糖尿病的可能。

四、专家点评

这是一例典型但被长期漏诊的库欣综合征的病例。

本例糖尿病患者具有众多 2 型糖尿病的支持点（成年起病，无自发酮症倾向，口服降糖药治疗有效，胰岛功能好，胰岛自身抗体阴性，有高血压、腹型肥胖的胰岛素抵抗背景），但是也有不支持点（没有糖尿病家族史，与年龄不平行的骨质疏松，低血钾）。我们抓住"与年龄不平行的骨质疏松，低血钾"这两条进一步顺藤摸瓜，进而发现了部分垂体激素水平减低（TSH、LH、FSH），皮质醇增高及垂体瘤。最终确诊了库欣病。患者手术后，糖尿病得以治愈。

糖尿病是一种常见病，多发病，糖尿病的病因是多种多样的，其中遗传和环境因素共同作用的 2 型糖尿病是主要类型。血糖数值查过诊断切点就可以诊断糖尿病，但是我们在诊断糖尿病后，一定要进行病因的鉴别诊断，不要使库欣综合征、肢端肥大症、胰高糖素瘤等内分泌疾病导致的继发糖尿病被漏诊。我们不能一叶障目，但是也不能只看到大片的绿叶，错过了独特的风景。

一元论的思想在这个病例中也得以充分的体现，看似孤立的糖尿病，高血压，骨质疏松都是共同的病因（库欣病）导致的。当我们处理了原发病，继发的糖尿病，高血压，骨质疏松都得以改善甚至治愈。

（王燕磊　钱　坤　赵文惠　肖建中）

（赵文惠　点评）

参 考 文 献

冯凯，陆召麟. 162 例库欣综合征糖代谢异常的临床资料分析［J］. 中国医学科学院学报，2000，22（3）：266-268.

马铼枫. 糖尿病患者自我管理小组实践分享［J］. 医师在线，2018，（1）：40-41.

周兴建，杨国庆，李芳，等. 131 例库欣综合征患者的糖代谢特点分析［J］. 中国糖尿病杂志，2014，22（4）：313-316.

ACHARYA R, KABADI U M. Case of diabetic ketoacidosis as an initial presentation of Cushing's syndrome [J]. Endocrinol Diabetes Metab Case Rep, 2017.

CATLI G, ABACI A, TANRISEVER O, et al. An Unusual Presentation of Pediatric Cushing Disease: Diabetic Ketoacidosis. 2015, 1 (1): e53-e58.

KAHARA T, SETO C, UCHIYAMA A, et al. Preclinical Cushing's syndrome resulting from adrenal black adenoma diagnosed with diabetic ketoacidosis [J]. Endocrine Journal, 2007, 54 (4): 543-551.

SHARMA S T, NIEMAN L K, FEELDERS R A. Cushing's syndrome: epidemiology and developments in disease management [J]. Clin Epidemiol, 2015, 7: 281-293.

SUGINO I, HIROI N, YOSHIHARA A, et al. Diabetic ketoacidosis associated with adrenocorticotropic hormone-producing pituitary adenoma [J]. American Journal of Case Reports, 2011, 12: 31-34.

UECKER J M, JANZOW M T. A case of Cushing syndrome secondary to ectopic adrenocorticotropic hormone producing carcinoid of the duodenum [J]. American Surgeon, 2005, 71 (5): 445-446.

病例 11　从高血糖发现的不长胡须的秘密

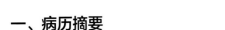

一、病历摘要

患者男性，53 岁，主因"血糖升高 3 年"入院。患者 3 年前偶测空腹血糖 10mmol/L，无明显多饮、多尿、消瘦症状，外院考虑"糖尿病"，予阿卡波糖、格列美脲口服，患者未服药，未测血糖，未控制饮食，爱吃花生、水果、无糖糕点等，主食量 6 两 / 天，体重 55kg。3 日前偶测空腹血糖 20＋mmol/L，我院门诊就诊予甘精胰岛素 14u 睡前＋门冬胰岛素 5u 三餐前，测空腹血糖 3.4～15mmol/L，餐后 20mmol/L，为进一步诊治收入院。自述既往体健。母亲 60 余岁患糖尿病。入院体格检查：BP 106/62mmHg，体重：54kg，身高 170cm，BMI 值 18.7kg/m²，消瘦体型，腹围 73cm，上部量＝下部量。毛发稀疏，皮肤、眼睑苍白，无明显喉结，心、肺、腹查体未见异常，双足皮温正常，双侧足背动脉搏动可及，痛温觉、振动觉对称，双侧 10g 尼龙丝试验（－）。

入院诊断：糖尿病

二、临床决策

患者长期消瘦体型，糖尿病病程相对较短，血糖波动大，胰岛素绝对缺乏，糖尿病自身抗体阴性，均提示本患者存在特殊类型糖尿病可能。入院后查糖化血红蛋白 15.3%。糖尿病自身抗体（ICA，GADA，IAA）均阴性。T4 63.1nmol/L（正常下限），FT4 14.95pmol/L，T3 1.29nmol/L（正常下限），FT3 4.28pmol/L，TSH 2.592mIU/L，TG-Ab 24.8KU/L，TPO-Ab ＜28.0KU/L。8Am 皮质醇及 ACTH 正常范围，24 小时尿游离皮质醇 197.22μg/24h 正常范围。馒头餐实验可见患者胰岛功能绝对缺乏（表 6-11-1）。

表 6-11-1　馒头餐实验

	空腹	1 小时	2 小时
血糖（mmol/L）	5.20	13.11	18.33
胰岛素（mU/L）	18.88	18.37	17.15
C 肽（ng/mL）	0.28	0.48	0.83

血白细胞 3.68×10⁹/L，血红蛋白 110.00g/L，血小板 196.00×10⁹/L，便潜血阴性。总胆固醇 6.58mmol/L，甘油三酯 1.18mmol/L，高密度脂蛋白胆固醇 1.59mmol/L，低密度脂蛋白胆固醇 LDL-C 4.47mmol/L。超声：双颈动脉粥样硬化斑块形成，椎动脉、下肢动脉未见异常。腹部超声（－）。周围神经感觉阈值检查：严重周围神经病变（3 级）。眼底未见异常，尿微量白蛋白阴性。继续门冬胰岛素 5-6-6u 三餐前及甘精胰岛素 12u 睡前，血糖控制好（空腹血糖 5～6mmol/L，餐后 2 小时血糖小于 10mmol/L）；阿托伐他汀 20mg 每晚一次；及营养神经治疗。

因患者眉毛、胡须稀疏，查 PRL 159.07mIU/L，LH 9.70IU/L，FSH 36.36IU/L，E2 17.110pg/mL，PRGE 0.21mg/L，TSTO 2.24nmol/L↓，考虑高促性腺激素性性腺功能减退。追问病史：患者为足月顺产，出生体重 2.5kg 左右，2 月会抬头，4 月会翻身，6 月会坐，1 岁余会走，语文、体育、美术成绩优良，数学成绩常有不及格，小学未毕业即辍学。13 岁开始有阴茎勃起，15 岁开始有遗精，16 岁身高加速增长。无明显变声，胡须稀少，每半月刮一次。从事体力劳动，体力略差于工友。22 岁结婚，自述性生活频率正常，每次持续时间较短，5 年未生育，后离异。患者既往有多次骨折病史：12 岁打篮球时右手小指骨折后保守治疗；23 岁滑倒扭伤后右膝下骨折中医正骨治疗；30 岁时扭伤后左踝骨折中医正骨治疗；47 岁时扭伤后右踝骨折中医正骨治疗。母亲身高 165cm，父亲身高与患者相似（具体不详）。另有同母异父的妹妹、弟弟发育正常。补充查体：眉毛、胡须稀疏，掌骨不短，无肘外翻，无颈蹼。乳房发育 Tanner1 期，阴茎周径 3.5cm，长 11cm。睾丸 3mL，阴毛发育 Tanner2 期。

进一步检查：PSA、PTH 大致正常，25- 羟维生素 D3 13.10ng/mL 下降，β-CTX 0.25ng/mL，PⅠNP 20.42ng/mL。24 小时尿钙 4.54mmol/24h。前列腺超声：前列腺钙化灶。睾丸超声：双侧睾丸体积小（右侧大小约 1.6cm×0.6cm，左侧大小约 1.6cm×0.7cm，实质回声均匀，未见异常回声。CDFI：双睾丸实质内血流正常）。前列腺钙化灶。骨密度：骨质疏松（腰椎平均 T 值－4.4，股骨颈平均 T 值－2.7，如图 6-11-1）。

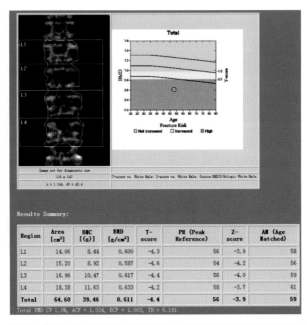

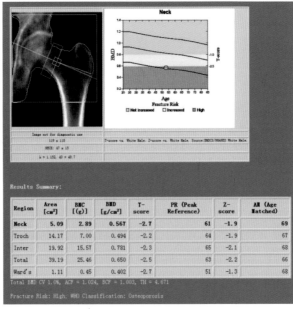

图 6-11-1　DXA 骨密度

结合患者眉毛、胡须稀疏、外生殖器发育异常，睾酮偏低，LH 和 FSH 偏高，考虑高促性腺激素性性腺功能减退，高度怀疑克氏综合征。经外周血染色体检查证实患者染色体核型：47，XXY（如图 6-11-2）。

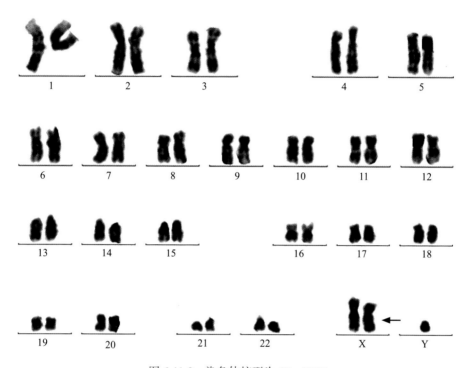

图 6-11-2　染色体核型为 47，XXY

患者确定诊断为"克氏综合征，特殊类型糖尿病，糖尿病性周围神经病，高脂血症，严重骨质疏松，踝关节骨折术后，陈旧性膝关节骨折，陈旧性指骨骨折，轻度贫血，维生素 D 缺乏"。患者自幼多次骨折病史，有严重骨质疏松，考虑雄激素缺乏、维生素 D 缺乏相关；患者轻度贫血、脂代谢紊乱，也考虑雄激素缺乏相关可能。治疗上，患者虽已无性功能需求，但雄激素替代治疗可改善骨代谢、增加肌肉含量、稳定空腹血糖、改善脂代谢，遂给予患者十一酸睾酮皮下注射补充雄激素。因患者胰岛素绝对缺乏，予餐时速效胰岛素加长效胰岛素控制血糖，及阿托伐他汀降脂、阿司匹林抗血小板、弥可保营养神经治疗。患者严重骨质疏松，予补充钙剂、维生素 D、双膦酸盐抗骨质疏松治疗。

三、讨论与总结

克氏综合征（klinefelter's syndrome，KS）是一种以性腺发育异常、性功能减退为主要表现的性染色体异常疾病。该综合征患糖尿病、糖耐量异常、肥胖比例高于普通人群，合并代谢综合征的比例为同龄人的 5 倍。内脏脂肪沉积所致胰岛素抵抗是克氏综合征合并糖尿病心血管疾病风险高的原因。在 895 例日本克氏综合症患者中，61 例诊断了糖尿病，20 例需用胰岛素治疗。协和医院长期随访的 39 例克氏综合征患者中有 8 例患糖尿病，其中 4 例需用胰岛素治疗。近期的研究也发现克氏综合征合并多种自身免疫性疾病如 Addison 病（RR 11.7）、糖尿病合并胰岛素相关抗体阳性（RR 6.1）、干燥综合征（RR 19.3）、系统性红斑狼疮（RR 18.1）的风险较对照组明显升高。由此可见，克氏综合征糖尿病风险高，胰岛素的使用比例高，胰岛素抵抗和胰岛素缺乏均在克氏综合征患者糖尿病的发病中起了作用。

本患者有多次骨折史，但骨折部位均不是骨质疏松的常见骨折部位（脊柱、髋部、前臂）。文献中克氏综合征患者合并骨量减少及骨质疏松的比例为 42.5%。在丹麦的一项基于出院诊断的研究中克氏综合征患者所有骨折诊断率（HR 1.41）、骨质疏松诊断率（HR 8.01）、骨质疏松常见骨折诊断率（HR 2.24）均较对照组升高。

本例患者自幼体型消瘦，3 年的病程中未规律药物治疗，无酮症病史，本次就诊可见胰岛功能差，全天胰岛素剂量在 0.54U/Kg，无明显的胰岛素抵抗表现，临床表现类似 LADA，但 GADA、IAA、ICA 阴性。中日友好医院曾报道 1 例 KS 合并糖尿病患者仅 IA-2 抗体阳性，葡萄糖钳夹试验胰岛素敏感性正常，BMI 正常范围，全天胰岛素治疗剂量不高。彭璐等报道 KS 患者易发生糖代谢异常的病因可能包括年龄、睾酮水平低和卵泡刺激素水平高、高 E/T 值、胰岛素抵抗和 X 染色体数目异常等。我们这例患者血清睾酮的水平相较于国外文献报道中的患者更高一些，E/T 相对更低，这可能是该患者胰岛素抵抗不明显的原因之一。

四、专家点评

这是一例克氏综合征合并糖尿病的病例。目前克氏综合征糖尿病发病机制尚不明确，考虑与雄激素缺乏导致的体脂肪增多引起严重的胰岛素抵抗、染色体异常导致糖代谢相关酶基因缺陷和自身免疫等因素相关，腹型肥胖和胰岛素抵抗通常被认为是 KS 糖尿病的特征。克氏综合征表现为以胰岛素抵抗为主的糖尿病更为常见，也可表现为胰岛素绝对缺乏、胰岛素自身抗体阳性的糖尿病。国内外文献报道的多数表现为胰岛素自身抗体阳性的糖尿病患者也具有腹型肥胖、体脂含量高、胰岛素抵抗等临床特点。

本例患者以胰岛素分泌缺陷为主，虽然 GADA、IAA、ICA 阴性，需进一步检测 IA-2Ab 和 ZnT8Ab 等自身抗体。患者虽然消瘦，无脂肪肝，但是存在肌肉容量低、血脂代谢紊乱等胰岛素抵抗的因素，身体成分分析和葡萄糖钳夹试验有助于了解患者的胰岛素抵抗情况。KS 合并糖尿病，尤其是像该患者一样不具有肥胖及胰岛素抵抗的，病例报道较少，需要更深入的分析其发病机制的特点。

（王燕磊　曹沉香　肖建中）

（肖建中　点评）

参 考 文 献

陈敏，窦京涛. 糖尿病与性腺疾病［J］. 中国实用内科杂志，2011，（4）：260-262.

茅江峰，伍学焱，向红丁，等. Klinefelter综合征患者的糖尿病发生率和临床特点［J］. 中华医学会糖尿病及性腺疾病学术会议，2012.

彭璐，陈光，窦京涛，等. Klinefelter综合征患者糖代谢分析［J］. 中华糖尿病杂志，2017，9（3）：195.

ANDERS B, SVEND J, BIRKEBAEK N H, et al. Morbidity in Klinefelter syndrome: a Danish register study based on hospital discharge diagnoses [J]. Journal of Clinical Endocrinology & Metabolism 2006, 91 (4): 1254-1260.

SAKURAI T, IIZUKA K, KATO T, TAKEDA J. Type 1 Diabetes Mellitus and Klinefelter Syndrome: A Case Report [J]. Internal Medicine.

SEMINOG OO, SEMINOG AB, DAVID Y, et al. Associations between Klinefelter's syndrome and autoimmune diseases: English national record linkage studies [J]. Autoimmunity, 2015, 48 (2): 125-128.

病例 12　皮肤细嫩瘦高男性，性腺功能减退，基底节占位

一、病历摘要

患者男性，24岁，主因"乳腺发育11年，多饮、多尿、多睡、性功能减退4年"于2016-03-25入院。患者足月顺产，出生体重3kg，小学时身材、智力发育低于同龄人，学习成绩偏差，活动耐力一般，体育成绩偏差。13岁出现睾丸发育较同龄人略小，有勃起，遗精情况不详，伴双侧乳房发育，无溢乳。16岁有身高激增，18岁变声。无明显胡须生长，阴茎及双侧睾丸随年龄增长，腋毛及阴毛稀疏。21岁（2013-01）结婚，婚后同房每周2~3次，勃起时间约15min，有射精。结婚7个月后（2013-07）出现多饮、3~4L/d，多尿、3.5L/d，夜尿频繁，6个月内体重下降25kg，伴纳差、乏力、嗜睡。2013-09出现性功能减退，表现为每周同房0~1次，阴茎、睾丸较前逐渐变小，阴毛、腋毛较前逐渐稀疏。婚后9个月其妻子未妊娠。就诊于外院行染色体核型分析示异常（具体不详），建议予雄激素治疗，因患者进食差，未规律用药。2014-05就诊于外院，头颅MRI提示鞍内异常信号，大小约1.0cm×1.0cm×2.2cm，左侧基底节区见异常信号，生殖细胞瘤？胶质母细胞瘤？ 2014-06起就诊于外院，激素六项：β-HCG 1.5mIU/mL，FSH＜0.05mIU/mL，LH 20.0mIU/mL，PRL 89.2ng/mL，E$_2$＜10pg/mL，PRGE＜0.1ng/mL，T＜0.45nmol/L；血常规示贫血，患者于06-24、06-28、10-11行3次伽马刀放射治疗，患者多饮、纳差、乏力症状好转，性功能无明显恢复。2014-10-11甲功：T4 58.12nmol/L，FT4 9.82pmol/L，T3 1.24nmol/L，FT3 3.36pmol/L，TSH 0.39mU/L，TgAb、TPOAb（－），F（8Am）87.50nmol/L，ACTH小于正常值；第3次伽马刀放射治疗术后出现乏力、脱发，并予氢氯噻嗪、甲磺酸溴隐亭、维生素B$_1$、左甲状腺素钠维持治疗，但患者未规律用药。2015-04就诊于我院神经外科，复查头颅MRI：左

侧基底节区病变，考虑生殖细胞瘤治疗后改变，垂体区未见异常、无明确转移种植征象。激素六项：PRL 1163.69mIU/L ↑，LH 0.64IU/L，FSH 2.48IU/L，E_2 15.429pg/mL，PRGE 0.00μg/L，T 1.58nmol/L ↓；甲状腺功能：T4 85.1nmol/L，FT4 9.30pmol/L，T3 1.42nmol/L，FT3 3.26pmol/L，TSH 0.452mU/L；血 F（8 点）122.3nmol/L，ACTH（8点）18.21ng/L。予泼尼松龙5mg 一天一次补充治疗。2016-03 患者再次出现乏力、纳差，为进一步治疗再次就诊于我院。既往史、个人史及家族史未见明显异常。体格检查：体温 36.2℃，脉搏 67 次 / 分，呼吸 18 次 / 分，血压 94/66mmHg。身高 173cm，上部量80cm，下部量93cm，体重53kg，BMI 17.7kg/m²。腹围90cm。神清，言语欠流利。皮肤细嫩，皮下脂肪丰富。无胡须，腋毛及阴毛分期 1 期。甲状腺无肿大。双侧乳房增大，Tanner 3 期，生殖器小于同龄人，左侧睾丸约 1mL，右侧睾丸约 2mL，质稍硬，阴茎牵长 6cm。心肺腹查体无明显异常，脊椎四肢无畸形，神经系统检查阴性。

入院诊断：颅内生殖细胞瘤，伽马刀术后，低促性腺激素性腺功能减退；中枢性甲状腺功能减退；继发性肾上腺皮质功能减退；中枢性尿崩症；克氏综合征？

二、临床决策

男性性腺功能减退症是一种由雄性激素——睾酮缺乏所致的临床综合征。患者年轻男性，有睾酮缺乏相关症状与体征，包括睾丸体积减小、男性不育症、体毛减少、男性乳房异常发育、轻度贫血，有性方面症状，比如患者 4 年来性欲和性活动减少，以上为睾酮缺乏的相关表现，多次监测睾酮水平均低于正常下限，性腺功能减退症诊断明确。对于性腺功能减退患者，建议通过 LH 和 FSH 水平来区分为：①原发性性腺功能减退：为睾丸疾病所致，LH、FSH 升高，又称高促性腺激素性性腺功能减退，常见疾病包括睾丸下降不全或异位睾丸、克氏综合征（47，XXY）、睾丸肿瘤、睾丸炎、获得性的无睾症、药物损害及其他罕见综合征等；②继发性性腺功能减退，由下丘脑或垂体疾病导致，LH、FSH 降低或未相应升高，又称低促性腺激素性性腺功能减退，包括各种下丘脑和垂体功能受损疾病。

该患者 LH、FSH 降低，头颅核磁示基底节生殖细胞瘤，多次放射治疗后，因此可诊断为继发性性腺功能减退。但患者自小发育晚于同龄人，第二性征发育不全，不支持单纯继发性性腺功能不全，结合患者存在类无睾体型，下肢较长，阴茎短小，有女性化表现如皮肤白皙，乳腺发育，无胡须生长，声音音调较高，且智力发育差于同龄人，结合患者外院曾发现"染色体异常病史"，考虑克氏综合征（Klinefelter's syndrome，KS）可能性大。后续的染色体核型分析结果——47XXY（如图 6-12-1）证实了我们的推论。

KS 增加合并其他疾病的风险，主要有：①糖耐量受损或糖尿病，该患者行糖耐量检查及糖化血红蛋白未见异常，后续定期随访糖化血红蛋白均正常范围内；②自身免疫疾病如自身免疫性甲状腺炎、1 型糖尿病、系统性红斑狼疮、原发性干燥综合征等，该患者无相关临床表现，自身抗体未见明显异常；③肿瘤：首先该患者合并颅内生殖细胞瘤，与文

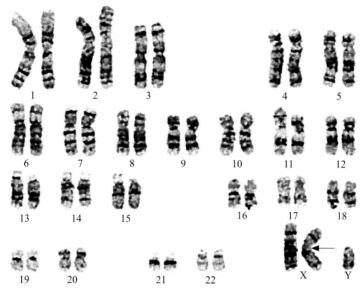

图 6-12-1　患者染色体核型分析

黑色箭头所指为额外的 X 染色体

献报道 KS 易合并原发性纵隔生殖细胞不符；其次 KS 存在乳腺发育的男性发生乳腺癌的风险是正常人群乳腺增生者 18 倍，比正常男子高 50 倍，该患者乳腺超声未见异常；④骨质疏松，约 25% 成年 KS 患者存在骨质疏松，与机体雄激素缺乏相关，该患者骨密度检查诊断骨质疏松明确，可予雄激素、钙剂、维生素 D3 治疗。

有关患者基底节生殖细胞瘤，并行多次放射治疗，首先需评估患者肿瘤复发风险，通过复查头颅磁共振，患者左侧基底节区病变基本同前，间质性脑水肿基本消失，并行腰穿检查脑脊液压力正常，血及脑脊液 AFP、HCG 无明显升高，可除外肿瘤播散；其次需评估患者下丘脑 - 垂体各内分泌轴功能。①下丘脑 - 垂体 - 性腺轴：激素六项示 LH 0.14IU/L，FSH 0.30IU/L，E2＜11.800pg/mL，PRGE 0.00μg/L；TSTO 0.11nmol/L；GnRH 试验无反应，支持低促性腺激素性腺功能减退诊断。②下丘脑 - 垂体 - 甲状腺轴：甲状腺功能示：T4 75.4nmol/L，FT4 10.66pmol/L，T3 1.43nmol/L，FT3 3.73pmol/L，TSH 0.115mU/L，考虑存在中枢性甲减，定位于下丘脑还是垂体有赖于 TRH 兴奋试验。③下丘脑 - 垂体 - 肾上腺轴：入院后复查 8 点皮质醇最低 42.54nmol/L＜100nmol/L，ACTH 亦降低，符合继发性皮质功能减退。④ GH 缺乏：低血糖兴奋试验无反应，GH 缺乏诊断明确。⑤垂体后叶功能：患者存在多饮、多尿、夜尿增多，尿比重 1.002，尿渗透压 128mOsm/kg H_2O，禁水加压试验示中枢性尿崩，中枢性尿崩症诊断明确。综上，该患者可诊断全垂体功能减退。

三、讨论与总结

克氏综合征即先天性睾丸发育不全，又称曲细精管发育不全症。该综合征的共同点是至少有两条 X 染色体和一条 Y 染色体。根据文献报道克氏综合征约有 30 种核型，但最常见核型为 47，XXY 或 46，XY/47，XXY 嵌合体型。20 世纪 70 年代的大规模的新生儿细胞遗传学研究确定 47，XXY 核型的发病率为 1/500 新生儿，在男性群体中的患病率为 1/600，但很多 KS 患者被漏诊，其中 10% 的患者产前得到诊断，26% 在儿童或成年后被诊断，余下 64% 可能终生未被诊断。

克氏综合征在青春发育期前常缺乏症状，不易发现，到青春期后可有典型表现：①患者第二性征发育不全，青春期启动时间可正常或延迟，约 90% 患者在青春期出现乳房发育，成年期睾丸小而坚实，阴茎小，胡须、腋毛和阴毛稀少，皮肤细嫩，声音尖细像女性，体型肥胖，肌肉发育差；②身材瘦长，四肢长，躯干段，下部量大于上部量；③智力、精神异常，常存在智商低，情感发育延迟，语言、拼读和书写能力差，肌肉协调和运动能力减低，部分可能存在精神异常或精神分裂倾向；④可伴有其他疾病，如糖代谢受损、自身免疫疾病、肺部疾病、静脉曲张，部分肿瘤风险增高；⑤内分泌相关检查示高促性激素性性腺功能减退。

克氏综合征特征临床表现之一为高促性腺激素性性腺功能减退症，但该患者激素表现低促性腺激素性性腺功能减退症，同时合并垂体功能低下，这是该病例区别于一般的克氏综合征的特殊之处。结合患者既往外院及本院影像学检查提示基底节区生殖细胞瘤，并行三次 γ 刀放射治疗，那患者的垂体功能低下继发于基底节区肿瘤对下丘脑功能的破坏，还是肿瘤放射治疗导致呢？该患者存在青春期发育延迟，但第二性征有部分发育，但此后（γ 放射治疗前）出现男性第二性征退化，推测基底节区生殖细胞肿瘤导致下丘脑功能低下可能性大。

患者在外院初次因不育就诊时曾发现染色体异常，但未引起重视，且未保留相关检查结果，后因合并基底节区生殖细胞瘤及多次 γ 刀治疗导致全垂体功能低下及相关临床表现，掩盖了克氏综合征的部分表现，使得患者无法很快得到全面、准确的诊断。

生殖细胞瘤绝大多是发生于性腺组织，性腺外组织少见，其中纵隔为性腺外生殖细胞肿瘤最常见部位，占其中 50%～70%，而原发于中枢神经系统则相对比例更低。CNSGCTs 作为一类较少见的颅内胚胎性肿瘤，在欧美国家其发病率占儿童中枢神经系统肿瘤的 2.5%～4.4%，但在远东地区，这一比例可高达 10% 以上，发病高峰年龄为 10～20 岁，超过 30 岁以上的患者少见，好发部位通常位于松果体区（51%）和蝶鞍上区（30%），而基底节区（3%）、脊髓以及非邻近中线的脑组织结构内相对较少见。

研究显示，克氏综合征患者发生肿瘤风险升高，尤其是乳腺癌和性腺外生殖细胞肿瘤风险显著升高，其中 KS 患者罹患性腺外生殖细胞肿瘤的风险较普通人增加 30～40 倍，且多集中于年轻人（15～30 岁）。其中最常见部位仍为纵隔内，最常见病理类型为畸胎瘤。但合并颅内生殖细胞的概率低，目前全球文献报道仅 10 余例。一项研究显示在颅内生殖细胞瘤患者中 KS 的患病率高达 8%，因而推测 X 染色体过度活化可能与肿瘤发生相关，其导致的激素水平异常使得胚胎发育过程中生殖细胞异常迁移导致相关肿瘤的发生。

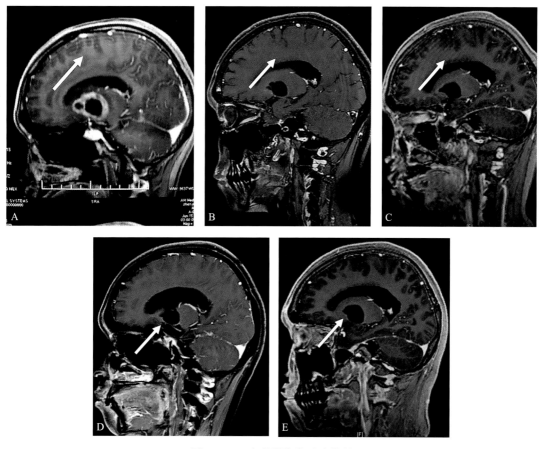

图 6-12-2　患者影像学随访情况

A：2014-05，基底节区占位，中间有较大厚壁坏死空洞病灶。垂体区未见异常、无明确转移种植征象；B：2015-04，左侧基底节区病变，考虑生殖细胞瘤治疗后改变，现主要为局部囊变坏死和软化区；轻度脑积水，间质性脑水肿；C：2016-03，左侧基底节区病变，基本同前，间质性脑水肿基本消失，新发蝶窦炎；D、E：2016-12，2018-01，左侧基底节区病变，基本同前；右侧基底节区陈旧腔梗灶？

　　综上所述，由于克氏综合征患者伴发肿瘤风险增高，所以年轻患者应警惕肿瘤风险，部分学者甚至建议可考虑每年两次进行胸部 X 光检查以监测有无纵隔内生殖细胞瘤的发生。而对于已经发生相关肿瘤的患者，更应长期密切随访，警惕肿瘤再发或转移。

四、专家点评

　　该患者为年轻男性，类无睾体型，存在性腺功能减退以及一定程度的智力发育异常，通常通过测定性腺轴的激素水平，可以发现高促型性腺功能低减，染色体核型检查可确定诊断。本病的发病率不低，发育异常的儿童及青少年应注意鉴别诊断。本例克氏综合征合并颅内生殖细胞瘤，肿瘤及后续治疗破坏了垂体功能，也因此使其内分泌相关激素功能检查有别于单纯的克氏综合征患者。

（全丽霞　葛婷婷　肖建中）

（肖建中　点评）

参 考 文 献

ABRAMSKY L, CHAPPLE J. 47, XXY (Klinefelter syndrome) and 47, XYY: estimated rates of and indication for postnatal diagnosis with implications for prenatal counselling [J]. *PRENATAL DIAG* 1997, 17 (4): 363.

BOJESEN A, JUUL S, GRAVHOLT C H. Prenatal and postnatal prevalence of Klinefelter syndrome: a national registry study [J]. *J Clin Endocrinol Metab*, 2003, 88 (2): 622.

GROTH K A, SKAKKEBÆK A, HØST C, et al. Klinefelter Syndrome—A Clinical Update [J]. *J Clin Endocrinol Metab*, 2013, 98 (1): 20-30.

LEE M W, STEPHENS R L. Klinefelter's syndrome and extragonadal germ cell tumorsv [J]. *Cancer*, 1987, 60 (5): 1053-1055.

QUEIPO G, AGUIRRE D, NIETO K, et al. Intracranial germ cell tumors: association with Klinefelter syndrome and sex chromosome aneuploidies [J]. *Cytogenet Genome Res*, 2008, 121 (3-4): 211.

RICKERT C H, PAULUS W. Epidemiology of central nervous system tumors in childhood and adolescence based on the new WHO classification [J]. *Childs Nerv Syst*, 2001, 17 (9): 503-511.

ROSEMBERG S, FUJIWARA D. Epidemiology of pediatric tumors of the nervous system according to the WHO 2000 classification: a report of 1, 195 cases from a single institution [J]. *Childs Nerv Syst*, 2005, 21 (11): 940-944.

WEIDNER N. Germ-cell tumors of the mediastinum [J]. *Semin Diagn Pathol*, 1999, 16 (1): 42-50.

病例 13　原发性醛固酮增多症去哪儿了

一、病历摘要

患者女性，65 岁。主因"头晕、恶心 30 年，发现肾上腺占位 7 年余"于 2018-06-19 入院。患者于 30 年前因头晕、恶心就诊于外院，测血压升高，血压最高 200/110mmHg，当时无发作性头痛、心悸、大汗，无发作性软瘫，诊断为高血压病，开始自服中药治疗，监测血压（150～160）/100mmHg。15 年前开始口服北京降压 0 号、硝苯地平片治疗，血压控制在（130～140）/（80～90）mmHg。7 年前患者因结肠息肉行切除术就诊于外院，行腹部 CT 示双侧肾上腺增粗，血钾 3.1～3.6mmol/L，未测 24 小时尿电解质。后就诊于北京协和医院内分泌科门诊，复查肾上腺 CT 示左肾上腺增粗；立位：醛固酮（ALD）14.79ng/dL，血管紧张素 Ⅱ（AT-Ⅱ）32.34pg/mL，肾素（PRA）0.06ng/mL/h，醛固酮/肾素比值（ARR）246.5，考虑诊断为"特发性醛固酮增多症"，给予螺内酯 20mg，每日 2 次、富马酸比索洛尔片 5mg，一天一次、苯磺酸氨氯地平 2.5mg，一天一次治疗，患者血钾可维持正常，血压控制在（130～140）/（80～90）mmHg。患者服药 1 个月后自行停用螺内酯，自服拜新同 30mg 一天两次，血压波动在（130～140）/（80～90）mmHg。5年前患者再次就诊于北京协和医院内分泌科，复查卧立位醛固酮试验：立位 ARR 61.13；开博通试验：醛固酮水平未被抑制（如表 6-13-1，表 6-13-2）。

表 6-13-1　卧立位醛固酮试验

	卧位	立位	备注
PRA（ng/mL/h）	0.10	0.23	血 K 3.6mmol/L
AT-Ⅱ（pg/mL）	46.87	40.47	血 Na 143mmol/L
Ald（ng/dL）	14.04	10.82	24h 尿 K 28.7mmol
血压（mmHg）	140/90	130/90	24h 尿 Na 160mmol

表 6-13-2　开博通试验

	服药前	服药后	备注
PRA（ng/mL/h）	0.10	0.10	血 K 3.8mmol/L
AT-Ⅱ（pg/mL）	51.63	43.63	血 Na 144mmol/L
Ald（ng/dL）	10.20	15.06	24h 尿 K 27.4mmol
血压（mmHg）	150/90	140/90	24h 尿 Na 147mmol

　　肾动脉超声：双肾动脉未见明显异常。肾上腺增强 CT＋冠矢状重建：与老片相比：左肾上腺增粗，较前大致相仿。结合患者卧立位试验、开博通试验、肾上腺 CT，考虑诊断原发性醛固酮增多症明确，特发性醛固酮增多症（简称"特醛"）可能性大，予硝苯地平控释片 30mg，一天两次，螺内酯 20mg 一天三次治疗，患者血压控制平稳。出院后患者规律随诊，2 年前因血压控制不佳调整降压药物为硝苯地平控释片 30mg，一天两次、比索洛尔 5mg，一天一次、缬沙坦氢氯噻嗪片 1 片，一天一次、特拉唑嗪 1mg 一天一次，自行停用螺内酯。1 年前患者自行监测血压较前下降，逐渐减停特拉唑嗪（已停半年）、缬沙坦氢氯噻嗪（已停 3 个月）、比索洛尔（已停个 1 月），监测血压（120～140）/（70～90）mmHg。既往史：糖尿病、陈旧性脑梗死、高脂血症、结肠镜息肉切除术、抑郁症、焦虑症、肾结石病史。家族史：父母、1 个弟弟 3 个妹妹均患高血压，其弟因急性心肌梗死去世。体格检查：无殊。实验室检查：2018-05-31 北大医院全腹部 CT：右侧输尿管结石，右侧肾上腺增生可能，左侧肾上腺腺瘤可能性大。

　　入院诊断：原发性醛固酮增多症；高血压 3 级 极高危；2 型糖尿病；陈旧性脑梗死；高脂血症；肾结石；焦虑状态；抑郁状态；结肠息肉。

二、临床决策

　　诊断：患者多次测血压升高，肾上腺 CT 提示肾上腺增粗，曾伴低钾血症，多次完善卧立位醛固酮试验 ARR＞50，卡托普利抑制试验醛固酮未被抑制，考虑原醛诊断明确，分型诊断为特醛可能性大，予螺内酯联合多种降压药治疗。后患者自行停用螺内酯，逐渐减停降压药，仅保留单药单次治疗，监测血压平稳。患者此次复查血钾正常，卧立位醛固酮试验 ARR＜30，结合其临床表现变化及 ARR 比值，考虑患者原醛自发缓解可能性大。

鉴别诊断：患者高血压、低钾血症，需警惕库欣综合征。本例患者无库欣貌，曾完善皮质醇检查未见明显异常，暂不支持。

本例患者入院后完善实验室检查：Hb A_{1c} 7.0%，K 4.23mmol/L，ACTH（12PM）6.23ng/L，Cortisol（12PM）164.80nmol/L，ACTH（8AM）12.61ng/L（参考值 7.2～63.3），Cortisol（8AM）287.50nmol/L（参考值 172～497），ACTH（4PM）10.59ng/L，Cortisol（4PM）199.20nmol/L，1mg 过夜地塞米松抑制实验血 Cortisol（8AM）47.51nmol/L；24 小时尿甲氧基去甲肾上腺素 150ug（参考值 109～393），24 小时甲氧基肾上腺素 74.3μg（参考值 39～143），血游离甲氧基去甲肾上腺素 33.1pg/mL（参考值＜145），血游离甲氧基肾上腺素 29.1pg/mL（参考值＜62）；卧位 ARR 21.62；立位 ARR 24.44；复查立位 ARR 20.24。肾上腺 CT：左侧肾上腺增粗（如表 6-13-3）。

表 6-13-3　卧立位醛固酮试验

	卧位	立位	立位（复查）
PRA（ng/mL/h）	0.63	0.77	0.50
Ald（ng/dL）	13.62	18.82	10.12
ARR	21.62	24.44	20.24

治疗方面：①高血压病因筛查：患者曾于外院明确诊断为原醛，予螺内酯治疗，后自行停用螺内酯，目前应用硝苯地平控释片 30mg 一天两次降压治疗。入院后复查血钾正常，2 次立位 ARR 均＜30，血压控制平稳，考虑原醛自发缓解（部分缓解）可能性大。②2 型糖尿病，患者应用格列美脲 2mg，一天一次、二甲双胍 500mg，一天三次、阿卡波糖 100mg，一天三次降糖，监测血糖平稳。

三、讨论与总结

原醛是继发性高血压的常见原因，临床多表现为高血压、低钾血症，实验室结果表现为血浆肾素水平被抑制且不被激活，醛固酮分泌增加且不被抑制。随着应用血浆醛固酮与肾素比值（ARR）作为筛查原醛的诊断标准，越来越多的患者被诊断为原醛，发病率高达5%～10%，且多数不伴低钾血症。明确诊断为肾上腺醛固酮瘤的患者可以通过手术切除达到临床缓解；如发现双侧肾上腺增生诊断为特醛则大多通过长期服用盐皮质激素受体拮抗剂治疗，但可能带来胃肠道反应、低钠血症、男性乳房发育、性功能减退、毛发增多等副作用。

近年来，国外陆续有研究报道长时间应用盐皮质激素受体拮抗剂治疗的原醛患者可能会发生自发缓解，国内尚无报道。Armanini D 观察了 15 例应用醛固酮受体拮抗剂治疗至少 3 年的特醛患者，停药 1 个月后重新评估激素水平，其中 12 例患者 ARR 恢复正常，提示长期药物治疗的特醛患者可能发生自发缓解。随后 Armanini D 发现 3 例停用醛固酮受体拮抗剂治疗至少 5 年的特醛患者复测 ARR 也恢复了正常，提示原醛缓解可能并不是停药的短期效应。德国的一项研究随诊观察 37 例特醛患者，其中 2 例因药物副作用而停用醛固酮受体拮抗剂至少 1 年，复查影像学无明显变化，血钾恢复正常，盐水负荷试验醛固酮水平均被抑制到正常范围，提示醛固酮增多症病情缓解。其中 1 例患者停用所有降压药物，监测血压平稳，认为发生完全缓解；另 1 例患者仍需少量降压药物维持正常血压，认为部分缓解。该研究并没有强制所有患者均停用醛固酮受体拮抗剂，所以原醛缓解率可能是被低估的，仍有待进一步研究观察。Lucatello B 的研究中纳入了 34 例应用醛固酮受体拮抗剂治疗至少 3 年的原醛患者，所有患者停用干扰肾素血管紧张素醛固酮系统的药物（包括利尿剂、血管紧张素转换酶抑制剂、血管紧张素 Ⅱ 受体拮抗剂、β 受体拮抗剂、氯压定以及醛固酮受体拮抗剂）至少 1 个月，重新测定直立位醛固酮和肾素水平，并进行盐水负荷试验，计算 ARR 及醛固酮抑制程度。其中 76%（26 例）的患者不能被再次诊断为原醛，即便应用宽松的诊断标准，这一比例仍高达 59%（20 例）。

原醛自发缓解的机制仍不清楚。前人研究发现，在长期应用螺内酯治疗的患者肾上腺球状带细胞发现螺内酯包含小体，可能参与抑制醛固酮的合成；此外，随着年龄的增长，肾小球旁器细胞硬化，肾上腺对血管紧张素的敏感性逐渐下降。Armanini D 认为长期应用醛固酮受体拮抗剂可能会影响肾上腺球状带营养因子（如转化生长因子 β）的合成，减少醛固酮分泌。然而，Lucatello B 的研究并未观察到自发缓解与是否应用盐皮质激素受体拮抗体治疗、初诊时醛固酮水平及是否存在单侧肾上腺肿物相关，而初诊时血钾水平越高、高血压病程越长、随诊时间越长及女性可能是远期缓解的主要预测因素。原醛患者病情及生化缓解是由于药物治疗还是自发的生物现象仍有待进一步前瞻性研究去印证。

四、专家点评

这是 1 例外院明确诊断为原醛的病例。该患者主要表现为高血压、低血钾，肾上腺 CT 提示肾上腺增粗，卧立位醛固酮试验 ARR＞50，卡托普利抑制试验醛固酮未被抑制，综合以上证据，考虑原醛诊断明确，特醛可能性大。患者曾应用螺内酯联合多种降压药治疗，后自行停用螺内酯，逐渐减停降压药，仅保留单药单次治疗，监测血压平稳。患者此次复查血钾、卧立位醛固酮试验 ARR 比值均处于正常范围，结合其临床表现变化，考虑患者原醛自发缓解可能性大。

随着筛查手段的提高，原醛的患病率越来越高，其中特醛占 60% 左右，长期应用盐皮质激素受体拮抗剂是首选治疗方案，但可能会带来多种药物副作用。本文通过观察 1 例特醛患者停用螺内酯并逐渐减停降压药，结合文献报道，提出特醛患者长期用药治疗过程中有病情自发缓解的可能，需定期评估，调整治疗方案，并为深入了解原醛的诊治提供新的依据。

（刘兆祥　金丽霞　肖建中　赵文惠）

（赵文惠　点评）

参 考 文 献

AIBA M, SUZUKI H, KAGEYAMA K, et al. Spironolactone bodies in aldosteronomas and in the attached adrenals. Enzyme histochemical study of 19 cases of primary aldosteronism and a case of aldosteronism due to bilateral diffuse hyperplasia of the zona glomerulosa [J]. Am J Pathol, 1981, 103 (3): 404-410.

ARMANINI D, SCARONI C, MATTARELLO M J, et al. Idiopathic primary hyperaldosteronism: normalization of plasma aldosterone after one month withdrawal of long-term therapy with aldosterone-receptor antagonist potassium canrenoate [J]. J Endocrinol Invest, 2005, 28 (3): 236-240.

ARMANINI D, FIORE C, PELLATI D. Spontaneous resolution of idiopathic aldosteronism after long-term treatment with potassium canrenoate [J]. Hypertension, 2007, 50 (4): e69-e70.

DEMURA M, WANG F, YONEDA T, et al. Multiple noncoding exons 1 of nuclear receptors NR4A family (nerve growth factor-induced clone B, Nur-related factor 1 and neuron-derived orphan receptor 1) and NR5A1 (steroidogenic factor 1) in human cardiovascular and adrenal tissues [J]. J Hypertens, 2011, 29 (6): 1185-1195.

DOUMA S, PETIDIS K, DOUMAS M, et al. Prevalence of primary hyperaldosteronism in resistant hypertension: a retrospective observational study [J]. Lancet, 2008, 371 (9628): 1921-1926.

FISCHER E, BEUSCHLEIN F, DEGENHART C, et al. Spontaneous remission of idiopathic aldosteronism after long-term treatment with spironolactone: results from the German Conn's Registry [J]. Clin Endocrinol (Oxf), 2012, 76 (4): 473-477.

FUNDER J W, CAREY R M, MANTERO F, et al. The Management of Primary Aldosteronism: Case Detection, Diagnosis, and Treatment: An Endocrine Society Clinical Practice Guideline [J]. J Clin Endocrinol Metab, 2016, 101 (5): 1889-1916.

LUCATELLO B, BENSO A, TABARO I, et al. Long-term re-evaluation of primary aldosteronism after medical treatment reveals high proportion of normal mineralocorticoid secretion [J]. Eur J Endocrinol, 2013, 168 (4): 525-532.

第7章 风湿性疾病

病例1 以声嘶、吞咽困难为首发症状的皮肌炎

一、病历摘要

患者女性，68岁，主因"声嘶、吞咽困难伴全身无力5个月"于2018-05入院。5个月前感冒后出现声嘶，伴吞咽困难、呛咳，逐渐出现全身进行性无力，伴多关节痛，累及双手近端指间关节、掌指关节、双肘、双肩、双膝、双踝关节，活动后加重，否认晨僵，否认关节肿胀，同时出现全身多部位皮疹，多位于颈后、双手近端指间关节、掌指关节、肘关节等关节伸侧面，伴脱屑，眶周紫红色瘀斑样皮疹，间断出现高热，最高体温39.3℃，当地医院考虑"感冒"，予抗感染治疗后症状好转不明显。病程中否认脱发、光过敏、口腔溃疡，否认雷诺现象。既往：胃角浅溃疡；青光眼。查体：体温36.7℃，脉搏118次/分，呼吸20次/分，血压122/74mmHg，可见眶周红斑、披肩征、Gottron征，全身浅表淋巴结未触及肿大，双肺呼吸音粗，右下肺可闻及Velcro啰音，心律齐，心率118次/分，各瓣膜听诊区未闻及病理性杂音，腹软，无压痛、反跳痛、肌紧张，双下肢不肿，四肢近端肌力Ⅲ级，远端肌力Ⅴ级。查血常规肝肾功能大致正常，CK 775IU/L（40～200），LDH 485IU/L（120～250），MYO 238ng/mL（14.3～65.8），CA-199＞1000U/mL（0～27），甲胎蛋白15.48ng/mL（0～7），癌胚抗原8.8ng/mL（0-5），红细胞沉降率12mm/第一小时末，C反应蛋白20.9mg/L，抗核抗体（颗粒型）1∶100，余抗dsDNA、ENA谱、抗线粒体抗体、ANCA、抗CCP抗体、类风湿因子、免疫球蛋白均为阴性。胸部HRCT：双肺间质性改变。肌电图：肌源性损害。喉镜（图7-1-1A）：左侧声带固定于旁正中位，运动明显减

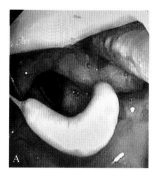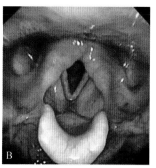

图7-1-1 起病时及治疗5个月时喉镜对比

A：起病时喉镜：左侧声带固定于旁正中位，运动明显减弱，右侧声带正常；
B：治疗5个月后喉镜：双侧声带活动对称，未见明显异常。

弱，右侧声带正常。心电图：窦性心动过速。腹部超声、PET/CT 等未见异常。

入院诊断：皮肌炎 肺间质病变 左侧声带麻痹；窦性心动过速；胃角浅溃疡；青光眼。

二、临床决策

该患者存在四肢近端肌力下降及眶周红斑、披肩征、Gottron 征等典型皮肤损害，查肌酶升高，肌电图提示肌源性损害，因此皮肌炎诊断明确。入院后因患者肌力下降，肌酶进行性升高，予甲泼尼龙 40mg/d 静脉点滴 1 个月，醋酸泼尼松龙片 50mg/d 口服，联合环磷酰胺 0.4g 静脉点滴，每两周一次，患者声嘶、呛咳及吞咽困难、全身无力、关节痛等症状均较前明显改善，此后激素规律减量，患者症状逐渐改善。

患者声嘶可由器质性或功能性原因引起，如①急性咽喉炎：多为自限性疾病，一般三周可自行好转，本患者病程五个月时仍有症状；②声带息肉和结节：可由吸烟、喉咽反流等引起，可进一步查喉镜明确；③喉癌：病变初期可能表现为白色斑块，患者可无症状，也可以根据喉内的位置而出现声音嘶哑，晚期恶性病变可以是深度溃疡，可行喉镜明确；④神经功能障碍 - 声带麻痹：单侧声带麻痹多见于颅底、颈部或胸部的喉外恶性肿瘤侵犯迷走神经或喉返神经、颈部手术、退行性神经病变，双侧声带麻痹多继发于颈部手术或气管插管、神经系统疾病，包括肌萎缩侧索硬化症，糖尿病神经病变，重症肌无力，而双侧环杓关节固定可与类风湿关节炎相关，患者行 PET/CT 未见明确喉外占位性病变，既往未行手术治疗；⑤与语音障碍有关的神经系统疾病：如帕金森病、运动神经元病等。本例患者起病时查喉镜提示左侧声带固定，未见声带息肉、结节、白斑、溃疡等病变，予足量糖皮质激素联合环磷酰胺治疗后，患者症状随之改善，此后复查喉镜可见双侧声带运动正常，因此考虑患者左侧声带麻痹为皮肌炎所致。

院外患者门诊规律随诊，2018-10-24 复查喉镜（图 7-1-1B，强的松 30mg/d、环磷酰胺累计量 1g）：双侧声带运动对称，未见异常。随访至 2018-12 患者服用醋酸泼尼松龙片 25mg/d，环磷酰胺累积量 1g～50mg/d 口服，未再发热、关节痛，皮损转为陈旧性，且未再新发皮疹，四肢肌力 V 级，监测肌酶正常，CA-199＞1000U/mL（0～27），甲胎蛋白及癌胚抗原正常，整体病情平稳，仍在继续门诊随访。

三、讨论与总结

皮肌炎所致肌病通常最先累及近端肌肉，多为对称性。起始症状包括肌痛、肌无力，患者无法上下楼梯、抬胳膊完成梳头、剃须等动作以及从蹲坐位转变为直立位时受限。而以声嘶、吞咽困难为首发表现者较为少见，若患者缺乏肌力减退、典型皮疹等全身性表现，临床诊断较为困难，易误诊、漏诊。声带病变、喉咽反流、喉炎、肿瘤、外伤等均可导致声音嘶哑，皮肌炎患者出现声嘶、吞咽困难的原因多为声带肌、咽肌受累，但需格外警惕喉癌、鼻咽癌等恶性肿瘤，因客观条件限制，本例患者未行活检，但既往 PET/CT 未见明显异常，经过激素及免疫抑制剂治疗患者声嘶症状改善，复查喉镜左侧声带麻痹较前恢复，考虑为本病导致声带麻痹，在随访过程中需警惕恶性肿瘤发生。

炎性肌病与多种恶性肿瘤相关。Hill 等人报道，皮肌炎与恶性实体肿瘤相关（OR=3［95% CI，2.5~3.6］），其中卵巢癌（OR=10.5［95% CI，6.1~18.1］），肺癌（OR=5.9［95% CI，3.7~9.2］），胰腺癌（OR=3.8［95% CI，1.6~9］），胃癌（OR=3.5［95% CI，1.7~7.3］），结肠癌（OR=2.5［95% CI，1.4~4.4］）明确相关，而多发性肌炎亦与恶性肿瘤相关，其中肺癌（OR=2.8［95% CI，1.8~4.4］），膀胱癌（OR，2.4［95% CI，1.3~4.7］）明确相关。炎性肌病与血液系统肿瘤是否相关目前尚无定论，但 Huang 等人发现幼年皮肌炎患者血液系统肿瘤发生风险增加了 16 倍，而 32 例合并血液系统肿瘤的多发性肌炎／皮肌炎患者中，81.20% 为 B 细胞淋巴瘤，12.50% 为 T 细胞淋巴瘤，6.25% 为霍奇金淋巴瘤，3.12% 为多发性骨髓瘤。

Qiang JK 等人做的一项纳入 4538 例皮肌炎／多发性肌炎患者的 Meta 分析显示：皮肌炎患者发生恶性肿瘤的相对风险比为 4.66，而多发性肌炎为 1.75，在诊断皮肌炎的第一年，患者发生恶性肿瘤的标准化发病率为 17.29，在第 1~5 年为 2.7，五年后则为 1.37。恶性肿瘤可与炎性肌病同时发生，或在炎性肌病之前，或在炎性肌病之后。多因素回归分析提示：男性（OR=3.76［95% CI，1.86~7.61］）、吞咽困难（OR=2.21，［95% CI，1.10~4.48］）、血沉升高（OR=2.37，［95% CI 1.18~4.75］）是皮肌炎患者发生恶性肿瘤的独立危险因素，而间质性肺病是保护性因素（OR=0.13，［95% CI 0.06~0.28］）。

本例患者为老年女性，既往患者存在胃溃疡病史，起病时查 CA-199、AFP、CEA 等多种肿瘤标志物升高，以 CA-199 升高为主，经激素联合免疫抑制剂治疗后复查 AFP 及 CEA 恢复正常，而 CA-199 始终高于正常上限，虽查 PET-CT 等未见异常，仍需警惕咽喉癌、胃癌等恶性肿瘤的发生。通过查阅文献可知皮肌炎患者发生恶性肿瘤的风险随病程延长呈下降趋势，但在 5 年之后的标准化发病率仍为 1.37，因此随访过程中需密切监测患者症状有无反复及全身情况，并定期复查肿瘤标志物、胃肠镜及喉镜等，防止漏诊，延误治疗。

四、亮点精粹

本例患者皮肌炎累及声带麻痹少见，在原发病治疗好转后配合功能锻炼，声带麻痹逐渐恢复。

（张倩茹　黄彦弘）

参 考 文 献

CHEN D, YUAN S, WU X, et al. Incidence and predictive factors for malignancies with dermatomyositis: a cohort from southern China. [J]. Clinical & Experimental Rheumatology, 2014, 32 (5): 615.

HILL C L, ZHANG Y, SIGURGEIRSSON B, et al. Frequency of specific cancer types in dermatomyositis and polymyositis: a population based study [J]. Lancet, 2001, 357: 96-100.

HUANG Y L, CHEN Y J, LIN M W, et al. Malignancies associated with dermatomyositis and polymyositis in Taiwan: a nationwide population-based study [J]. Br J Dermatol, 2009, 161: 854-860.

MARIE I, GUILLEVIN L, MENARD J F, et al. Hematological malignancy associated with polymyositis and dermatomyositis [J]. Autoimmune Rev, 2011. doi: 10.1016/j.autrev.2011.10.024.

MARIE I, HATRON P Y, LEVESQUE H, et al. Influence of age on characteristics of polymyositis and dermatomyositis in adults [J]. Medicine (Baltimore), 1999, 78: 139-147.

QIANG J K, KIM W B, BAIBERGENOVA A, et al. Risk of Malignancy in Dermatomyositis and Polymyositis: A Systematic Review and Meta-Analysis [J]. Journal of Cutaneous Medicine & Surgery, 2016, 21 (2): 1203475416665601.

病例 2　多发淋巴结肿大—发热—关节痛—白细胞减低

一、病历摘要

患者女性，19 岁，因"多发部位淋巴结肿大伴间断低热 2 个月"于 2018-08-28 入院。患者 2 个月前无诱因出现双侧颈部、颌下淋巴结增大，活动可，伴疼痛。同时伴间断低热，体温 37.3～38.5℃，多于午后出现，伴乏力。一个半月前就诊当地医院，查血常规：WBC $3.16×10^9$/L，N 43.4%，HGB 141g/L，PLT $134×10^9$/L；肝功：ALT 103U/L，AST 125U/L，LDH 363U/L，TBIL 22.44μmmo/L，DBIL 5.46μmmo/L；甲功、感染四项（－）；骨髓涂片：骨髓增生减低；甲状腺超声：甲状腺结节（双叶），双侧颈部淋巴结肿大；胸部 CT（－）。患者行超声引导下右颈部淋巴结穿刺活检，病理提示：淋巴组织内局灶性小血管增生，可见灶状坏死碎片，不除外组织细胞坏死性淋巴结炎。予口服药物治疗（具体不详）2 周，患者淋巴结消散，之后停药。1 个月前开始出现右足第 1 跖趾关节肿痛，全身散红色皮疹。查血常规：WBC $2.7×10^9$/L，HGB 127g/L，PLT $174×10^9$/L；肝功：ALT 90U/L，AST 68U/L，LDH 341U/L，DBIL 8.3ummo/L；ESR 20mm/h；ANA（＋）107U/L，snRNP 弱阳性，SSA/52KD（＋），ACA 弱阳性；EB 病毒 IgG（＋），IgM（－）。诊断考虑"EB 病毒感染、急性肝炎、结缔组织病待除外"，予抗病毒、保肝等治疗，丁酸氢化可的松乳膏外用 2 周后皮疹消退。16 天前出现左侧腋窝淋巴结肿大，5 天后消散。查血常规大致同前；肝功较前好转；ANA（＋）致密斑点型 1∶320；腹部超声（－）。10 天前出现左腕关节疼痛，无肿胀及活动受限。发病以来，有光过敏，有口干，无眼干，否认脱发、口腔溃疡、雷诺现象。体重较前无明显变化。既往史、个人史、婚育史、家族史无特殊。体格检查：T 36.3℃，浅表淋巴结未触及肿大。双肺呼吸音清，未闻及干湿啰音。心脏（－）。腹软无压痛，肝脾肋下未触及。关节无肿胀，右 MTP1 关节压痛（＋）。双侧"4"字征（－）。患者入院后查：血常规：WBC $2.56×10^9$/L，N 38.3%，HGB 131g/L，

PLT $173×10^9/L$；尿常规：蛋白（－），RBC（－）；生化：ALT 24U/L，AST 25U/L，ALP 70U/L，GGT 26U/L，LDH 200U/L，TBIL 31.5μmmo/L，DBIL 11.5μmmo/L；ESR 5mm/h，CRP 1.98mg/L；血涂片（－）；骨髓涂片：增生活跃，目前见到 3.5% 不明细胞；骨髓活检（－）；IgG 14.5g/L，IgG 亚类正常；C3 1.08g/L，C4 0.24g/L；RF、抗磷脂抗体谱、抗 CCP、HLA-B27、ANCA 均（－）；支原体抗体 IgM（＋）。颈部及锁骨上腋窝淋巴结超声：双侧颈部、左侧锁骨上、左侧腋窝多发淋巴结，最大者 2.2cm×0.8cm，结构清，部分可见少许血流信号。颌下腺腮超声：双侧腮腺腺体内多发淋巴结，左侧颌下腺内不规则片状低回声区—炎性改变？乳腺超声未见明显肿物。腹膜后及腹腔淋巴结超声：腹主动脉旁多发低回声结节—淋巴结可能。腹股沟淋巴结超声：双侧腹股沟多发肿大淋巴结。腹部超声：肝脏形态大小正常，脾脏形态饱满。胸部 CT（－）。PET-CT：未见明确高摄取的异常淋巴结。眼科、口腔科会诊：不支持 SS。入院后予泼尼松龙 30mg/d，硫酸羟氯喹 0.4g/d，阿奇霉素 0.5g/d 口服治疗，患者体温正常，关节痛明显好转，复查 WBC $3.13×10^9/L$。

随诊：患者于 2 个月后门诊复诊，病情稳定，复查血常规及肝肾功能正常，超声未见明显增大淋巴结，泼尼松龙已减至 20mg/d。门诊随诊。

最终诊断：结缔组织病。

二、临床决策

患者为青年女性，以多发淋巴结肿大、间断发热为主要表现，伴关节痛、乏力，病因考虑可能为：①淋巴瘤：患者不明原因发热，伴乏力等全身症状，多发浅表及深部淋巴结增大，LDH 升高，需高度警惕淋巴瘤。同时伴 WBC 下降，需考虑淋巴瘤侵犯骨髓所致，但确诊需病理检查。该患者 PET 提示未见明显代谢增高的淋巴结，骨髓穿刺未见淋巴瘤侵犯骨髓，右颈部淋巴结活检病理提示不除外组织细胞坏死性淋巴结炎，目前淋巴瘤缺乏证据。②IgG4 相关疾病（IgG4-related disease，IgG4-RD）是一组多系统受累的疾病，通常表现为脏器肿大，炎性假瘤形成，血清 IgG4 水平升高以及受累组织有 IgG4 阳性浆细胞为主的浸润。其临床表现缺乏特异性，受累部位广泛，全身近乎所有部位均可累及，常伴发全身淋巴结肿大。该患者血清 IgG4 水平正常，无脏器肿大等表现，IgG4-RD 暂不考虑。③Castleman 病：临床上以深部或浅表淋巴结显著增大为特点，部分病例可伴全身症状和（或）多系统损害。病理是其唯一的诊断标准。④感染：EB 病毒感染可表现为慢性病程，可引起多发淋巴结肿大，但多有 WBC 升高，该患者 WBC 减低，EBV 抗体阴性，不支持 EBV 感染。⑤结缔组织病（connective tissue diseases，CTD）：患者青年女性，为 CTD 好发年龄及人群，有发热、关节痛、血液系统等多系统受累，ANA、抗 SSA、ACA、snRNP 多种自身抗体阳性，应考虑 CTD。CTD 出现淋巴结肿大多为反应性增生，偶可表现为组织细胞坏死性淋巴结炎，多见于系统性红斑狼疮（systemic Lupus Erythematosus，SLE）、干燥综合征（Sjögren's syndrome，SS）。该患者无 SLE 特征性皮疹，无蛋白尿、神经系统等重要脏器受累，SLE 特异性抗体抗 dsDNA、抗 Sm（－），不符合 SLE 的分类标准。SS 可出现多发淋巴结肿大，伴高球蛋白血症，该患者无口干、眼干，IgG 不高，眼科及口腔科会诊不支持 SS，因此患者不符合 SS 分类诊断标准。

目前患者诊断为 CTD，多发淋巴结肿大，WBC 减低，伴关节痛，提示病情活动，但无重要脏器受累，给予激素及羟氯喹治疗，出院时患者体温正常，关节症状明显好转。出院 2 个月后随诊，肿大淋巴结消退。

三、讨论与总结

多发淋巴结肿大常见的原因包括淋巴瘤、感染及自身免疫性疾病等。①淋巴瘤：霍奇金或非霍奇金淋巴瘤均可出现无痛性外周淋巴结大。超过 2/3 的非霍奇金淋巴瘤患者有外周淋巴结肿大，一般无痛。大多数霍奇金淋巴瘤患者有颈部淋巴结大。病情反复的外周淋巴结肿大可能是惰性淋巴瘤。淋巴瘤常伴有发热、体重减轻等临床表现，LDH 水平多升高，淋巴结活检见大量异型性细胞，核分裂象，呈破坏性侵润性生长，存在异常的免疫表型。淋巴结活检病理是诊断淋巴瘤的金标准，但在临床工作中常常可以观察到一些患者从良性淋巴上皮增殖性疾病，向恶性淋巴上皮增殖性疾病（淋巴瘤）转变的过程，如干燥综合征发生淋巴瘤的机会可高达正常人群的 44 倍。因此，尽管目前该患者淋巴瘤诊断证据不足，但应在以后的治疗过程中注意密切随访。②感染：引起全身多发淋巴结肿大常见的病原学包括病毒、特殊细菌感染等，如 HIV、EBV、分枝杆菌感染，应详细的进行病史评估和体格检查，以及结合辅助检查来帮助明确病因。③自身免疫性疾病：如 CTD、IgG4-RD 等可出现多发淋巴结肿大。（1）CTD：CTD 是以血管和结缔组织的慢性炎症为病理基础，可引起全身多系统损害的一类疾病。其临床表现错综复杂，可以出现外周淋巴结肿大，多数较小、无痛、散发，出现深部（如肺门、纵隔、腹部）淋巴结肿大却少见。多数淋巴结肿大与病情活动相关，经过治疗以后淋巴结可缩小。当以多发淋巴结肿大为主要表现时较易误诊为恶性淋巴瘤、转移性肿瘤等疾病。如对于不典型部位或经原发病治疗不缓解的多发淋巴结肿大仍应警惕其他疾病，尤其是淋巴增殖性疾病。鉴别诊断的关键在于除外其他可能的疾病，完善血清学自身抗体的检查，病理活检是关键。许多 CTD 可引起多发淋巴结肿大，较常见的有 SLE、SS。① SLE：约 50% 的 SLE 患者会出现淋巴结肿大。这些结节通常散在、质软、无压痛，大小从 0.5 厘米至数厘米不等，且通常见于患者颈部、腋窝和腹股沟区域，且淋巴结肿大多出现于疾病活动期。② SS：其基本病理特点是淋巴组织的增生和对各部位的浸润。病初淋巴细胞浸润主要局限于外分泌腺，随疾病进展，淋巴细胞增生如肿瘤样扩散，聚集到腺体外的脏器组织。临床上可出现多发淋巴结肿大，但其形态学上属良性范围。在大多数患者中，淋巴细胞增生仍限于腺体组织，而且不发生恶性转化。SS 向淋巴瘤的转化过程需要很多年。但相比一般人群，SS 患者发生非霍奇金淋巴瘤的风险增加。该患者目前不符合 SLE 及 SS 分类诊断标准，结合其临床特点诊断为 CTD。（2）IgG4-RD：IgG4-RD 是近年来新认识的一种由免疫介导的慢性自身炎症性疾病。我国对该病的认识刚起步，尚属于疑难杂症类，误诊和漏诊较常见。本病的主要特征：①受累组织或脏器弥漫性或局限性肿大，类似肿瘤；②血清 IgG4 水平显著升高；③受累组织和器官大量淋巴细胞和 IgG4＋浆细胞浸润，同时伴有纤维化和硬化。该病可导致多种脏器同时或相继受累，也可只累及一种脏器。受累器官非常广泛，包括泪腺、涎腺、胰腺、腹膜后组织 / 腹主动脉、胆管、纵隔、中枢神经系统、垂体、甲状腺、肺、肝、胃肠道、肾、前列腺、淋巴结等，导致相应的疾病，如米库利兹病、自身免疫性胰腺炎、腹膜后纤维化 / 主动脉炎、硬化性胆管炎、硬化性纵隔炎、硬脑膜炎或自身免疫性垂体炎、肺间质病变、间质性肾炎等。还可伴乏力、体重下降、淋巴结增大等全身表现。无症状性 IgG4 相关性淋巴结肿大较常见，发生于 80% 的自身免疫性胰腺炎患者。淋巴结肿大常伴随该综合征的其他临床或实验室异常，但也可能是初始或唯一表现。通常用淋巴结活检难以诊断 IgG4-RD，因为结果很少存在席纹状纤维化（高度提示 IgG4-RD 的特征性表现），而且在多种非 IgG4-RD 疾病中也可以发现大量 IgG4＋浆细胞。若要确立 IgG4-RD 的诊断，则应尽可能行器官活检而不是淋巴结活检。该病对糖皮质激素治疗反应良好。结合该患者临床表现及辅助检查，目前不支持 IgG4-RD。

总之，多发淋巴结肿大的鉴别诊断包括淋巴瘤或其他恶性肿瘤、感染、CTD、IgG4-RD 等。鉴别的主要依据包括患者的病史、体格检查、血清学化验、活检病理结果以及对治疗的反应综合来判断，不能除外的诊断需要在治疗的过程中密切随访。

四、亮点精粹

本例患者的诊断提示 CTD 亦作为多发淋巴结肿大的少见原因来考虑。

（刘　英　黄彦弘）

参 考 文 献

CHEUK W, YUEN HK, CHU SY, et al. Lymphadenopathy of IgG4-related sclerosing disease [J]. The American journal of surgical pathology, 2008, 32 (5): 671-681.

CHEUK W, CHAN JK. IgG4-related sclerosing disease：a critical appraisal of an evolving clinicopathologic entity [J]. Advances in anatomic pathology, 2010, 17 (5): 303-332.

DANIELS TE. Labial salivary gland biopsy in Sjogren's syndrome. Assessment as a diagnostic criterion in 362 suspected cases [J]. Arthritis and rheumatism, 1984, 27 (2): 147-156.

HAMANO H, ARAKURA N, MURAKI T, et al. Prevalence and distribution of extrapancreatic lesions complicating autoimmune pancreatitis [J]. Journal of gastroenterology, 2006, 41 (12): 1197-1205.

KAMISAWA T, ZEN Y, PILLAI S, et al. IgG4-related disease [J]. Lancet (London, England), 2015, 385 (9976): 1460-1471.

KRIKORIAN JG, PORTLOCK CS, COONEY P, et al. Spontaneous regression of non-Hodgkin's lymphoma: a report of nine cases [J]. Cancer, 1980, 46 (9): 2093-2099.

LAZARUS MN, ROBINSON D, MAK V, et al. Incidence of cancer in a cohort of patients with primary Sjogren's syndrome [J]. Rheumatology (Oxford, England), 2006, 45 (8): 1012-1015.

MELIKOGLU MA, MELIKOGLU M. The clinical importance of lymphadenopathy in systemic lupus erythematosus [J]. Acta reumatologica portuguesa, 2008, 33 (4): 402-406.

STONE JH, ZEN Y, DESHPANDE V. IgG4-related disease [J]. The New England journal of medicine, 2012, 366 (6): 539-551.

ZEN Y, NAKANUMA Y. IgG4-related disease: a cross-sectional study of 114 cases [J]. The American journal of surgical pathology, 2010, 34 (12): 1812-1819.

ZINTZARAS E, VOULGARELIS M, MOUTSOPOULOS HM. The risk of lymphoma development in autoimmune diseases: a meta-analysis [J]. Archives of internal medicine, 2005, 165 (20): 2337-2344.